Friedrich Ludwig Jahn's

Deutsche Turnkunst.

Zum zweiten Male

und

sehr vermehrt herausgegeben.

Mit 7 Kupfertafeln.

(Erste Hälfte des Werkes.)

Berlin.

Druck und Verlag von G. Reimer.

1847.

Ein Feld zuerst anroden ist schwer; es hernach verbeßern leichter; es anbauen und ausbeuten das leichteste: gleichwohl denkt der letzte Anbauer nie an den ersten, denn er bringt nur seine eigene Mühe in Anschlag.

P. H. Ling.
(Vorrede zur schwedischen Gymnastik.)

Vorläufige Verständigung.

Indem wir hiemit auf vielfältige Gewärtigung und Anregung eine erste Lieferung der noch mit dem seligen Eiselen begonnenen, durch seine stäte Kränklichkeit jahrelang unlieb verzögerten zweiten Auflage der Deutschen Turnkunst mit den Abbildungen der Geräthe ausgeben, bitten wir Folgendes nicht zu übersehen.

Die Anlage des Buches ist, was ihre Einfachheit betrifft, äußerlich die alte geblieben, nur daß wir den nothwendigsten Abschnitt über Anlegung und Einrichtung der den Übungen gewidmeten Plätze und Räume vorangestellt, danach sämmtliche Geräthschaften und Vorrichtungen vereint beschrieben haben. Ebenso haben wir den Kreiß der Übungen selbst mit den allgemeinen Vor- oder Grundübungen begonnen, danach aber die weiteren Turnübungen wiederholentlich unter die gewöhnlichen Hauptrichtungen menschlicher Leibes- und Lebensthätigkeit, nämlich Gehen (nebst Wandern), Laufen (nebst Reigen), Springen (Frei- und Stabspringen), Schwingen (am Bocke und Pferde) geordnet, hienach die Übungen am Barren und Recke, nebst Schwebereck, Streckschaukel, Ringschwebel, Rundlauf, ferner an der Hangelleiter, im Klettern rc. abgehandelt.

Bei dieser schlicht und leicht übersichtlichen Anordnung sind wir auch für diese zweite Auflage des Buches mit vollem Bewußtsein stehen geblieben. Es hätte wahrlich nicht allzuviel Mutterwitzes oder Mühwaltens bedurft, um einen künstlichen Gliedbau, ein wirklich oder scheinbar tiefdurchdachtes Gebäude aus jenen Grundbewegungen und Grundzuständen des menschlichen Leibes abzuleiten oder aufzuführen, wie es Andere (nicht erst neuerdings) mit mehr oder minder Glück, mit mehr oder minder Wesentlichkeit, mit mehr oder minder Zuversicht in gesonderten, s. g. theoretischen und praktischen Büchern versucht haben.

Das war nie unsre Absicht; es galt uns vielmehr gegenüber den an uns gestellten Anforderungen in einem und demselben Buche bei innerer Einheit des Gedankens — der äußeren Einfachheit und Übersichtlichkeit nicht zu entrathen, bei innerem Zusammenhange der Sache die äußere Anwendbarkeit und Brauchbarkeit des Buches nicht aus dem Auge zu verlieren und lieber wollten wir weniger „systematisch“ erscheinen, um nur desto werklicher und lebenweckender sein zu können.

Wer übrigens beide Auflagen dieses Buches, zwischen denen nun volle dreißig Jahre liegen, als Sachkundiger vergleicht und nicht geradezu neidblind sein will, wird nicht nur einen wesentlichen Unterschied zwischen beiden nicht verkennen, sondern auch schon in dieser ersten, mehr beschreibenden Hälfte den rothen Faden eines innigsten Zusammenhanges in dem scheinbar Vereinzelten, so wie das Wißen um das sogenannte und jetzt so sehr hervorgehobene „System" der Übungen nicht vermißen, nur daß wir weder vor Behörden damit prahlen, noch Lehrer und Schüler damit belasten, — am allerwenigsten aber die große Angelegenheit in ihrer Fülle dadurch verkürzen oder dazu beitragen wollten, daß nach dieser oder jener einseitigen Behandlung derselben eine neue Einseitigkeit, sei es soldatische Zucht oder lückenloser dürrer Schematismus über sie käme.

Für diese ersten und nächsten Bögen des Buches mußte es uns mehr um eine sorgfältig durchgeführte, scharf begrenzte Beschreibung der einzelnen Übungen, so wie um jedesmaligen Beirath aus langjähriger Erfahrung bis ins Einzelnste, bei den Geräthen aber um besonnene, geschickte und angemeßene Anfertigung derselben zu thun sein, welche beide nothwendigsten Grundbedingungen den meisten jetzt in Masse und Anmaßung auftauchenden Turnbüchern durchweg abgehen. Wer übrigens aus unserer vollständigen Aufstellung der Vorrichtungen folgern wollte, daß wir damit Unentbehrlichkeit aller hier aufgeführten unter jedem Verhältnisse meinten, der würde nicht nur irren, sondern — verleumden.

Wer uns aber auch nur in dieser ersten Hälfte unseres Buches zu folgen geneigt ist, wird in dem bis dahin Vorliegenden schon genügend erkennen, was und wo hinaus wir wollen. Schon aus den genauen Ansätzen der Hülfreichungen, aus den vielfachen Hindeutungen auf gewißenhafte Unterscheidung und Auseinanderhaltung der Übungen für die verschiedenen Alter und altersgemäßen Kräfte, so wie, damit verbunden, aus der besonnen bemeßenen Abstufung der Vorrichtungen und Geräthe wird der Sinn wohl hervorspringen, der uns bei dem Ganzen nach allen Seiten hin geleitet hat und leiten wird.

Uns war und ist es stets um das Ganze und den Geist des Ganzen, um die volle Erziehungsbedeutsamkeit der Sache zu thun, wie wir in den beabsichtigten Schlußabschnitten über das Wesen derselben und ihren Betrieb darzulegen bemüht sein werden, und zwar ersteres in Betreff seiner Begründung aus dem innersten und eigentlichsten Wechselverhältnisse von Leib und Seele, letzteres sowohl in Betreff der Übungen (nach ihren altersgemäßen Stufenfolgen 2c.) als ihrer umsichtig geordneten Abwechselung und Aufeinanderfolge so wie des richtigen Verständnisses von strenger Turnübung und lebendig ergreifendem Turnspiele; ferner der daran zu reihenden Ausflüge, Wanderungen und Turnfahrten (der Quelle von Anschauungen für Landes- und Weltkunde) 2c.

Bis zum Schluße des Ganzen bitten wir demnach nochmals das Endurtheil offen zu halten und lieber des Buches frisch und fröhlich zur Förderung der Sache selbst zu gebrauchen, als etwa über „physiologisch-psychologischen" Vorzug dieser oder jener „Methode", dieses oder jenes „Systemes" zu streiten oder den Stab zu brechen und inzwischen die Angelegenheit selbst immer mehr in die Hände unlauterer Geschäftemacher, unruhiger Wirrköpfe oder wenig unterrichteter Bureauarbeiter gerathen zu laßen.

Wir wollen vereint eine frische allseitige Handhabung der großen Angelegenheit, nicht nur als Leibeskunst, sondern auch als Seelenförderung, als Lebens- und Staatsangelegenheit. Die Turnkunst ist uns nicht etwa bloß Technik, auch nicht bloß Gymnastik, noch weniger Athletik; sie ist uns aber auch nicht etwa ein einzelner Unterrichtsgegenstand und Lernstoff für die Geistesschule mehr, sondern die belebende Ergänzung von Schule und Haus, die Erfüllung des bisher immer wieder mehr oder minder einseitig angegriffenen Jugendlebens, eine Reinigung und eine Rüstigung des äußeren, eine Erquickung und Erhebung des inneren Menschen.

Wohl ist es uns im Dienste solcher geistigen Bedeutung und Behandlung der Sache wahrlich von je her auch um eine gründliche Schule der leiblichen oder Kunst-Fertigkeit zu thun gewesen; ja ohne scharfe saubere Leistung im Einzelnsten ist auch hier ein Fortschritt im Ganzen, ohne allseitige Ausbildung in allen wesentlichen Übungen bis zum ritterlichen Schwingen und Fechten keine wahre turnerische oder männliche Rüstigkeit an Leib und Seele denkbar; aber eben diese Fülle ganzer Männlichkeit bedingt zugleich ein jugendgemäßes Strebeziel für sittlichgeistiges Erringen, eine Wettbahn für Anstrengung, Ausdauer und Enthaltsamkeit, eine Schule nicht nur der Muskel-, sondern auch der Willenskraft, eine bleibende Stätte zur Bildung frischer geselliger Tugenden, zur Entfaltung des Gemeinsinnes, des Sinnes für Sitte und Gesetz, für freudigen Gehorsam auch in freierer Bewegung und bei froherer Selbstbestimmung. Aus wichtigen Gesundheitsgründen sind wir auf den Turnplätzen entschiedene Gegner des Abtheilens nach Schulklassen (statt des Alters 2c.), sowie des Turnens und Tummelns auf engen, ungesunden und gefährlichen Schulhöfen allein; aus sittlicherzieherischen Gründen aber eben so sehr und noch mehr erklärte Feinde, wie der wilden Unordnung, so auch falsch bemeßener s. g. militärischer Zucht oder Form und Abzeichen (der Quelle unturnerischer Eitelkeit und Überhebens), nicht minder des rohen Klassengeistes, des sinnlosen Gymnasialstolzes (der übrigens auch in Bürgerschulen aufpilzen kann) an der Stelle einer wahrhaft veredelnden Bildung; desto unbestechlichere Freunde aber und Förderer wie Forderer einer reinen keuschen Jugendgewöhnung und Jugendgesinnung, vor Allem einer unverkümmerten Liebe unter einander und unverbrüchlichen Treue gegen König und Vaterland. —

In diesem Festhalten an der Fülle der ursprünglichen erzieherischen Auffaßung und Verwirklichung der Sache im Dienste eines leiblich-geistig-sittlich kernhaften Jugendlebens laßen wir uns willig die Alten schelten, vor unserem Gewissen uns bewußt, nicht nur die wahre Jugendlichkeit ihres Betriebes unser Leben lang im Auge behalten, sondern auch jeden späteren Zuwachs und Zugewinn, jede jüngere Förderung der Sache stets freudig begrüßt und in uns verarbeitet zu haben, nur freilich ohne der stets unerquicklichen und unmännlichen Selbstzufriedenheit oder Selbstlobhudelei ihrer Urheber zu huldigen.

In solchem ursprünglich turnerischen Sinne haben wir uns denn auch, ältere und jüngere Freunde der Sache von den verschiedensten Lebensverhältnissen und Bildungsstufen, um die große Angelegenheit, die unsre eigne Jugend erquickte und weihte, ohne Eitelkeit, ohne Vornehmigkeit, ohne Eigenthumssucht wieder zu gemeinsamer Leistung in Liebe vereinigt, in dem Geiste, der von Anfang an die deutsche Turnkunst gekennzeichnet und geadelt hat, in dem Geiste ihres greisen Begründers, dem wir daher, zum Theil nun selbst schon umreift, an seinem Lebensabende mit wahrer Freudigkeit dieses vereinte Opfer des reinsten Herzensdankes vor Allem dafür darbringen, daß er uns durch sein Beispiel gelehrt hat, dem Vaterlande mit aller Kraft und in aller Uneigennützigkeit bis zum letzten Hauche zu dienen.

Dem seligen Eiselen war es nur vergönnt, bis zum zwölften Bogen selber mitzuarbeiten *); doch waren und

---

*) Gebet und Rede bei Bestattung des Hrn. 2c. Ernst Eiselen am 11. Oktober 1846, von G. Schweder. Nebst des Verstorbenen Lebensbeschreibung. Berlin, bei G. Reimer. 1846. 8. S. 52.

sind wir auch für die folgenden Abschnitte seiner Ansicht und Überzeugung so gewiß, daß wir, was anderseits schon die Pflicht verlangt, seinen Namen getrost zu den unsrigen setzen. Ähnlich verhält es sich mit Freunden und Mitarbeitern, die inmitten der Arbeit von uns gehen mußten oder überhaupt fernab wohnen; von denen wir später zu berichten haben werden.

Die folgenden Bögen des Buches werden die Abschnitte vom Schweben, Werfen, Ziehen, Schieben, Stoßen, Tragen, Heben, Ringen, die Stab-, Reifen- und Seilübungen, Hantel(und Keulen-)übungen, eine Menge gemischter Übungen, danach genaue Beschreibung der Turnspiele, endlich einen ausführlichen Abschnitt über die Art die Übungen zu betreiben, so wie über Wesen, Begründung und Handhabung der ganzen Angelegenheit als nothwendigen und unentbehrlichen Gliedes wahrer Erziehung enthalten. Eine Aufstellung und Übersicht sämmtlicher Übungen nach Stufenfolgen, die auch besonders abgedruckt werden soll (ein sogenanntes Merkbüchlein für Vorturner 2c.) würde schließen.

Eine vollständige Bearbeitung des Schriftenthumes oder der Literatur über Leibesübungen, älterer wie neuerer Zeit (besonders auch über ältere Fechtbücher und Fechtschulen), ebenso die Übungen des Fechtens selbst (auf Hieb und Stoß) und des Schwimmens, endlich das Mädchenturnen mit seinen Vorrichtungen werden, wenn das Ganze zu stark würde, einem besonderen Bande vorbehalten bleiben müßen, dem sich dann später eine ausführliche Geschichte der deutschen Turnkunst durch alle Jahrhunderte unserer Volksgeschichte mit Vergleichung des Verwandten bei anderen, besonders alten Völkern anreihen soll.

Schließlich weisen wir hier nochmals auf die S. 75 besprochenen 417 „Abbildungen von Turnübungen ꝛc. (Berlin, bei G. Reimer 1845. Tafeln gr. 8.)" hin, auf welche in diesem Buche zur lebendigen Veranschaulichung des Beschriebenen stets bezogen worden ist.

Berlin, am 31. März 1847.

(vorläufig) Die vereinten Herausgeber.

Übersicht dieser ersten Hälfte des Werkes.

Verbeßerungen und Zusätze.

S. 23, 15 v. o. l. fächern — 44, 7 v. o. tilge 6. — 45, 3 v. o. l. c. (statt b.) — 59, 13 v. u. l. ee (statt ee), 11 v. u. l. cc (statt cc) — 64, 1 v. u. l. 8 (statt 3) — 75, 16 v. o. l. Geh-, Spring- — 106, 3 v. o. l. Sekunde — 111, 17 v. o. l. VI. (statt IV.) — 162, 5 v. u. l. Breitensprünge. — 170, 6 v. u. l. Reit-. — 186, v. o. l. Unterleib Pferd und Arme — 193, 4 v. o. l. 97. — 224, 1 v. u. l. der Erde (statt dem Pferde). — 397, 13 v. o. l. XI. (statt X.) — 413, 6 v. o. l. XII. (statt XI.)

S. 28, 10 v. o. l. 16 (statt 15) vom Umfange zur Mitte gerechnet; 12, l. 54 (statt 48) F. wachsenden Halbmeßer Halbkreiße; 13 l. c. (statt d.); 15 u. 16 l.: Die ersten Bögen auf der Linie ac von a aus gerechnet, führe ꝛc.; 18 l. ersten und zweiten von c aus gerechnet ꝛc. — Legt man das Dreieck bcd unter die wagerechte Durchmeßerlinie des Ganzen ar [die Spitze b nach unterwärts, die Grundlinie cd (von 3 F. Länge) nach oben], dessen Winkel bcd und bdc 50°, unterer Spitzenwinkel cbd 80° beträgt, so bringt man die beiden verlängerten Schenkellinien be und bf durch den Gegenwinkel von 80° weiter aus einander und gewinnt dadurch einen breiteren, weiteren Einlauf.

Zu Seite 67. Folgende Beschreibung nebst Abbildung (Taf. VIII.) eines beßer eingerichteten Kraftmeßers kam uns erst nach dem Drucke jener S. zu.

„Der bisher gebräuchliche Regnier'sche s. g. Dynamometer (S. 66) kann beim Meßen und Vergleichen der Kräfte nicht genügen, da jeder Zug, sobald er schief daran ausgeübt wird, ein ganz falsches Ergebniß mit sich führt. Da aber fast bei jedem Menschen ein Arm, ein Bein oder eine Hand stärker ist und da der Haken am Griffe, sowie die Hakenstange an der Platte, auf welcher man mit den Füßen steht, unbeweglich sind, so müßen, sobald der Zug schief geschieht, beide gegen die Vorrichtung als Hebel dritter Art wirken und wird somit, je nachdem dies mehr oder weniger der Fall ist, auch die Angabe der Kraft falsch sein.

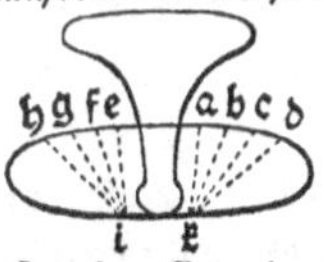

Beim Regnier'schen Kraftmeßer drückt man ferner mit den Händen unmittelbar auf die Feder. Man denke sich diese aber auf folgende Weise zusammengedrückt (ik — Daumen, efgh und abcd — Finger), so wird die Feder am leichtesten in ak und ei zusammengedrückt, immer schwerer aber in bk, if ꝛc. Ist nun eine Hand kräftiger als die andere, oder drückt man die Feder nicht ganz in der Mitte, so wird sie stets falsch angeben.

Diese Übelstände habe ich zu beseitigen gesucht und füge der beigegebenen Zeichnung (Taf. VIII.), in der die Theile sämmtlich nach ihrer wirklichen Größe und Stärke dargestellt sind, folgende nähere Beschreibung hinzu, in der überdieß gleiche Buchstaben gleiche Theile begreifen.

Mein Kraftmeßer besteht aus einer länglichrunden flachen Feder von gutem Stahle, deren Form und Stärke aus Abb. 1. und 12. leicht zu erkennen ist. Das messingene Stück *k*, welches mit der Schraube *q* durch die Feder angeschraubt wird, dient den Kreiß *B*, welcher in *r* auf dasselbe geschraubt wird, zu halten. Der Zeiger *g* bewegt sich unter der Scheibe der Schraube *i* (Abb. 6.) und der ihm untergelegten Feder *h* (Abb. 8. u. 9.), so daß er auf jeder Stelle, auf welche er durch die angewandte Kraft gebracht wird, stehen bleibt. Auf dem oberen Theile dieser Schraube *i* wird der Trieb mit seinem Arme *f* (Abb. 5.) lose aufgestellt; in diesen greift der Rechen *e*, welcher sich um die Schraube 3. auf dem messingenen Kloben *l* dreht. Letzterer wird mit zwei Schrauben 1. u. 2. auf den Kreiß *B* befestigt. Der Arm *d* ist in ein Stück *c*, welches mit Schraube *t* durch die Feder *A* festgeschraubt ist, eingesenkt, so daß es sich um den Stift 5. etwas bewegen kann. Sein anderes Ende ist durch Schraube 4. mit dem Rechen *e* beweglich verbunden.

Wird nun die Feder gezogen oder gedrückt, so geht ihre Mitte zusammen und bewegt den den Zeiger *g* je nach der angewandten Kraft im Kreiße herum und läßt ihn da, nachdem sie in ihre frühere Lage zurückschnellt, stehen, von wo man ihn mit dem Finger auf *o* zurückschiebt.

Um nun diese Bewegungstheile zu schützen, wird die Platte *o* (Abb. 4.), nachdem man die kleinen Cylinder *n* (Abb. 11.) zwischen sie und den Kreiß gelegt, mittelst der Schrauben *p*, welche durch Platte und Cylinder gehen, in den Kreiß *B* angeschraubt. Damit nun aber eine größere Kraft, als für welche die Feder bestimmt ist, derselben nicht schade, ist die Sicherheitsstange *m* durch die Feder mittelst der Mutterschraube *u* angebracht, welche mit ihrem anderen Ende *v*, sobald die Kraft die für die Feder bestimmte größte Höhe erreicht hat, gegen die andere Seite der Feder stößt und so das weitere Zusammengehen der Feder verhindert (s. Abb. 3.).

Zu den Versuchen im Heben ist nun nöthig:

1) der an seinem Griffe (Abb. 11.) in dem Stücke *H F* bewegliche Haken *G* von gutem Stahle. Der Griff kann von Buchsbaum oder Ebenholz (oder auch Wallroß) sein und ist achteckig eirund. —

2) Die gegliederte Hakenkette (Abb. 13, 1. 2.), welche in die Platte *F* (Abb. 15.) eingeschraubt wird, so daß die Haken in der Richtung der Abbildung zu stehen kommen; die unteren Glieder 2. u. 3. kreuzen sich, damit die Kette beim Ziehen in allen Richtungen nachgeben kann.

Zu Versuchen im Drücken dient die Vorrichtung (Abb. 14.), welche, wie Abb. 15. zeigt, auf die Feder angewendet wird. Auch für den Druck war nöthig eine Vorrichtung zu erfinden, welche bei ungleich vertheilter Kraft, der Druck möge geschehen wie er wolle, doch stets die Summe der angewandten Kraft in Einem Punkte vereint und richtig anzeigt. Zwei flache Griffe *M* (Abb. 14.), an welche die Arme *N* und *O* gleich angeschmiedet sind, werden oben, indem sie den Haken *P* zwischen sich aufnehmen, durch den Stift *R* wie ein Gewinde (Charnier) verbunden. Die Griffe *M* können mit Leder überzogen werden, nur muß ihre Mitte, wo sie gegen die Feder drücken, frei bleiben.

Beim Gebrauche hängt man den Kraftmeßer mit dem größeren freien Theile der Feder so zwischen beide Griffe *M* über den Haken *P* (Abb. 15.), daß das Ganze frei herabhängt, umfaßt beide Griffe mit den Händen, streckt die Arme wagerecht aus und drückt nun nach Kräften. Der Kraftmeßer muß stets hangen, damit er durch seine eigene Schwere dem Druckapparate immer dieselben Punkte zu drücken entgegenhält.

Beim Heben und besonders beim vergleichenden Heben verschiedener Kräfte muß Folgendes beobachtet werden. Um immer ein bestimmtes Maß zu haben, nach welchem der Kraftmeßer für jede Größe der daran Übenden aufgehängt werden muß, laße man den Übenden auf oben angegebene Weise auf die Schiene *F* treten, sich ganz gerade aufrichten, Arme, Hände und Finger abwärts strekken, hänge nun den Kraftmeßer so auf, daß die Fingerspitzen eben die obere Seite des Griffes berühren. Nimmt man nun den Griff fest in beide Hände, legt diese an die Schenkel, beugt die Kniee ein wenig und hält dabei das Kreuz gerade und steif und den Athem während des Hebens an, so befindet man sich in der zweckmäßigsten Stellung zum Heben, bei welchem man überdieß langsam und sicher beginnen und eben so nachlaßen muß. Alles heftige Anrucken muß durchaus vermieden werden. —

Die stählernen Theile des Kraftmeßers müßen von gutem Gußeisen angefertigt werden, wodurch Gewicht und Umfang vermindert wird, ohne die nöthige Stärke zu schwächen.

Beim Eintheilen des Kreißes hängt man den Kraftmeßer zwischen beide Haken auf, befestigt an dem unteren eine große Schale, deren Gewicht vorher bestimmt werden muß, und beschwert diese durch aufgelegte Gewichte, bis der Zeiger an das Ende des Kreißes gebracht ist. Die Weite, welche die Feder in ihrer Mitte hat, giebt die Länge der Sicherheitsstange *m*. Wird nun auch eine größere Last aufgelegt, so kann die Feder nicht weiter zusammengehen und auch den Zeiger nicht weiter bewegen. Man nimmt nun die Gewichte wieder ab und fängt da die Theilung an, wo nun der Zeiger steht. Am sichersten ist es, sich die Punkte von 20 oder von 25 zu 25 Pfunden anzudeuten und dann die Zwischentheilung von 5 zu 5 Pfunden auszufüllen."

Petersburg. E. Linden aus Berlin.

Hier noch einige Verbeßerungen zu den „Abbildungen von Turnübungen, gezeichnet von H. Robolsky und A. Töppe“ (Berlin, G. Reimer, 1845. 8.).

Tafel 20. Abb. 46. lies: rechts. — T. 25. Abb. 69. l. Halbe Hocke. — T. 33. Abb. 94. l. Schraube links. — T. 62. Abb. 186. l. Oberarmhang rücklings. — T. 64. Abb. 192. l. Schenkeln. — T. 68. Abb. 204. Durchschwung von der Erde, l. 204. a., 205. b.

Tafel 1. Abb. 1. sollten die Finger von 2. bloß die Schulter berühren. — T. 61. Abb. 182 gehört der Daumen der linken Hand auf die andere Reckseite. — T. 76. Abb. 228. müßte der Leib tiefer stehen.

Durchgehende Abkürzungen.

Abs. = Absitzen.
Auss. = Aufsitzen.
Aussp. = Aufsprung.
ausw. = auswärts.
B. = Bein.
bd. = beide.
Bne(n). = Beine(n).
F. = Fuß.
Fße. = Füße.
H. = Hals.
Hd. = Hand.
Hde(n). = Hände(n).
HP. = Hinterpausche.
Htsp. = Hintersprung.
K. = Kreuz.
l. = links.
Ndsp. = Niedersprung.
P. = Pausche.
Pf. = Pferd.
Pn. = Pauschen.
r. = rechts.
rückl. = rücklings.
rückw. = rückwärts.
S. = Sattel.
T. = Tafel.
Üb. = Übung.
VP. = Vorderpausche.
vorl. = vorlings.
vorw. = vorwärts.
Z. = Zeichnung (in Verbindung mit T.).
Z. = Zoll (in Verbindung mit F.).

A.

Von Anlegung und Einrichtung der Turnplätze.

A. Im Allgemeinen.

Da es bei der Turnkunst, so sehr sie vollendete Ausbildung des Leibes und des Einzelnen erstrebt, auf kein bloßes Erlernen von vereinzelten Künsten oder Kunststücken abgesehen sein kann, das ganze Turnwesen vielmehr mit aller übrigen wahren Bildung des Geistes und Herzens innigst vereint einen ganzen Menschen bilden will und soll, der an Leib und Seele gesund sei; da jede Turnanstalt deshalb auch darauf bedacht sein muß, das sittliche gesellige Umgangs-Leben, den Gemeinsinn der vereinigten Jugend zu pflegen, einen männlichen und ordnungssinnigen Geist zu entwickeln, neben der ernsteren Übung somit auch dem freieren und regeren Spiele, das so sehr den Sinn für Gesetz und Sitte zu entwickeln vermag, — dem freieren auf dem Turnfelde, dem frischeren im Walde, — sein Recht anzuthun; da endlich aus dieser tieferen Auffaßung der Sache auch die Pflicht entsteht, in allem Thun und Laßen, in der Handhabung der Zucht wie der Übungen (in strengerer Turnschule) jene Grundansicht walten und wirken zu laßen; so wird dieses nothwendig auch auf Wahl, Anlage und Einrichtung der Turnplätze den wesentlichsten Einfluß üben müßen.

1. Da stellt sich zunächst als eigentlich unerläßliche Bedingung die Anlegung oder Lage eines jeden Turnplatzes außerhalb der Stadtmauern heraus, fern von den Eitelkeiten der Klein- wie Großstädte, wo möglich in freier, frischer Waldluft und in der Nähe von spielgerechtem Gebüsch und Knieholz. Damit ist die Anlage einer kleineren Turnanstalt näher oder unmittelbar bei einer öffentlichen Schule, einer Erziehungsanstalt, einem Waisenhause u. s. w., wo wegen des Lehrplanes täglich bestimmte Turnstunden eingehalten und eingefugt wer-

den, nicht verredet; im Gegentheil, wir wünschen jeder Schule, zwar weniger einen engen und kümmerlichen Turnplatz, doch einen hinreichenden Spielplatz, der auch in den sogenannten Zwischenstunden den an- und abgespannten Körper und Geist der Knaben wieder zu erfrischen geeignet und aus mancherlei andern Rücksichten wohlthätiger ist als ein in seinen Räumen und Größen beengter, in den Maßen seiner Geräthe verwahrloster, nur flüchtig und unordentlich benutzter Turnplatz. Gegen einen öffentlichen Turnplatz aber mitten in einer Stadt müßen wir uns unbedingt aussprechen; noch mehr fast, wenn er mit Zäunen, Mauern und Häusern umgeben wäre *). Wahre Öffentlichkeit d. h. Zugänglichkeit des Platzes, so weit die Anschauung der Übungen (außerhalb der Schranken) es erfordert, ist wahre Lebensluft der Sache und jeder Vater, Lehrer und Jugendfreund ist der gleichsam unsichtbare und doch gegenwärtige Sittenförderer des jugendlichen Treibens; heilige Pflicht aber bleibt, aus der Enge des Haus- und Schullebens so oft und so lange als möglich in Gottes freie Schöpfung an die Quelle unsrer Anschauungs- und Empfindungsweise hinauszuführen.

Wie beschränkt und klein übrigens auch immer der Raum für eine Turnanstalt sein mag, stets muß die Umgebung desselben möglichst gesund und freundlich sein, oder durch Bäume gemacht, dagegen müßen hohe Mauern und Gebäude in der Nähe so viel als möglich gemieden werden.

Wird nun ein Turnplatz für die Jugend eines oder mehrerer Dörfer oder Schulen, oder einer ganzen Stadt, oder auch einer einzelnen Anstalt angelegt, für dessen Übungen, was immer beßer, die ganzen schulfreien Nachmittage verwendet werden, so ist es durchaus nicht zu scheuen, wenn derselbe eine halbe Stunde von der Stadt ab liegt; ja es wäre jedes Mal und überall selbst ein drei Viertel bis eine Stunde weit gelegener einem näheren, aber minder brauchbaren vorzuziehen, denn selbst den jüngeren Turnern von 7—10 Jahren, denen man ohnehin nur leichtere Übungen und bildende Spiele zumuthet, während man ihnen doch so gut wie den Größeren den Genuß und Gewinn aus der freien Schöpfung zuführen will, ist schon der Hin- und Heimgang eine treffliche Übung und Vorbereitung **).

---

*) Wer einen glücklich gelegenen Turnplatz mit einem Zaune umgeben kann, muß zu viel Geld und zu wenig Ahnung von dem haben, was der Jugend frommt und dem Auge zukommt.

) Der in den Jahren **1811, 1812, 1844 in der Hasenhaide bei Berlin angelegte Turnplatz war und ist ein so gelegener; Keiner scheute damals und jetzt die weiten Wege, an welche der Großstädter ohnehin gewöhnt ist. Näheres darüber im Abschnitte vom Gehen.

2. Jeder Turnplatz muß wo möglich folgende Beschaffenheit haben. Er muß eben sein (oder doch theilweise eben gelegt werden) und hoch liegen: auf der Höhe ist reinere Luft, freierer Ausblick und die Übungen können nicht so oft durch Feuchtigkeit unterbrochen werden. Er muß festen, mit kurzem Rasen bedeckten Boden haben und mit Bäumen bestanden sein, doch nicht mit Obstbäumen (wegen des unreifen Obstes), auch nicht mit Kiefern, wegen des Ausgleitens auf den Nadeln, Kienäpfeln (Tannzapfen) und Wurzeln. Fehlen die Bäume ganz, so muß man deren anpflanzen, wenigstens auf den Grenzen des Platzes und auf dem Tie (dem Ruhe- und Versammlungsplatze) und, wenn es sein kann, auch zwischen den einzelnen Übungsplätzen.

Bäume sind in doppelter Hinsicht vortheilhaft. Sind sie groß und starkastig, so läßt sich manches Kletterzeug daran anbringen und werden dadurch viele Kosten erspart; in jedem Falle aber geben sie gegen die Sonne Schatten und gegen den Wind Schutz, der nie ganz zu entbehren ist. Die besten Turnbäume sind Eichen, Linden und Ahorn. Muß man pflanzen und rasch Schatten erzielen, so sind Birken und Schwarzpappeln auch nicht zu verachten. Schotendorn, Roßkästen und Spitzpappeln sollten nie geduldet werden, die beiden ersteren wegen der Stacheln und des Misbrauchs ihrer Früchte, die letzteren wegen der Raupen und des geringen Schattens.

Besonders gern hält man den Ost-, Nordost-, Nord- und Nordwestwind von Turnplätzen ab und ist es schon deshalb gut, wenn dieselben im oder am Walde liegen. Kann man in der Nähe einen bequemen Waldraum zum Jagd- und zum Ritter- und Bürgerspiele haben, so wie eine Anhöhe oder Halde zum Tiefensprunge und zum Stürmen, so ist dies viel werth.

Jeder Turnplatz, auf welchem die Turnzeit mehrere Stunden währt oder welcher sehr weit von der Stadt entfernt ist, muß frisches Waßer zur Erquickung der Turner bieten oder beschaffen können, nicht minder zum Begießen der Baumpflanzungen, Hecken u. s. w.; auch wo es nöthig, zur Unterdrückung allzugroßen Staubes. Ein Brunnen auf dem Turnplatze selbst muß verschließbar sein, da nur in der allgemeinen Turnrast auf dem Tie nach erfolgter Abkühlung getrunken werden darf.

Ein Hauptbedürfniß für jeden Turnplatz ist eine feste, verschließbare Hütte oder ein Schuppen oder ein kleines Haus (unweit des Tie's) zur Aufbewahrung des beweglichen Turngeräthes im Sommer wie im Winter. Soll der Schuppen auch zur Wohnung eines beständigen Wächters, so wie zur Unterbringung des im Winter ausgegrabenen Turnzeuges und namentlich der langen Klimmleitern dienen, so darf er freilich nicht unter 30 Fuß lang sein.

Rund oder rings um jeden Turnplatz muß ein breiter Weg für die Zuschauer führen; selbst bei beschränkteren und eingeschloßeneren Plätzen sollte ein bestimmter Gang oder Raum für dieselben vorhanden sein, da ihre Gegenwart zwischen den Bahnen und Turnern selbst nur störend und belästigend sein kann. Eine breite Einfahrt bis zum Schuppen muß ebenfalls vorgesehen werden, damit bei der ersten Einrichtung wie bei späteren Nachschaffungen und Ausbeßerungen Maste und Bauhölzer dahin befördert werden können, ohne andere Übungsstellen zu berühren. Ein Fußweg oder, wenn die Turner von sehr verschiedenen Richtungen zum Turnplatze kommen, ein Paar, führen zum Tie, zum Schuppen und zu den Kleidergestellen. Aber auch die einzelnen Übungsplätze werden durch 5 Fuß breite Wege getrennt und verbunden, damit die Abtheilungen der Turner, welche (in der Turnschule) die Übungsstellen wechseln, die noch turnenden nicht stören, die ablösenden nicht hemmen. Die Verbindungswege eines Turnplatzes müßen sich so gliedern, münden und vertheilen, daß zum und vom Tie die ganze Turnerschaar auf das Schnellste und Unversäumteste zu allen Übungsstellen und Bahnen strömen kann.

Einfache, 3—3½ Fuß hohe Schranken umgeben am besten den ganzen Turnplatz; doch muß hinter diesen (innerhalb des Platzes) eine dichte, niedrig gehaltene Dornhecke in einem hinlänglich breiten und tiefen Graben angelegt werden, um dem Vieh das Eindringen unmöglich zu machen, dessen Dünger leicht Ausgleiten für Laufende, Springende und Ringende verursacht. Im Nothfalle muß freilich ein bloßer Graben ausreichen.

Die Bahnen zum Springen, Bockspringen, Schwingen u. s. w. müßen überall, wo nicht fester Boden vorhanden ist, von Lehm (Letten) geschlagen und mit Sand überstreut werden. Das Letztere muß auch mit der Rennbahn geschehen, wenn sie fetten Boden hat. Schlimmer ist es, wenn sie tiefen Sand hat, weil diesem Übelstande nur durch Überlehmung und Auffahren fetter Erdart abgeholfen werden kann. Wo beide Verfahrungsarten zu viel Schwierigkeiten oder Kosten verursachen, hilft man sich bei den Springbahnen durch Sprungbretter, die wenigstens einen festen Abstoß geben, doch, um das Ausgleiten zu verhüten, häufig gereinigt werden müßen. Bei den Rennbahnen muß man die Schwierigkeit überwinden und sich damit trösten, daß der so geübte Lauf, auf festem Boden ausgeführt, um so leichter und schneller geht. — Nur auf dem Ringplatze ist Sand wünschenswerth, selbst tiefer.

3. Die beste Gestalt eines Turnplatzes ist ein Rechteck, das beinahe noch einmal so lang als breit ist, weil man alsdann der Rennbahn die gehörige Ausdehnung in gerader Richtung geben kann,

und keine Übung durch eine zu große Tiefe des Platzes dem Auge der außen Stehenden entzogen wird. Bei der Auswahl der Stellen für die einzelnen Übungen hat man vorzugsweise darauf zu sehen, daß diejenigen, welche zu einer und derselben Hauptgattung gehören, nicht zu weit auseinander kommen (z. B. alle Laufbahnen, alle Stellen zum Hoch=, Weit=, Tief= und Stabsprung u. s. w.). Eben so sehr hat man auch im Auge zu behalten, daß die sich entgegengesetzten Übungen, d. h. solche, bei denen vorzugsweise die oberen, und solche, bei denen vornehmlich die unteren Gliedmaßen zur Anwendung und Anstrengnng kommen, nicht zu fern von einander rücken, damit der darauf Rücksicht nehmende Wechsel der Übungen in der sogenannten Turnschule ohne wesentlichen Zeitverlust erfolgen könne. Ein drittes Augenmerk verlangt die Lage des Platzes in Betreff des Sonnenstandes (an den schulfreien Nachmittagen) während der meisten Übungen, die, wie namentlich das Springen und Schwingen nicht den Anlauf in die Sonne erlauben, oder wie alle zweischaarigen Spiele (besonders das Barlaufen) einem Theile anders die Sonne bieten würden. Diesen muß man stets nur halbe Sonne geben. Auch bei den Kletterübungen oder bei Aufstellung der Klettergerüste ist darauf zu sehen, daß die an den Leitern Klimmenden und an Tauen und Bäumen Enternden nicht in die Nachmittagssonne, sondern mehr nach Morgen blicken. — Diejenigen Übungen endlich, bei denen schwere, doch tragbare Geräthe gebraucht werden (Bockspringen, Schwingen, Stoßen), dürfen nicht allzuweit vom Schuppen verlegt werden.

Den Zuschauern muß zwar der An= und Überblick der Übungen, so viel es geht, ermöglicht und erleichtert werden; doch hat man wieder wohl zu verhüten, daß diejenigen Übungen, bei welchen eine Schaustellung mehr als bei andern stattfinden könnte und wo zugleich die ganze Riege oder Abtheilung stets um das Turngeräth versammelt bleibt, zu nahe an die Schranken gelegt werden. Dergleichen Übungen sind besonders die am Reck, am Barren und das Klettern. Auch das Schwingen, Bock= und Stabspringen sollte man stets etwas weiter von den Schranken entfernt halten. Man legt deshalb gern und lieber die Renn=, Schlängel= und Zickzack=, nicht minder die Gerwurf= und Ziehbahn näher zu den Schranken. Der Mitte des Platzes zu muß der Tie mit dem Schuppen liegen. Dort können auch liegen der Spielplatz, der Ballplatz (wenn er in den Turnplatz hineingezogen wird), die Schock= und Stoßbahn, der Wunderkreiß und die Halle (unter welcher bei starkem und anhaltendem Regen geturnt wird) *).

*) Schockbahn und Ballplatz sind auf den hier als Beispiele beigegebenen Bahnen gar nicht aufgeführt worden, da sie sehr viel Raum erfordern und auf

Daß Wege vorhanden sein müßen, um von einer Übungsstelle zur andern überzugehen, ohne eine dritte zu kreuzen oder zu berühren, wurde schon oben gesagt; es muß aber auch, um die nothwendige Ordnung zu erhalten, nicht nur der Platz für jedes Geräth und die Breite und Länge jeder Bahn genau bestimmt und gekennzeichnet werden, sondern wo möglich auch die Stelle, auf welcher sich die einzelne Riege aufstellt, um dem Ordnungssinne zu Hülfe zu kommen. Ein mit Rasen bewachsener Platz erleichtert dies sehr, weil man hier bei allen Bahnen und Niedersprungsörtern den Rasen wegheben und die Grenzen der Wege und einzelnen Übungsplätze durch schmale Furchen oder Raine kennzeichnen kann.

Eine für jeden vollständig ausgerüsteten Turnplatz erwünschte, ja nothwendige Einrichtung, die aber jetzt noch fast überall fehlt, ist die schon genannte offene Halle. Wenn der Turner auch böses und ungünstiges Wetter nicht scheuen darf, vielmehr sich dagegen abhärten soll und darum auch bei mäßigem Regen längere Zeit fortspielt wie wandert (die fortgesetzte Bewegung erhält ihn warm), so können gewisse Übungen doch sehr bald in ihren schlüpfrig gewordenen Bahnen oder an den naßglatten Gerüsten nicht mehr fortgesetzt werden, und hiefür wie für anhaltend regnerisches Wetter muß ein bedeckter Raum vorhanden sein, der fortzufahren erlaubt. Eine solche Halle oder offener Schuppen (über ihre Größe sieh unter B.) hat ein flaches oder wenig aufsteigendes Dach, ruht auf Säulen, die je auf 20 F. von einander entfernt sind, und ist nur an der Wetterseite durch bewegliche Läden gegen Regen und Sturm geschützt.

B. Im Besonderen.

Wer die bis hieher ausgesprochenen allgemeinen Grundsätze und Bedingungen für Anlage von Turnplätzen sich zu eigen gemacht hat, wird für den folgenden Abschnitt diejenige Freiheit der Auffaßung, so wie diejenige Umsicht mitbringen, welche von ängstlicher Nachahmung der hier fernerhin zum Muster oder Beispiel aufgestellten Platzeinrichtungen fern hält und je nach der gegebenen Örtlichkeit so wie der Anzahl der gleichzeitig zu beschäftigenden Turner, nicht minder dem Stande der Sonne und dem Winde nach u. s. w. das Rechte sowohl für die allgemeine Vertheilung und Ausgleichung, als auch die Größe der einzelnen Bahnen und Übungsstellen zu treffen wißen. Zur beßeren Veranschaulichung in dieser Beziehung haben wir auch ein

---

einer breiten Rennbahn das Schocken gut, das Ballspiel allenfalls getrieben werden kann.

Paar Grundriße von wirklich vorhandenen, unter bestimmten Naturbedingungen angelegten Turnplätzen hinzugefügt.

Jedes gegebene Raumverhältniß auf die vortheilhafteste Weise voraussichtig zu benützen ist die Aufgabe und Weisheit des Einrichtenden und auch der dabei Beengte wird manches Auskunftsmittel zu finden und zu erfinden wißen, z. B. näheres an die Grenze Rücken eines beweglichen Schwingels, eines Freispringels u. s. w., Mitbenüzzung der einen Hauptbahn für Nebenübungen u. s. w.; indeß muß im Allgemeinen doch folgendes Maß- und Größenverhältniß für die einzelnen Übungsplätze bei der Wahl eines jeden Turnplatzes festgehalten werden.

1. Größe der einzelnen Übungsplätze.

Es gehören zunächst im Allgemeinen, ohne besondere Rücksicht auf die Anzahl der Turner oder Riegen, welche sich gleichzeitig üben, so wie auf die Gestaltung der einzelnen Bahnen unter gewissen Vorkommnissen und Hindernissen (wovon bei der besonderen Beschreibung der Bahnen und Vorrichtungen):

1. zur Rennbahn: 25—50 F. Breite und 320 oder 330—530 F. Länge, je nachdem Viele zugleich wettlaufen sollen;

2. zur Schlängelbahn: 70 F. Länge und 30 F. Breite, ohne Reede*) 22 F.;

3. zur Zickzackbahn: wie zur Schlängelbahn;

4. zum Freispringel: 40 F. Länge und 10—12 F. Breite, wenn mehrere neben einander stehen; sonst mindestens 12 F. Breite;

5. zum Stabspringel: 50 F. Länge und 13—14 F. Breite;

6. zum Springgraben: je nachdem er 4—16 F. oder 8—20 F. Breite hat, 65 oder 70 F. Länge und 50 F. Breite (allenfalls nur 40 F. Breite, dann kann man aber weniger Riegen daran beschäftigen; für Eine Riege muß zur Noth 10—12 F. Breite ausreichen);

7. zum Tiefspringel: 25 F. Länge und 20 F. Breite, und wenn nach beiden Seiten abgesprungen werden soll, 40 F. Breite; für einen Wendel-Tiefspringel ein Geviert von 40 F. Länge und Breite oder Kreiß von 40 F. Durchmeßer;

8. zum Schwingbocke: 40 F. Länge und 10 F. Breite;

9. zum Schwingel: 50 F. Länge und 12—14 F. Breite;

10. zur Sturmsprungbahn: 50 F. Länge und 10—12 F. Breite;

11. zur Sturmlaufbahn: 60 F. Länge und 10—12 F. Breite;

12. zum Barren: 12—14 F. Breite und 20—24 F. Länge; zu acht Barren in zwei Reihen 50 F. Länge und 40 F. Breite;

---

*) Sieh später.

13. zum Reck: 10 F. Länge und 16—20 F. Breite; zu acht Doppelrecken in zwei Reihen 70 F. Länge und 30—36 F. Breite; in einer Reihe 140 F. Länge und 20 F. Breite;

14. zum Schwebebaume: 12—16 F. Breite und 60—80 F. Länge;

15. zum Liegebaume: 12—16 F. Breite und 60—80 F. Länge;

16. zum Hangelrecke: 12—20 F. im Gevierte, je nachdem es vier- oder sechseckig ist;

17. zum Klimmel: 10—12 F. im Gevierte;

18. zum Einbaume: 30 F. im Gevierte;

19. zum Zweibaume: 32—36 F. Länge (mit Enterbaum und Entertau) und 30 F. Breite (für Nahe und Nebenraum);

20. zu einem Klettermaste: 4—6 F. im Gevierte;

21. zu einer Hangelleiter: 20 F. Länge und 10 F. Breite;

22. zur Gerwurfbahn: 70—100 F. Länge, je nachdem mit oder ohne Anlauf geworfen wird, und 40 F. Breite (zu zwei Bahnen nur 120 F. Länge);

23. zur Schockbahn: 120 F. Länge und 60 F. Breite;

24. zur Stoßbahn: 20—30 F. Breite und 40 F. Länge;

25. zur Ziehbahn: 12—20 F. Breite und, wenn 20 gegen 20 ziehen sollen, mindestens 100 F. Länge;

26. zum langen Schwungseile: 25—30 F. Breite und 40 bis 50 F. Länge;

27. zum kurzen Schwungseile oder halben Reifen: 20 bis 30 F. im Gevierte;

28. zum Vorübungsplatze: wenigstens 20 F. Breite und 40 F. Länge;

29. zum Spielplatze: 40—100 F. Breite, je nachdem die Spielschaar, und für kleinere 90—100 F., für größere 120 F. Länge;

30. zum Ringplatze: wenigstens 40 F. im Gevierte;

31. zum Ballspielplatze: 100 F. Breite und 300 F. Länge; wegen seiner Größe wird dieser nur auf den größten Turnplätzen und wenn außerhalb derselben kein passender Raum dazu vorhanden ist, eingerichtet werden können;

32. zum Wunderkreiße: 50—100 F. im Gevierte, je nachdem man mehr oder minder Kreiße legt;

33. zum Rundlaufe: 25—30 F. im Gevierte;

34. zur Halle: 25—100 F. Breite und 50 F. Länge;

35. zu den Kleiderricken: 40 F. Länge und 20 F. Breite bei 400 Turnern, oder etwa 2 Geviertfuß für jeden;

36. zum Schuppen: 20 F. Breite und 40 F. Länge, mit Umgebung und Vorplatz etwa 50 F. Länge und 30 F. Breite, wenn man

nicht den über den Kleiderricken entstehenden Dachraum zum Ersatze wählen will und muß;

37. zum Tie: 50 F. im Gevierte oder 60 F. Länge und 40 F. Breite bei 400 Turnern, oder etwa 6 Geviertfuß für jeden.

2. Größe eines Turnplatzes nach der Anzahl von Turnern, welche darauf geübt werden sollen.

Die Größe eines Turnplatzes ist durchaus abhängig von der Zahl der Turner, die zu gleicher Zeit darauf geübt werden sollen. Es wäre aber ein sehr falscher Schluß, wenn man annehmen wollte, daß für 200 Turner nur halb so viel Flächenraumes nöthig wäre, als für 400; denn 50 Turner von jedem Alter und jeder Größe brauchen eigentlich Turnzeug von eben so viel Abstufungen als 400, wenn auch nicht von jedem Grade mehrere Stücke, und Rennbahn, Schlängelbahn, Spielplatz u. s. w. müßen für eine geringe Anzahl theils eben so groß, theils nicht viel kleiner sein als für die größte.

Hauptgrundsatz, wonach Größe und Einrichtung eines Turnplatzes sich bestimmen, ist demnach folgender: Ein Turnplatz ist dann vollständig eingerichtet, wenn beim regelmäßigen Wechsel durch alle Hauptübungen alle Turner zu gleicher Zeit beschäftigt werden können und hinreichenden Raum, so wie die gehörige Anzahl aller für sie passenden Geräthe finden. Diese Regel wollen wir an dreien Beispielen, wie sie wohl in der Wirklichkeit am häufigsten vorkommen möchten, erläutern, indem wir die Zahl des Turnzeuges und Geräthes und danach die Größe der Turnplätze für 80—150, 200—300 und 400—500 Turner angeben, wobei jedoch nicht nöthig sein wird, alle Gesichtspunkte, die bei Anwendung jener Grundsätze in's Auge gefaßt werden müßen, bei jedem einzelnen Falle aufzustellen, sondern hinreichen wird, dieses bei einem zu thun und bei den andern nur darauf hin- oder zurückzudeuten.

a. Geräthe und Raum zu einem Turnplatze für 200—300 Turner jedes Alters.

Der Kreißlauf sämmtlicher Hauptübungen wird in sechs Turntagen durchgemacht; auf jeden Tag fallen zwei Hauptübungen, deren es also im Ganzen zwölf giebt. Soll nun die möglichst größte Anzahl von Turnern beschäftigt werden, so bildet man so viel Abtheilungen als Hauptübungen und beschäftigt alle zwölf Abtheilungen zu gleicher Zeit: je zwei Abtheilungen lösen sich dann immer bei zwei Hauptübungen ab und jede Abtheilung hat nach Umständen eine oder mehrere Riegen. Je weniger Riegen eine Abtheilung hat, desto vortheilhafter ist es; denn je mehr Riegen dieselbe Übung treiben, desto mehr Turnzeug gehört dazu.

Im vorliegenden Falle theilen wir die ganze Turnerschaar, je nachdem sie aus 200 oder 300 Turnern besteht, in 10 Abtheilungen, jede zu 2 Riegen und zu 10 Turnern, oder in 12 Abtheilungen zu 2 Riegen, und jede dieser von 12—13 Turnern, wodurch demnach dasselbe Turnzeug, das man für 200 Turner braucht, auch für 300 ausreicht.

Bei dieser Einrichtung würden erfordert:

A. 2 Freispringel,
2 Stabspringel,
1 Springgraben, 4—11 F. breit,
1 — — 11—18 F. —; oder nur
1 — — 4—18 F. —,
2 Tiefspringel, verbunden, von 1½—10 F. Höhe, 4 F. Breite,
3 Schwingböcke, obgleich nur 2 zugleich im Gange sind,
2 Schwingel,
1 Schwebebaum,
1 Liegebaum,
1 Rust,
1 Schleet,
6 Barren, von 36, 39, 42, 46, 50, 54 Zoll Höhe; sind sehr kleine Turner dabei, so müßen die kleinsten Barren, wenn man keinen Tritt einschieben mag, noch etwas niedriger sein,
4 Doppelrecke, von 4, 4½, 5, 5½, 6, 6½, 7 und 7½ F. Höhe, so daß also jedes Doppelreck 2 Reckstangen von verschiedener Höhe erhält;
3 Sturmsprungbretter, von 6, 7½ und 9 F. Länge, und 2 Böcke,
1 Sturmlaufbühne,
2 mal Rundlaufzeug,
2 Hangelleitern,
1 Einbaum,
2 Zweibäume, von 20 F. und 12 F. Höhe, jeder mit Entertau, Enterbaum, Klimmleiter, Klettertau, Knotentau, Sproßentau, Strickleiter, Steigeleiter, Lehnstange u. 2 Kletterstangen versehen,
2 Klettermaste,
2 Ger- oder Pfahlköpfe,
2 lange } Schwungseile,
30 kurze }
30 halbe Reifen,
2 kurze Ziehstäbe,

1 Knebelgurt,
24 Windestäbe,
1 Nackziehseil,
2 Ziehtaue, von 20 und 60 F. Länge,
5 Dutzend Springstäbe, von 7—11 F. Länge,
24 Gere, 12 zu 6 F. und 12 zu 7 F. Länge,
2 Dutzend Kugeln oder Steine von 3—24 Pfund,
Hanteln von 2, 3, 4, 5, 6 und 8 Pfund Schwere, von jeder Art wo möglich 6 Paar, von den Achtpfündern wenigstens 2 Paar,
2 Bälle, von 9 Zoll und 12 Zoll Durchmeßer,
1 Kraftmeßer,
5 Maßstäbe, 1 aufrechtstehender fester im Schuppen mit Schieber, und 4 bewegliche von 20, 15, 12 und 10 F. Länge,
2 Spaten,
4 Harken oder Rechen.

B. Außer den zu dem obigen feststehenden Turnzeuge gehörigen Plätzen:
1 Rennbahn,
1 Schlängelbahn,
1 Zickzackbahn,
1 Stoßbahn,
1 Gerwurfbahn,
1 Ziehbahn,
1 Wunderkreiß,
1 Spielplatz,
1 Ringplatz,
1 Platz zu den Seilübungen,
1 Schuppen,
Kleidergestelle,
Tie mit Bänken und Dingstatt.

In der Zeichnung A. (T. I.) sind nun alle diese Räume zu einem vollständigen Turnplatze zusammengestellt, zu dessen Erklärung noch Folgendes diene. Die nöthige Baumpflanzung geschieht am Besten a) in den Grenzstreifen oder Rainen aa, in denen auch Hecke, Graben und Schranken enthalten sind, b) auf allen Wegen bb, c) an der inneren Seite der Rennbahn, in der Mitte des Wunderkreißes und der Dingstatt, auch zwischen den Recken:

aa. und bb. sind überall 5 F. breit; wo die Wege schmaler oder breiter werden, ist es angemerkt. Der Haupteingang und die Einfahrt ist zwischen Springgraben und Wunderkreiß angenommen; ein zweiter Eingang zwischen Schlängel- und Zickzackbahn,

cc. sind zwei kleine unbenutzte Plätze,

d. die Rennbahn, darauf

e. der Standpfahl des Auslaufs, 5 F. vom Anfange,
f. der Zielpfahl, 15 F. vom Ende.
g. Platz für den Springgraben, der 48 F. lang und von 4 bis 18 F. breit ist. Am breitesten Ende müßen noch 7 F. für den Hinübersprung bleiben; somit 45 F. für den Anlauf,
h. Platz zum Stabhochspringen: die Stabspringel 8 F. vom Ende ab,
i. Schwingplatz
k. Bockspringplatz } die Anläufe gehen wie bei g. und f. nach der Rennbahn zu, weil dort die Nord- oder beßer die Nordostseite angenommen wird.
l. Platz zum Tiefspringen,
m. — — Freihochspringen,
n. — zu den Barren, welche, um Raum zu ersparen, in zwei Reihen nach der Zeichnung aufgestellt werden,
o. Reckplatz,
p. Schlängelbahn,
q. Zickzackbahn,
r. Wunderkreiß,
s. Gerwurfbahn,
t. Schuppen,
u. Halle, mit zwei Rundlaufbahnen oder diese allein,
v. Tie mit Dingstatt und Bänken.
x. Spielplatz,
y. Stoßbahn,
z. Kletterplatz,
dd. Schwebeplatz,
ee. Ziehbahn,
ff. Sturmlaufbahn,
gg. 2 Sturmsprungbahnen.

Für Schocken, Seilübungen, Ringen und Balltreiben sind keine besonderen Plätze bestimmt, weil diese Übungen, besonders Schocken und Balltreiben, viel Raum erfordern und zur Noth auf der Rennbahn getrieben werden können. Zum Schocken ist der Spielplatz eigentlich noch geeigneter, da er doppelte Breite bietet. Eine eigene Schockbahn richtet man nur da ein, wo überflüßiger Raum vorhanden ist. Für die Seilübungen muß man dann am Rande der Bahn 5 F. hohe Pfähle eingraben oder, wenn man sie in 2 oder 4 Seilen zugleich treiben will, in dem 15 F. vom Ende stehenden Zielpfahle 4 drehbare Ringe befestigen. Soll während der Turnschule wettgelaufen werden, so läßt man Ringen und Seilübungen auf dem Spielplatze oder auf der Zieh- und Stoßbahn vornehmen.

b. Geräthe und Räume zu einem Turnplatze für 80—150 Turner jedes Alters.

Achtzig Turner werden in 8 Riegen, jede zu 10 Turnern getheilt; nehmen wir 12 Riegen zu 12—13 Turnern an, so kommt auf jede der 12 Hauptübungen auch nur eine Riege und wir können auf demselben Raume 150 Turner beschäftigen.

Das Turngeräth für diese 80 oder 150 Turner ist folgendes:

A. 1 Freispringel, 1 Stabspringel } mehr sind nicht durchaus nöthig; doch ist es gut, wenn man von diesen wohlfeilen Turngeräthen 2 Paar aufstellen kann,

1 Springgraben von 4—18 F. Breite,

1 Tiefspringel,

2 Schwingböcke: ein kleiner und ein mittlerer, dieser mit doppelten Schiebern für die Größeren,

1 Schwingel: 5 F. 4 Z. lang und 16 Z. dick,

1 Schwebebaum,

1 Liegebaum,

1 Schleet,

1 Rust,

4 Barren von 40, 45, 50, 54 Z. Höhe, und 2 Einschiebetritte; besser 6 Barren,

3 Doppelrecke von 4 F., 4 F. 7 Z., 5 F. 2 Z., 5 F. 9 Z., 6 F. 4 Z., 7 F. Höhe, oder 2 einfache feste und ein höheres und stellbares,

3 Sturmsprungbretter von 6, 7½ und 9 F. Länge, und 1 Bock,

1 Sturmlaufbühne kann, wo die Kosten sehr berücksichtigt werden müßen, allenfalls entbehrt werden,

1 Rundlaufzeug,

1 Hangelleiter,

1 Klettergerüst: theils 20 F., theils 12 F. hoch. Die große Rahe geht ganz durch; die kleine nur vom Mast bis zur dikken Kletterstange,

1 Einbaum, 40 F. hoch,

2 Klettermaste,

1 Pfahl- oder Gerkopf,

1 langes und 30 kurze Schwungseile,

20 halbe Reifen,

2 kurze Ziehstäbe,

1 Knebelgurt,

24 Windestäbe,

1 Nackziehseil,

2 Ziehtaue von 20 und 60 F. Länge,
4 Dutzend Springstäbe von 7—11 F. Länge,
24 Gere, 12 zu 6 F., 12 zu 7 F. Länge,
2 Dutzend Kugeln oder Steine von 3—24 Pfund,
Hanteln von 2—6 Pfund Schwere: von jeder Art 4—5 Paar und 1 Paar achtpfündige,
2 große Bälle von 9—12 Z. Durchmeßer,
1 Kraftmeßer, der bei jeder vollständigen Turneinrichtung vorhanden sein muß, aber häufig der Kosten wegen nicht angeschafft wird,
5 Maßstäbe: 1 aufrechtstehender im Schuppen mit Schieber, und 4 zu 20, 15, 12 und 10 F. Länge,
2 Spaten,
2 Harken oder Rechen

B. Die einzelneu Übungsplätze ergeben sich aus dem ersten Beispiele, so wie aus nachfolgender Erklärung des Planes B (T. I.), in dessen Zeichnung bedeutet,

aa. den Raum für Schranken, Hecken und Graben,
bb. die Wege, wobei 2 breitere für die Eingänge,
c. einen kleinen freien Raum,
d. die Rennbahn mit
e. f. Stand- und Zielpfahl,
g. Springgraben,
h. Platz für 2 Stabspringel,
i. Schwingplatz,
k. Bockspringplatz,
l. Platz für 2 Freispringel,
m. Spielplatz,
n. Schlängelbahn,
o. Schuppen,
p. Kleiderplatz,
q. Tie,
r. Stoß- und Gerwurfbahn,
s. Kletterplatz,
t. Wunderkreiß,
u. Barrenplatz,
v. Platz für den Tiefspringel, der in der Mitte von einer langen Seite zur andern aufgestellt wird,
w. Schwebeplatz,
x. Rundlaufbahn,
y. Reckplatz,
z. Sturmsprung- und Sturmlaufbahn.

Bei dieser Eintheilung müßen Schocken, Ringen, Ziehen, Balltreiben, Seilübungen und Zickzacklauf auf der Rennbahn vorgenommen werden. Zu dem letzteren muß man sich dann, wie es auch mit der Schlängelbahn geschehen kann, eine Bahn von Springstäben, Brett- oder Bohlstücken legen; doch ist eine solche Zickzackbahn weit unvollkommener als eine so ersetzte Schlängelbahn, indem es bei dieser letzteren weniger schadet, wenn die Bögen im Laufe etwas erweitert werden, während bei jener der Lauf allerdings weit weniger richtig wird, wenn, weil die Bahn nur auf einer Seite begrenzt ist, statt Ecken Bögen beschrieben werden. Fehlt der Raum zur Rennbahn von einer bezeichneten Länge, so muß man dieselbe außerhalb des Turnplatzes anlegen, denn sie kürzer machen ist nicht rathsam; nur für Knaben bis zum 13ten Jahre genügen allenfalls 200 F. Länge. Eine andere Art von Rennbahn gewinnt man, wenn man dieselbe im Kreiße, im Eirunde oder mit abgestumpften Ecken um den Platz herumführt. Diese Einrichtung bleibt aber unvollkommen, weil immer nur Einer laufen kann, indem der außen Laufende einen weit größeren Weg zu machen haben würde, als der an der innern Seite Laufende und deshalb, um das Verhältniß der Lauffertigkeit zwischen den verschiedenen Turnern festzustellen, stets nach der Sekundenuhr gesehen werden müßte.

Wo der Raum sehr beengt ist, muß man auch den Wunderkreiß außerhalb des Platzes anlegen. Den Spielplatz fortzulaßen ist durchaus nicht rathsam. Will sich der Raum zu demselben, der, freilich nur im Nothfalle, auf 100, ja 80 F. Länge und 40 F. Breite beschränkt werden kann, gar nicht finden, so helfe man sich lieber dadurch, daß man Freispringel und Stabspringel beweglich macht und ihre Übungen, so wie auch Bockspringen, Schwingen, Stoßen, Sturmspringen, Sturmlaufen, Schlängellauf auf dem Spielplatze, der alsdann in der Mitte liegen muß, vornehmen läßt. Den Graben legt man dann mit seinem Absprungsborde an den Spielplatz; Recke, Klettergerüste, Hangelleitern, Tiefspringel und Schwebebaum stellt man an den Grenzen auf, so wie auch die Sturmsprungböcke. Daß auf diese Weise wenigstens die Hälfte des Raumes gespart werden kann, leuchtet ein; aber freilich ergiebt sich alsdann ein sehr dürftiges, ein verkümmertes Turnen: wenn gespielt wird, kann fast keine andere Übung betrieben werden, so wie das Spiel aufhören muß, wenn geturnt wird. Man halte deshalb unabweichlich den bereits geltend gemachten Grundsatz fest, lieber eine halbe Stunde weiter zu gehen, um einen alle Erfordernisse erfüllenden Turnplatz zu ermitteln, als sich ganz in der Nähe mit einem kümmerlichen zu behelfen. Die Mittel zu den Räumen und Geräthen müßen sich finden. Eine Stadt, die im gegebenen Falle damit geizet, weiß oder bedenkt nicht, was zu ihrem Frommen und Frieden dient. Wo hiezu das Geld fehlt, fehlt am Ende auch die Einsicht oder der gute Wille für wahre, wirksame Jugendbildung überhaupt.

c. Geräthe und Räume zu einem Turnplatze für 400—500 Turner.

Wir theilen abermals die ganze Turnerschaar in 12 Abtheilungen und da alsdann, je nachdem 400 oder 500 Turner sind, auf jede derselben 33 bis 42 fallen, so erhält jede Abtheilung 3 Riegen zu 11—14 Turnern. Für diese würde, nach den aufgestellten Ansichten oder Ansätzen und mit Rücksichtnahme auf die verschiedenen Alter, das Turnzeug und Turngeräth folgendes sein müßen:

3 Freispringel,
3 Stabspringel,
1 Springgraben von 4—16 F. Breite,
1 — — — 10—22 F. —
2 Tiefspringel,
5 Schwingböcke, doch nur 3 zugleich im Gebrauche,
3 Schwingel,
2 Schwebebäume von 70—80 F. und 60—70 F. Länge,
1 Liegebaum von 50—60 F. Länge,
1 Rust,
1 Schleet,
8 Barren von 35, 38, 41, 44, 50, 53, 56 Z. Höhe,
5 Doppelrecke von 4, 4½, 5, 5½, 6, 6½, 7 und 7½ F. Höhe, so daß das vierte und fünfte sich in der Höhe theilen,
5 Sturmsprungbretter: 2 von 6 F., 1 von 7 F., 1 von 8 F. und 1 von 9 F. Länge; dazu 3 Böcke,
1 Sturmlaufbühne,
2 Rundlaufzeuge,
2 Hangelleitern,
1 Einbaum,
2 Zweibäume (wie bei 1),
2 Klettermaste,
1 Klimmel,
1 Hangelreck,
2 Gerköpfe,
3 lange, 40 kurze Schwungseile,
40 halbe Reifen,
2 kurze Ziehstäbe,
2 Knebelgurte,
40 Windestäbe,

2 Nackziehseile,
2 Ziehtaue von 20 und 80 F. Länge,
80 Springstäbe (von 7 bis 11 F. Länge), 20 zu 7, und 20 zu 8 F., 15 zu 9, und 15 zu 10 F., 10 zu 11 F. Länge,
36 Gere, 18 zu 6 und 18 zu 7 F. Länge,
3 Dutzend Kugeln oder Steine von 3—24 Pfund Schwere,
Hanteln von 2, 3, 4, 5, 6 und 8 Pfund Schwere; von jeder Art wo möglich 8 Paare, von den 8 Pfd. schweren wenigstens 3 Paare,
2 Bälle von 9 und 12 Z. Durchmeßer,
1 Kraftmeßer,
1 aufrechtstehender Maßstab mit Schieber (im Schuppen),
6 bewegliche Maßstäbe von 10 und 16 F. für den kleineren, von 16 und 24 F. für den großen Springgraben, und 2 von 10 und 15 F. für den Tiefspringel,
2 dergl. zum Springen auf der Fläche (Bock- und Weitspringen), 10 und 15 F. lang,
3 Spaten,
6 Harken oder Rechen.

Die Zusammenstellung der Übungsplätze, welche zu der eben angeführten Anzahl von Geräthen und Turnzeuge nach den S. 9—11 näher angegebenen Raumverhältnissen zum in sich geschloßenen Turnplatze nöthig sind, findet man in Zeichnung C. (T. II.) und bedeutet in derselben:

aa. den 5 F. breiten Einfaßungsraum für Schranken, Hecke und Graben,

bb. die Wege, von denen der 15 F. breite zur Einfahrt bestimmt ist und der ihm gegenüber, auf der andern kurzen Seite liegende 10 F. breite ebenfalls zum Eingange dient,

c. einen freien Platz vor dem Schuppen,

d. die Rennbahn, welche bei einer großen Turnerschaar 40—50 F. breit sein muß, damit man bei einem großen Wettlaufe nicht zu viel und zu kleine Riegen zu bilden braucht, was Zeit raubt. Kann man derselben nur die Länge von 320 F. geben, so muß die ganze Einrichtung umgestaltet und der S. 17 beschriebenen ähnlich gemacht werden,

e. und f. Stand und Zielpfahl oder Mahlbaum der Rennbahn; doch muß noch ein zweiter zu den gewöhnlichen Wettläufen auf 300 F. von e. und 200 F. von f. gesetzt werden,

g. und h. den großen und kleinen Springgraben; die Anläufe nach der Rennbahn zugehend,

i. Platz für Stabspringel; Anläufe wie bei g. h.,

k. die beiden Tiefspringel; in der Mitte verbunden und von einer zur andern langen Seite gehend,

l. 3 Freispringel,
m. Platz zum Bockspringen,
n. 8 Barren; Aufstellung in zwei Reihen,
o. Kletterplatz: Der Einbaum in der Mitte zwischen beiden Zweibäumen, die Maste auf den Flügeln im Vordergrunde, ebendaselbst hinter ihnen die Hangelleitern, Hangelreck und Klimmel hinter den Zweibäumen. Diese Aufstellung ist nur bei einem 40 F. breiten Raume möglich und wenn das Hangelreck ein Viereck, also nicht über 10 F. breit gebaut ist,
p. 5 Doppelrecke in 2 Reihen hintereinander,
q. Schlängelbahn,
r. Stoßbahn,
s. Schwingplatz,
t. Schuppen: Haupteingang vom Platze c.,
u. Tie,
v. Wunderkreiß: Ein- und Auslauf an der Einfahrt,
w. Kleiner Spiel- und Ringplatz,
x. Platz zu 2 Rundläufen oder zur Halle mit diesen,
y. Kleiderplatz,
z. Großer Spielplatz,
cc. Zickzackbahn,
dd. und ee. 2 Plätze zu den Schwebeübungen, durch einen Weg getrennt, damit ihre lange Ausdehnung die Verbindung nicht stört oder hemmt,
ff. Sturmlaufbahn,
gg. Sturmsprungbahn,
hh. Ziehbahn,
ii. Spielplatz,
kk. Gerwurfbahn.

Schocken wird in der Renn- oder Gerwurfbahn vorgenommen.

Schwebereck, Streckschaukel und Wippe sind bei der Turnplatz-Einrichtung absichtlich nicht mit aufgeführt worden, weil sie Geräthe sind, welche, wenn sie nicht zu Beschädigungen und Misbrauch Veranlaßung geben sollen, immer unter sehr genauer Aufsicht stehen müßen (was auch schon vom Tiefspringel gilt) und sich daher mehr für Turnsäle und kleine geschloßene Turnplätze eignen. Am ersten kann noch der die Stelle der Streckschaukel vertretende Ringschwebel aufgenommen werden, welcher dann am geeignetsten auf dem Rundlaufplatze oder einem der kleinen freien Räume seinen Platz findet.

C. Von Winterräumen.

Keine wohlgeordnete Turnanstalt kann gedeckter Winterräume entbehren. In ganz Deutschland läßt schon der Spätherbst das Turnen im Freien nicht mehr zu und Schlittschuhlaufen kann nicht überall getrieben werden. Auch genügt dieses, so schön es (selbst für das weibliche Geschlecht) ist, allein eben so wenig als im Sommer das sogenannte Spazierengehen. Das Wachhalten wie das Weiterbilden der entwickelten Kräfte und Fertigkeiten ist um so dringender nöthig, als der Winter an sich mehr an's Zimmer und an Sitzarbeit bannt.

Turnanstalten haben aber auch besondere dringende Aufforderung für Winterturnen zu sorgen: es gilt fortgesetzt Vorturner (der Abtheilungen) und Anmänner auszubilden. Letztere aus den geschicktesten und anstelligsten Turnern zur Führung der Riegen genommen, wachsen zu Anwarten der Vorturnerschaft herauf, die Vorturner wechseln, besonders in größeren Städten, wenigstens theilweise, alljährlich: sie verlaßen die Schule, oft damit auch den Ort, treten in bürgerlichen Beruf oder zur Hohen Schule u. s. w. über und so müßen vorausſichtig stets neue Ersatzmänner für ausscheidende Vorturner fortgebildet werden, und ist es mit ihnen wie mit den Baumpflanzungen: letztere setzt man bekanntlich beßer im Herbste als im Frühjahre; und sind jene den Winter über vor- und durchgebildet, so kann mit dem ersten Lenze gleich ein regeres und wohlgeordnetes Turnen der Masse im Freien begonnen werden.

Aber auch die schwierigeren, selbständigeren und männlicheren Übungen des Schwingens und Fechtens u. s. w. fallen vorzugsweise dem Winter anheim, obschon dieselben zum Theil auch im Sommer fortgesetzten besonderen Unterricht in gedecktem Raume, namentlich auch für Durchbildung von Turnlehrern in Anspruch nehmen, welche der Staat dazu veranlaßt und die nicht nur wegen bequemeren Abkommens von ihrem Lehrberufe, sondern vorzugsweise wegen anschaulichen Mitlebens in einer größeren Turngemeinschaft beßer im Sommer zur Hauptstadt u. s. w. kommen, und außer der thätigen und unmittelbaren Theilnahme an den Übungen im Freien auch zu jeder andern Stunde sich zu üben und Unterweisung zu empfangen Gelegenheit haben müßen, um ihre Zeit zu Rathe zu halten und möglichst zu verwerthen.

Aber auch sonst Erwachsenen, denen es ihre Zeit anders nicht erlaubt und die doch schon um der Gesundheit willen bei sitzender Berufsart sich leiblich anstrengen oder in steter Übung erhalten möchten, muß durch gedeckte Räume, in Turnsälen oder in Turnhäusern Gelegenheit gegeben werden, wenigstens in winterlichen Abendstunden sich zu üben und wohlthätig zu ermüden; obschon kein Mann vergeßen soll und wird, daß ihm rechte Erquickung an Leib und Seele nur aus froher Gemeinschaft mit dem heranwachsenden Geschlechte zu Theil wird, wie er umgekehrt der Jugend alsdann in Wahrheit als Vorbild ihres Strebens, ihres Eifers erscheinen wird. Das Menschenleben auf Erden und im Staate umfaßt stündlich alle Geschlechter und Alter: in ihrem lebendigsten Austausche liegt daher auch die Überlieferungskraft aller wahren Lebensanschauung, Bildung, Gesittung, Erfrischung und Ehrfurcht. Dem etwaigen Alleinturnen (im Zimmer u. s. w.) fehlt die Hauptwürze des geistigen Daseins — edelthätige Geselligkeit, in welcher der Mensch allein groß und gerecht wird, wie der Leib nur in Gottes freier frischer Luft gedeiht. —

Bei Turnsälen ist Haupterforderniß, daß sie zu den Übungen, die auf dem Turnplatze gar nicht oder nur in geringem Grade getrieben werden können, geeignet sind; daß ferner auf ihnen so viel Übungen als möglich getrieben, so viel Turner als möglich gleichzeitig beschäftigt werden können.

Was ihre Einrichtung betrifft, so müßen sie wo immer möglich zu ebener Erde und gegen Mitternacht liegen oder es müßen dichte Vorhänge vorhanden sein, die aber früher dunkel machen.

In einer großen Stadt muß ein Turnsaal so viel möglich in Mitte derselben liegen.

Der Fußboden muß, um den schädlichen Staub zu meiden, wenn und ehe er gedielt wird, wie eine Scheuntenne zubereitet werden. Kein Nagel darf vorstehen; die Dielen, eben und fest, werden wie gewöhnlich in die Länge gelegt. Etwaiges Ausgleiten beim Vor- oder Auffsprunge am Schwingpferde u. s. w., so wie das allmälige Austreten der Dielen wird durch Sprungbretter (s. Vorricht. S. 36) verhütet. Diese sind um so nöthiger, wenn man einer ganzen Turnhalle weichen, sandigen Boden ohne alle Dielung giebt oder läßt. Wird derselbe aber gedielt, so ist zur Vermeidung des Staubes das Vortheilhafteste, wenn man angefeuchtete Sägspäne streut, die von Zeit zu Zeit durch frische, reinere ersetzt werden.

Wegen der bei der Dielung nöthigen Niedersprungskissen (Matratzen), so wie einer erdgefüllten Öffnung in der Dielung zum Behufe des Stabspringens, sieh später bei den Vorrichtungen (S. 36).

Die geringste Länge eines Turnsaales, die mit der Breite eigentlich nach der Anzahl gleichzeitig turnender Riegen sich richtet, muß, wenn er nicht gar zu beengend sein soll, wenigstens 50 F., seine Breite oder Tiefe mindestens 24—25 F., seine Höhe 16, mindestens 14 F. betragen, bei welcher Höhe aber der Kreißumschwung des Rundlaufes (s. Vorricht. VIII. 4.) oder vielmehr der für andere Übungen, Vorbeigehende 2c. nothwendige Nebenraum fast schon leidet.

Ein schönes Maßverhältniß für eine größere Anzahl bietet eine Breite von mindestens 40 F., welche zu jedem Anlaufe gerecht ist. Die Länge dazu, je nach dem vorhandenen Raume, 60, 80 u. 100 F.

Die Fenster befinden sich am Besten an der Einen der längeren Seiten; und je schmaler die Zwischenpfeiler, desto lichter der Saal. Die hinteren Ecken des Saales laßen sich vortrefflich für (stellbare) Recke verwenden, indem die im Boden frei befestigten oder an die Wände angelehnten und mit eisernen Bändern befestigten Ständer die nöthige Breite und Tiefe abschneiden. Übrigens gewährt das quer durch den Saal auf Rahmen angebrachte Klettergerüst (s. Vorrichtungen VII. unter B.) weiteren Raum für Recke.

Die Anbringung von Kleiderriegeln, Schuh- und Hutfächer, Fechtelbrettern, Wandschränken u. s. w. richtet sich je nach der Räumlichkeit. Nicht minder die Eintheilung des Saales, worüber wesentlich die mehrzeitige Stellung des Schwingpferdes entscheidet, wie über diese die Breite und Länge des Saales. Vom Klettergerüste, Rundlaufe, Streckschaukel, so wie von Springvorrichtungen, Sprungbrettern, Matratzen, Fechtscheibe u. s. w., s. den folgenden Abschn. von den Vorrichtungen. Die Reckstangen werden stellbar und wegnehmbar, die Barren beweglich (oder Wandelbarren). Über Benützung des Saales das Nähere im Abschnitte über Betreibung der Übungen. —

Ein Turnsaal muß bei strenger Kälte durchaus heizbar sein; doch darf nur gemäßigte Wärme herrschen, so daß die Glieder (besonders Hände) bei den Übungen nicht klamm, beim Heimgehen Kopf und Kreuz nicht erhitzt sind. Ein Ofen steht am Besten beinahe in der Mitte der Hinterwand, etwas näher zur Thür, um die größere Hälfte des Saales, besonders seine reine Breite dem Schwingpferde widmen zu können. Von außen durchgeführte Röhren sind noch beßer als Öfen.

Die winterlichen Übungen müßen, außer an den schulfreien Nachmittagen, fast sämmtlich bei abendlicher Beleuchtnng vorgenommen werden, die ruhige Flamme gewähren muß: Lampen mit runden, in Glas eingeschloßenen Dochten oder Gasflammen.

Jeder Turnsaal sollte auch einen erträglichen Spielplatz haben, um bei günstigem Spätherbste oder Frühjahre, selbst an reinen Wintertagen im regen Spiele und durch Laufübungen frische Luft schöpfen zu können.

Bei Turnhäusern großer Städte, welche eine Bildungsschule für Lehrer in der Sache und für Fortbildung der Lehre und Kunst

durchaus in sich aufnehmen müßen, wird jenes besonders nöthig. Ein solches Turnhaus müßte (im Geviert) mehrere Turnsäle, dazu eine größere Turnbahn zu Spielen und Massenübungen in sich enthalten. Eine solche Turnbahn müßte wie eine Reitbahn bedeckt, zum Mindesten 100 F. lang, 50 F. breit, 16 F. hoch sein, ungedielten weichen Bodens, der bei gehöriger Befeuchtung nicht stäubt.

Ein Turnhaus könnte im Winter unter 2 Turnlehrern und 20 bis 30 Vorturnern, die 6—8 Stunden auf Selbstübung und Unterweisung verwendeten, 1000 Turner in je 2 Stunden wöchentlich in allen wesentlichen Turnübungen beschäftigen und ausbilden.

B.

Von den Vorrichtungen.

Wir laßen die Beschreibung sämmtlicher für eine wohlgeordnete Turnanstalt wesentlichen Vorrichtungen der der Übungen vorangehen, weil theils ein regelmäßiges Turnen ohne dieselben, so wenig ihrer nach Maßgabe der Mittel, der Turneranzahl oder nach der Grundansicht von der Sache auch sein mögen, nicht gedacht werden kann, theils eine genaue Ausführung dieser Vorrichtungen nur zu häufig vernachläßigt und das Turnen dadurch ungemein erschwert wird, theils endlich in den meisten Büchern über Leibesübungen auch nur die (oft selbst ganz fehlende) Beschreibung der Vorrichtungen erträglich zu nennen ist.

Es ist eben schon angedeutet worden, soll hier aber noch einmal bestimmter ausgesprochen werden, daß es nicht durchaus nothwendig sein kann, für jeden kleinen Turnplatz alle im nachstehenden Abschnitt angegebenen Vorrichtungen oder Gegenstände anzuschaffen und daß dieß selbst für größere Turnanstalten nicht mit Einem Male geschehen muß. —

Bei allen Maßangaben ist das rheinische (oder preußische) Maß zu Grunde gelegt worden; bei den diesem Buche beigegebenen Zeichnungen sind verschiedene, jedes Mal daneben ausgeführte oder angegebene Maßstäbe angewendet, wodurch es allein möglich wurde, die kleinen Geräthe deutlich, die größeren anschaulich darzustellen.

A. Von den Bahnen (Erdbahnen).

Über die Legung der Bahnen und Übungsplätze, sowohl nach dem Stande der Sonne als nach Verwandtschaft und Gegensätzen der Übungen, ist in dem Abschnitte über Anlage von Turnplätzen (S. 7) gehandelt worden.

Eine gute Gängerbahn anzulegen, außer der Rennbahn, ist eigentlich jeder Turnplatz zu klein. Daher behandeln wir hier zunächst

I. Die Lauf-, Seil- und Ziehbahnen.

1. Die Rennbahn: am besten schnurrecht, darf nicht mit Rasen bewachsen sein, noch zu flüchtigen Sand haben, aber auch keinen fetten Boden, der bei jedem Regen schlüpfrig wird.

Ihre Breite ist 25—50 F., ihre Länge muß immer ein bestimmter Theil der deutschen Meile (von 24,000 rheinl. Fußen) sein; wo möglich 300, höchstens 600 F., aber auch für Kinder nicht unter 200.

Der Stand (Lauferstand) und das Ziel (oder Ende) der Bahn müßen stets durch feste und aus der Ferne sichtbare Gegenstände (durch Bäume, Pfähle, Säulen oder Stangen mit Fahnen) als Mahl bezeichnet sein. Bei der Länge von 500 F. kennzeichnet man auch die Länge von 300 F. Gut ist, wenn die Bahn noch 10—12 F. über Anfang und Ende hinaus geht, damit dort die Wettreihen aufgestellt werden können und hier nicht ein Abbrechen des Laufes vor der bestimmten Länge nöthig wird. Sollen also die Turner 300 F. weit laufen, so muß die Bahn wenigstens 310—330 F. lang sein. Im Nothfalle legt man die Rennbahn im Kreiße oder im Viereck um einen Turnplatz herum, muß aber alsdann den weiteren Umlauf der äußeren Wettläufer in Anschlag bringen und ausgleichen.

2. Die Schlängelbahn: auf festem rasigem Boden werden drei sich berührende Kreiße beschrieben, deren Mittelpunkte in einer geraden Linie liegen. Zu beiden Seiten des Umfanges wird der Rasen 9 Z. breit ausgestochen, so daß eine 18 Z. breite Bahn entsteht. Jedem Kreise kann man 21 F. 4 Z. Durchmeßer geben; dann hat die ganze Bahn ziemlich genau 200 F. (=100 Schritt). T. III. Z. 1.

Zwei an einander liegende gleiche Kreiße muß die Schlängelbahn wenigstens haben, weil man in Einem Kreiße, bei der Neigung des Leibes zur Kreißmitte nur entweder links oder rechts laufen kann, in einer doppelkreißigen oder mehrkreißigen Bahn aber nothwendig abwechselnd schlängeln muß.

Wo die Beschaffenheit des Bodens das Ausgraben einer Schlängelbahn unmöglich macht oder es an Raum fehlt, kann man sich Noth halber durch 10= oder 11füßige Springstäbe oder noch beßer durch Latten von solcher Länge helfen, die man so in zwei oder drei gleichseitige Sechsecke legt, daß deren Mittelpunkte sich in einer geraden Linie befinden und sie selbst mit ihren äußersten Winkeln 1½ F. von einander entfernt sind. Vgl. S. 17.

Im Winter kann man sich diese, wie andere Laufbahnen, auch in den Schnee eintreten und hat somit ein Mittel mehr zu erwärmender Winterlust.

3. Die Zickzackbahn: auf verschiedene Weise anlegbar, indem man Bogenlinien mit graden Linien verbindet, welche letzteren wieder zu rechten, stumpfen oder spitzen Winkeln zusammen gefügt werden. Die inneren Ecken dieser Winkel müßen aber, wenn die Bahn nicht sehr tief ist, um das Hinüberspringen und das Abtreten oder Abstoßen zu verhüten, aus Holzwerk mit stark abgerundeten Ecken bestehen. Vgl. S. 17 und s. T. III. Z. 2.

4. Der Wunderkreiß: zum vollständigen Wunderkreiße gehört wenigstens ein Platz von 96 (beßer 100) F. Durchmeßer; doch wird weiter unten gezeigt werden, wie er auch auf weit kleinerem Raume ausgeführt werden kann.

Der Wunderkreiß kann auf zweierlei Weise entworfen werden:

a. (T. III. Z. 3 a.) Beschreib ein gleichseitiges Dreieck, worin jede Seite 48 F. lang ist. Durch die Spitze zieh eine Linie, gleichlaufend mit der Grundlinie und trag auf dieselbe die Länge von 1½ F. 32 mal von der Spitze aus auf. Von dieser zieh nun durch die Theilungspunkte Kreißbögen, so daß die 18 äußeren von der linken Seite des Dreiecks ganz herum bis an die rechte gehen, die 12 folgenden aber nur von der gleichlaufenden Linie zur Linken oben herum bis an die Seite des Dreiecks zur Rechten und die beiden kleinsten nur als Halbkreiße oberhalb der Linie bleiben.

Nimm nun auf der linken Seite des Dreiecks die Mitte zwischen dem neunten und zehnten Bogen von außen und verbinde je zwei gleich weit entfernt liegende Kreißbögen vom ersten und achtzehnten bis neunten und zehnten durch Halbkreiße vom ersten und zwei und zwanzigsten bis zum eilften und zwölften.

Nimm jetzt, um auch die inneren Kreißbögen zu schließen, auf der gleichlaufenden Linie den Anfangspunkt des zweiten Bogens links von der Spitze des Dreiecks und verbinde durch Bögen aus diesem Punkte den vierzehnten Kreiß zur Linken mit dem zehnten zur Rechten u. s. w. bis zum siebenten zur Linken mit dem dritten zur Rechten. Den sechsten mit dem ersten, den fünften mit dem zweiten und den vierten mit dem dritten zur Linken, so wie den ersten mit dem zweiten zur Rechten verbinde durch Halbkreiße nach unten: so ist das Ganze ge=

schloßen. Der Überblick lehrt nun sogleich, daß die äußerste Breite von 1½ F. Rasen, die folgende aber die Bahn selbst (wo der Rasen ausgestochen werden muß) vorstellt und daß so immer wechselnd Zwischenräume oder Rasen und Bahn auf einander folgen.

Der wahre Durchmeßer ist also, wenn der Wunderkreiß auf einem Rasenplatze oder hartem Boden angelegt wird, nicht 96, sondern nur 93 F., weil man dann nur von der äußersten Bahn an zu rechnen braucht.

Bei dieser Anlage thut man wohl, den Einlauf auf der rechten Seite zu nehmen, damit die engeren Kreiße, wo beim Massenlaufe Störungen am leichtesten eintreten, zuerst durchlaufen werden.

Beim vollen Gebrauche dürfen die Zwischenräume nicht schmaler als 1½ F. genommen werden, damit die (mit den Händen in den Seiten) Entgegen- und einander Vorbeilaufenden vollen Spielraum haben; nur wo der Raum mangelt, nehme man 1 F. und wenn die Bahn selten oder nur wenig und von Wenigen benutzt wird, ist im Nothfall ein nur 6 Z. breiter Zwischenraum hinreichend. Dann müßten die Laufenden die Arme oder Ellenbögen eng an die Seiten anlegen.

Wie durch Weglaßung der 4, 8 oder 12 äußeren Bogenbreiten der Durchmeßer von 96 auf 84, 72 oder 60 F. verkürzt werden kann, ohne den Zusammenhang der Bahn zu stören, ist leicht einzusehen. Doch versteht sich von selbst, daß dann die auf den Seiten des Dreiecks endenden Kreißbögen durch andere entsprechende Halbkreiße geschloßen werden müßen.

In dem in der Mitte der Bahn entstehenden weiteren Raume pflanzt man am besten einen Baum *).

Will man den freien Raum in der Mitte vermeiden und diesem ein gleichmäßigeres Ansehen geben, so muß man den sechsten und fünften Bogen links mit dem zweiten und ersten rechts verbinden, den vierten links mit dem Mittelpunkte und den dritten mit dem ersten Bogen links. Dann stößt aber das erste Rasenstück links unten mit dem ersten Rasenstück links oben zusammen und man muß, um einen Durchgang zu erhalten, beide um ¾ F. verkürzen. Dadurch entstehen aber zwei schmale Zungen, die den Läufern leicht Veranlaßung nicht nur zum Ab-, sondern auch zum Übertreten geben und Stockung unter den Nachfolgenden bewirken.

Wir glaubten dieses hier bemerken zu müßen, da die ähnliche Zeichnung in W. Lübeck's „Deutscher Turnkunst" (T. I. Z. F) irre führt, in-

*) Dieß ist E. Eiselen's Entwerfung, besonders beschrieben (und zu beziehen) in der kleinen Schrift: „Der Wunderkreis neu entworfen und beschrieben von Ernst Wilh. Bernh. Eiselen. Mit 1 Steinzeichnung. Berlin 1819. 19 S. 8.

dem sie scheinbar die vermeinte Verbindung herstellt, dieß aber nur durch die schmale Zeichnung der Rasenstreifen ermöglicht: in gehöriger Breite ausgeführt, ergeben sie den oben gerügten Mangel auf der Stelle. Übrigens hüte man sich auch dort vor der Beschreibung, welche zwei ganz verschiedene Zahlenbezeichnungen mischt.

b. (T. III. Z. 3, b.) Am gleichseitigen Dreieck bef schneide auf den Schenkeln be und bf zwei 3 F. lange Linien bc und bd ab, verbinde diese Punkte c und d durch eine grade Linie und verlängere diese nach beiden Seiten, so daß nach rechts die Linie dr 16 doppelte Bahnreifen und nach links die Linie ca 15 erhält. Vom Punkte d aus beschreibe zuerst mit einem Halbmeßer von 6 F. und dann mit einem immer um 1½ F. größeren, zuletzt bis auf 48 F. wachsenden Halbkreiße oberhalb der Linie ar; vom Punkte d aus verlängere dann alle diese Halbkreiße durch Bögen, welche von der Linie ac bis zur Linie ec und von der Linie dr bis zur Linie df reichen. Die 9 ersten Bögen von c aus gerechnet auf der Linie ca führe man als Halbkreiße auch durch das Dreieck bef durch; dagegen laße man den ersten, zweiten und dritten (nach unten) unverlängert. Von den Punkten d und c schneide man auf der Linie dr und ca je ½ Bahnbreite (von 9 Z.) ab und beschreibe vom ersten dieser Punkte nach oben 2, vom zweiten nach unten 2 Bögen mit 1½ und 3 F. Halbmeßer, so daß das Ganze geschloßen. Auf dem Schenkel be schließe man die 18 äußeren Bögen und auf dem Schenkel bf die 22 äußeren, wie bei dem ersten Entwurfe durch Halbkreiße nach dem Innern des Dreieckes *).

Den Wunderkreiß, kann man ihn im Rasen einschneiden, entwirft man am Besten mit dem an einer nicht zu schwachen Schnur oder an der Meßkette befestigten Spaten oder Grabscheite, so daß die Schnur sich am festen Mittelpunkte (Pflock) und am Werkzeuge frei bewegt und so die Bahn nach stets verkürzterem Halbmeßer u. s. w. auszustechen erlaubt. Anders, wo Rasen aufgelegt werden muß: hier führt am Kürzesten zum Ziele eine am festen Mittelpunkte beweglich und halbmeßerlang angebrachte Latte mit genauer Bezeichnung der Bahn- und Rasenabstände, so daß nach ihrer Kreißbewegung der genau ausgestochene Rasen fortgesetzt gereiht und gelegt (mit Pflöcken befestigt) werden kann.

---

*) Diese Entwerfung rührt von Eduard Linden von Berlin, dermalen noch in Petersburg Lehrer der Leibesübungen bei den Kaiserl. Großfürsten und in den Kaiserl. Militair-Erziehungshäusern her. Sieh „Wunderkreiß und Irrgarten für Turnplätze und Gartenanlagen. Von H. F. Maßmann, Dr. prof. Mit 2 Tafeln Abbildungen in Steindruck. Quedlinburg und Leipzig, Basse. 1844. 13 S. 8. — Die zweite diesem Schriftchen angehängte Tafel enthält sinnige Bahnen für Schlangen- und Schneckenläufe, auch vereint, welche, wenn man den Raum hat, gleichfalls in Rasen eingeschnitten werden können.

5. Die Sturmlaufbahn. Diese sieh später bei den Turngeräthen (S. 31).

6. Die Seillaufbahn: erhält

a. im langen Seile, für Ein Seil, 40—50 F. Länge und 25 bis 30 F. Breite. Sieh die Vorrichtungen XV.

b. im kurzen Seile, wenn dazu nicht die Langseilbahn genommen wird, wenigstens 20—30 F. im Geviert.

7. Die Rundlaufbahn: erhält 40 F. Länge und 25 F. Breite.

8. Die Ziehbahn, wenn dazu nicht die Rennbahn verwendet werden muß, erhält 12—20 F. Breite und wenigstens 100 F. Länge.

II. Die Spring- und Schwingbahnen:

9. Die Spring- und Schwingbahnen dürfen nicht tiefen Sand haben, müßen eben sein und können sich am Absprungsorte, wo der Boden fest sein muß, etwas erheben. Beim Stabspringel wird $1\frac{1}{2}$ F. vor der Mitte der Schnurlinie eine kleine Grube zum Einsetzen des Stabes angebracht oder der Erdboden etwas aufgelockert.

Die Länge der Springbahnen beträgt

a. für den Freispringel: 40 F. Länge (d. h. 32 bis zum Springel und 8 jenseits) und 10—12 F. Breite,

b. für den Stabspringel: 50 F. Länge (d. h. 40 bis zum Springel und 10 jenseits) und 13—15 F. Breite.

10. Die Sturmsprungbahn: 50 F. lang, 10—15 F. breit.

11. Der Springgraben (T. III. Z. 4), schmal anfangend und breit auslaufend, indem er nur allmälig, auf den laufenden Fuß nicht über 4 Zoll zunimmt, so daß er, wenn seine Breite von 4—16 Fuß wächst, 36—48 F. lang wird. Seine Tiefe nimmt, wenn er auch zum Stabspringen dienen soll, von 1—3 oder $3\frac{1}{2}$ F. zu.

Der Absprungsbord oder -Rand muß fest sein: ist die Erde zu weich, so verschält man ihn mit Brettern oder legt einen Baum von 3—4 Z. Stärke ein, doch so daß dieser Baum oder der obere Bretterrand ja in gleicher Höhe der Anlaufsfläche ist, die sich am Besten bei den letzten 2 Schritten bis zum Grabenrande etwas, doch nicht über 3—4 Z. hebt. Gut ist den zu weichen Absprungsboden hier hinter der Verschälung zu stampfen, selbst Rasen oder Bretter aufzulegen und so auszugleichen.

Wählt man statt der Rasenerde Bretter, die in der Länge und Steigung eines Sprungbrettes (d. h. 3 F. lang und 3—4 Z. steigend) sich mit dem Grabenborde verbinden, so ist dieß noch beßer; es müßen aber dieselben gleichlaufend mit dem Graben und fest verbunden sein und auf Unterlagen ruhen. Man legt aber stets die rechte (die nach der Luft zu gewachsene) Seite der Bretter nach oben.

Der Niedersprungsbord muß dagegen weich sein oder, ist ers nicht von selbst, häufig aufgegraben werden. Hat man Lohe, so fülle man damit auf. Jener steigt nicht senkrecht aus dem Graben auf, sondern mit einer Böschung von mindestens der Hälfte seiner senkrechten Höhe. Sein eigentlicher oberer Rand muß immer in gleicher Höhe mit dem Absprungsborde erhalten werden.

Auf großen Turnplätzen richte man für Frei- und Stabspringen besondere Gräben ein; jenen von 2—14, diesen von 8—20 F. Breite.

III. Die Wurfbahnen:

Diese verlangen wegen Gefährlichkeit des Werfens besonnene Legung ihrer Ziele nach den äußeren Seiten des Platzes zu und müßen diese Zielstätten zugleich durch halbrunde Erdwälle oder Bretterschotte geschirmt werden. Diese Wälle oder Schotte in grader Linie oder im Halbkreiße angelegt dürfen bei der Gerwurf- und Schockbahn nicht unter 4—5 F. Höhe und 20 F. Länge haben und müßen von dem Ziele 20 F. entfernt sein, damit ein abspringender Wurf nicht über sie fortreicht. Bei der Stoßbahn können sie ganz niedrig sein, müßen aber die ganze Breite der Bahn einnehmen, weil sie nur das Herausrollen der Kugeln verhüten sollen.

1. Die Gerwurfbahn: erhält 70—100 F. Länge (je nachdem mit oder ohne Anlauf geworfen wird) und 40 F. Breite.

2. Die Schockbahn: erhält 130 F. Länge und 50—60 F. Breite.

3. Die Stoßbahn: erhält 40 F. Länge und 20—30 F. Breite.

IV. Der Ringplatz

(weicher, eher sandiger als rasiger oder lehmiger Boden) erhält wenigstens 40 F. im Geviert. Ein Kreiß ist auch nicht übel; Rasenbänke willkommen.

V. Der Spielplatz

(eher sandiger als lehmiger Boden): 40—100 F. Breite (je nachdem die Spielschaar) und für Kleinere 90—100, für Größere 120 F. Länge.

VI. Der Ballspielplatz,

wenn er überhaupt auf den Turnplatz gelegt werden kann und die Rennbahn nicht ausreicht, 100 F. Breite und 300 F. Länge.

VII. Der Vorübungsplatz

(auch für gemischte Übungen) wenigstens 20 F. Breite und 40 F. Länge.

VIII. Der Tie:

Der Erholungs-, Unterhaltungs- und Versammlungsplatz jedes Turnplatzes, wo allein gegeßen und getrunken und was zu wißen Noth thut, bekannt gemacht wird; mit Bänken, einer Dingstätte (Baumhügel) und Tafeln, wo möglich auch sonst mit Bäumen versehen: — muß wenigstens so groß sein, daß er für jeden Einzelnen etwa 6 Geviertfuß darbietet.

In seine Nähe bringt man wo möglich auch den Kleiderschuppen, der stets so groß sein muß, daß jedem Einzelnen wenigstens 2 Geviertfuß Raum für seine aufgehängten Kleider gewährt werden können.

B. Die Turngeräthe und -Gerüste.

Bei allen Turngeräthen ist, außer ihrer richtigen Ausführung, Haltbarkeit eine Hauptbedingung. Beiden zu genügen ist überall das gehörige Maß und die geeignetste Holzart angegeben worden. Letztre richtet sich freilich nach den Vorkommnißen der Örtlichkeit. Immer aber sehe man darauf, daß das Holz nicht nur fest und möglichst astlos sei, sondern sich auch nicht leicht werfe.

I. Zu den Laufübungen.

1. Sturmlauf-Bahn und -Bühne (T. III. Z. 5, a. b. c.): drei 16 F. lange Bretter werden zu einer Platte von 3 F. Breite zusammengefügt und durch Querleisten, welche angeschroben, nicht eingeschoben werden, von 3 zu 3 F. verbunden. In der Mitte dieser Bahn werden unter derselben 2 starke Knaggen angebracht; an diesen bewegt sich, vermittelst seines oberen Riegels ein aus Doppellatten zusammengestemmter Rahmen, welcher durch ein Kreuz gesteift wird. Die über das untere Rahmstück hinaus gehenden Füße sind 6 Z. lang und stemmen sich gegen die Zahnschnitte zweier auf der Erde liegenden Schwellen, welche bei der höchsten Stellung der Bahn senkrecht unter den Knaggen anfangend bis unter die Bühne laufen. Der Rahmen hat eine solche Höhe, daß er bei höchster Stellung der Bahn noch etwas schräg nach hinten, also etwa 7 F. lang ist. (Z. 5, c.)

Zu dieser Bahn gehört die Sturmlaufbühne (Z. 5, b.) in Gestalt eines Thurmes. Vier 20 F. lange Bäume oder Stücke Kreuzholzes (abcd), 5—6 Z. stark, werden in einem regelmäßigen Viereck, jedes 4 F. vom andern und 4 F. tief, fest eingegraben und an den beiden äußeren Seiten (ad und bc) von Fuß zu Fuß mit Querlatten von außen zum Hinaufsteigen versehen, die beiden andern Seiten erhalten nur 5 F. von der Erde eine Querlatte und darunter zwei gekreuzte Streben, um das Schwanken zu verhindern.

Durch alle Ständer werden in der Richtung ab und dc viereckige und 3 Z. hohe und 2 Z. weite Löcher gestemmt und zwar von 5 bis 12 F. Höhe und in Zwischenräumen von 1 F., um zwei willig gehende Schieber durchzulaßen, auf welchen ein leichter an 2 unter demselben hinlaufenden Querleisten angeschrobener Bretterfußboden ruht, der die Tiefe und Breite der ganzen Bühne hat und an den vier Ecken so ausgeklinkt ist, daß er durchaus keine Reibung an den Ständern leidet. An den Ständern a und b hat er außerdem noch 2 oder 3 Einschnitte, in welche die Haken der Bahn eingreifen.

Soll die Bahn gestellt werden, so treten auf jede Seite drei bis vier kräftige Turner, um sie zu heben und über einen dritten Riegel zu schieben, welcher von einem auf den Seitenlatten Stehenden durch Ständer a und b gesteckt worden ist. Dieser und ein auf die entgegengesetzten Latten Getretener heben nun die Bühne auf den dritten Schieber. Beide treten dann nach hinten, heben dort ebenfalls den Fußboden und während der Eine hält, steckt der Andere den Schieber höher. Sollte diese Art zu stellen Schwierigkeiten machen, so kann auch durch einen Dritten, unter der Bühne Stehenden durch Heben mit einem kurzen Stabe nachgeholfen werden.

II. Zu den Springübungen:

1. Der Springel (T. III. Z. 6, a. b. c.) besteht aus zweien 3 Z. breiten und 2 Z. dicken Pfahlsäulen, die man entweder mit Löchern durchbohrt, durch welche zur Auflegung der Springschnur hölzerne (oder eiserne) Pflöcke gesteckt werden oder an welchen Zahnschnitte von nicht mehr als ½ Z. Ausladung oder Einschnitt angebracht werden, die man nach den Seiten ein wenig abkantet. Löcher oder Zähne sind (jene von Mittel zu Mittel) immer 2 Z. von einander entfernt und fangen bei den Freispringeln 1 F., bei den Stabspringeln 2 F. über der Erde an. Die Höhe der Pfähle oder Säulen wird zweckdienlich von der Erde durch rechts und links daneben geschriebene Zahlen, in Zollen bezeichnet. Die Weite der Löcher beträgt ½ Z. Die Pflöcke, namentlich beim tragbaren Springel, dürfen nicht über 1 Z. überstehen und sind etwas verjüngt gearbeitet.

Die Stabspringel stehen 10 F. aus und 3 F. in der Erde, die Freispringel 6 F. und 2 F.; jene werden, wo loser Boden ist, des festeren Stehens wegen in der Erde am Besten mit einem Kreuze und Streben versehen und erhalten bis 2 F. hoch über der Erde festgeschrobene Latten oder Knaggen, um von ihnen aus das Seil auf die hohen Stellungen oder Lagen zu bringen.

Tragbare Freispringel (T. III. Z. 6, a. b.) werden mit einem Kreuzfuße von 2¼ F. Länge und 2½ Z. Breite und Streben versehen; diese sind nur 2 Z. breit, 1½ Z. dick. Unter die Enden der Kreuzfüße werden ¼ Z. starke kurze Brettstücke genagelt, um das Feststehen des Springels auf ungleichem Boden zu sichern.

Tragbare Stabspringel erhalten ein Kreuz von 3½ F. Länge 3 Z. Breite, 1½ Z. Dicke. Auch sie erhalten angeschrobene Knaggen und ¼ Z. dicke Brettstücke unter die Enden der Kreuze genagelt.

Die Springschnüre, über welche gesprungen wird, erhalten die Stärke eines kleinen, bis zur Stärke eines Mittel-Fingers. Man kann, besonders für schwache Augen, über ihre Mitte beim Springen einen 2—3 Z. breiten, 1½ F. langen, auch viel längeren Streifen rothen oder auch weißen Zeuges hängen oder zum Schieben annähen.

Die Springbeutel (von Drillich oder Segeltuch) an den Enden der Schnüre, welche diese straff ziehen, werden mit kiesellosem Sande gefüllt und haben ungefüllt etwa 9—10 Z. Höhe, 5 Z. Weite. Einen Zoll unter ihrem oberen Ende werden einander gegenüber Löcher gesäumt, die einen guten Zoll im Durchmeßer halten und an ihrem Umfange fest umnäht werden, damit die durchgezogenen Schnüre nicht ausreißen. Einen Zoll unter den Löchern werden die dünnen Schnüre zum Zubinden der Beutel befestigt. Ihr Boden besteht am besten aus einem ½ Z. starken Stücke gutgetheerten Elsenholzes von 5 Z. Durchmeßer, um welches der Beutel vermittelst ledernen Streifens genagelt wird.

Statt der Schnüre und Beutel kann man sich beim Freispringen auch der Rohrstäbe von der Dicke eines kleinen Fingers und 5 bis 6 F. Länge bedienen, welche, wenn der Turnlehrer oder Vorturner selbst an Einem Springel steht und steckt (locht) und die Riege aus verschiedenen Abtheilungen (Sprungstufen) besteht, Jenem das schnelle Auflegen nach dem Abwerfen erleichtern. Auch sie können mit Leinwandstreifen versehen werden.

2. Der Tiefspringel (T. III. Z. 7, a.) ist ein treppenartiges Gerüst mit 18 Stufen, deren unterste 1½, die oberste 10 F. über der Erde und jede ½ F. höher als die vorhergehende steigt. Die Länge derselben beträgt 2 F. oder, wenn von zweien Riegen nach beiden Seiten zugleich abgesprungen werden soll, 4 F., seine Länge aber, da jede Stufe 14 Z. Breite erhält, 21 F.

Seine Seitenwände oder Wangen bestehen aus 1½ zölligen Brettern, in welche die Stufen eingeschnitten sind.

Am Anfang, in der Mitte und am Ende wird das Ganze von zwei 5 zölligen Ständern getragen. Unter jeder Stufe an beiden Seiten ist ihre Höhe in ganzen und halben Fußen angeschrieben.

Stufen und Stoßbretter werden im Herbste und Frühjahre, jedoch lange vor dem Gebrauche getheert, Ständer und Wangen aber ein für alle Male mit Ölfarbe angestrichen.

Ist man im Raume sehr beengt oder hat man vielmehr ein reineres Geviert als eine längere Bahn zum Tiefspringen, so kann man in deren Mitte einen Wendeltiefspringel (T. III. Z. 7, b. c.) anbringen. Um eine Mittelsäule von 9 Z. Durchmeßer und 13 F. Höhe winden sich 18 einen halben Fuß hohe Stufen, deren oberste nach ihrer äußeren Begrenzung zu eine von unten auf gehende und höher reichende Stützsäule von 3½ Zoll Dicke, am Besten mit Gelenderverbindung zur Mittelsäule herüber erhält. Sollen diese Stufen an der Absprungseite 17 Z. breit sein, was wegen der schnellen Verjüngung nicht zu viel ist, und die oberste senkrechte über dem Anfange der untersten abschneiden, so muß der Durchmeßer des Ganzen gute 8 F. betragen.

Wo die Kosten sehr berücksichtigt werden müßen und die Turnerzahl nur gering ist, läßt sich auch folgende Veränderung vornehmen. Wie bei der ersten Einrichtung tragen drei doppelte 4—5 Z. starke Ständer, die aber mit einem Querriegel oben versehen sein müßen, ein 2—4 F. breites Brett, welches von 6 zu 6 Z. Höhe mit einer Querlatte versehen ist. Auf diese Latte wird eine bewegliche Stufe von 6 Z. Höhe, aus Tritt und Stoßbrett nebst zwei Seitenbacken bestehend, gestellt, welche durch 2 Bolzen, die durch das Trittbrett und das lange schräge Brett gehen und am ersteren befestigt sind, festgehalten wird. Diese Stufe kann nun nach Belieben von einer Latte auf die andere gerückt werden.

Bei beengtem Raume, vorzüglich in Turnsälen, dient eine Schiebestufe oder ein Stelltritt, der mittelst zweier Haken auf die Sproßen einer Klimmleiter gehängt und an dieser beliebig auf- und abgeschoben wird. Seine hinteren, schräg nach unten gehenden Leisten müßen genau zwischen die Leiterbäume paßen, um das Schwanken zu verhindern. Sie sind, wie die vorderen, 2 Z. breit und 1¼ Z. stark und werden unten durch ein Brett, das zum Aufsteigen dient und 2 Z. breiter als das Trittbrett vorsteht, verbunden. Letzteres ist 2 F. lang, 14 Z. breit und hat Einschnitte für die Leiterbäume, über welche es an beiden Seiten gleich weit überragt (T. III. Z. 7, d.).

Der Tiefspringel erhält um sich herum die Erde aufgelockert oder, ist der Boden fest (lehmig, lettig), eine Lohgrube, die auch öfter aufgelockert und, sobald die Lohe sich zu sehr mit der unterliegenden Erde verbindet, erneuert werden muß.

3. Sturmsprung-Brett und -Bock (T. III. Z. 8, a.). Jenes, je nach Größe und Fertigkeit der Springenden, 6, 7, 8 oder 9 F. lang, 20—24 Z. breit, von rauhen 1¼ zölligen, gut federnden Brettern, hat am oberen Ende eine 2½—3 Z. hohe, 2 Z. breite Leiste, so wie in

der Mitte und 1 F. vom unteren Ende zwei, 2 Z. breite und 1 Z. hohe Leisten, alle drei mit Schrauben befestigt. Die untere, die Erde berührende Kante wird abgeflacht. In die Mitte der hohen Leiste kommt ein ½ Z. starkes Loch, durch welches man ein Seil zieht, das von innen herum um die Schieber oder Bockfüße geschlagen und verschürzt wird. Wird das Brett aber auf den eingegrabenen Sturmsprungständern im Freien gebraucht, so kann man an den beiden vorderen Ecken desselben ¼ Z. starke und 1½ Z. breite mit 5—6 Z. langen Lappen gekröpfte Haken anbringen, so daß der Schieber nur von der Seite in dieselben geschoben werden kann.

Der Sturmsprungbock besteht aus zweien, von 4—5 zolligem Kreuzholz angefertigten Ständern, die 2—5 F. in der Erde stehen und aus derselben 4—7 F. hervorragen, je nachdem sie von Kleinen oder Großen benutzt werden. Sie sind 4 F. von einander entfernt. Durch diese Ständer sind viereckige 2 Z. im Geviert habende Löcher gestemmt, welche bei den kleinen Böcken 2 F., bei den größeren 3 F. von der Erde anfangen und 6 Z. (oder 4 Z.) von Mitte zu Mitte von einander entfernt sind.

Durch diese wird ein an den Enden viereckiger, in der Mitte aber auf eine Länge von 3½ F. abgerundeter Riegel geschoben, auf welchen das Brett gelegt und durch die starke Leiste so wie durch die oben geschilderten Haken vor dem Abspringen bewahrt wird. Die Höhe der Löcher von der Erde muß an beiden Seiten in Zollen angeschrieben stehen.

Der stellbare Sturmsprungbock (Z. 8, b. c.) ist für kleine Turner sowol im Freien als in Turnsälen zweckmäßiger, als der statt seiner benutzte Schwingbock (s. S. 38), weil man ihm eine geringere Höhe geben kann und das Brett auch weit sicherer auf demselben ruht. Sein Grundgestell besteht aus zwei 5 Z. breiten, 1¼ Z. hohen und 3 F. langen Schwellen, welche durch zwei eben so starke 3½—4 Z. breite und 19 Z. lange Leisten verbunden sind, über deren eine die Schwellen 12 Z. überstehen; die andere befindet sich ganz am andern Ende der Schwelle. Zwei 3¾ Z. im Geviert haltende, 17 Z. lange Röhren, ganz wie die Füße des Schwingbockes geformt (s. S. 38), werden 8 Z. vom Ende der überragenden Schwellen und einen Winkel von 70 Grad mit den langen Enden bildend, in diese eingestemmt und oben ebenfalls wie jene mit einem Eisenringe versehen, durch welchen die ½ Z. starken Bolzen geschoben werden. In einer Entfernung von 15 Z. von den Röhren werden 2½ Z. breite und 1 Z. starke Streben angebracht, welche das obere Ende der Röhren stützen, die durch eine 1½ Z. starke wagerechte Querleiste nahe unter den Ringen verbunden werden. In diesen bewegen sich zwei 2 Z. starke Schieber von hartem Holze, welche durch einen eben so starken Querriegel, der aber seitwärts nicht übersteht, verbunden sind; dieser Riegel ist nach hinten abgeschrägt, so daß die vordere Kante auch bei der höchsten Stellung scharf in den Winkel paßt, den das Sturmsprungbrett mit seiner vordern Leiste macht. Die Löcher der Schieber sind so eingebohrt, daß die nächste Stellung senkrecht um 2 Z. höher wird als die vorhergehende, wenn also die niedrigste Stellung 20 Z. ist, die höchste etwa 32 Z. beträgt.

Auch für Große läßt sich dieses Gestell einrichten; da aber dann die Schwellen und Röhren nach Verhältniß bedeutend länger werden müßten, so würde die Vorrichtung in Sälen auch einen bedeutenden Raum wegnehmen.

Will man den Schwingbock (S. 38) zum Sturmsprunge benützen, so stellt man ihn breit gegen den Anlauf, legt das Brett, nachdem das Polster abgenommen ist, auf und schlingt das Seil (s. oben S. 35) fest um die beiden vorderen Bockfüße. Übrigens kann auch ein Bock, der oben nicht zu stark abgerundet ist und gehörige Breite hat, zum Sturmsprunge benutzt werden.

4. Das Sprungbrett (T. III. Z. 9.) in Sälen und wo der Boden sehr weich oder sehr glatt ist oder wenn man den Absprungsort genau bestimmen will, ist 3—3½ F. lang, 2½ F. breit, ruht an einem Ende auf einer 2½ Z. hohen Unterlage, so daß es hier im Ganzen wenig höher als 3 Z. wird, und ist ungefähr in der Mitte an der unteren Seite durch eine untergeschrobene Querleiste verbunden. Das auf der Erde aufliegende Ende ist dort abgeflacht.

5. Die Springstäbe sind junge getrocknete und geschälte Kienstämme ohne Astlöcher, von 6—11 F. Länge und verhältnißmäßiger Stärke, am unteren (dickeren) Ende zugespitzt, damit sie desto beßer im Boden haften.

Kann man solche Stäbe nicht in vorzüglicher Güte erlangen, so thut man beßer die Springstäbe aus dem Splinte guter astloser Bretter oder Bohlen schneiden zu laßen. Die passende Dicke ist dann für sechsfüßige 1⅛ Z., für siebenfüßige 1¼ Z., für achtfüßige 1¼ oder 1⅜ Z., je nachdem sie für leichtere oder schwerere Springer dienen sollen; für neun-, zehn- und eilffüßige 1⅜ bis 1½ Z.; zwölffüßige (nur für sehr gute Springer) 1½ Z.

Kann man die Springstäbe nicht jedes Mal nach Bedürfniß vertheilen, so thut man wohl die zehn- bis zwölffüßigen sämmtlich 1½ Z. stark zu halten. Sechsfüßige sind unnöthig, wenn man nicht sehr junge Stabspringer hat.

Alle Stäbe werden im Schuppen an einem trockenen Orte, am besten auf Gestellen aufbewahrt, wo sie an dreien Punkten aufliegen; auf dem Turnplatze werden sie an Ricken oder Micken aufgestellt.

Gut ist, wenn am oberen nicht zugespitzten Ende des Stabes mit rother Ölfarbe die Länge des Stabes (z. B. 8 F.) angegeben wird und etwa ½ F. tiefer die laufende Zahl von dieser Längengattung.

6. In Sälen bedarf man bei den Spring- wie bei vielen andern Übungen Kissen oder Matratzen, 3½—4 F. breit, 6—7 F. lang, an den Kanten scharf abgenäht, am besten mit dem Abfalle vom Stuhlgeflechte gefüllt und so durchnäht, daß die Haare sich nicht leicht zusammenballen, wodurch Vertiefungen entstünden, in denen der Fuß des Springenden gern umknickt. Scheut man die erste Ausgabe nicht, so ist es am besten die obere Seite der Kissen ganz mit starkem sämischen Leder beziehen zu laßen, welches aber noch ein Paar Zoll auf die untere Seite übergreifen muß. Diese Vorkehr schützt nicht nur gegen den Staub, sondern vorzugsweise gegen das ofte Stopfen oder Ausbeßern.

Eine andere Vorkehrung, welche zum Weit- und Hochsprung in Turnsälen, wenn diese nämlich auf flacher Erde erbaut sind, noch vortheilhafter ist und es möglich macht auch den Stabsprung zu üben, besteht in Folgendem: man nimmt aus dem gedielten Boden am Ende des Saales ein Viereck von 8 F. Breite und wenigstens 8 F., wenn es sein kann 10—12 F. Länge und füllt das dadurch entstandene Loch mit Sägespähnen *) bis zur Höhe der Unterlage aus. Die herausgenommenen Dielen müßen aber zu 2 Platten von 4 F. Breite und 8—12 F. Länge vereinigt werden, um bei andern Übungen wieder eingepaßt werden zu können. Zu diesem Ende müßen sie überall auf einem Falze aufliegen und wo sie sich vereinigen, Unterlagen erhalten, die aber natürlich beim Springen fortgenommen werden. Vorn, an der Mitte beider Klappen, also in der Richtung des Anlaufes, wird noch ein Stück von 3 F. Länge und 2 F. Breite aus dem Fußboden genommen, was beim Stabspringen zum Einsetzen des Stabes dient **).

III. Zu den Schwingübungen.

1. Der Schwingbock: eine schwingelartige, nur kürzere Vorrichtung (T. III. Z. 10, a. b.). Die kleinsten Böcke erhalten eine Länge von 18 Z., eine Breite von 13 Z., die größten von 27 Z. Breite und 18—19 Z. Länge, das Polster mit eingerechnet, welches an den beiden kurzen Seiten 1½, an den langen und oben 1 Z. stark ist. Die geringste Höhe

---

*) Hiebei die Bemerkung, daß Sägespähne in einem gedielten Saale überhaupt ein gutes Verhinderungsmittel des Staubes sind. Sie werden dünn gestreut, müßen aber nach einigen Tagen erneuert werden.

**) Die bei dem eben geschilderten Niedersprungsorte gleich dick liegenden Sägespähne müßen, wo möglich nach jedem Sprunge, wieder glatt geharkt oder gerecht werden.

ist für die größten Böcke 42 Z., für die kleinsten 32 Z. Der Block und die Schieberfüße werden am besten von Bohlen und Brettern zusammengesetzt und abgerundet wie beim Schwingel (s. S. 40).

Die Röhren müßen so tief als möglich in den Block eingelaßen, die Schieber aber nur so weit mit Löchern versehen werden, daß bei der höchsten Stellung immer noch ein undurchbohrtes Ende von 6 Z. in den Röhren bleibt. Um aber den Böcken für die größeren Turner eine möglichst große Höhe zu geben, versieht man sie mit doppelten Schiebern: bei den längeren fängt das unterste Loch etwa 10 Z. unter dem höchsten Loche der kurzen Schieber an, so daß während ein Bock mit kurzen Schiebern höchstens auf 60 Z. erhöht werden kann, seine niedrigste Stellung bei langen Schiebern 50 Z. ist. Auf dem untersten Loche der niedrigsten Schieber stehend, dürfen diese höchstens 2 Z. aus den Röhren hervorragen. Da diese eine schräge Richtung haben, so muß zuerst die niedrigste und höchste Höhe nach einer geraden Zahl von Zollen bestimmt, darnach der Zwischenraum so eingetheilt werden, daß jede nächste Stellung um 2 Z. in senkrechter Richtung höher ist als die vorhergehende. Der innere Abstand der Schieber muß bei einer Höhe von 30 Z. nach der schmalen Seite etwa 22 Z. und nach der langen 24 Z., bei einer Höhe von 42 Z. — bis 36 Z. und 32 Z. betragen.

Die Böcke werden nach allen Seiten wohl abgerundet, so daß nirgends Kanten und Ecken vorstehen.

Das ganze Lederpolster besteht aus einer einzigen Kappe, die nur unten offen ist und durch 2 Riemen, die über Kreuz unter dem Bauche des Bockes durchgehen, befestigt wird. Ihre Zusammensetzung und Unterpolsterung wie beim Schwingel (S. 41).

Wegen des Gebrauchs der Böcke zum Sturmsprunge (s. S. 36) müßen die Kappen, um dieselben zu schonen, abnehmbar sein.

2. Der Schwingel (oder das Schwingpferd), eine dem Pferde ähnliche, mit Polsterung versehene Vorrichtung (T. III. Z. 11, a. b.) für Turner von 15 Jahren und darüber 6 F. lang und etwa 18 Z. dick*), am Kopfende aber bis auf 12 Z. verjüngt; seine senkrechte Höhe beträgt etwas mehr, am Kopfende dagegen weit weniger, da die untere Fläche (des Halses) von den Vorderfüßen an schräg aufwärts geht. Vom Sattel an gerechnet erhebt sich das Kreuz nach hinten allmälig um 1 Z., das Kopfende um 2—3 Z.

Der ganze Schwingel muß wohl abgerundet sein, so daß besonders die obere Seite eine rundliche Fläche darbietet, auf der man bequem sitzen kann, während der untere Theil flach bleiben kann. Das

---

*) Überall, wo nicht bloß vom Polster die Rede ist, ist dieses mitgerechnet.

Polster ist überall wenigstens einen starken Zoll, an der hinteren und vorderen Fläche aber (Kreuz- und Kopfende), so wie auch oben auf dem Kopfe starke 1½ Z. dick. Das Kreuz hat 2 F., der Sattel mit Pauschen (d. i. Sattelbögen als Handgriffen) 1 F. 7 Z., der Hals 2 F. 5 Z. Länge; die Pauschen sind 4 Z. hoch und in ihrem größten Durchmeßer 2½ Z. dick.

Die Beine werden so in den Schwingel befestigt, daß die hinteren nur 4—6 Z. vom hinteren Ende abstehen, die vorderen dagegen dicht vor der vorderen Pausche ihre Stellung haben. Jene stehen wenig nach hinten, so daß ihre unteren Enden nicht über das Hintertheil hinausragen; diese strecken sich dagegen stärker nach vorn, damit der Schwingel beim Sprunge auf den Kopf nicht aufkippt. Die Entfernung der unteren Enden der Röhren, welche die Füße bilden, beträgt somit der Länge nach an den äußeren Seiten etwa 4 F. 2 Z., der Breite nach innerhalb 1 F. 8 Z., woraus schon hervorgeht daß sie auch seitwärts 4—5 Z. über den Schwingel überragen.

Der Leib des Schwingels kann aus einem festen Stammende eines Baumes gefertigt werden; da aber ein solches fast immer nach Jahren noch nachtrocknet und starke Riße bekommt, es auch sehr schwer hält die Löcher für die Beine genau einzustemmen, diese daher häufig verkeilt werden müßen und doch selten fest genug sitzen, so ist am besten den Schwingel aus guten trockenen Bohlen auf folgende Weise zusammenzusetzen. Man nimmt 2 Enden einer zweizölligen Bohle, jedes von 6 F. Länge und 14 Z. Breite, und zwei andere Bohlstücke, eben so breit, aber nur 14—15 Z. lang. Diese 4 Stücke verzinkt man nun so zu einer Zarge, daß das eine Ende durch ein kurzes Stück geschloßen ist, das andere aber 18 Z. weit offen bleibt, indem erst hier das zweite kurze Ende eingezapft wird, wozu die Zapfen so an die kurzen Enden geschnitten werden, daß die äußere Weite der Zarge 16, ihre innere Öffnung also 12 Z. beträgt. Die beiden gegenüberstehenden Enden der Zarge verjüngen sich an der untern Seite, von dem Querstücke bis vorn, um 8 Z., so daß diese also dort nur 6 Z. hoch bleiben: die Öffnung wird ganz ausgefüllt und dann die Verjüngung auch an den Seiten vorgenommen, so daß die Dicke des Kopfendes nur 10 Z. beträgt.

Nun werden die Beine (s. weiter unten) und zwar nach den vorn angegebenen Verhältnissen eingepaßt. Die Röhren treten 6—8 Z. in die Zarge hinein und ihr unteres Ende ist etwa 20 Z. senkrecht vom später einzupassenden Boden derselben entfernt: sie werden von unten so durch die Seitenwände gestemmt (ausgeplattet), daß ihr oberes an den äußeren Seiten abgeplattetes Ende an der unteren äußeren Kante der Seitenwände ruht, und innerhalb so verkeilt und verleimt daß sie nie wanken, was aber nur da vollkommen erreicht wird, wenn der Raum zwischen denselben vollständig ausgefüllt ist. Überhaupt muß die Zarge besonders am Hinterende ganz ausgefüllt werden, damit der Schwingel die gehörige Schwere bekommt. Wenn die Beine befestigt sind, wird auch der 2zöllige Boden angeheftet und eben so die 2½zöllige Verdachung aufgeleimt, diese aber in 3 Theilen, deren hinterer 2 F. lang (wonach ein Zwischenraum von 1½ Z. folgt), der zweite 16 Z. lang (wieder ein Zwischenraum von 1½ Z.), das Halsende 2 F. 5 Z. lang wird. Auf letzteres kommt noch ein keilförmiges Stück, das sich am Kopfe 1½—2 Z. erhebt und bis zum Einschnitte ganz flach ausläuft.

Nun wird, nach oben ertheilter Vorschrift, die Abrundung des Ganzen vorgenommen. Will man den Schwingel genau 6 F. lang haben, so muß man an jedem Ende 1½ Z. von dem angegebenen Maße fehlen laßen; doch kann man für Erwachsene demselben immer die Länge von 6 F. 3—5 Z. geben; darüber hinaus aber nicht.

Die Beine werden aus 4 Stücken von ¾zölligen Brettern zusammengesetzt und die Kanten sehr stark abgerundet. Das Loch in jenen beträgt 2 Z. im Geviert. Der darin gut eingepaßte, sich auf- und abbewegende Schieber von rothbüchenem Holze erhält 6—7 Löcher von ½ Z. Durchmeßer, die in solcher Entfernung gebohrt werden daß ihr senkrechter Abstand immer 2 Z. beträgt, was also erst geschehen kann, wenn der Schwingel vollständig zusammengesetzt ist. Am unteren Ende erhalten die Röhren Beschläge (starke Ringe von Eisenblech), die an der äußeren Seite einen Lappen mil runder Öffnung haben, deren oberer Rand genau mit dem unteren Rande des Ringes abschneidet und durch welche der halbzöllige Bolzen (mit ganz flachem Kopfe) von außen nach innen gesteckt wird. Da das aus den Röhren hervorstehende Schieberende ebenfalls 2 Z. beträgt, so wird die ganze Höhe des Schwingels in der Sattelgegend und bei der niedrigsten Stellung ohne Pauschen etwa 42 Z. ausmachen. Will man sie noch geringer haben, so muß man die Röhren etwas kürzer machen.

In die auf dem Rücken des Schwingels gelaßenen Öffnungen von ¾ Z. Weite werden nun die (rothbüchenen) Pauschen eingepaßt und zwar so abgerundet, daß sie mit dem Polster 4 Z. über das Polster des Sattels, aber nicht über die Seiten des Schwingels überstehen. Durch die Mitte derselben geht ein langer ½ Z. starker Bolzen, dessen Kopf oben eingelaßen, deßen unteres Ende dagegen durch eine Flügelmutter unter dem Bauche des Schwingels befestigt wird; doch muß jene so in denselben eingelaßen werden daß sie nicht vorsteht, und die Hölung, worin sie sich befindet, muß so weit sein daß die Finger beim Schrauben freien Spielraum haben. Der Bolzen geht unten durch die Mitte einer starken Eisenblech-Platte, welche das Nachgeben des Holzes beim Anziehen der Flügelmutter verhindert, und darf derselbe nicht über die letztere hervorragen. Die **Holzpauschen** erhalten nun ein etwa $^3/_4$ Z. starkes Polster in Gestalt einer Wulst, welches nach den Seiten etwa $^3/_8$ Z. übersteht, so daß die Wulstdicke der Pausche nicht über $2^1/_2$ Z. beträgt. Diese bekommt dadurch eine solche nach unten abnehmende Gestalt (T. III. Z. 11, c.), daß sie sich bequem mit der Hand festhalten läßt, und wird zuletzt noch mit starkem Roßleder bezogen. Außer den Pauschen werden noch besondere **Füllungen** (von Holz, Polsterung und Lederüberzuge) angefertigt, welche statt der Pauschen eingesetzt werden können und dann mit dem Schwingel eine ebene Rückenfläche bilden müßen. Sie erhalten statt der Bolzen nur kurze Stifte, welche hinlänglich verhüten, daß sie nicht nach den Seiten ausweichen (T. III. Z. 11, d.).

Der **Überzug** des Schwingels besteht aus zwei abnehmbaren **Kappen**, die unten einen starken Leinwandboden haben und oben festes, gut geöltes Roßleder erhalten, zwischen denen sich das Polster befindet. Die eine Kappe geht über Kreuz und Sattel bis zur Vorderpausche, schließt sich hier ganz genau an die Vorderkappe (des Halses) an und erhält einen Einschnitt für die hintere Pausche. Beide Kappen werden mit starken Riemen in einer schrägen Richtung unter dem Pferde nach vorn und hinten und durch Schleifen gezogen gegenseitig an einander angeschnallt. Das **Sattelkissen** wird von sämischem Leder angefertigt, ist nur $^1/_2$ Z. dick und mit Riemen und Schnallen versehen.

Seite 38. schon ward gesagt, daß die angegebenen Maße für mehr oder minder Erwachsene berechnet sind. Will man ein Schwingpferd auch für Knaben von 12 bis 15 Jahren verwendbar einrichten, so mache man es 5 F. 6 Z. lang (das Kreuz 22 Z., Sattel und Pauschen 18 Z., den Hals 26 Z.) und 16 Z. dick. Für Kinder von 7 bis 12 Jahren bleibt die beste Länge 4 F. 9 Z., die Dicke 14 Z., wobei auf das Kreuz 18 Z., Sattel und Pauschen 17 Z., Hals 22 Z. Länge kommen. Bei dem mittleren Schwingel muß die geringste Höhe ohne Pauschen nicht über 38 Z., bei dem kleinen nicht über 34 Z. betragen. Die übrigen Verhältnisse sind leicht zu finden. — An jedem Loche des Schiebers muß die Höhe in Zollen angegeben sein.

3. Der **Verlängerungsschwingel** (T. III. Z. 12, a. b.), Vorrichtung um weite und sichere Riesensprünge vorzubereiten *), besteht aus zwei Holzkasten, deren erster (T. III. Z. 12, a: a. b. c. d.) 3 F. lang, 14 Z. hoch,

*) Obgleich man im Nothfalle durch **Abrückung** des **Sprungbrettes** und vorgespannte Schnur fast dasselbe mit dem **Schwingbocke** bewerkstelligen kann.

oben $13\frac{1}{2}$ und unten $14\frac{1}{2}$ Z. breit, aus $1\frac{1}{2}$ zölligen Brettern mit 2 Schieberfüßen verfertigt wird, der zweite (e. f. g. h.) 2 F. 8 Z. lang sein und genau in den ersten passen muß. Seine Wände sind $2\frac{1}{2}$ bis 3 Z. dick und von seinen 3 Beinen steht das einzelne, das in der Mitte des offenen Endes gut verfestigt sein muß, als Stütze immer innerhalb des ersten Kastens, die beiden anderen befinden sich in den Ecken des verschloßenen oder Kopfendes, so wie die Beine des ersten Kastens an dessen verschloßener oder entgegengesetzter Seite. Die oberen Platten beider Kasten werden inwendig und auswendig rund gearbeitet.

Die Vorderpausche, welche sich in dem 2 F. hervorstehenden kürzeren Kasten, aber dicht an dem größeren befindet, muß natürlich um die Dicke des letzteren höher sein als die Hinterpausche: beide haben in der Mitte einen eingestemmten, 3 Z. breiten, 12—13 Z. langen, $1\frac{1}{4}$ Z. dicken Arm, welcher durch ein Loch in den Kasten gesenkt und vermittelst langer durch ihn und quer durch den ganzen Kasten gehender Bolzen mit flachen Köpfen festgesteckt wird (T. III. Z. 12, c.).

Der kleine Kasten erhält außerdem an jeder Seite von 6 zu 6 Z. eins solcher Löcher, deren letztes beim Zusammenschieben bei c. auf das in den großen Kasten trifft, und durch welche das Stellen mit Hülfe kurzer Bolzen bewerkstelligt wird.

Das Polster besteht aus zwei Kissen in Gestalt von Kappen, in der Größe beider Kasten, welche abgenommen werden können. Sie müßen in der Mitte der oberen und Seitenflächen am stärksten (etwa 2 Z. dick), an den Kanten schwächer gepolstert sein, damit die Ründung herauskommt. Die vordere Kappe wird nur dünn gepolstert; unter ihr liegen aber 4 Kissen, jedes 6 Z. breit: das an der Vorderpausche muß so weit ausgeschweift sein, daß jene darin Platz hat, ist so dick daß die Höhe des Sattels herauskommt und nimmt dann so zu, daß das erste Kissen am Kopfe 4 Z. und mit der Kappe 5 Z. dick ist. Die Kappen werden durch Riemen unter dem Bauche des Schwingels angeschnallt; die vordere Kappe erhält aber in der Mitte des einen Seitentheiles einen 8 F. langen Riemen, der um das Hintertheil des Schwingels durch eine Schleife (Öse) herumgehend in eine Schnalle am andern Seitentheile faßt und dadurch das Weichen der Kappe nach vorn verhindert. Diese Schnalle muß aber durch eine Kappe von starkem Leder verdeckt werden, um Beschädigungen durch dieselbe zu vermeiden. Die Füllungen, welche bei den Längenspringen eingelegt werden, brauchen hier nur aus mit Leder überzogenem Polster zu bestehen, an deren Enden sich 3—4 Z. lange Riemen befinden, welche unter das Hauptpolster untergesteckt werden. Ein dünnes rauhes Sattelkissen ist ebenfalls nothwendig.

Die übrigen Verhältnisse wie beim Schwingel oder Schwingpferde.

4. Die Blockschwingel, welche immer unter freiem Himmel fest verbleiben sollen, werden aus einem Holzblocke gefertigt, erhalten die beim Schwingel angegebenen Längen-, Dicken- und Höhenmaße (wenn auch ohne die kleinen Zu- und Abnahmen des Rumpfes nach Hals und Kreuz zu) und zwei eingestemmte senkrecht stehende Beine, die 1½—2 F. in die Erde gegraben werden.

Die Pauschen werden wie bei Schwingpferde befestigt oder sie erhalten nur 4 Z. lange Bolzen, dagegen an den Enden Riemen und Schnallen. Werden die Pauschen abgenommen, so müßen Füllungen da sein, damit sich die Feuchtigkeit in den Öffnungen nicht zu sehr festsetzt. Man deckt mit abnehmbaren Polsterkappen oder wenigstens Sattelkissen.

Immer aber sind solche Schwingel der Zerstörung durch das Wetter sehr ausgesetzt (weshalb man sie mit derber grauer Leinwand oder Drillich überkleben und mit Ölfarbe oder Öl überstreichen kann) und die Übungen auf den bloß hölzernen viel beschränkter.

5. Der Halt-, Fang- oder Schirmgurt (bei Riesensprüngen ꝛc. T. III. Z. 13.) besteht aus einem 3 Z. breiten, an beiden Enden mit Griffen oder Ösen versehenen Gurte, die aus Seilen von der Dicke eines Mittelfingers gemacht sind. Des beßeren Haltens wegen belegt man diese auch wohl mit Eisenblech und überzieht solches mit Leder. Der ganze Haltgurt ist 30 Z. lang und so stark gearbeitet, daß er auch beim stärksten Rucke nicht reißt.

6. Die Auflegekissen (zur Erschwerung gewisser Übungen) von Leinwand und mit Roß- oder Kälberhaaren gepolstert, müßen scharf abgenähte Kanten haben, damit sie fest liegen und wenigstens die breiteren auch stehen. Man muß deren zwei haben, eins von 14—15 Z. Länge, 7 Z. Breite und 5 Z. Höhe, das andere eben so lang, aber nur 5 Z. breit und 3 Z. hoch. Zu diesem kommt noch das lange Kissen (worüber bei den Übungen), das bis auf die Seiten des Schwingels reichen und deshalb etwa 5½ F. lang sein muß. Dasselbe ist in der Mitte 5 Z. breit und 2½ Z. hoch, die herabhangenden Enden aber schmaler und dünner. Diese haben einen Haken, der in eine 2 F. höher und an der inneren Seite angebrachte Öse gehakt werden kann, so daß das Kissen eine bedeutende Breite zur Erschwerung bei den Längensprüngen einnehmen kann.

7. Das Sprungbrett und die Matratze, welche beim Schwingen nicht fehlen dürfen (die letztere wenigstens im Saale nicht) sind schon oben S. 37 beschrieben.

IV. Zu den Barrenübungen.

Der Barren; a. feststehend (T. IV. Z. 14, a.): zwei wagerechte 8 F. lange Hölzer (Überlagen oder Holme), deren jedes auf 2 Ständern ruht.

Jeder Holm ist 2½ Zoll hoch und 2¼ Z. breit, nach allen Seiten und an den Enden vollkommen abgerundet, oben etwas abgeflacht (T. IV. Z. 14, b). Die Ständer, auf denen die Holme eingezapft sind, können 4—5 Z. Stärke haben, dürfen aber nach innen nicht über die Holme vortreten und müßen sich außerhalb nach den Holmen zu bis zu deren Dicke verjüngen und an den Kanten ebenfalls stark abgerundet sein. Sie stehen 1 F. von jedem Ende (der Holme) ab und 2 F. in der Erde.

Für kleinere Turner brauchen die Holme nur 2 Z., für Knaben von 6—7 Jahren nur 1½ Z. stark und verhältnißmäßig hoch zu sein; für letztere reicht auch 6 F. Länge aus. Die Höhe steigt von 32 bis 56, höchstens 60 Z.; bei Anfängern darf sie nur die Brusthöhe betragen. Die Breite oder Weite im Lichten nimmt nach der Größe von 14—18 Z. zu; bei Kindern reichen schon 12—13 Z. aus. Im Allgemeinen wird die Entfernnng vom Ellenbogen bis zur Spitze des ausgestreckten Mittelfingers oder die volle Schulterbreite selbst für jeden Übenden maßgebend sein.

b. tragbar. Wo der Raum nicht die Barren einzugraben gestattet oder wenn man sie an verschiedenen Übungsstellen gebrauchen will, macht man dieselben tragbar, wobei die Maße nach der Größe (und Weite) der Barren auf folgende Weise steigen:

Die Ständer sind von 2 bis zu 3 Z. stark und werden mit doppelten Zapfen in 1½—2 Z. starke und 10—12 Z. breite Bohlstücke eingestemmt. In die letzteren werden in der Richtung der Ständer Verbindungslatten eingeplattet, welche die Stärke der Bohlen oder Schwellen haben. Diese und die Latten werden nach allen Seiten zu stark abgerundet; die Schwellen aber vorzüglich in der Richtung der Holme nach vorn und hinten auf je 2—3 Z. Die Schwellen so wie die Holme ragen nach außen über die Ständer 8—12 Z. vor.

In die oberen äußeren Winkel, welche die Holme mit den Ständern, so wie in die unteren inneren und äußeren seitlichen Winkel, welche die Ständer mit den Schwellen bilden, werden feste Holzwinkel von 5—8 Z. Länge und Höhe eingepaßt und mit Schrauben, nicht mit Nägeln, gut verfestigt. Die Schwellen werden an der unteren Seite über Ende mit ¼—½ Z. hohen Leisten versehen, damit der Barren nicht kippt.

In jedem Frühjahre müßen die Schwellen und Leisten der Barren, welche immer im Freien stehen bleiben, gut getheert werden; die übrigen Theile erhalten wie alles Turngeräth einen guten Ölanstrich.

c. stellbar (T. IV. Z. 14, b.). In Turnsälen, wo man nicht füglich so viel Barren anschaffen oder aufstellen kann, als für die verschiedene Größe der Turner nöthig wäre, reicht man wenigstens für die mittleren und ganz großen Turner mit zwei stellbaren Barren aus.

Ihre Einrichtung ist der bei den tragbaren beschriebenen ganz ähnlich; die Ständer bestehen aber aus Röhren, in welchen 1½—2 Z. starke, aus hartem Holze gefertigte Schieber laufen. Die Röhren, aus ¾zölligen Brettern verfertigt, haben nur inwendig ein ½ Z. starkes aufgeleimtes Stück, welches aber mit dem Holme in gleicher Fläche liegen muß: sie werden an den Kanten sehr stark abgerundet und so wie die Schieber mit ⅜—½ Z. starken Löchern durchbohrt, durch welche eiserne Bolzen, die nicht überstehen dürfen und flache Köpfe haben, in der Richtung der Holme gesteckt werden. Ihr oberes Ende ist mit eisernem Ringe versehen, durch welchen der Bolzen geht.

Beim großen Barren sind die Schieber mit 9, beim kleinen mit 8 Löchern versehen, jedes 2 Z. von Mitte zu Mitte von einander entfernt.

Die niedrigste Stellung von beiden Barren ist 44 und 32 Z., die höchste 60 und 46 Z.; doch werden die höheren Stellungen des kleinen Barren etwas schwankend und es ist deshalb rathsam, seine niedrigste Höhe 38 Z. anzunehmen und, wenn man sehr kleine Turner hat, lieber eine 6—8 F. lange Bank (oder Tritt) von 4—5 Z. Höhe und so breit und lang wie das Innere des Barren einzuschieben, oder beßer noch einen kleinen und engen tragbaren Barren anzuschaffen. Die Füllungen in den Winkeln, welche die Holme mit den Ständern bilden, dürfen, damit die oben angegebenen Maße herauskommen, auch nicht mehr als 2—5 Z. Höhe haben.

Eine sinnige Einrichtung des Barren, welche außer Höherstellbarkeit auch die Weiten für Große und Kleine zu vereinigen geeignet ist und zugleich den Vortheil gewährt eine schräge Stellung der Holme zu erreichen und in Sälen Raum zu sparen scheint, wie sie vom verstorbenen A. v. Stephani in Wien versucht ward, hat das gegen sich: a. daß er schwankend oder wacklicht, b. daß er sehr lang wird, c. daß die Schwellen sich queren.

V. Zu den Reckübungen.

Das Reck (T. IV. Z. 15.), bestehend aus zwei Ständern und einer wagerecht in denselben ruhenden Stange.

Die Ständer, aus 5—6zölligem Kreuzholze gefertigt, werden 3—4 F. tief fest in die Erde gegraben, abgehobelt und abgekantet.

Durch beide gehen 3—4 Z. unter dem oberen Ende viereckige Löcher so weit, daß die Stange willig durchgeht. Das Loch beider Ständer wird so durchgestemmt daß über der Stange inwendig 1 Z., auswendig 1½ Z. Spielraum bleibt, in welchen vermöge eines hölzernen Hammers von außen ein verjüngt gearbeiteter Keil getrieben wird, der an jeder Seite einen starken Zoll übersteht und an den Enden abgerundet ist. Durch diesen wird die in den Ständern viereckig eingelaßene Reckstange so fest gehalten, daß sie sich nach keiner Seite hin bewegen kann; zu größerer Sicherheit kann man jedoch auch noch einen eisernen Bolzen durch dieselbe gehen laßen.

Die Entfernung der Ständer darf nicht über 6½ F. betragen, wenn man die Stange nicht zu stark haben will. Ihre Dicke ist nämlich für Kinder und jüngere Knaben 2 Z., für Erwachsene 2¼ Z.; sie muß möglichst rund und glatt sein. Um dies zu bewerkstelligen und ihre Dauer zu erhöhen, läßt man sie in Öl tränken, auch mit Sandpapier abreiben. Schlank gewachsene junge Eichen-, Buchen-, Eschen- und Haselstämme, ohne Äste und Gallstellen, sind zu Reckstangen am besten, sie müßen jedoch nach dem Fällen noch einige Zeit trocknen ehe sie geschält werden, damit sie keine Riße bekommen. In Ermangelung derselben läßt man die Reckstangen aus Kieferbohlen, aber vom Splint oder wenn man es haben kann aus Rothbuchen schneiden. Beide haben das Gute, daß sie nie kurz und plötzlich durchbrechen.

Man kann das Reck fest oder stellbar einrichten. Ein stellbares Reck für alle Alter muß, in Zwischenräumen von 8—10 Z., von 3½—7½ F. zu stellen sein. Auf großen Turnplätzen müßen meist unstellbare Recke von verschiedenen festen Höhenstufen, am besten Doppelrecke auf 3 Ständern vorhanden sein. An stellbaren dürfen die Ständer ja nicht zu sehr unterschnitten und geschwächt werden. Zur Befestigung in Turnsälen wird an der Decke unter einem Balken ein Stück Kreuzholz von 5—6 Z. Stärke angeschroben, welches auf 2 eben solchen an den Wänden herunterlaufenden Ständern ruht, und zwischen diesen nach der Breite des Saales ein oder mehrere freistehende Ständer angebracht. Sollen diese, um den Raum im Saale möglichst zu benützen, zum Aufheben an die Decke eingerichtet werden, so läßt man durch ihr oberes abgerundetes Ende einen ⅓ Z. dicken Bolzen gehen, welcher in 2, an den Querbalken angeschrobenen Winkeln ruht. Das untere Ende wird etwa 3 Z. über dem Erdboden abgeschnitten und in dasselbe ein 1½ zölliges Brett von hartem Holze eingezapft von der Breite des Ständers, aber nach den anderen Seiten im rechten Winkel mit der Reckstange etwa 4 Z. überstehend. Durch diese Enden werden starke Schraubenspindeln mit viereckigen Köpfen durchgebolzt, welche dann vermöge eines Schlüßels auf ein kleines untergesetztes Brett angeschroben werden und dem Ganzen so vollkommene Festigkeit geben. An der Decke müßen Rollen oder Ringe angebracht werden, über welche Seile laufen, die am untern Ende der Ständer befestigt sind. Durch diese können die Reckständer bis an die Decke gezogen werden, wo sie in gebogene Haken fallen, die bei ihrer Berührung von unten ausweichen. Damit das Hinaufziehen ohne alles Schwanken und vollkommen sicher vor sich gehe, schiebt man mit einer Stange nach, die an ihrem oberen Ende mit einer Gabel versehen ist, welche den Ständer umfaßt. Das Seil wird so unter dem Brette, welches an dieser Stelle einen kleinen Einschnitt haben muß, durchgezogen und in einen Haken am oberen Ende des Ständers gehängt, daß es ziemlich gespannt anliegt, damit der Ständer sich in demselben fienge, wenn er aus dem Haken fallen sollte.

Will man die Ständer aber ganz fortnehmbar machen, so braucht man sie an ihrem oberen Ende nur mit einem starken eisernen Zapfen zu versehen, der in den Querbalken paßt. Die Einrichtung unten bleibt dieselbe.

Um vor dem Brechen der Reckstangen ganz gesichert zu sein, namentlich in Sälen, wo oft bei der durch die Breite des Raumes vorgeschriebenen Eintheilung die Recke 7—8 F. lang werden müßen, legt man geschmiedete viereckige eiserne Stangen in dieselben ein. Diese müßen bei Recken für Erwachsene je nach der Länge $\frac{6}{8}$—$\frac{7}{8}$ Z. und bei denen für Knaben $\frac{5}{8}$—$\frac{6}{8}$ Z. stark werden, so daß die ganze Stärke jener mit dem Holze nur 2 Z. und dieser nur $\frac{7}{4}$ Z. beträgt. Die Feder (das lange Holzstück von der Breite der Eisenstange), welche die durch das Einlegen gemachte Öffnung wieder schließt, muß sehr fest verleimt und beim Gebrauche immer nach oben gerichtet werden. Um diese (oder auch die hölzernen Reckstangen in Sälen oder auch im Freien, wo man sie nicht von außen durchschieben kann) bequem in die Ständer zu bringen, wird das eine Loch so viel schräg gestemmt, daß die Reckstange bei dem anderen Ständer vorbei gezogen werden kann. Dieses Loch muß auch 4 Z. tief sein, wenn das im andern Ständer nur 2 Z. Tiefe hat; ebenfalls wegen des Hineinbringens. Das kürzere der aufliegenden Enden wird durch einen $\frac{1}{4}$—$\frac{3}{8}$ Z. starken Bolzen, der durch die Eisenstange geht und den man allenfalls noch mit einer Flügelschraubenmutter versehen kann, gehalten. Über das kürzere Ende kann man einen willig gehenden Keil einschieben, welcher aber, wenn er auf der anderen Seite nicht durchgeht, nicht eingetrieben werden darf. Bei eisernen Reckstangen ist es jedoch fast beßer diesen Keil fort und keinen Spielraum über der Stange zu laßen, statt dessen aber auch dieß Ende mit einem Bolzen zu versehen.

VI. Zu den Hangelübungen.

1. Hangelreck (T. IV. Z. 16.), ein Vier- oder Sechseck auf eben so vielen Ständern von 4—5 zölligem Kreuzholze ruhend, die 7½ F. (für Kleinere 6½—7 F.) hoch sind und 2 F. in der Erde stehen. Die Überlagen sind 10 F. lang, 3 Z. hoch, 1½ Z. stark und oben ganz rund. An einem Ständer sind 2 Aufsteigetritte oder Knaggen 1½ und 3 F. von der Erde angebracht.

2. Die wagerechte oder Hangel-Leiter (T. IV. Z. 17, a.) ist ganz so gearbeitet wie die Klimmleiter (S. 49).

Die Bäume sind, bei 16 F. Länge, 3½ Z. hoch und 1½ Z. dick, die Sproßen 6 Z. auseinander und ihr Längendurchmeßer steht senkrecht. Soll die Leiter jedoch auch zum Klimmen benutzt werden, so macht man am besten die Sproßen rund und 1¼ Z. stark; die letzteren sind nicht ganz in der Mitte der Bäume eingestemmt, so daß die größere Breite des bequemeren Übergreifens wegen oben bleibt; sie ruht auf vier 5 Z. starken Ständern, von denen je zwei 3 F. von einander entfernt und durch zwei 2½ Z. starke Querriegel, welche eigentlich die Leiter tragen, verbunden sind. Ein Ständer an jedem Ende ist 2 F. hoch von der Erde mit einer Knagge oder einem Lattenstücke zum Aufsteigen versehen; die obere Kante der Leiter ist 7 F. 3 Z. von der Erde entfernt und, wenn man eine besondere für Kleine haben kann, 6½ F.

Will man eine Häkelrinne an der Klimmleiter anbringen, so ändern sich darnach die Höhen- und Breitenverhältnisse der Leiterbäume, deren Maße genau in der Durchschnittszeichnung (T. IV. Z. 17, b.) angegeben sind. Gut ist es aber, wenn man eine glatte Klimmleiter und eine mit der Häkelrinne beschaffen kann.

Will man die Hangelleiter in einem Saale aufstellen, so bedient man sich dazu der bei der Klimmleiter beschriebenen Vorrichtung an der Wand. Das andere Ende derselben hängt man alsdann in einen etwa ¾ Z. starken eisernen Bügel, der unten nur die Weite der Leiter hat, sich nach oben aber so viel öffnet, daß durch die schiefe Richtung der Seitenstangen dem Schwanken vorgebeugt wird. Der ganze Bügel hängt in 2 eisernen Haken, so daß er beim Nichtgebrauche an der Saaldecke befestigt werden kann. Will man für Kleine die Leiter auf die nächst niedrige Stufe legen, so muß in jenem Bügel noch ein zweiter von 1 F. Höhe, aber unter rechten Winkeln gehängt werden. Damit die Leiter fest liegt, muß sie an dem Bügel angeschnallt werden; am anderen Ende wird zwischen Haken und Wand ein schmales Brett eingeklemmt, weil wenn dieß nicht geschieht, die Haken sich allmälig in die Wand einbohren *).

VII. Zu den Kletterübungen.

1. Die Kletterstange (T. IV. Z. 18, b. e. f.) 1½—5 Z. stark, 10 bis 30 F. lang und glatt gehobelt. Die dünnen Kletterstangen (von 1½—2½ Z. Dicke), besonders wenn sie etwas lang sind, werden am oberen Ende mit einem 2—3 Z. breiten Ringe und einer ½ Z. starken Öse versehen und mit dieser an einen eben so starken in die Rahe geschraubten Haken gehängt (T. IV. Z. 18, b. f.); die starken werden 2 F. tief eingegraben und in die Rahe eingezapft (T. IV. Z. 18, e.).

2. Der Klettermast (T. IV. Z. 25.), glatt gehobelt wie die Kletterstange, aber 6—12 Z. stark, 20—60 F. hoch und verhältnißmäßig tief eingegraben.

Zum Behufe des Ausruhens werden 1½—2 F. unter dem Zopfende zwei, bis auf 3 F. lange, 1½ Z. breite und 2½ Z. hohe, oben abgerundete Stücke Holz durchgestemmt, die auf einander ruhend ein Kreuz bilden (s. T. IV. Z. 25, a. b.).

3. Die Lehnstange oder der Lehnmast, gewöhnlich 3—5 Z. stark, eingegraben und in einem solchen Winkel gegen das Klettergerüst gelehnt, daß ihr unterer Abstand von demselben ½—⅔ der senkrechten Höhe beträgt.

4. Die Klimmleiter (T. IV. Z. 18, c. h.): die Leiterbäume sind 1½—2¼ Z. stark und 3—5 Z. hoch, je nachdem die Länge der Leiter 14 oder 24 F. beträgt, oben ganz rund, unten abgerundet, und haben 14 Z., wenn jene nur von Kleineren benutzt wird, 12—13 Z. Entfernung von einander. Die Sproßen sind 1½—1¾ Z. hoch und 1⅛ bis 1¼ Z. stark, ganz abgerundet und so in voller Stärke durchgestemmt daß ihr Längendurchmeßer senkrecht, die ganze Sproße aber etwas mehr nach der unteren Fläche der Leiterbäume zu steht **); ihre Entfernung ist für Erwachsene 8 Z. von Mitte zu Mitte, für Kinder nur 6 Z. Die Länge der Klimmleiter ergiebt sich, wenn man zum senkrechten Abstande des Punktes von der Erde, an welchem sie ihre Anlegung finden soll, ⅕ desselben zusetzt: ihre untere Entfernung von dieser senkrechten Linie beträgt dann ziemlich genau ⅔ derselben. Bei 20 F. Gerüsthöhe muß also die Leiter 24 F. lang und ihr Abstand etwa 13⅓ F. sein.

---

*) Eine stellbare Doppelhangelleiter zu dadurch sich ergebenden eigenthümlichen Übungen hat mit diesen Spieß in seinen „Hangübungen" beschrieben und abgebildet.

**) Obere, mittlere und untere Sproße werden in den Leiterbäumen durch vorgebohrte hölzerne Nägel befestigt.

Das obere Ende der Leiterbäume wird an der unteren Seite mit 1— 1¼ Z. breiten, etwa 6 Z. langen eisernen Schienen versehen, die mit Schrauben befestigt sind und in eben so breite Haken auslaufen; diese aber greifen dann in viereckige, starke eiserne Ösen, welche am Gerüste befestigt sind. Die Haken müßen stark gebogen sein, damit sie nicht von selbst aus den Ösen schnellen. Hat man mehrere Leitern, so thut man wohl, auch eine mit 12 Z. Sproßenweite anzuschaffen, um das Durchwinden zu üben.

5. Die senkrechte oder Steige-Leiter (T. IV. Z. 18, k.), ganz wie die Klimmleiter gebaut; ihre Sproßen, ebenfalls von derselben Stärke, erhalten aber immer 8 Z. Entfernung und die Leiterbäume werden an beiden Seiten gleichmäßig rund. Sie wird eingegraben und oben durch Ösen gesteckt oder durch Klammern oder Schrauben befestigt.

6. Der Enterbaum (T. IV. Z. 21, d. e.) ist ein 16—20 F. langer, 4—5 Z. hoher und 1¾—2½ Z. starker, oben wohl abgerundeter Holm, der auf zwei 10 und 4 F. hohen, 6 und 5 Z. starken Ständern ruht und auf jede 3 F. Länge 1 F. Steigung erhält. Will man ihn zum Stellen einrichten, so wird das obere Ende zwischen 2 eisernen Bügeln von einem Bolzen gehalten, durch den, damit er nicht ausweichet, ein Splint gesteckt wird; das untere Ende bewegt sich in einem ausgeschlitzten Ständer und kann 4, 5, 6, 7 und 8 F. hoch gestellt werden durch einen Bolzen mit Splint, wie das obere Ende. Eine 2 F. hohe Knagge oder Leiste am unteren Ständer erleichtert das Stellen sehr. Stehen die Ständer frei, so müßen sie 3—4 F. eingegraben werden; gewöhnlich befestigt man aber den Enterbaum an einem Maste oder Ständer des Klettergerüstes, mit dem letzteren unter einem rechten Winkel.

7. Das Klettertau (T. IV. Z. 18, g.), ein vierstränigеs 1¼—1½ Z. starkes Tau, welches mit einer 2—2½ Z. weiten Öse versehen ist. Mit dieser wird es über eine Rolle gehängt, durch die ein Bolzen gesteckt wird, welcher zugleich quer durch die Rahe geht und durch eine Schraubenmutter festgehalten wird. Rolle und Öse des Taues liegen also in einer in die Rahe gestemmten Vertiefung und werden so vor Feuchtigkeit geschützt. Hängt man das Tau nur an einem eisernen Nagel auf, so muß dieser wenigstens stark gepolstert sein, sonst reibt sich die Öse bald durch.

8. Das Knotentau (Klotztau: T. IV. Z. 18, i. u. 20, a.) für Ungeübtere. Das Tau selbst ist einen schwachen Zoll stark, die Knoten sind rund gedrehte, zuvor in Theer gelegte Klötze von Elsenholz, 3 Z. hoch und 3½ Z. breit, 2 Z. von oben gleich stark und dann nach unten schräg zulaufend. Sie werden in einer Entfernung von etwa 10 Z. von unten auf das Tau geschoben und durch eiserne Stifte, welche quer unter denselben durch das Tau gehen, ohne vorzustehen, festge-

halten. Statt dieser Stifte kann man auch Knoten von starker Schnur schürzen, auf welchen die Klötze ruhen. Das Loch in der Mitte der Klötze muß etwas weiter sein als das Tau stark ist; leichte eiserne, durch Schrauben befestigte Ringe, welche um dieselben laufen, verhindern das Platzen noch mehr.

9. Das Sproßentau (T. IV. Z. 18, d. u. 20, b. c.) besteht aus einem Taue, welches mit beweglichen etwa 15 Z. langen, 1¼ Z. starken und 10 bis 14 Z. von einander entfernten Sproßen versehen ist. Will man diese Sproßen möglichst in Einer Fläche erhalten, so ist es am besten sich statt des Taues etwa 2 Z. breiter Gurte zu bedienen, die doppelt zusammengenäht und in welchen die in der Mitte mehr flach bleibenden Sproßen eingenäht werden. Statt der Gurte kann man auch ½ Z. starke Seile nehmen, die man oben in eine Öse vereinigt und dann etwa in einer Entfernung von 1 F. und so um die Sproßen schlingt, daß die Knoten des einen Seiles auf dieser, die des andern auf der andern Seite angebracht sind, wodurch, wenn die Schürzung genau geschieht, die Stäbe nicht nur wagerecht, sondern in Einer Fläche bleiben. Doch müßen die Seile zuvor stark ausgereckt worden sein. Nimmt man ein einfaches Tau, so werden die Sproßen durch dasselbe gesteckt und festgebunden; doch bekommen bei dieser Art der Befestigung die Sproßen die unregelmäßigste Stellung.

10. Das Entertau (T. IV. Z. 21, a. b. c.) ist ein in derselben Richtung wie der Enterbaum angespanntes, 1½ Z. starkes Tau. 18 bis 20 F. vom Klettergerüst entfernt, unter einem rechten Winkel oder in gleicher Richtung mit diesem, wird ein 6—8 Z. starker Ständer fest eingegraben, der etwa 9 F. aus der Erde hervorragt und mit einer 6—7 Z. hohen und 6 Z. breiten Rahe versehen ist, die in einer Höhe von 11 F. am Mast endigt. Das Tau, welches an jedem Ende eine Öse hat, wird nun 1 F. unter der Rahe um den Mast geschlungen und geht mit dem anderen Ende über eine Rolle, welche in einer Höhe von 3½ F. im Ständer angebracht ist, und wird hier durch eine einfache Winde fest angespannt (T. IV. Z. 21, b. c.). Will man das Tau auch zum Hangeln benützen, so läßt man in dem Ständer, dicht unter der Rahe, eine zweite Rolle anbringen, über welche man das Tau zieht und vermittelst jener Winde anspannt.

Erlauben es die Mittel oder verlangt es die Eigenthümlichkeit des Raumes, so kann man auch das Entertau ganz abgesondert vom Klettergerüste aufstellen. Will man dabei die obere Rahe ersparen, so müßen beide Ständer bedeutend stärker sein. Wo 2 Entertaue nöthig sind, kann man sie bei dieser Vorrichtung sogleich verbinden, indem man beider erhabene Enden am Mittelpfahle (T. IV. Z. 21.) befestigt.

11. Die Strickleiter (T. IV. Z. 18, a.), 12 Z. und, wenn sie über 12 F. lang ist, 15 Z. breit, hat 2 Hauptseile, die ¾+1 Z. stark, oben und unten mit Ösen versehen sind, welche man oben am besten mit eisernen Hohlringen ausfüttert oder wenigstens umwickelt. Sie werden mit Sproßen von starkem Holze 1⅛ Z. stark, mit Köpfen an den Enden und 10 Z. aus einander, versehen oder man giebt ihnen nur unten, in der Mitte und oben solche Sproßen und macht die anderen von ½—¾zölligen Seilen, oder endlich man macht alle von Seilen, doch muß wenigstens im letzten Falle die Leiter auch unten angespannt werden. Kann man nur Eine Strickleiter anschaffen, so giebt man ihr gern bloß Holzsproßen, weil schon das Schwanken und die Biegsamkeit das Klettern weit schwerer machen, als das an der Holzleiter. Die Sproßen werden fest eingebunden und zu diesem Behufe an den Enden nicht ganz gerundet.

12. Das Steigebrett, so breit daß es bequem in die Klimmleiter geschoben werden kann, ¾—1 Z. stark und 10—11 F. lang, auf der oberen Seite glatt und mit abgerundeten Kanten.

Die Zusammmenstellung des bisher beschriebenen Kletterzeuges kann auf sehr verschiedene Weise geschehen und richtet sich ganz nach den Bedürfnissen wie den Mitteln, die man verwenden kann. Hier ein Paar Beispiele:

13. Der Einbaum (T. V. Z. 27.) dient dazu das höchste Tau und die höchste Klimmleiter an Einem Gerüste zu vereinigen und dem Turnplatz eine Hauptzierde so wie eine Höhenaussicht zu geben. Er besteht aus einem starken Maste, 41 F. über und 7 F. in der Erde. In einer Höhe von 40 F. wird das Zopfende durch zwei wagerecht liegende Stücke Kreuzholz eingefaßt, die nach der einen Seite 6 F. überstehen und an den Enden durch ein rundes Holz verbunden werden, an welches man das Tau anschleift. Von hieraus werden sie durch eine schmale Leiter unterstützt, deren obere Sproße aber höchstens 1 F. von dem Tauriegel entfernt sein darf und welche bis 6 F. tiefer gegen den Mast auf eine zweite Bühne geht; an der anderen Seite stehen sie 3 F. über und laufen hier aus einander. Nahe am Ende und am Maste sind sie durch 8|Z. breite Sitzbretter verbunden: der mittlere Raum von 20 Z. Länge und 17—18 Z. Breite bleibt zum Durchsteigen. Von diesem Raume geht eine Leiter bis auf beinahe 3 F. Entfernung vom Maste, 16 F. tief auf eine andere Bühne, welche also 24 F. hoch über der Erde angebracht ist, und von hier eine 29 F. lange Klimmleiter auf die Erde, die wenn sie bei 2½ und 5 Z. Wangendicke und Höhe schwanken sollte, in der Mitte durch zwei 3zöllige Stangen gestützt wird. Schräg nach vorn kann man auch 5zöllige Streben am Maste anbringen, die zugleich als Lehnstangen

zum Klettern dienen. Im ZopfEnde des Mastes bringt man eine Stange mit beweglicher Fahne an. Daß die Bühnen und Leitern mit eisernen Bändern und Klammern wohl versehen werden müßen, versteht sich von selbst.

Die Weite der unteren Bühne richtet sich nach der Breite der beiden Leitern, welche sie aufnehmen muß. Nach der Tauseite steht die Bühne von der Mitte des Mastes 2 F., nach der hinteren Seite bis zur Leiter 3 und von da ab noch 1 F. über. Die mittlere Bühne, auf welcher die obere kleine Leiter ruht, umfaßt nach der hinteren Seite nur etwas die obere Leiter und ist so breit, daß man ohne Gefahr den Mast umschreiten kann. Nach der Tauseite gewährt sie nur so viel Raum, daß man zwischen Mast und kleiner Leiter stehen kann.

Will man ein hohes Tau haben ohne große Kosten anzuwenden, so kann man den Einbaum auch leicht mit dem Klettergerüste des Zweibaumes verbinden. Man stellt dann den Mast dicht vor die Rahe (T. V. Z. 41.), an welcher er durch einen eisernen Bügel, der geöffnet werden kann, befestigt wird, und versieht ihn von der Rahe an bis zur Spitze von Fuß zu Fuß mit starken eingeschobenen eichenen Sproßen, die noch durch eiserne Klammern gehalten werden. Um das ZopfEnde wird ein eiserner Ring gelegt, von welchem eine 4 F. lange, 1 Z. starke Stange ausgeht, die am Ende einen runden Haken hat, zum Einhängen des Taues, welches durch eine Klappe mit vorgeschobenem Splinte gehalten wird, und außerdem geht 1 F. vom Ende der Stange noch eine Strebe gegen den Mast. Dieser wird nicht tief eingegraben, sondern in einen von Bohlen gezimmerten, an der vorderen Seite offenen Kasten, etwa 2 F. unter der Oberfläche gestellt, was den Vortheil gewährt daß der Mast, der bei dieser Einrichtung auch weit schwächer sein kann, als der des eigentlichen Einbaumes, mit Hülfe von Tauen vom Klettergerüste aus leicht niedergelegt und aufgerichtet werden kann.

Freilich entgeht aber bei dieser ersparenden Vorrichtung der wesentliche Vortheil, den der Einbaum mit sich bringt, daß der das Ziel erreicht habende Turner, der anfangs leicht die Höhe erreicht, aber vielleicht nicht die hinlängliche Kraft noch besitzt am Taue wieder sicher hinabzuklettern, nicht nur ausruhen, sondern auch die Umgegend von schöner Höhe beschauen kann und kennen lernt, was besonders in ebenen Gegenden von großem Werthe ist.

14. Der **Zweibaum** (T. IV. Z. 18.) soll alles Kletterzeug an sich vereinigen und auf großen Turnplätzen jedes Einzelne doppelt bieten. In den meisten Fällen ist es jedoch beßer statt dessen zwei solcher **Zweibäume**, den einen von 20, den anderen von 14 F. Höhe aufzustellen, weil für Anfänger ein niedrigeres Klettergerüst

zweckmäßiger ist. Beide Gerüste ruhen auf 2 Masten von 9—12 Z. Stärke, welche durch einen 6 Z. breiten und 6—7 Z. hohen Querbalken (Rahe) verbunden werden, und erhalten 2 Klimmleitern von 6 und 8 Z. Sproßenweite, 2 Lehnstangen von 4 und 5 Z. Stärke, 1 Strickleiter mit lauter Holzsproßen und 1 dergl. nur mit 3, desgl. 1 Steigeleiter, 2 schwebende Kletterstangen von 1½ und 2½ Z. Stärke und 1 eingegrabene von 3½ Z. Stärke, 1 Knotentau und 1 Sproßentau, und unter rechten Winkeln mit der Rahe an den beiden Masten 1 Enterbaum und 1 Entertau. Die Länge des ganzen Gerüstes beträgt etwa 24 F., wenn man das Kletterzeug in folgender Weise anbringt: An einem Ende der Mast und an diesem nach hinten der Enterbaum, 2 F. von diesem die Strickleiter, 1½ F. weiter die 1½ Z. starke Kletterstange, 1 F. von dieser eine nach hinten gehende Klimmleiter und ihr gegenüber nach vorn die erste Lehnstange, 1 F. von der Klimmleiter das Sproßentau und 2 F. von diesem die eingegrabene Kletterstange, 1½ F. weiter die 2½zöllige Kletterstange und 1½ F. von dieser das Klettertau, 1 F. weiter die zweite Klimmleiter und ihr gegenüber die zweite Lehnstange, 1 F. von der Leiter das Knotentau, 1½ F. von diesem die senkrechte Steigeleiter, welche in der Regel nur an dem niedrigen Gerüste angebracht wird, oder die zweite Strickleiter und 2 F. weiter der Mast mit dem Enterbaume. Bei der Aufstellung der Klimmleiter ist darauf zu sehen, daß dem Klimmenden die Sonne nicht in das Gesicht scheint und um dieß zu erreichen, kann man nöthigenfalls die Leiter nach außen und die Lehnstange nach innen gehen laßen. Will man noch ein zweites Klettertau haben, so hängt man dieß zwischen den Wangen der ersten Klimmleiter auf und verschiebt die Lehnstange etwas. Bei der Vereinigung des Einbaumes mit dem Klettergerüst erhält dieser seinen Platz vor der mittleren Kletterstange. Will man nur Eine Klimmleiter haben, so muß dieselbe in die Mitte gestellt werden und dann kann man auch die Rahen an beiden Enden 4—5 F. überstehen laßen und hier Strickleitern oder beßer Taue anbringen.

Wo starke Bäume mit festen Ästen vorhanden sind, kann man auch in die Gabeln derselben eine Rah einlegen und an dieser das Kletterzeug anbringen.

15. Der Klimmel (T. IV. Z. 22.), ein nur zum Klimmen eingerichtetes Gerüst. Ein 9 F. langer und breiter Rahmen von 5zölligem Kreuzholze ruht auf eben so starken, 6 F. hohen Säulen und trägt 4 leiterähnlich verbundene Fächer, die im Winkel der Klimmleiter aufgestellt sind; jedes Fach hat von 8 zu 8 Z. eine und im

Ganzen sechs, 1½ Z. dicke und 2 Z. hohe Sproßen; nur die längsten dürfen, wenn sie schwanken sollten, etwas höher werden.

Die Anbringung des Kletterzeuges in bedeckten Räumen oder Turnsälen kann auf folgende Weise geschehen.

In einem Saale von 22—25 F. Breite richtet man an den langen Seiten zwei Ständer von 5zölligem Kreuzholze auf, die sich gegenüber stehen und eine ebenso starke Überlage tragen, welche mit vier 9 Z. langen Holzschrauben an dem Balken befestigt ist. Zunächst von dem einen Ständer, welcher die beiden anderen Rollen für das unendliche Tau (sieh die folgd. S. 56) trägt, bringt man nun dieses Tau an und dann in beliebiger Folge das übrige Kletterzeug, alles zum Aushaken eingerichtet, so daß wenn der Raum nicht ausreicht, eins mit dem andern vertauscht werden kann. Die Klimmleiter muß so eingerichtet werden, daß sie in die Höhe gezogen werden kann und ist deswegen gut, wenn der Reckbalken (s. S. 46) nicht über 10—12 F. von dem Träger des Kletterzeuges entfernt ist; denn dann kann man diesen zum Aufziehen der Reckständer und jenen zum Aufziehen der Leiter benützen. Ist dieß nicht möglich, so muß man besondere bewegliche Haken in die Balken der Decke schrauben, worin Leiter und Reckständer ruhen. Eine andere Art, die Klimmleiter aufzustellen, ist folgende: man errichtet an der Wand ein schmales Rahmstück aus Bohlen (s. T. V. Z. 42), dessen aufrechte Seitenstücke 2 Z. breit und 3 Z. dick und 17 Z. weit im Lichten und von Fuß zu Fuß bis zu einer Höhe von 8 F., mit ähnlichen starken, aber abgerundeten Sproßen versehen sind, die so weit von der Wand abstehen, daß die Leiterhaken dahinter Platz haben. An diese Wangen werden oben zwei ausgeschweifte Backen befestigt, welche 12—15 Z. vortreten und durch eine runde 2 Z. starke Sproße verbunden sind. Über diese legt man die Haken der Leiter und schnallt sie außerdem noch mit einem Riemen fest. Wird sie nicht gebraucht, so schiebt man sie zwischen Rahmen und Sproße durch und stellt sie senkrecht als Steigeleiter auf.

Der Enterbaum läßt sich im Saale nur anbringen, wenn von dem Kletterbalken noch Ein senkrechter Ständer herabgeht, an welchem man denselben durch Knaggen oder Bolzen in verschiedenen Höhen befestigen kann. Fehlt dieser Ständer, so läßt sich auch der eine Reckständer dazu benützen, und ist der Saal nicht über 20 F. breit, so geht der Enterbaum von Wand zu Wand. Nur auf die letztere Art läßt sich auch ein Enter- und Hangeltau anbringen, doch müßen dann die Ständer sehr stark und mit eingegipsten Haken an den Wänden befestigt sein.

Das unendliche Tau. Ein gewöhnliches Klettertau, dessen Enden zusammengespitzt sind und welches dazu dient, auch bei geringer Höhe des Gerüstes die größte Kletterfertigkeit zu erproben, indem man den oben angekommenen Kletterer immer wieder beinahe bis zur Erde herabläßt, wobei er sich mit Händen und Füßen festhält, welche Art beßer ist, als das Herablaßen nach jedem Stoße oder das unmerkliche Nachgeben während des Kletterns selbst. Um die erkletterte Höhe schnell übersehen zu können, ist es gut das Tau von 10 zu 10 Fuß mit breiten schwarzen Strichen zu bezeichnen. Das Klettertau hängt in einer beweglichen Rolle und läuft außerdem über eine zweite (s. T. IV. Z. 26.), welche an einem senkrechten Ständer 4—5 F. seitwärts der Kletterlinie nahe über der Erde angebracht ist. Will man noch mehr Reibung haben, so bringt man noch eine dritte Rolle etwa 7 F. über der Erde an, wodurch es dann leicht wird auch die schwersten Turner zu halten. Ein Tau von 50 F. Länge reicht bei zwei Rollen für 20 F. Höhe, bei drei Rollen nur für 14 F. Höhe aus. Das unendliche Tau eignet sich mehr zum Gebrauche in Sälen, wo die paßende Höhe zum Klettern fehlt; im Freien ist es bei naßer Witterung gewöhnlich nicht zu gebrauchen.

Das Ziehklimmreck (T. IV. Z. 23, a. b.) gehört nur auf den Saal, weil die Klimmleiter hier nicht immer aufgestellt ist, und dient allein zum Ziehklimmen. An einem viereckigen Rahmen von Doppellatten, der an zwei eingegipsten Haken aufgehängt wird, sind zwei gleichlaufende Winkel von 2½ Z. hohen und 1 Z. starken Latten befestigt, die beiden oberen wagerechten Schenkel 2 F., die unteren als Streben dienenden 3 F. lang. Im Winkel selbst, der 7 F. über der Erde steht, und 1 F. tiefer werden die beiden Theile, die 18 Z. von einander entfernt sind, durch runde 1¼ Z. starke Sproßen verbunden.

Es kann auch so eingerichtet werden, daß es flach gegen die Wand gelegt wird, wenn man die Winkel, in welchen die Latten zusammenstoßen, mit Gewindbändern versieht und die unteren Ecken der langen Latten in eine starke Vertiefung stellt, aus der sie leicht herausgenommen werden können.

VIII. Schwebereck, Streckschaukel, Ringschwebel, Rundlauf, Leiter- und Tauwippe.

1. Das Schwebereck (T. V. Z. 28, a. b.) besteht aus einem nach dem Alter und der Größe der Turner 1½—1¾ Z. starken und 3 bis 4 F. langen Recke, welches an zwei ¾ Z. dicken Seilen hängt, die sich am Aufhängungspunkte bis auf 1½ F. nähern. Hier laufen sie über zwei Rollen, dann an der Decke des Zimmers oder, wenn es an einem Gerüste im Freien ist, an einem Balken entlang und an der Wand oder einem senkrechten Ständer herab, wo sie vermittelst eines Ringes oder einer Öse in dort angebrachte feste Haken eingehängt

werden, so daß das Schwebereck leicht und schnell auf 3, 4, 5, 6 und 7 F. Höhe von der Erde gestellt werden kann. Die beiden Seile kann man zuletzt auch in Eins zusammen laufen laßen, was das Stellen erleichtert und Kosten erspart. Die anderen Enden haben Ösen, welche genau um das Reck anschließen und durch eiserne Ringe gesteckt werden. Diese letzteren sind $\frac{3}{8}$ Z. stark und von $1\frac{1}{2}$ Z. Öffnung, deren Enden zusammen geschmiedet und durch das Reck getrieben, 3 Z. vom Ende desselben, verquer auf demselben stehen. Durch sie werden die Tauösen gesteckt und über die ReckEnden gezogen, wo sie sich beim Gebrauche ganz festziehen.

Erlaubt aber die Räumlichkeit jene Vorrichtung zum Leiten der Taue über Rollen nicht an einer Wand, so kann man die beiden Taue oder Seile an der Decke in Ringen befestigen, muß dann aber die Höherstellbarkeit des Reckes tiefer unten an den Seilen anbringen.

2. Die Streckschaukel (s. T. V. Z. 30, a.) besteht aus einem 22—24 Z. langen, $1\frac{1}{4}$ Z. dicken hölzernen, noch beßer mit Leder überzogenen Recke, das an starken Doppelriemen von Weißgarleder hängt, die ebenfalls zwei leiterähnliche Gestelle, jedes mit drei $4\frac{1}{2}$ Z. langen, $1\frac{1}{8}$ Z. starken, unten flachen Griffen versehen, tragen. Diese sind der Länge nach mit Eisenstiften durchbohrt, welche durch die jene tragenden kurzen so wie die langen Seitenriemen (T. V. Z. 30, b.) gehen und außerhalb auf den letzteren auf Blechplatten umgenietet werden. Die kürzeren Tragriemen gehen ebenfalls unter Reck und Griffen ganz durch und der Überzug umfaßt beide, wodurch erst vollkommene Sicherheit erlangt wird. Das Reck hängt etwa 7 F. von der Erde und kann auch ausgeschnallt werden; die drei Paar Griffe stehen 8, 16 und 24 Z. tiefer, die oberen Riemen sind aber so lang, daß das Ganze um 8 Z. verlängert werden kann. Wo die Riemen auf den Haken liegen, sind sie noch doppelt unternäht. Die letzteren sind $\frac{1}{2}$ Z. stark, unten flach und werden 3—4 Z. in den Tragbalken geschroben; sie müßen mit Leder umnäht werden, damit sich die Riemen nicht scheuern. Die Knöpfe an den oberen Enden dienen dazu, die GriffEnden, wenn sie durch ihr Schleudern hinderlich werden, anzuknüpfen. Man kann übrigens, wo man Schwebereck und den folgenden Ringschwebel besitzt, die Streckschaukel leicht entbehren, indem ihr Hauptvortheil nur darin besteht, daß man manche der an den letztgenannten Vorrichtungen ausführbaren Übungen an derselben machen kann, ohne stellen zu müßen.

3. Der Ringschwebel (s. T. V. Z. 29.): zwei $\frac{1}{2}$ Z. starke und 6 Z. weite mit Leder überzogene Ringe, welche an einer Stelle eine kleine Ausbiegung zum Einhängen von $\frac{1}{2}$—$\frac{3}{4}$ Z. starken Seilen oder festen Riemen haben, werden an Haken, wie die Streckschaukel,

oder zum Hoch- und Niederstellen an Rollen, wie das Schwebereck, aufgehängt. Statt dessen kann man auch das eine Ende der Doppelriemen mit einem ¼ Z. starken Haken und das andere mit weiten festen Löchern versehen laßen, in welche sich jener schnell einhaken läßt und dann selbst festzieht; doch gehört dann ein hoher Tritt zum Stellen. Wem dieß zu umständlich ist, der laße sich zwei Bügel wie die unteren Griffe des Rundlaufes (T. IV. Z. 24, d.), aber mit Riemen und Schnallen versehen machen, die dann schnell eingeschnallt werden können.

4. Rundlaufzeug. Wird dasselbe im Freien angebracht, so gehört dazu:

a. ein Gerüst (T. IV. Z. 24, a.), welches 13—14 F. hoch und im Lichten 25 F. weit ist. Dasselbe besteht aus zweien 7—8 Z. starken Ständern, die einige Fuß tief in der Erde stehen und 6—7 F. von dieser nach beiden Seiten und nach hinten starke Streben erhalten. Der Querbalken, welcher dieselben oben verbindet, ist von gleicher Stärke, damit er nicht schwankt. In den Winkeln, welche Querbalken und Ständer bilden, können ebenfalls kurze Streben angebracht werden.

Soll die Anbringung in einem Saale Statt finden, so braucht nur ein kurzes Stück 5zölligen Kreuzholzes mit zwei 10 Z. langen, ½ Z. starken Bolzen an zweien zunächst liegenden Balken befestigt zu werden; zur Sicherheit legt man jedoch gern noch 2 Bügel über die Enden des Kreuzholzes, welche mit eisernen kleinen Schrauben befestigt werden.

b. Die Kurbel oder der Rundlaufbeschlag (Z. 24, b.). Ein 1¼ Z. breiter und ¼ Z. starker eiserner Bügel abcd umfaßt mit seinen Schenkeln ab und dc auf eine Länge von 4 Z. den Querbalken und ist in einer Entfernung von 2 Z. von dem Querstücke durch ein zweites fest angenietetes, welches sich durch senkrechte Ansätze ff auf den Haupttheil stützt, verbunden. Auf beiden Querstücken ist in der Mitte etwa auf 1½ Z. Länge eine Platte von gut ⅜ Z. Stärke aufgenietet; durch beide Platten und Querstücke geht ein ¾ Z. weites Loch und durch dieses ein eben so starker Bolzen, der oben mit einer angeschrobenen Mutter versehen ist, über welche er stark umgenietet werden muß, und unten in einen Ring ausläuft. Dieser ist im Lichten 3 Z. weit und nach unten herzförmig gebogen, so daß die zwei Rundlaufriemen neben einander Platz haben. Zwischen dem aufgeschrobenen und vernieteten Kopfe und dem Querstücke c liegt aber eine dünne Messingplatte, auf welcher sich derselbe dreht. Kopf und Platte müßen sehr gut in Öl erhalten und fleißig untersucht werden. Der ganze Beschlag wird durch 2 lange Bolzen, die quer durch den

Balken gehen, oder von 4 Schrauben, die tief eingreifen, gehalten. Der Ring ist an der unteren Seite, wo die Riemen eingeschnallt werden, gepolstert.

c. Das Riemenzeug (T. IV. Z. 24, c.). Zwei leiterähnliche Gestelle aa werden so gebildet, daß zwei starke Riemen die Wangen für 4 dazwischen ruhende Griffe oder Sproßen abgeben. Diese Griffe sind von Holz, gute 4 Z. lang, mit dem Überzuge 1¼ Z. stark, oben rund, unten flach. Ein Riemen von der Breite dieser Fläche läuft unter denselben durch und wird mit seinen Enden, die nach oben noch einen guten Zoll überstehen, an die langen Seitenriemen angenäht. Der Überzug von Leder, welcher über den Griff und den unteren Riemen geht, bekommt unten die Naht; außerdem aber geht durch den ganzen Griff ein Drahtbolzen, dessen Enden auf Platten außerhalb der langen Riemen umgenietet werden. Der zweite Griff ist vom untersten, so wie der dritte vom zweiten 6 Z. entfernt, der oberste aber vom dritten 9 Z. Die Bögen der Seitenriemen, welche nach unten über den Griff überstehen, haben 3 Z. Weite, die nach oben etwa 7 Z. und sind da, wo die anderen Riemen eingeschnallt werden, doppelt. Das ganze leiterähnliche Gestell ist also 31 Z. lang. In dasselbe werden nun unten die eigentlichen Handgriffe bb mit ihren Verlängerungsriemen cc geschnallt (T. IV. Z. 24, d.). Jene sind geformt wie die oben beschriebenen Sproßengriffe, aber schwache 5 Z. im Lichten lang und 1¼ Z. dick. Die Riemen, welche sie umfaßen und von ihnen in die Höhe laufen, sind ebenfalls doppelt, haben aber noch eine Einlage, damit sie sich etwas zurunden, und ihre Kanten müßen sehr sorgfältig zusammengenäht sein, damit nirgends Schärfen hervortreten; 6 Z. von diesem Griffe vereinigen sich nun die Riemen und werden hier durch einen Lederknoten dd verbunden; so vierfach und einen rundlichen Riemen bildend laufen sie 6 Z. fort, haben dann einen zweiten Knoten ee und gehen von diesem etwa 2½ Z. ohne Einlage fort; hier setzt sich nun eine von den Doppelriemen gehaltene Schnalle an, der andere Doppelriemen cc aber ist noch 2 F. 2 Z. lang, so daß wenn er in das erste Loch geschnallt ist, die Länge von Griff und Verlängerungsriemen 26 Z. beträgt, aber durch Schnallen um 3—10 Z. verkürzt werden kann. In die oberen Bügel der Sproßengestelle werden starke Weißgarriemen geschnallt, die da, wo sie in die Bügel und in den Ring des Beschlages eingreifen, noch doppelt sein müßen. Die Länge dieser Riemen richtet sich nach der Höhe des Balken von der Erde und wird leicht gefunden, wenn man nur festhält daß die Handgriffe bei dem längsten Ausschnallen 28 Z. und die erste Sproße 57 Z. von der Erde entfernt sein sollen. Statt an den Riemen cc eine Schnalle anzubringen, kann man ihre langen Enden auch mit einem

Haken versehen, der dann nur in die weit größer zu schlagenden Löcher der Riemen eingehakt wird. Diese Vorrichtung gewährt den Vortheil, daß das Einhaken etwas schneller geht als das Schnallen und die Riemen-Enden nicht über den Handgriff forthängen; dagegen ist bei derselben die Verlängerung um mehrere Zoll geringer, was den Nachtheil hat daß für die Kleinen die gehörige Entfernung von der Erde nur dann erreicht werden kann, wenn man die Sproßengriffe tiefer hinunter gehen läßt, was aber wieder den Übelstand herbeiführt daß die Großen bei Stütz-Übungen die Sproßen leicht unter die Arme bekommen, dadurch eine schwierigere Stellung und empfindlichen Druck erhalten. Auch zerreißen die Haken, welche nie ganz dicht an die Riemen anschließen können, leicht die Kleider und drücken mitunter ebenfalls.

5. Die Leiterwippe (T. V. Z. 32.), ein leiterähnliches Gestell ab, das aus 3 Z. hohen und 1½ Z. breiten Wangen, die an den Kanten abgerundet sind, besteht und durch 4 oder 6 Sproßen, von denen die beiden an den Enden rund und 1⅛—1¼ Z. stark sind, verbunden ist. Jene Wangen oder Leiterbäume erhalten in der Mitte zwei kreißförmig ausgeschnittene Backen cc, die auf ein 2 Z. starkes Reck oder eine ähnliche Unterlage gelegt und durch kurze Riemen dd unter und an jenem befestigt werden. An beiden Enden des Gestelles hangen zwei Haltgurte ee herab, die aus einem etwa 2 Z. breiten und 16—20 Z. langen Gurte mit 2 Ösen bestehen, in welche letztere ein Seil von der Stärke eines schwachen Fingers geknüpft wird, dessen Mitte man um eine der Sproßen schlingt. Ein leichter Schieber, welcher beide SeilEnden umfaßt, dient dazu die Öffnung, welche Seil und Gurt machen, nach Belieben zu erweitern oder zu verengern. Gurt und Seil müßen so lang sein, daß wenn ein großer Turner Kopf und Leib durch dieselben gebracht, den Schieber herunter gezogen und sich an die Sproßen gehängt hat, der Gurt ohne Spannung unter den Schulterblättern anliegt. Um bei Kleinen dasselbe Verhältniß herbeizuführen, wird das Seil ein oder mehrere Mal um die Sproße geschlungen.

Die Wippe muß so aufgestellt werden, daß die Turner sie im Zehenstande erreichen können; man muß daher für Größere und Kleinere verschiedene Stellungen der Wippe durch Hebung und Senkung des Reckes, auf dem sie ruht, angeben können. Kann man dieß nicht, so wendet man folgende Vorrichtung an, welche das Stellen unnöthig macht (s. T. V. Z. 32, ff.): etwa 1¼ Z. hinter den Endsproßen führt man einen schwachen langen Bolzen durch die Wangen; an diesen wird ein aus hartem Holze gearbeitetes leiterähnliches und bogenförmiges Gestell aufgehängt: dasselbe ist in gerader Linie 2 F. 8 Z. lang und entfernt sich von dieser (seiner Sehne) 7 Z.; es erhält 5 Sprossen, die unter sich und mit der oberen 6 Z. Entfernung von Mitte zu Mitte haben. Es ist ersichtlich daß bei dieser Einrichtung, wenn die Leiter mit ihrer Mitte 6½—7 F. hoch liegt, auch die Kleinsten die untersten Sproßen bequem abreichen können. Bedienen sich die Großen der obersten Sproße, so müßen die Leiterbügel in die Höhe geschlagen und angeschnallt werden, damit sie nicht zurückfallen.

Kann man der Wippe statt 12 eine Länge von 14 F. geben, so ist dieß beßer, indem dadurch ein weit sanfterer Schwung hervorgebracht wird.

Statt dieser Leiterwippe kann man auch einen 14 F. langen Holm von 2½ Z. Dicke und 5 Z. Höhe, der 2 Z. von jedem Ende mit einer 1½ F. langen runden Sproße versehen ist, so in einen 8 Z. starken, aufgeschlitzten Pfeiler einlegen, daß derselbe mit seiner unteren etwas ausgekehlten und ausgebuchsten Mitte auf einem eisernen ¾ Z. starken Bolzen ruht. Der 8 Z. starke Pfeiler steht je nach der Größe der Turner 7—8 F. über und 3 F. in der Erde. Der Schlitz ist nur so weit, daß der Holm sich frei darin auf und ab bewegen kann. Um auch Turnern von jeder Größe eine passende Stellung zu geben, schlitzt man den Pfeiler von 4½ F. an aus und versieht diesen langen Schlitz von 6 zu 6 Zollen mit Löchern, durch welche der Bolzen gesteckt wird (T. V. Z. 33, a. b.).

6. Die Tauwippe (T. V. Z. 31.). An einem mindestens 10½—11 F. von der Erde entfernten Balken werden zwei Rollen von 4—6 Z. Durchmeßer (je größer desto beßer) und 1¼ Z. Stärke, in einer Entfernung von 3—5 F. durch starke Schrauben befestigt. Wie alle größeren Rollen, die bei Turngeräthen gebraucht werden, erhalten auch diese eiserne Buchsen, laufen auf eisernen ½ Z. starken Axen und werden mit Flügelmuttern festgeschroben, damit sie leicht und oft geölt werden können. Über diese Rollen läuft ein ¾ Z. starkes, an beiden Seiten mit Ösen versehenes Seil; in diese Ösen werden Gestelle gehängt, welche aus einem Stabe mit 2 Schnallstücken und einem langen Riemen bestehen. Jener ist 18 Z. lang und 1⅛ Z. stark; die Schnallen stehen an seinen Enden aufrecht, umschließen die letzteren aber mit ihren Riemen-Enden und werden unter dem Stabe gut befestigt. Der lange Riemen erhält in seiner Mitte nach unten zwei Ansätze, damit er auf der Tauöse, wo er aufliegt, nicht gleitet. Die Riemen müßen so lang sein, daß sie von der kürzesten zur längsten Ausschnallung 2 F. Verlängerung geben, denn die niedrigste Stellung der Stäbe von der Erde muß 5, die höchste 7 F. sein, wonach auch die Länge des Taues zu berechnen ist.

IX. Zu den Schwebeübungen.

1. Der Liegebaum, ein auf ganz niedrigen Unterlagen, so daß er nur wenige Zoll von der Erde entfernt ist, liegender geschälter Baumstamm (Mast). Bei einer kleinen Turnerzahl oder wo Mangel an Raum oder Mitteln ist, kann der herabgelaßene Schwebebaum auch als Liegebaum dienen.

2. Der Schwebebaum (T. V. Z. 34, a. b.), ein schlanker Mast von Kienen- oder Tannenholze (wenn möglich ohne Astknorren) von 40—70 F. Länge und mindestens 10 Z. Stärke am StammEnde, der zwischen 2 Paar Ständern von 5zölligem Kreuzholze, entweder auf eisernen Bolzen, die durch die Ständer hoch und niedrig gesteckt werden können, oder auf festen Querriegeln ruht, welche letzteren etwas ausgeschweift werdeu, damit der darin liegende Baum sich nicht dreht. Die Gestelle oder Ständer überragen den Baum nicht, dessen obere Fläche selten höher als 3 F. über der Erde liegt. Das ZopfEnde, mit etwa einem Drittel der ganzen Länge des Baumes, schwebt frei. Durch Versuche muß man den Standpunkt für das zweite Gestell finden, damit der Baum weder zu viel noch zu wenig schwinge oder, wie man sagt, Leben habe. Aber auch das StammEnde ragt je nach der Länge des Baumes, doch mindestens 8 F. über. Um das ZopfEnde für Anfänger fest zu stellen, bedient man sich eines leichten Kreuzes von 4 Z. breiten BrettEnden. Eines solchen Kreuzes, das dann aber aus Kreuzholz sehr fest gearbeitet und unten mit einem Querriegel versehen sein muß, kann man sich auch statt des zweiten Gestelles bedienen, wenn der Baum nicht zu schwer ist, und gewährt dasselbe dann den Vortheil, daß man nach Belieben den Schwung des Mittelbaumes oder des ZopfEndes vermehren kann.

3. Der kleine Schwebebaum oder Schwebeholm. In Sälen und Zimmern und überall, wo der Raum sehr beschränkt ist, bedient man sich eines 16—18 F. langen, 5 Z. breiten und 2½ Z. dicken Baumes oder Holmes, der sonst wie ein Enterbaum (S. 50) gearbeitet, aber an keiner Seite rund ist, sondern vier abgerundete Ecken hat: die breiten Seiten bleiben flach. Zwei 5—6 Z. starke und 2 F. lange Unterlagen, welche in der Mitte mit einem 2 Z. tiefen und so breiten Einschnitte versehen sind, daß die schmale Seite des Holmes genau hinein paßt, dienen dazu den Baum entweder auf hoher Kante aufzustellen oder ihn flach aufzulegen.

Eine andere noch zweckmäßigere Art eines kleinen Schwebebaumes kann man an jedem freistehenden Ständer des Saales, wenn die Länge des letzteren dazu ausreicht, anbringen (T. V. Z. 35, a.). Man schraubt nämlich an jenem Ständer 1½ F. hoch von der Erde einen Beschlag mit seinen breit ausgehenden Lappen. Durch das schmale Ende derselben geht in einer Entfernung von 3 Z. vom Ständer ein ½ Z. starker Schraubenbolzen, welcher das dicke Ende des Baumes trägt und durch eine Schraubenmutter festgehalten wird. Der Baum selbst, 21—24 F. lang, wird aus 5zölligem Kreuzholze angefertigt, oben flachrund (aber nicht kreißförmig) abgearbeitet und an der unteren Seite des ZopfEndes so wie an den beiden Seiten desselben so viel verjüngt, daß dasselbe etwas Schwung oder Leben bekommt. Ein Bock aus Kreuzholz wie der beim Schwebebaume beschriebene oder noch beßer auf 4 Füßen ruhend (T. V. Z. 35, b.) und nicht über den Schwebebaum hinüberragend dient dazu, dem letzteren durch Vorschieben am Stamm- oder ZopfEnde den gewünschten Schwung zu geben.

4. Die Schwebelatte. Wenn man in Sälen weder den kleinen Schwebebaum noch den Holm anbringen kann, so muß man sich mit einer bloßen Schwebelatte begnügen, die 1½ Z. hoch, oben rund und unten flach, 2½—3 Z. breit und 12—16 F. lang, auf den Fußboden gelegt wird und natürlich nur zu den einfachsten Schwebeübungen angewendet werden kann.

5. Das Schleet. Ein über eine Vertiefung von höchstens 2 F. gelegter Stamm von 4—5 Z. mittlerem Durchmeßer und 16 F. Länge im Lichten, der nicht befestigt wird, doch auch an den Enden nicht so rund ist daß er fortrollt.

6. Der Schwebepfahl (T. V. Z. 37.), ein 1 F. aus der Erde hervorstehender, oben 3, unten 5 Z. dicker Pfahl. Solcher Schwebepfähle muß man eine größere Anzahl und in verschiedenen Abständen und Gestaltungen (z. B. eines Sternes) aufstellen, so daß gleichlaufende Kreiße entstehen. Allzu strenge Regelmäßigkeit dabei würde übrigens die Abstände zu groß machen, so daß die Zwischenräume nicht mehr überschritten werden könnten.

7. Die Rust (T. V. Z. 36.), eine Bohle von 1½—2 Z. Stärke und 10 Z. Höhe, welche an den Enden zwischen zwei ausgeklinkten Pfählen aufgekantet feststeht. Die obere Kante bleibt unabgerundet flach.

8. Der Steg (T. V. Z. 40.), eine Bohle von 4—6 Z. Breite, über einer Vertiefung von 1—2 F. mit festen Enden angebracht.

X. Zu den Werfübungen.

1. Zum Gerwerfen.

a. Der Ger- oder Pfahlkopf (T. V. Z. 38.), als Wurfziel. Ein 7½—8½ F. langer, 5 Z. starker Pfahl aus Eichenholz wird 2—3 F. in die Erde gegraben, so daß er 4½ F. aus derselben hervorragt. Auf diesen wird ein 12—13 Z. hoher, 7—9 Z. breiter, 6—7 Z. dicker kopfrund gearbeiteter Kloß von festem Eichenholze vermittelst eines 1½ Z. breiten, ¼ Z. dicken eisernen Gewerb- oder Gewindgelenkes an der hinteren Seite so angebracht, daß derselbe vor- und zurück gelegt werden kann. Um das gänzliche Herabfallen desselben zu verhindern, wird am oberen Ende des Pfahles eine Knagge festgeschraubt, die 3 Z. breit und 2½ Z. dick ist, 2 Z. über den Pfahl hinaufragt und oben so schräg abgeschnitten ist, daß sie mit dem Kopfe einen Winkel von 45 Grad bildet und so dieser auf jener seine Anlehnung findet. Der untere Rand des Kopfes so wie der obere Rand des Pfahles müßen mit einem 1½ Z. breiten Eisenringe versehen werden.

Muß das Gerwerfen auf einer schon anderweitig benutzten Bahn vorgenommen werden, so entsteht daraus die Nothwendigkeit, den Gerkopf tragbar zu machen. Zu dem Ende stemmt man den Pfahl in ein Kreuz von 5zölligem Kreuzholze, dessen Breite 2½ und Länge 3½—4 F. beträgt. Das lange Ende ist aber in der Mitte des kürzeren so eingelegt, daß nur ½ F. nach vorn übersteht. Zur größeren Haltbarkeit wird noch eine 3 F. lange vom langen Ende nach dem Pfahle gehende 3 Z. starke Strebe an der hinteren Seite angebracht.

b. Wurfzeug: die Gere (T. V. Z. 39, a. b.), werden aus festem gesundem Eichen- oder Rothbuchenholze, das jedoch so wenig als möglich über-Holz gearbeitet sein darf, völlig rund und gleich gearbeitet, und sind für Kleine 6 F. lang und 1⅛ Z. stark, für Große 7 F. lang und 1¼ Z. stark und erhalten am vorderen Ende einen 3 Z. langen zusammengelötheten oder geschweißten eisernen Ring, welcher mit seiner ganzen Dicke in die Stange eingelaßen ist und die Ebene ihrer Oberfläche wieder ausgleicht. Von oben wird in die Stange ein 3 Z. langer Nagel mit eichelrundem Kopfe geschlagen, der auf den Ring paßt und mit ihm genau abschneidet. Statt dieses Beschlages kann man auch einen ähnlichen Kopf mit zwei Lappen versehen, die an den Seiten heruntergehen und vermittelst eines durch beide und die Stange gehenden umgenieteten Nagels befestigt werden. Das obere Ende ist nur von einem 1½ Z. langen festgenieteten Ringe umschloßen.

2. Zum Schocken.

a. Schockziel (T. V. Z. 43.) besteht aus zweien 3 F. hohen, 4 F. von einander entfernten Ständern von 5zölligem Kreuzholze, welche 3 F. in der Erde stehen. Zwischen beiden hängt an zwei Seilen ein 3 F. langer, 1 F. breiter mit Kälberhaaren prall gefüllter Sack, in dessen Mitte ein starker eiserner, schwarz angestrichener Schild von 6 Z. Durchmeßer als eigentliches Schockziel angebracht ist.

b. Schockzeug: 3 oder 6 Pfund schwere gußeiserne Kugeln oder möglichst runde Steine von ähnlicher Schwere.

2. Zum Stoßen.

Stoßgeräth: eiserne Kugeln (oder Steine) von 10 oder 20 Pfund Gewicht.

XI. Zu den Ziehübungen.

a. Ziehtaue, an jedem Ende mit einer zum Durchgreifen für Eine Hand hinlänglich weiten Öse versehen, sind, je nach der Menge, die daran ziehen soll, 20—80 F. lang und 1¼—1½ Z. stark.

b. Nackziehseile (T. V. Z. 48.) bestehen aus zweien 2½ bis 3 F. langen, 2 Z. breiten Gurten, die an den Enden Ösen (oder Ringe) haben, in welche zwei 12 F. lange, ⅜ Z. starke Seile geknüpft werden, die beide Gurte mit einander verbinden und in der Mitte zusammengeschürzt sind.

c. Knebelgurt (T. V. Z. 44.) besteht aus zweien Ziehstäben (s. folg. d.), die durch einen 6 Z. langen, 2 Z. breiten festen Doppelgurt in der Mitte verbunden sind.

d. Ziehstäbe sind 1½ F. lange, 1¼ Z. starke, aus hartem Holze gearbeitete runde Stäbe.

XII. Zu den Schiebübungen.

Schiebestangen: können zwar durch 9 oder 10 F. lange Springstäbe ersetzt werden, doch ist es beßer, da diese ein zugespitztes Ende haben und deshalb in der Hand drücken oder leichter verletzend werden können, besondere anzuschaffen, welche an beiden Enden wohl zugerundet oder mit einem Quergriffe versehen sind.

XIII. Zu den Hebeübungen.

Kraftmeßer:

1. Der einfache Kraftmeßer (T. V. Z. 45, a. b.), ein 4—5 F. langer Stab rund oder kantig, von Zoll zu Zoll mit Einschnitten versehen, in welche Gewichte von 4 Pfund gehängt werden. Das obere Ende von 6 Z. bleibt rund zum Handgriffe.

2. Der Kastenkraftmeßer (T. V. Z. 46, a. b.), ein Kasten etwa 10 Z. lang und breit, 3 Z. hoch, in 36 Fächer getheilt, von denen die vier mittleren für den runden, oben mit einem kleinen Knopfe versehenen Griff abgehen, der etwa 8 Z. über den Kasten hervorragt.

Die gußeisernen Gewichte müßen wo möglich grade 1 Pfund schwer sein, welches Gewicht ziemlich genau herauskommt, wenn sie 1 Z. im Geviert halten und 3½ Z. hoch sind. Sie müßen etwas über den Kasten überstehen, um leicht herausgenommen werden zu können. Der Kasten selbst ist der Festigkeit wegen an den Ecken mit Eisenblech beschlagen, welches auf den Boden über Kreuz gehen kann, und muß derselbe durch das Eisen eine bestimmte Schwere (etwa 5 bis 6 Pfund) erhalten.

3. Der Federkraftmeßer (T. V. Z. 47, a. b. c.). Eine 14 Z. lange und 3 Z. weite sehr starke Feder abcd wird in der Mitte der Seite adc mit einer 8 Z. breiten und 7 Z. hohen Messingplatte, welche die Gestalt eines Viertelkreißes hat, durch einen starken 1 Z. breiten und 1½ Z. hohen, mit einem Lappen an die Feder geschraubten eisernen Winkel (hier nicht sichtbar) verbunden. Etwa ¾ Z. über dieser Platte befindet sich eine andere Messingplatte fhegi, welche vom oberen Rande der ersteren etwa um 2½ Z. zurücktritt und nur mit ihren beiden Armen bis über die Ecken derselben läuft; mit diesen sind dieselben durch die Schrauben bei h und i, so wie unten beide Platten durch die Schraube k verbunden. Etwa ¾ Z. über derselben bei l befindet sich eine beide Platten senkrecht verbindende kleine Messingwalze, die sich um ihre Achse dreht und an deren der obereren Platte zugewendetem Ende sich ein Kniegelenk von Stahl befindet, in welches der stählerne Arm nm eingreift, der in m mit dem Federbogen abc beweglich verbunden ist. Jenes Gelenk weicht, wenn die Feder zusammengedrückt wird, nach links aus seiner Richtung, dreht dadurch den Arm l rechts und schiebt den messingenen Hebel-Arm lp, welcher an diesen befestigt ist, fort. Dieser bewegt seinerseits wieder den stählernen Zeiger oq, welcher auf leichter Reibung geht und stehen bleibt, wenn auch die Feder und mit ihr der Hebel-Arm in seine alte Lage zurückgeht. Der Zeiger hat zwei Spitzen (T. V. Z. 47, c.), welche auf 2 verschiedenen Gradbögen das Maß der angewendeten Kraft angeben, von denen der untere für das Zusammendrücken der Feder in der Richtung fm, der obere für den Längenzug in der Richtung ab gilt. Die Grade auf beiden Bögen müßen durch Proben mit angehängten Gewichten bestimmt werden. Für den unteren Bogen ist die Angabe von 10 zu 10 Pfund mit Zahlen zu bezeichnen, für den oberen genügt die Angabe nach halben Zentnern und bis 550 Pfund auch nach viertel Zentnern. Die Eintheilung muß für den Querzug bis auf 360 und für den Längenzug auf 880 Pfund fortgesetzt werden.

Will man den Kraftmeßer zum Heben oder Ziehen (s. die Übb.) anwenden, so gehört dazu noch eine stählerne Tretplatte und ein hölzerner Handgriff; jene rs ist 8—9 Z. lang, 1 starken Z. breit und schwach ¼ Z. stark; sie sowohl als der 7 Z. lange Handgriff vw haben in der Mitte einen 2—2½ Z. langen runden Stiel, an den sich dann die flachen Doppelbügel ansetzen, welche in ihren Enden Haken haben, die über die Feder greifen. Die von rs legen sich von hinten oder unten neben m auf die Feder, die von vw von vorn oder oben neben f auf dieselbe; um beide Bügel wird ein Riemen geschnallt, der das Ganze zusammenhält. Da aber beim Ziehen die Messingplatte leicht abklappt und dadurch leicht eine falsche Kraftangabe erzeugt wird, so muß man an der hinteren Seite jener Platte bei t und u zwei Haken einschrauben, welche den Doppelbügel der Tretplatte festhalten. Eine zweite Tretplatte x, so wie ein zweiter Handgriff y, welche aber nur mit Haken versehen sind, werden zum Behufe des Längenzuges bei a und b eingehängt und muß bei ihrer Anfertigung darauf gesehen werden, daß die Linie xy nicht länger ist als die Entfernung von rs und vw, d. h. 15—16 Z.

XIV. Zu den Lauf- und Sprungübungen im Reifen.

Reifen:

a. Die halben Reifen werden durch zusammengebogenes spanisches Rohr von 5—7 F. Länge gebildet. Die passende-Länge für jeden Übenden ist die, daß wenn derselbe auf die Mitte des Rohres mit beiden Füßen tritt, die Enden bis zur Hüfthöhe reichen.

b. Die ganzen Reifen werden aus gewöhnlichen Bandstöcken von Hasel- oder Birkenholz so zusammen gelegt, daß ihr Durchmeßer, je nach der Größe der Turner, 30—40 Z. beträgt. Das passende Maß für jeden Turner ist etwas weniger als Hüfthöhe. Die Enden dieses ¾ Z. breiten, wohl abgerundeten Reifens werden auf 4 Z. verjüngt zugeschnitten und so über einander gelegt mit 3 oder 4 Nägeln zusammengeschlagen, daß weder diese hervorstechen noch jene mit den Seilen einen Absatz bilden. Des beßeren Griffes wegen kann man auch die zusammengefügte Stelle mit Bändern umwickeln.

XV. Zu den Lauf- und Sprungübungen im Seile.

1. Schwungseile:

a. Die kurzen Seile sind ⅜—½ Z. stark und im Allgemeinen 5—8 F. lang, müßen aber für jeden Übenden, wenn er auf die Mitte desselben tritt, mit den Enden eine starke Hand breit über die Hüfte reichen.

b. Die langen Seile haben eine Länge von 25—30 F. und sind ebenfalls ⅜—½ Z. stark.

2. Seilpfahl, an welchem die langen Seile befestigt werden: besteht aus einem runden, 4—5 Z. starken Pfahle, welcher 2 F. in der Erde, 4—4½ F. über derselben steht. Einen halben Fuß vom oberen Ende werden nach vier entgegengesetzten Richtungen eiserne, um einen Dorn sich drehende Ringe eingeschraubt, in welche die Seile geknüpft werden (T. V. Z. 49.).

XVI. Zu den Stabübungen.

Windestäbe: sind, je nach der Größe der Turner, 3½, 4, 4½ bis 5 F. lange, ¾—1 Z. starke Rundstäbe, die entweder aus Kiefernholz geschnitten sein können oder aus bloßen geraden Haselstöcken bestehen dürfen. Das Längenmaß für jeden Turner ist daß ihm der Stab bis zur Achselhöhe reicht.

XVII. Maßstäbe.

sind 10, 15 oder 20 F. lange, 3 Z. breite und 1¼ — 1½ Z. dicke Latten, die in ganze und halbe Fuße eingetheilt und mit den Fußzahlen versehen sind. Durch Aneinanderlegen kann man leicht eine größere Länge gewinnen.

Der aufrechtstehende Maßstab: an einer Wand oder einem Pfeiler wird eine 7 F. hohe, 1 Z. breite und ¾ Z. dicke Leiste von hartem Holze, welche oben und unten einen eingeleimten Ansatz von 3 Z. Länge und 1½ Z. Dicke hat, durch diese hindurch angeschroben. An dieser Leiste bewegt sich ein wagerecht stehender Arm, der nach vorn 4 Z. hervorragt: das Loch in demselben ist so groß, daß an der hinteren Seite noch ein ½ Z. starker Keil gesteckt werden kann, um das Herabgleiten zu verhindern. Dieser Maßstab, welcher dazu bestimmt ist, in erwünschten Fällen die Größe der Übenden zu meßen, ist von 3—6½ F. mit ganzen, halben, Viertel und Achtel Zollen genau versehen, von denen die ganzen Zolle mit ihrer Höhenzahl bezeichnet werden.

C.

Die Turnübungen.

Worterklärungen.

Wir stellen hier die Erklärung nur derjenigen Ausdrücke voran, welche bei der Beschreibung so wie bei dem Betriebe der meisten Übungen wiederholt und oft vorkommen, was namentlich die Richtung der Bewegung und des Zustandes oder die der Ruhe betrifft, und halten uns dabei dem Zwecke unseres Buches gemäß an dem schlichten Lebensgebrauche der Muttersprache, von dem wir stets ungern abgehen.

Abhang, der — an den Knieen, wobei der Kopf nach unten hängt. S. Anhang.

Anfersen, — Berühren des Gesäßes mit den Fersen, im Stande, Laufe und Sprunge.

Anhang, der — an den Händen oder Armen, wobei der Kopf nach oben. S. Abhang.

Anmann, der — welcher die Übungen seiner Riege (s. d.) beginnt und vormacht. S. Vorturner.

Anmunden — Berühren des Barren, Reckes ꝛc. mit dem Munde aus dem Stütze (s. d.).

Anschultern — Berühren des Reckes ꝛc. mit den Schultern aus dem Stütze oder Hange.

Aufgriff, der — wobei die Hände auf das Reck, einen Barrenholm, Pausche ꝛc. von oben so aufgelegt werden daß die Daumen nach innen stehen und der Rücken der Hand im Hange nach hinten, im Stütze nach vorn gekehrt ist. Im Hange rücklings stehen jedoch die Daumen nach außen (s. darüber die Bemerkung bei Untergriff). S. Untergriff und Ristgriff.

Elle, die — der Knochen des Unterarmes, welcher vom Ellenbogen in der Richtung des kleinen Fingers bis zum Handgelenke läuft. Daher:

Ellengriff — derjenige Griff der Hand, wobei im Hange die Ellenbogen und kleinen Finger nach hinten, im Stütze nach vorn gekehrt sind.

Ellenlage — wenn in wagerechter oder etwas schräger Haltung der Arme Ellenbogen und kleine Finger nach oben stehen.

Ellenbewegung — wenn in irgend einer Richtung nach oben die Ellenbogen voran gehen; beim Fechten jedoch nur die Bewegung, bei der die Elle oben liegt.

Felge, die — die fortgesetzte Bewegung des Leibes um seine Breitenaxe, d. h. in der Gegend der Hüften bei gestreckten Beinen: am Reck (s. Welle).

Ger, der — Wurfgeräth (s. Vorrichtungen S. 64).

Gere, die — Diagonale.

Glied, das — eine bestimmte Anzahl gleich thätiger Menschen, die in einer Zeile oder Linie und mit den Schultern in einer und derselben Richtung stehen. S. Reihe und Rotte.

Grätschen — Bewegung beider Schenkel zu gleicher Zeit nach entgegengesetzter Richtung. S. Spreizen.

Griff — s. Auf- und Unter-, Zwie-, Rist-, Kamm-, Ellen-, Speich-, Quergriff.

Griffwechsel, der — s. Wechsel.

Halde, die — steiler oder jäher Abhang der Wege, Hügel, Erdrücken, Berge und Felsen.

Handeln — Fortbewegen auf den Händen im Stütz (s. d.).

Hangwechsel, der — s. Wechsel.

Hangeln — Fortbewegen im Hange in wagerechter oder wenig geneigter Richtung.

Holm, der — eine durch 2 oder mehrere Ständer getragene, abgerundete Überlage.

Hurten — Abstoßen der Oberschenkel im Stütz am Schwingpferde u. s. w. durch Hülfe des Kreuzes.

Kamm, — die kammähnliche Haltung der geschloßenen Finger nach oben. Daher:

Kammgriff — derjenige Griff der Hand, wobei im Hange der Kamm nach hinten, im Stütze nach vorn gekehrt ist. Sieh Untergriff.

Kammlage — wenn in wagerechter oder etwas schräger Haltung der Arme der Kamm nach oben steht.

Kammbewegung — wenn in irgend einer Richtung nach oben

der Kamm vorangeht; beim Fechten jedoch nur die Bewegung, bei der er oben liegt. **Kammhieb. Kammstoß.**

Kehre, die — s. d. f.

Kehren — diejenige Drehung oder Wendung des Leibes, bei welcher das Gesicht in die Richtung gebracht wird, welche vorher der Rücken einnahm. **Links** (rechts) **kehrt** heißt, wenn sich bei dieser Drehung das Gesicht nach der linken (rechten) Seite wendet.

Nach jener Grundbezeichnung heißt **Kehre** diejenige Bewegung oder Übung, bei welcher in ihrer Mitte, in sitzender Stellung Gesäß und Rücken dem Turngeräthe zugekehrt sind. S. Wende.

Knagge, die — Unterlage (Backe) zum Tragen und Aufsteigen.

Links — s. rechts.

Quer — die mit **Quer** gebildeten Wörter (Quergriff, =hang, =sitz 2c.) bezeichnen Zustände, in welchen die Richtung des Geräthes durch die Breitenaxe (Schulterlinie) oder Längenaxe des Leibes durchschnitten wird. Beim **Quergrätschen**, wo kein Geräth vorhanden, durchschneidet die Verbindungslinie der Füße die Breitenaxe.

Rahe, die — schräg oder wagerecht aufliegender Balken oder Mast.

Rechts und **links** (eben so **rechts** und **links um**) werden im Allgemeinen nach dem gewöhnlichen Sprachgebrauche angewendet. Beim **Springen** entscheidet der abstoßende Fuß, bei den anderen Übungen, wo **Schwung** stattfindet, die vorangehende Seite des Leibes; wo keine Seite vorangeht, etwa der Arm, welcher am meisten stützt; die Seite, nach welcher der Schwung in die Höhe geht, entscheidet durchaus nie.

Reede, die — Ort, wo man sich zu etwas bereit macht (auch die Schiffe zur Abfahrt), wo die Turner ruhen und warten bis ihre Turnreihe kommt, und wo sie sich durch Vorübung bereiten und zur einzelnen Übung anschicken.

Reigen, der — gemeinsame Geh= und Lauf=, auch Tanz=Bewegungen einer größeren Anzahl in Reihen, an denen jeder Einzelne in seiner bestimmten Reihenfolge gleichzeitig und gleichmäßig mit den Anderen Theil nimmt.

Reihe, die — eine bestimmte Anzahl von Turnern, die in einer bestimmten geraden Richtung (Linie) aufgestellt und thätig sind. S. Rotte und Riege.

Reitsitz, der — ein Quersitz im Spalt (am Schwingel mehr auf beiden Oberschenkeln).

Riege, die — bestimmte Anzahl von Turnern, welche nach einer gewißen Ordnung und in sich wiederkehrender Reihenfolge turnt.

Rist, der — die obere Seite des Fußes und der Hand. Daher:

Ristgriff derjenige Griff der Hand, wobei im Hange der Rist nach hinten, im Stütze nach vorn gekehrt ist.

Ristlage — wenn in wagerechter oder etwas schräger Haltung der Arme der Rist nach oben steht.

Ristbewegung — wenn in irgend einer Richtung nach oben der Rist vorangeht. Beim Fechten jedoch nur die Bewegung, bei der er oben liegt. Risthieb, =stoß.

Risthang, der — Hang am Fußrist (am Reck).

Rotte, die — zwei oder mehrere in verschiedenen Gliedern (sieh S. 70 Glied) hinter oder, wenn die Glieder in Reihen stehen, neben einander Stehende.

Rücklings — **vorlings** — bezeichnen bloß die Richtung des Leibes in Lage, Stellung und Haltung beim Zustande der Ruhe. Demnach ist Stütz oder Hang vorlings (rücklings) derjenige, wobei die Vorder= (Rück=)Seite dem Geräthe oder dem Erdboden zugekehrt ist.

Rückwärts — **vorwärts** — deuten die Bewegung des Leibes an; so daß vorwärts genannt wird, wo das Gesicht, rückwärts, wo der Hinterkopf vorangeht.

Schott, das — Verschlag von Brettern oder schräger Wall mit starken Brettern belegt.

Schweben — im Allgemeinen sich oder einen Gegenstand im Gleichgewichte halten, in der Ruhe wie in der Bewegung. Daher der Schwebestand, der Schwebewechsel, die Schwebe ꝛc.

Schwingen — sich durch Aufsetzen der Hände und Schwung der Beine auf oder über einen festen Gegenstand fortbewegen; vorzugsweise am (davon genannten) Schwingpferde oder Schwingel.

Seitlings — diejenige Richtung des Leibes in Lage, Stellung und Haltung beim Zustande der Ruhe, bei welcher die eine der beiden Seiten dem Geräthe oder dem Erdboden zugekehrt ist. S. Vor= und Rücklings.

Seitsitz, der — ein Sitz auf beiden oder einem Schenkel, wobei die Schulterlinie mit der Richtung des Geräthes gleichlaufend ist. S. Reitsitz.

Sitzwechsel, der — s. Wechsel.

Speiche, die — der Knochen des Unterarmes, welcher vom Ellenbogengelenke in der Richtung des Daumen bis zum Handgelenke läuft. Daher:

Speichgriff — derjenige Griff der Hand, wobei im Hange die Daumen und das Ellenbogengelenk nach hinten, im Stütze nach vorn gekehrt sind.

Speichlage — wenn in wagerechter oder schräger Haltung der Arme Ellenbogengelenke und Daumen nach oben stehen.

Speichbewegung, wenn in irgend einer Richtung nach oben der Daumen vorangeht; beim Fechten jedoch nur die Bewegung, bei welcher der Daumen oben liegt.

Spreizen (die Spreize) — Bewegung eines Schenkels im Hüftgelenke (nach allen Seiten), während das andere Bein in der Richtung des Oberleibes bleibt.

Stemmen — ein sich Versetzen oder Verweilen in Streckung der Arme oder Beine (oder beider verbunden), um eine gegenstrebende Kraft zu überwinden.

Stütz, der — das Tragen des schwebenden Leibes durch gestreckte oder gebogene Arme, beim gemischten auch mit Beihülfe der Füße (oder eines anderen Körpertheiles).

Tie, der — Versammlungs-, Erholungs-, Unterhaltungs-, Sing- und Gesellschaftsplatz.

Untergriff, der — wobei die Hände mit Durchgehen unter dem Reck im Stande oder Hange so auf dasselbe gelegt werden, daß die geschloßenen Finger (Kamm) nach hinten d. h. dem Gesichte zugekehrt sind, die Daumen somit nach außen stehen; im Stütz (und Seitsitz) sind die Finger nach vorn gerichtet.

Diese Beschreibung paßt allein nicht für den Hang rücklings, wo beim Untergriffe die Daumen nach innen stehen, weshalb hiebei die Bezeichnungen Auf- und Untergriff allerdings anschaulich sind, nach der ersten Beschreibung aber nicht die volle Richtigkeit haben. Dieß gilt auch vom Aufgriffe (s. d.). S. Kammgriff und Aufgriff.

Vorlings — s. rücklings.

Vorwärts — s. rückwärts.

Wage, die — ein Ruhen des wagerecht gestreckten Leibes durch Unterstützung der Arme allein. S. Wagewechsel.

Wechsel, davon bilden sich:

Griffwechsel — Übergang aus einer Griffart in die andere, also aus Auf- in Untergriff u. s. w.

Schwebewechsel — Übergang aus einer Schwebe (s. d.) in dieselbe, aber mit veränderter Richtung, oder auch in eine andere.

Sitzwechsel — Übergang aus einem Sitz in den anderen, oder auch in denselben auf einer anderen Seite des Geräthes.

Wagewechsel — Übergang aus einer Wage in die andere, mit oder ohne Richtungsveränderung.

Stützwechsel — Übergang aus einem Stütz in den anderen oder auch in denselben, ohne und mit Richtungsveränderung.

Hangwechsel — Übergang aus einer Hangart in die andre.

Wechselhang — abwechselndes Hangen an den zum Hange verwendeten Gliedern.

Wechselstand — abwechselndes Stehen auf Einem Fuße oder Theile des Fußes.

Wechselschlag, — **Wechselschnellen** &c.

Welle, die — fortgesetzte Bewegung des Leibes um das Reck aus Liegehang oder Abhang.

Wende, die — diejenige Bewegung oder Übung, bei welcher in ihrer Mitte Gesicht und Bauch dem Turngeräthe zugekehrt sind. S. Kehre.

Wippen (Wippe) — wiegende Bewegung oder Schwingung des Körpers oder einzelner Theile desselben im Stande, Gange, Hange oder Stütz.

Zwiegriff, der — Verbindung von gleichzeitig verschiedenem Griffe für jede der beiden Hände, hauptsächlich von Auf- und Untergriff (s. dd.).

Zwitterlage, die — Richtung des gestreckten Leibes mit der Seite gegen das Turngeräth in der Mitte zwischen Kehr- und Wendelage. Davon:

Zwittersprung, der — bei welchem der Leib in der eben bezeichneten Richtung über das Turngeräth fortgeht.

I. Allgemeine Vorübungen *).

Diese Übungen bilden in gewissem Sinne die Grundlage aller übrigen und der Turnkunst überhaupt: sie lehren die Grund- und Hauptbewegungen, welche der Mensch mit seinen Gliedern vornehmen kann und befördern des Leibes Gelenkigkeit und Gewandtheit ungemein. Sie erfordern zugleich wenig Raum und keine Vorrichtung, dienen daher vortrefflich zum Ersatze anderer Übungen, welche Vorrichtungen verlangen und zu denen man sonst keine Gelegenheit hat; machen mit Ausnahme einiger weniger kein Geräusch und können entweder als bloße tägliche Anregung in wenigen Minuten schnell hintereinander durchgenommen oder als tüchtige Durcharbeitung aller Kräfte eine halbe Stunde und länger (auf die Dauer) getrieben werden **).

Wir verstehen aber hier unter Vorübungen oder Gelenkübungen nur solche, bei denen alles Springen vermieden wird, also wenigstens Ein Fuß auf der Erde bleibt und keine Fortbewegung stattfindet; weshalb viele von den Spring- und Schwingvorübungen, bei denen diese Beschränkung nicht statt findet, hier fortgelaßen worden sind, so wie umgekehrt bei den genannten Übungen manche vorkommen, die hier als Gelenkübungen aufgeführt werden.

Zugleich sind aus der großen Zahl der Übungsmöglichkeiten hier mit Bewußtsein nur diejenigen hervorgehoben worden, welche die Hauptrichtungen der Glieder- und Rumpfthätigkeiten vertreten, um so die Übungen nicht allzusehr zu vermehren und weil die fleißige Durchübung der aufgenommenen, so wie der weiteren Spring- und Schwingvorübungen, Schwebe- und Streckübungen zur gründlichen allgemeinen Entwickelung der leiblichen Anlagen und Kräfte hinreichen dürfte, so weit solche ohne Anwendung von besonderen Vorrichtungen oder Turngeräthen (den Ersätzen der geeigneten Naturvorkommnisse) erreicht werden kann. Eigentlich gehörten auch fast sämmtliche Han-

---

*) Wir wählten lieber diese allgemeinste Benennung, als die dafür aufgekommenen „Gelenkübungen und Freiübungen." Jene Bezeichnung reicht nicht aus, diese ist doppelsinnig. — Die in diesem Abschnitte so wie den folgenden angeführten Zeichnungen befinden sich in den besonders herausgegebenen „Abbildungen von Turn-Übungen, gezeichnet von H. Robolsky und A. Töppe u. s. w." Berlin, Verlag von G. Reimer. 1845. gr. 8.

**) Diese Übungen eignen sich vortrefflich für Sitzarbeiter auch zu Hause, obschon wie bereits Seite 22 gesagt ward, alle Übung im Freien und in froher Genoßenschaft getrieben für Leib und Seele gedeihlicher ist. — Viele dieser Übungen sind auch sehr dienlich für Schulterschiefe ꝛc., müßen aber dann natürlich dem besonderen Falle angemeßen gehandhabt werden.

telübungen hieher, insofern diese nur mit Last erschwerte Gelenkübungen sind, natürlich zunächst nur diejenigen, welche an Ort und Stelle (im Stande) ausgeführt werden. Inzwischen verliert eine Anzahl jener Übungen, ohne Hanteln ausgeführt, an Schärfe, Kraft und Schwung und wurden deshalb hier nicht aufgeführt, wo es uns wie in diesem ganzen Buche weder um todte Gerippordnung noch um steife Vollständigkeit oder Lückenlosigkeit zu thun sein kann. Dieses Buch soll zunächst dem wirklichen Bedürfnisse dienen und helfen.

Aus denselben Gründen darf man auch nicht daran denken, auf dem Turnplatze so wie im Wintersaale, auch nur die hier aufgenommenen ein und sechszig Vor- oder Urübungen hinter einander ein- oder durchüben zu wollen; auch nicht jedes Mal. Man nehme anfangs nur wenige, diese aber tüchtig durch und wiederhole sie fleißig, z. B. in der ersten Stunde die sieben ersten Übungen und einige für die Arme (etwa die Mühlen und Vor- und Rückbeugen); dann Spreizen, Hochreichen und Hochstrecken, Seitenbiegen und Rumpfkreißen rc. Die künstlicheren (wie die Hiebbewegungen) nehme man erst später; wohl aber den Ausfall, weil es fast keine andere Vorübung ohne besonderes Werkzeug giebt, welche wenigstens die unteren Glieder des Leibes so gleichmäßig in Anspruch nimmt und eine so schöne und edle Haltung hervorruft; zugleich aber diese beim Fechten so wichtige Übung und Bewegung auf diese Weise schon zum Voraus gründlich und zeitersparend für jenes geübt wird, während derselbe (der Ausfall) später gewöhnlich nur halb erlernt wird *).

I. Aufstellung.

Treibt man die Gelenk- wie die übrigen Vorübungen auf dem Turnplatze, noch mehr im engeren Saale, mit einer größeren Anzahl Turner, so können die Übungen von Allen zugleich füglich nur auf das Wort oder den Ruf des Vorturners oder Turnlehrers vollführt werden **).

Alle Turner stellen sich nach der Größe oder nach anderer vorher bestimmter Ordnung in eine Reihe, nehmen (auf den Ruf) Abstand, indem Jeder seines rechten Nebenmannes linken Oberarm mit den gestreckten Fingern seiner rechten Hand berührt und mit ganz klei-

*) Nähere Auskunft über die Ein- und Vertheilung dieser allgemeinen Vorübungen auf die einzelnen Turntage findet man in dem Abschnitte über die Art, wie die Übungen zu treiben sind.

**) Vom einförmigen Commandieren kann hier nie wie nirgends auf Turnplätzen die Rede sein. Jeder frische Turnlehrer wird stets das rechte Wort finden, ob aufgestellt oder angetreten, Abstand genommen oder Nehmt Abstand rc.

nen Schritten links seitwärts geht, bis der rechte Arm vollkommen wagerecht ausgestreckt ist (oder umgekehrt links, je nach der Räumlichkeit); laßen die Arme fallen („Hände los!") und richten sich durch Wendung des Kopfes und Blickes nach dem rechten Flügel.

Muß man mit dem Raume sehr sparsam umgehen, so läßt man engen Abstand nehmen oder Abstand mit Handauflegen (nach Abb. 2., nur daß bei dieser die Hand ganz d. h. bis zur Handwurzel aufgelegt sein muß, weil sonst der Unterschied zwischen engem und weitem Abstande zu unbedeutend wäre). Bei den später zu beschreibenden Hantel- und Stabübungen wird doppelter Abstand genommen, nämlich so daß jeder Turner beide Arme wagerech tausbreitet, bis die gestreckten Finger der Nebenleute sich kaum noch berühren.

Bei großen Massen, die zu gleicher Zeit allgemeine Vorübungen machen sollen, ist die richtige Aufstellung und Benützung des Raumes überhaupt von großer Wichtigkeit und wenn man auch der Einsicht jedes Lehrers überlaßen darf, nach Ort und Raum die beste Stellung zu finden, so mögen doch einige allgemeine Andeutungen hier Platz greifen. Hat die Abtheilung die Stärke von 2, 3 und mehr Riegen, so läßt man sie sich in 2 oder 3 Gliedern aufstellen: jedes Glied ist von dem anderen um etwa 2 Fuß oder um eine Armlänge entfernt, die ersten, zweiten, dritten ꝛc. Männer in jedem Gliede müßen genau auf einander gerichtet sein und werden, wie bei den Reigen, Rotten genannt.

Dem Ermeßen des Lehrers (oder Vorturners) muß es überlaßen bleiben, welche Übungen er in Gliedern und welche in Reihen d. h. nachdem die Turner rechts- oder linksum gemacht haben, ausführen laßen will; es sei hier nur darauf aufmerksam gemacht, daß bei der Aufstellung in Reihen manche Anstöße und Berührungen vermieden werden, die in Gliedern leicht vorkommen, daß viele Übunbungen in dieser Stellung vom Lehrer bisweilen leichter übersehen werden können und einige von der Masse überhaupt nur in Reihen zu machen sind. Bei einzelnen, wie z. B. beim Spreizen seitwärts, muß sogar eine veränderte Stellung angenommen werden; bei dieser Übung müßen nämlich die Glieder einen größeren Abstand nehmen oder, was kürzer ist, man läßt das zweite Glied, nachdem durch Rechtsummachen in Reihen gesetzt ist, einen kleinen Schritt rückwärts treten, so daß es sich genau auf die Lücken des ersten und dritten richtet. Dieselbe Stellung findet beim Grätschen und beim Ausfalle statt. Einen ähnlichen Vortheil erzielt man auch durch die Verschiebung des (4. 6.)ten Gliedes („zur Deckung der Lücken einen Schritt links!"), wodurch man auch gedeckte Lücken erhält.

Bei manchen Übungen, wie z. B. bei den oben angeführten Stabübungen, kann es auch bequemer sein, statt von vorn herein doppelten Abstand zu nehmen, die Aufstellung in Einem Gliede machen und dann die ungeraden oder geraden Männer einen oder zwei Schritt vortreten zu laßen, wodurch man sogleich 2 Glieder mit bedeckten Lücken erhält.

Will der Lehrer einen genauen Überblick über seine ganze Schaar haben, so muß er, besonders wenn das Glied lang ist, nie vor demselben, sondern auf einem Flügel stehen und bei der Aufstellung in Reihen vor den Zwischenräumen derselben; diese Übungen aber überhaupt mit größter Leibesbeweglichkeit und Sinnenlebendigkeit überwachen. Ohne gleichförmiges ja oft tackmäßiges Ausführen werden diese allgemeinen Übungen nie mit Schärfe und Sicherheit gemacht werden, weswegen es nothwendig ist, nicht nur bei jeder jedes Mal das Rechts und Links anzugeben, sondern bei vielen auch die einzelnen Grade der Übung durch Zählen zu bezeichnen, z. B. beim Beinschnellen: „rechts — Eins! (Hebung des Oberschenkels) Zwei! (Ausschnellen) Drei! (Senkung des Beines).“

II. Stellung und Haltung

(bei allen diesen wie anderen Vorübungen) ist folgende:

Leib gerade! Oberleib natürlich aufgerichtet; Kopf senkrecht über dem Rumpfe frei gehoben; Blick gerade aus; Kinn etwas an den Hals gezogen.

Brust heraus! gesenkte und zurückgenommene Schultern.

Bauch ein! Unterleib und Kreuz eingezogen (hohl).

Knie gestreckt!

Fersen geschloßen! an einander und auf einer Linie; die Füße unter einem rechten Winkel *): die Last gleichmäßig auf beiden Füßen ruhend, aber nicht durch zu starkes Vorlegen des Oberleibes auf die Fußballen geschoben, doch so daß das Gewicht etwas mehr als auf die Fersen fällt.

Hände an! beide Hände auf die Hüften gesetzt: Daumen hinten, die vier Finger (geschloßen) vorn, Handflächen durch starkes Biegen der Handgelenke fest an, Ellenbogen nach beiden Seiten ein wenig nach hinten stehend, bei gesenkt bleibenden Schultern.

Mund zu! Lipp' auf Lippe.

---

*) Viele dieser Übungen können auch mit geschloßenen Füßen gemacht werden: eine gute Übung des Gleichgewichtes.

III. Übungen.

A. Der Beine (und Füße).

1. **Zehenstand** (Abb. 1.): festes Ruhen auf Zehen und Ballen mit stark aufgehobenen Fersen oder Absätzen. Auf die Dauer geübt theils durch die Rufe „Auf! Nieder!“ (oder etwa! Beugt! Emport!), theils als Wettübung: wer absetzt, verliert und tritt aus der Reihe zurück. Zehengang s. bei den Springvorübungen. Dem Zehenstande würde sich anschließen der Wechselstand, der bei den Springvorübungen ausgeführt wird und dessen Erschwerung im Solenstande mit Spreizhalten des standfreien Beines beßer zu den Schwebeübungen paßt.
2. **Wippen**: wiegende Bewegung im Zehenstande durch Beugen und Strecken der Fußgelenke, jedoch ohne Berührung des Bodens mit den Fersen.
   a. Mit steifen Knieen (Fußwippen).
   b. Mit nachgebenden Knieen (Kniewippen).
3. **Kniebeugung** (mehrmals hintereinander):
   a. Kleine Kniebeugung (Abb. 3.). Zur vorigen Bewegung aus dem Zehenstande kommt das Nachgeben der Kniegelenke, doch höchstens bis zum rechten Winkel, wobei die Kniee der Richtung der Fußspitzen folgen, also auswärts bleiben. Alle Mitbewegung des Oberleibes muß vermieden werden. Die Übung fortgesetzt (auch mit geschloßenen Füßen) heißt Kniewippen.
4. . . b. Tiefe Kniebeugung mit geschloßenen Füßen und Knieen (Abb. 4.). Alle Turner senken sich aufs Wort („nieder“) durch die kleine Kniebeugung so tief, bis die Fersen beinahe das Gesäß berühren und die Oberschenkel ziemlich wagerecht stehen. Die Fersen dürfen sich dabei dem Erdboden durchaus nicht nähern. — Anfänger und Unbeholfene strecken zur Erhaltung des Gleichgewichtes die Hände (Rist oben) wagerecht vor, deren Fingerspitzen man zur Unterstützung ergreifen kann. Findet ein starkes Vorlegen des Oberleibes statt, so ergreift man von hinten beide Schultern des Kniebeugenden durch Unterlegen des eigenen Fußes unter die geschloßenen Fersen und Drückung des Kniees oder Schienbeines gegen das Gesäß des Beugenden, um die gerade Haltung hervorzurufen.

Aus der tiefen Kniebeugung geht das Sitzhocken (sieh Springvorübungen) hervor *).

5. **Wechselschlag** (Abb. 5.): Füße geschloßen **); die Fersen gerade nach hinten rasch bis an das Gesäß gehoben (eine nach der andern auf den Ruf „rechts, links"), die Kniee dabei nur sehr wenig vorgeschoben. Jeder anfersende Fuß nimmt, während der andere standfest bleibt, ohne zu stampfen, seine Stellung wieder ein. Die Haltung des Oberleibes unverändert.

6. **Knieschnellen** (als Wechselschnellen: Abb. 6.). Der vorigen Übung entgegengesetzt werden die Kniee vorwärts bis zur Berührung der Brust oder doch über die wagerechte Linie hinauf gehoben, wobei die Ferse gleich aus der senkrechten Linie vorgehen muß. Stellung rc. wie bei Übung 5; den Oberleib nur unbedeutend vorgelegt; Standbein fest. — Anfänger, Steife und Unbeholfene dürfen das Schienbein zuerst wohl mit den Händen umfaßen, um so nachzuhelfen ***).

7. **Beinschnellen** oder Ausschnellen der Beine:

a. nach oben. Hebe den Oberschenkel bis zur wagerechten Lage (Wage) und schnelle den Unterschenkel mit Kraft in dieselbe Linie (Fußspitzen und Fußgelenke gestreckt). Wechselbeinig („rechts! links! Eins, zwei!");

8. . . b. nach unten. Hebe den Unterschenkel wie beim Wechselschlage (5.), aber ohne Schwung und schnelle ihn mit angezogenem Fuße wieder in die senkrechte Lage. Wechselbeinig („rechts! links!") †).

9. **Beinstoßen**: Füße geschloßen. Auf „rechts, eins!" wird das bezeichnete Knie wie Üb. 6. gehoben, auf „zwei!" rasch und

*) Man kann die Kniebeugung (bis zum Sitzhocken) auch im Stande auf einem Fuße machen, wobei das andere Bein nach vorn gehoben (gebogen oder gestreckt) wird, auch nach hinten; seitwärts nur bei hinzukommendem Rumpfbeugen (Ähnliches beim Schweben). Aus dem Sitzhocken (Springvorüb. 8.) strecke man auch das Eine Bein zum Aufstehen des Fußes auf dem Boden nach allen Spreizrichtungen hin.

**) In der Winkelstellung der Füße kann die rechte (linke) Ferse auch an das linke (rechte) Gesäß anfersen (was viele bei der Schlußstellung als Fehler machen). Auch das Knieschnellen schräg vorwärts (angewendet beim Hocken zum Affensprunge beim Schwingen) kann ausgeführt werden.

***) Aus den Knieheben können noch gemacht werden:
das Unterbeinkreißen,
das Beindrehen, wobei der Oberschenkel sich um seine Achse dreht;
das Drehschwenken des Beines, wobei der Oberschenkel wagerecht bleibt, aber von innen nach außen schwenkt.

†) Auch kann man das Wechselschlagen eines Beines mit dem Ausschnellen desselben Beines nach unten machen, aber beides mit Absicht heben und mit Absicht senken.

kräftig meglichst wagerecht ausgestreckt, so wie das Fußgelenk angezogen, wonach der Fuß seine alte Stellung wieder einnimmt. Eigentlich ein Treten nach vorn, durchaus kein Schlagen mit dem Unterschenkel nach oben; und kann nur richtig ausgeführt werden, wenn das Knie hinreichend gehoben wird.

10. Spreizen, d. i. Heben des im Knie gestreckten Beines mit Schwung *),

a. vorwärts:

1. mit angezogenen Fußspitzen: das rechte Bein mit gerade nach vorn gehaltener, nach dem Leibe angezogener Fußspitze, wohl gestreckt vorwärts geschwungen; ebenso das linke u. s. f. Auch das Knie des Stätfußes muß ganz gestreckt bleiben. Anfangs ist es hinreichend, wenn die Beine sich der wagerechten Linie nähern, später müßen sie weit über dieselbe hinausgehen (selbst bis zum Anknieen an den hochgestreckten Oberleib). Durch das Anziehen der Fußspitzen werden die Streckmuskeln an den Hinterschenkeln und Kniegelenken geübt; wo das Spreizen zur geschickten Ausführung einer weiteren Übung dienen soll, werden jedoch die Fußspitzen stets gestreckt.

11. . 2. mit gestreckten Fußspitzen (Abb. 7.): ganz wie die vorige Übung, aber mit gestreckten Fußgelenken, wodurch die Hebung leichter wird.

12. . . b. rückwärts:

Stellung und Hebung der Fußspitzen wie bei Üb. 10. Die Bewegung ist nur kurz, das Kreuz giebt nach. Aber Auswärtsdrehen der Füße, Biegen der Kniee und Vorlegen des Oberleibes muß vermieden werden.

13. . . c. schräg vorwärts:

Füße auswärts; das Spreizen in der Richtung der Fußspizzen, sonst nach Üb. 11. — Auch nach innen, in der Richtung des Fußes vom Standbeine (bei auswärts stehenden Füßen).

14. . . d. schräg rückwärts:

Stellung wie bei Üb. 13., Bewegung nach hinten in der Verlängerung des stehenbleibenden Fußes, aber ohne Drehung der Hüften. — Auch nach innen, in der Richtung des Fußes von der Spitze zur Ferse.

15. . . e. seitwärts:

1. mit angezogenen Fußspitzen (aus der Richtung der-

---

*) Auch langsames, gleichmäßiges Heben und Halten des gehobenen Beines ist zu beachten. — Spreizen im Bogen s. beim Bockspringen und Barren.

selben), Hauptspreizübung. Das Bein muß sich heben und senken, ohne Abweichung nach hinten und vorn. Damit der Leib nicht nach der anderen Seite ausweiche, versuche man ihn nach dem Spreizfuße hinzuneigen oder mache die Übung auch dicht an einer Wand stehend, oder der Lehrer hebe ein Bein des Spreizenden nach dem anderen allmälig so weit das Hüftgelenk nachgiebt, wobei der Turner genau in der richtigen Haltung bleiben und den Schwerpunkt selbst suchen muß. Die Riege macht, um Raum zu gewinnen und damit der Lehrer alle spreizenden Beine übersehen kann, bei dieser Übung rechts um.

16. **Spreizen**, e. seitwärts:
2. mit gestreckten Fußspitzen (Abb. 8.). Wie die vorige Übung, nur auswärts. Da diese Übung aber leicht durch Zurücknahme der Hüften in das Spreizen schräg vorwärts (13.) übergeht, so laße man es nicht eher vornehmen, bis es mit angezogenen Füßen (15.) ganz sicher geht.

17. **Grätschen**: a. seitwärts (Seitgrätschen Abb. 11.): Aus der (oben beschriebenen) Grundstellung hebe die Fersen, dreh sie nach außen, setze sie dann nieder und dreh so bei abwechselndem Zehen- und Fersenstande, ohne Kippen und Kanten die gestreckten Beine fortfahrend so weit auseinander, als die Hüftgelenke nachgeben wollen *), aber auch bei höchster Spannung müßen die Sohlen fest auf der Erde und die Füße möglichst einwärts gekehrt oder gleichlaufend stehen, die Kniee vollkommen gestreckt sein und der Oberleib nicht vorgelegt werden. Die Möglichkeit denselben nach rechts und links wiegen zu können, ist der Beweis, daß die Stellung nicht überspannt ist.

18. . . b. vor- und rückwärts (Quergrätschen Abb. 12.). Aus der Grundstellung mach, um Raum zu gewinnen, links (rechts) um, grätsch wie bei Übung 17. und mach, wenn die Muskeln noch nicht die volle Spannung haben, wieder rechts um, so daß die rechte Fußspitze und das Gesicht nach vorn, die linke Fußspitze nach der Seite stehen, und gleit dann mit den Füßen noch so weit als möglich auseinander. Um wieder in die Grundstellung überzugehen, mach mit dem Oberleibe

---

*) Man kann aber auch durch Seitwärtsspreizen und Niederstellen des gehobenen Beines zu dieser Grätschstellung kommen. — Auf glattem Boden (Eisfläche, Marmorboden, auch Dielen; bei diesen nur in der Richtung der Langfasern) schließt man daran das gleichmäßige Zusammenziehen der gestreckten Beine.

(und dem rechten Fuße) links um, ziehe die Füße (ohne Ruck) zusammen wie bei Üb. 17. und mach zuletzt rechts um; umgekehrt, wenn der linke Fuß vorstehen soll. Man kann auch das Quergrätschen nach rechts mit dem nach links u. s. f. verbinden, indem man die Ferse des querstehenden Fußes hebt und auf den Ballen beider Füße die Wendung macht.

Hier noch einige Zusammensetzungen:

— Spreizen vorwärts und nach dem Senken des Beines, ohne den Fuß aufzustellen; Spreizen rückwärts (Beinschwenken).

— Spreizen schräg vorwärts (nach außen) und schräg rückwärts (nach innen) ꝛc.

— Spreizen vorwärts und Anfersen.

— Spreizen rückwärts und Knieschnellen (das Umgekehrte der vorigen Übung).

— Knieschnellen und (nach dem Beinsenken) das Anfersen oder Spreizen rückwärts ꝛc.

— Spreizen seitwärts mit demselben Beine mehrmals wiederholt ohne Berührung der Erde.

B. Der Arme.

19. Armstoßen, d. h. den durch das Führen der Faust auf dem nächsten Wege nach der Schulter gekrümmten Arm auf demselben Wege schnell und kräftig wieder strecken.

1. Gleicharmig:

a. nach unten: die Hände entweder in ihrer gewöhnlichen Hanglage laßend (was kräftiger auf die Schultern wirkt) oder die Handgelenke so stark gebogen, daß die mittleren Knöchel die Achselhöhlen berühren (gut für die Handgelenke);

20. . . b. nach vorn: in der Schulterhöhe; die Schulterbreite giebt den Abstand der Hände;

21. . . c. nach den Seiten: die Mittelknöchel der Hände bleiben nach rechts und links gerichtet und die Ellenbogen treten stark nach hinten;

22. . . d. nach oben: senkrechter Abstand der Hände wie bei 20.

2. Wechselarmig:

23. . . a. nach unten
24. . . b. nach vorn
22. . . c. nach den Seiten
56. . . d. nach oben

} Ganz wie die Übungen 19—22, nur daß der eine Arm ganz ruht, während der andere die Bewegung macht. Man fängt hiebei gewöhnlich aus der Streckung an, kann dieß aber auch zur Abwechselung aus der Biegung thun. — Auch gegenseitig, d. i. so daß der eine Arm stößt und die Bewegung ununterbrochen (ohne Haltpunkt) fortgesetzt wird; doch in der Art, daß das Beugen kein Anreißen der Hand gegen den Arm veranlaßt, also ohne Schwung geschieht.

27. **Armschnellen** (Ausschnellen der Arme) d. i. bei feststehenden Oberarmen die angezogenen Unterarme kräftig und rasch strecken, wobei die Hand (Faust) sich in einer Bogenlinie bewegt): wechsel- und gleicharmig.

1. Vorwärts (Abb. 18.): die Arme wagerecht vorwärts ausgestreckt, Hände geballt, Nägel nach oben (Kammhalte). Auf „rechts, eins!" wird der rechte Arm im Ellenbogen und Handgelenke so stark gebogen, daß die Knöchel beinahe die Schultern berühren, auf „zwei" rasch und kräftig in die vorige Lage ausgeschnellt. — Dasselbe links u. s. f.

28. . . 2. Seitwärts (Abb. 19): wagerecht, wie bei 27. (Kammhalte), aber nach rechts und links werden die Arme ausgestreckt und dann wie dort bewegt.

Das Ausschnellen kann auch gemacht werden mit schräg nach oben gehaltenen Armen in der Kammhalte (vorwärts und seitwärts); mit senkrecht gehaltenen Armen in der Kammhalte (seitwärts und vorwärts) und in der Speichhalte (vorwärts); mit wagerecht gehaltenen Armen, in der Risthalte (aufwärts); desgleichen in der Speichhalte (vorwärts und seitwärts).

Das Ausschnellen der Arme in der Regel wechselarmig, aber auch gleicharmig.

29. **Armhauen.**

a. Speichhieb (s. S. 73), bei welchem in der wagerechten Ausstreckung die Speiche des Unterarmes oben und die Mittelknöchel der Hand in der senkrechten Ebene liegen — geht senkrecht von oben nach unten. Hebe die Faust senkrecht über die Schulter bis zur Scheitelhöhe, Ellenbogen schräg vorwärts, und führe den Hieb gerade aus, so daß der Arm sich in der wagerechten Lage streckt und dann nahe beim Oberschenkel (nach hinten) vorbei schwingt. — Gewöhnlich wechselarmig, doch mitunter auch und besonders als Vorübung zur Übung 32. gleicharmig.

30. . . b. Risthieb (eigentlich Hochrist, da der reine Risthieb ein wagerechter ist: Grundstellung, aber mit herabhängenden Armen und geballten Händen. Hebe den rechten Arm und bieg

ihn, bis die Faust (halb Rist) in der Höhe des Ohres über der linken Schulter steht. Aus dieser Lage führe einen kräftigen Hieb von links oben nach rechts unten (gegen die Hüfte). Eben so links.

31. **Armhauen:**

c. Kammhieb (eigentlich Hochkamm, da der reine Kammhieb wagerecht geführt wird). Der rechte Arm wird nach der rechten Seite so stark gehoben, daß der Ellenbogen ganz seitwärts (mehr nach hinten) und die Faust mit nach vorn gekehrten Nägeln in der Höhe des Kopfes steht. Von hier aus führe den Hieb wie bei Üb. 30. nach links unten; dann umgekehrt mit dem linken Arme *).

32. **Hauen und Stoßen:** Beginn mit Üb. 29. und führe auf „Eins“ den Speichhieb beider Arme (nach unten), so daß die Arme sich kurz vor den Schenkeln strecken; nach hinten sie schwingend und biegend, hebe die geschloßenen Hände bis zur Hüfthöhe. Auf „Zwei“ strecken sich die Arme nach hinten und unten, kräftig ausstoßend und gehen dann sich allmälig biegend in die erste Stellung nach oben. Das „Zwei“ muß rasch auf das „Eins“ folgen, so daß beide Bewegungen ein zusammenhangendes Ganze ausmachen und die zweite sich mit gehöriger Rundung an die erste anschließt.

33. **Senkrechtar Halbkreiß:** Die Übungen 33. 34. und 35. bestehen in einem gleicharmigen Schwingen der gestreckten Arme in einer Ebene mit Vor- und Rückbewegung, also ohne Kreißschwung.

a. nach vorn: die hangenden Arme senkrecht nach vorn aufgeschwungen bis hinter die Rückenlinie, dann eben so hinab bei den Schenkeln vorbei nach hinten, wobei das Kreuz eingezogen werden muß, damit der Oberleib nicht vorfällt.

34. . . b. nach den Seiten: bis zum Zusammenstoße der Handrücken über dem Kopfe, also in Ristlage, kann aber auch in Kamm- und Speichlage ausgeführt werden. Zur besonderen Übung mitunter ohne Schwung, der überhaupt immer sehr gemäßigt werden muß.

35. **Wagerechter Halbkreiß** (Schulterprobe) s. Üb. 33. Eine treffliche Dauerübung zur Stärkung der Arme und Schultern,

---

*) Die reinen, wagerechten Rist- und Kammhiebe läßt man bei den Gelenkübungen gewöhnlich nicht machen, weil sie bei geschloßenen Füßen und ohne Waffe, wenigstens der letztere sehr schwer werden.

Der Ellenhieb senkrecht von unten nach oben eignet sich nur zum Schlagen aus dem Gelenke und mit Waffe.

so wie zur Hebung der Brust. Hebe und strecke die herabhangenden Arme wagerecht seitwärts in der Speichlage der geballten Hände, bring sie dann nach vorn in der Höhe des Kinns so zusammen, daß sich die Handgelenke — nicht aber die Finger — berühren, und laß sie nun so weit als möglich nach hinten schwingen, aber augenblicklich wieder vorn berühren und die Bewegung ohne Unterbrechung einige Male fortsetzen, doch so daß vorn bei der Berührung immer, jedoch kaum merklich geruht wird. Die Hände müßen stets in der Kinn- oder Mundhöhe bleiben, damit die Schultern sich nicht heben; alles Biegen der Arme und Vorbringen des Kopfes ist hier als störend zu meiden *).

36. **Armkreißen** (Mühlen).

I. Wechselarmig:

a. vorwärts (Abb. 9.): Stellung mit herabhangenden Armen und Händen. Auf „rechts" hebe den rechten Arm vorwärts bis zur senkrechten Lage, dreh hier den kleinen Finger nach hinten (Ellenhalte) und laß nun dahin auch den Arm und dann ihn in seine alte Lage fallen. Dasselbe danach links u. s. f., doch auch mitunter mit demselben Arme einige Male hintereinander. Je größer der Kreiß, je näher also der Unterarm bei der Hüfte und der Oberarm beim Kopfe vorbei geht, desto beßer die Mühle. Die Probe mach dicht an einer Wand, einarmig.

37. . . b. rückwärts (Abb. 10.): das Umgekehrte von der vorigen Übung. Zur Erleichterung der Bewegung muß der Daumen gleich anfangs rechts (links) nach außen gedreht werden.

II. Gleicharmig:

a. vorwärts } wie die Übungen 36. 37., aber mit bei-
b. rückwärts } den Armen zu gleicher Zeit.

Die wechselarmigen Mühlen können auch gegenseitig gemacht werden, d. h. z. B. wenn der rechte Arm vorwärts geht, geht der linke rückwärts.

Wird die gleicharmige Mühle in kleinen Kreißen um die wagerechte Achse ausgeführt, so heißt sie Trichter.

40. **Hochreichen**, a. wechselarmig: die Arme hangen herab. Auf „rechts, Eins" bieg den rechten Arm im Ellenbogengelenke,

*) Auch die Schulterprobe mit wagerecht angezogenen Armen in der Risthalte, die Hände vor der Brust an einander gehalten: die Ellenbogen gehen mit Schwung und im Bogen nach hinten. — Sie wirkt fast mehr, als die Schulterprobe mit gestreckten Armen.

bring die Handfläche nach vorn und die Finger nach oben; auf „Zwei" strecke den ganzen Arm senkrecht nach oben aus. Auf „Nieder" laß ihn auf dieselbe Weise wieder sinken. Eben so links. — Die Streckung des Armes und Leibes muß so stark sein, daß eine größere Ausdehnung nicht möglich. Dabei der Blick nach oben, der Leib senkrecht.

41. . . b. gleicharmig (Hochstrecken): Auf „Hoch" wird von beiden Armen die Bewegung wie bei Üb. 40. ausgeführt; auf „Nieder" sinken sie wieder herab u. s. f. (Abb. 14.).

C. Des Rumpfes.

42. **Rumpfbeugen.**

a. Seitbeugen (Abb. 13.): Der linke (rechte) Arm hebt seitwärts bis über den Kopf, im Ellenbogen und Handgelenke leicht gebogen, so daß die Handfläche nach unten, die Finger nach rechts (l.) gewendet sind. Der rechte Arm hängt senkrecht herab. Zugleich biegt sich die rechte Seite so stark als möglich, aber bei feststehenden Sohlen und gestreckten Knieen. Der Kopf kann bloß seitwärts gelegt oder seitwärts gedreht werden (Blick über die rechte Schulter zur Erde).

43. . . b. Vorbeugen (Abb. 15.): } Gewöhnlich verbunden aus-
44. . . c. Rückbeugen (Abb. 16.): } geführt, jedoch auch einzeln zu üben.

Aus dem Hochstrecken (41.) beug auf „Vorwärts" den Oberleib so stark vor, daß bei herabhangenden Armen und gestreckten Knieen die Fingerspitzen die Erde berühren*). Auch hier übe man das Vor- und Rückbiegen mit dem Hüftstütze der Hände als Vorübung. Auf „Rückwärts" werden Arme und Leib gehoben und durch die aufrechte Stellung gehend gebeugt, so daß Brust und Gesicht nach oben gekehrt sind, der Kopf recht hintenüber gelegt wird und die Arme sich tief senken. Bei früher Übung und Anlage kann man sogar auch rückwärts den Fußboden erreichen**).

---

*) Die Meisten kommen nur allmälig so weit, indem sie durch allmäliges Senken und Heben des Oberleibes (Rumpfwippen) mit den Fingerspitzen sich dem Erdboden immer mehr nähern; Manche aber bringen es dahin, daß sie die Handflächen auf die Erde legen (anhanden). Auch kann man es bei einiger Ausdauer bis zum Anstirnen gegen die Beine (bei Erfaßen der Fersen mit den Händen) bringen. — Eine gute Vorübung hiefür ist ein Sitzhocken auf einer Bank, d. i. die Hände an das Sitzbrett stellen und die Beine zu strecken versuchen.

**) Vorübung dazu — mit den Händen sich an einer Wand hinablaßen. Auch aus dem Rücklingsliegen auf einer Bank, auf der Erde. —

45. **Rumpfkreißen** (Kreißbewegung des Oberleibes). Aus dem Vorbeugen mit gesenktem Oberleibe und hangenden Armen (Üb. 43.) wende dich mit fest- und auswärtsstehenden Füßen in die Seitenbiegung rechts und geh, wenn die Seitwärtsbewegung nicht weiter möglich ist, bei gleichzeitiger Hebung der Arme und des Oberleibes in die Rückbeugung (Üb. 44.) über und aus dieser, dich links drehend, durch die Seitenbiegung links in das Vorbeugen u. s. f. Eben so links.

46. **Rumpfdrehen**: aus der Grundstellung (Hände auf den Hüften) sucht man Brust und Schultern so viel als möglich nach rechts und links zu wenden, ohne die Sohlen zu lüpfen (lüften); und läßt man die Arme hangen und schwingen, so entsteht das sogenannte Drehschwingen daraus, wobei zugleich die Füße etwas gegrätscht werden, um nicht der Bewegung nachzugeben.

D. Der Schultern und Achseln.

47. **Achselzucken**:

a. gleichschultrig: bei herabhangenden Armen werden beide Achseln zugleich, ohne den Kopf zu bewegen, so hoch wie möglich gehoben und wieder gesenkt. Fortgesetzt.

48. . . b. wechselschultrig: wie die vorige Übung, aber mit einer Schulter nach der andern. Fortgesetzt. Auch gegenseitig.

49. **Vorschultern**:
50. **Rückschultern**: } das Bewegen der Schultern nach vorn und nach hinten bei hangenden Armen; gewöhnlich gleichschultrig und verbunden geübt. Kopf und Leib stehen fest, die Schultern dürfen sich nicht heben.

Übung 47. 48. 49. laßen sich zu einem Achselkreißen verbinden, das aber nie eine klare Übung abgiebt.

Um das rechte Spiel mit den Schultern bei Anfängern hervorzubringen, muß man ihnen eine Hülfe mit den Händen geben, indem man die Schultern derselben so angreift, daß die vier geschloßenen Finger vorn, die Daumen hinten liegen, wodurch es leicht wird, die Bewegung derselben, so viel die Gelenke erlauben, zu bewirken. — Mit gleicher Hülfe des Lehrers werden folgende, besonders bei Neigung zum Vorwärtstragen der Schultern wichtige Übungen 51. bis 54. ausgeführt.

51. **Zurücknehmen der Hände**:

Hinter dem Turner stehend ergreif dessen beide Handgelenke und bring sie bei Drehung der Daumen nach außen so, daß sich die Ellenbogen vollkommen strecken, dicht hinter dem Leibe zusammen. Geht dieß gut, so hebe und entferne sie immer mehr von demselben, wobei es nothwendig wird, beide Gelenke mit einer Hand zu umfaßen und die andere flach gegen das Kreuz zu stellen, um ein Vordrängen des Rückens zu verhindern.

52. **Zusammenbringen der Ellenbogen:**

Auf gleiche Weise wie bei Übung 51. umfaß die Ellenbogen und bring diese ebenfalls hinten zusammen, wobei jedoch bei etwas Versteiften große Vorsicht nothwendig wird. Manchen gelingt es, auch wenn sie die Handrücken in die Seite stemmen, mit den Ellenbogen nach vorn zusammenzuklappen *).

53. **Das Schwingen laßen:**

a. an den Handgelenken bei gesenkten Armen. Umfaß die Handgelenke wie bei Übung 51., laß den Turner den Zehenstand machen und ihn sich bei allmäligem Nachgeben deinerseits stark vorlegen, so daß er mit gestrecktem Leibe und hohlem Kreuze schräg gegen die Erde gerichtet ist. In dieser Lage gieb nun mitunter stark nach, breite dann wieder die Arme rasch aus oder zieh sie kräftiger an, so daß ein abwechselndes Schwingen des Turners nach hinten und vorn eintritt. Auch kann man abwechselnd, durch starkes Herunterziehen der einen und Hebung der anderen Schulter des Gehaltenen das Seitenbiegen desselben damit verbinden.

54. . . b. an den (bis etwas über die Schulterhöhe) gehobenen Armen: kräftiger auf Hebung der Brust und Senkung der Schultern wirkend als Üb. 53, a. Beide Arten verbindet man, indem man aus einer in die andere übergeht. Der Kopf des Turners muß dabei immer frei gehoben sein und der Haltende einen Fuß vorsetzen, um nicht aus dem Gleichgewichte zu kommen. Bei schweren und großen Turnern kann er auch die Ellenbogengelenke bei erhobenen Armen statt der Handgelenke faßen.

E. Des Kopfes:

55. **Kopflegen:**

a. Vorwärts (Vorlegen): der Kopf wird ohne Mit-

---

*) Ein langgestreckter schmächtiger Turner des Berliner Turnplatzes in den Jahren 1813—14 brachte, wenn er die Arme vorn über der Brust kreuzte, ohne Mühe und Anstrengung die Hände unter und hinter den Herten oder Schulterblättern mit den Mittelfingern zusammen.

thätigkeit des Oberleibes nach vorn gesenkt, so daß das Kinn die Brust berührt, und wieder gehoben.

56. . . b. Rückwärts (Rücklegen): das Entgegengesetzte von Übung 55.

57. . . c. Seitwärts: Der Kopf wird so nach der rechten und dann wieder nach der linken Schulter gesenkt, daß das Ohr sich derselben möglichst nähert, aber ohne alle Schulterhebung und Kopfdrehung.

58. **Kopfdrehen**: Der Kopf wird, ohne aus seiner senkrechten Lage zu kommen und ohne die Schultern zu wenden, ganz nach der rechten, dann eben so nach der linken Seite gedreht.

59. **Kopfkreißen**: Lege den Kopf vorwärts, dann rechts seitwärts, rückwärts, links seitwärts, wieder vorwärts u. s. f.

f. Der Ausfall.

60. **Ausfall** (s. S. 76 und Abb. 17.):

a. ohne Tritt: Auf „Stellung (oder Abstand) zum Ausfall, eins" gehen beide Füße durch einen Sprung etwa zwei eine halbe bis drei Fußlängen aus einander (Grätschstellung); auf „Ausfall rechts" dreht sich der Ausfallende auf beiden Absätzen so nach der rechten Seite, daß die Spitze des rechten Fußes ganz dorthin gerichtet ist, der linke Fuß aber etwas auswärts steht, also mit jenem fünf Viertel eines rechten Winkels bildet. Dabei wird die Last des Leibes ganz auf den rechten Fuß gelegt, so daß das stark gebogene Knie über die Fußspitze hinaus ragt; das linke Knie ist vollkommen gestreckt und die linke Sohle steht fest auf, der Oberleib etwas vorgelegt in der Richtung des hinterstehenden linken Beines, das rechte Auge steht senkrecht über der Mitte des Oberschenkels, der Kopf ist frei gehoben und in die Richtung des Ausfalles gedreht, das Kreuz eingezogen und die gestreckten Arme so gehoben und gedreht, daß der obenliegende Daumen der rechten Hand (Speichhalte des Armes) in der Höhe des Mundes, der der linken in der Höhe der Hüften liegt.

Auf „links" dreht sich der Turner auf beiden Absätzen nach der entgegengesetzten Seite, läßt aber die linke Fußspitze, ehe sie sich bis in die Linie gedreht hat, welche beide Fersen durchschneidet, dem Knöchel des rechten Fußes gegenüber sinken, setzt sogleich die linke Ferse in dieselbe Richtung und nimmt nun eine der eben beschriebenen entgegengesetzte Stellung an. Durch das Einrichten des vorderen Fußes auf den

Knöchel des hinteren rückt zwar der Turner von seiner ursprünglichen Stelle etwas vorwärts, der Sicherheit der Stellung wegen ist es aber durchaus nothwendig.

61. Ausfall:

b. mit Tritt: Nachdem die Stellung zum Ausfalle eingenommen, wird auf „Ausfall rechts" das linke Bein an die Ferse des rechten gesetzt und dieses tritt nun in die Ausfallstellung der vorigen Übung, aber nur flach über den Boden fortstreichend und dann scharf niedertretend, mit gleich vorgelegtem Oberleibe. Auf „links" stößt der Ballen des rechten Fußes ab, Kniee und Hüftgelenke strecken sich, der Oberleib richtet sich auf, der rechte Fuß wird an den linken angezogen und der Ausfall nun eben so nach der linken Seite gemacht. Anfangs zählt man beim Aufrichten „Eins," beim Ausfall „Zwei".

IV. Zusammensetzungen.

Wie oben (S. 75) schon angedeutet wurde, sind wir ganz der Ansicht, daß die hier abgehandelten Übungen, nebst den später beschriebenen Spring-, Schwing- und Schwebevorübungen vollkommen hinreichen, dem Leibe die ohne Anwendung der Geräthe erreichbare und für öffentliche Turnplätze geeignete Durch- oder Vorbildung zu gewähren.

Diese allgemeine Durchbildung findet aber vorzüglich dann statt, wenn diese Übungen nicht einzeln, sondern in Verbindung mit einander d. h. auch im Gehen und Springen ausgeführt werden. Es sind hier aber eine so große Menge von Zusammensetzungen denkbar, daß wir uns begnügen müßen, die Hauptverbindungen hier uur anzudeuten.

Zuerst laßen sich manche der vorbeschriebenen Übungen im Vor-, Rück- und Seitwärtsschreiten ausführen; geschieht dieß bei Beinübungen, so müßen die Schritte meistentheils sehr klein sein; auch bei denen der Arme dürfen sie nicht zu sehr ausgedehnt werden, wenn das Gleichgewicht nicht gestört werden soll; bei den letzteren tritt schon eine große Mannigfaltigkeit und Verschiedenheit ein, indem man z. B. das Stoßen nach oben so ausführen kann, daß entweder bei jedem Schritte ein voller Stoß geschieht oder daß bei einem Schritte der Arm gebogen, beim zweiten gestreckt wird; wiederum kann man gleicharmig oder wechselarmig stoßen und hier wieder entweder mit dem Tritte des gleichliegenden oder des entgegengesetzten Fußes, und die Arme können entweder von vorn herein gestreckt oder gebogen sein.

Ähnliche Zusammenstellungen finden mit Hiebbewegungen, Armkreißen u. s. w. statt. Schwieriger ist schon das Schreiten mit Beinübungen und noch schwieriger ist dasselbe mit diesen und Armübungen. Hier fängt man mit dem Halten der Arme in irgend einer Stellung an und geht dann zu den Bewegungen (Stoßen, Schnellen, Hauen, Kreißen oder Schwingen) über. Noch schwerer werden alle diese Übuugen, wenn man statt des Schreitens Laufhüpfen, Laufschlagen und Laufschnellen (s. Springvorübungen) ausführen läßt. Schöne Abänderungen gewährt auch das Schreiten in Verbindung mit dem Bogenspreizen (s. Schwingvorübungen).

Im Anfange ist es gut, alle diese Übungen in einem größeren Vierecke ausführen zu laßen, bei einiger Sicherheit nehmen sie sich aber am besten in Gliedern aus. Hier tritt nun sogleich die Nothwendigkeit ein, nach einigen Schritten oder Hüpfsprüngen Kehrt zu machen, was dann meist am besten auf dem vorstehenden Fuße nach der Seite des zurückgebliebenen geschieht; doch kann man diese Drehungen auch im Sprunge machen, und zwar im Galoppniedersprunge, also nach dem Niedersprunge auf beiden in der Schrittstellung stehenden Fußspitzen oder mit einem Niedersprunge auf beide Füße, wo dann die Drehung in der Luft und vor demselben geschieht. Auch halbe Wendungen laßen sich mit anbringen. Sehr mannigfach sind die Übungen, welche sich in Verbindung mit Rumpfbeugungen und mit dem Ausfalle ausführen laßen. Statt des angedeuteten Laufhüpfens kann man aber auch das Doppelhüpfen, Kreuzen, Grätschen und Spreizen im Sprunge machen laßen.

Es leuchtet ein, daß diese Übungen ganz in das Gebiet des Tanzes hinüberstreifen, aber auch keineswegs zu den Anfängerübungen gehören, indem besonders zur Ausführung der zusammengesetzteren nicht nur eine große Genauigkeit und Schärfe im Gleichmaße der Bewegung, sondern auch vor allem eine Schärfe der Auffaßung gehört.

V. Von den gegenseitigen Hülfen.

Es giebt mehrere Übungen, nicht nur unter den abgehandelten, sondern auch unter den Spring-, Schwing- und Schwebeübungen, deren Ausführung durch Unterstützung oder Hülfe sehr erleichtert wird. Daß diese der Lehrer am besten geben kann, leuchtet ein; bei einer größeren Abtheilung ist dieß aber unmöglich; man muß sich daher darauf beschränken, die Hülfen wechselseitig von den Turnern selbst sich geben zu laßen, was außerdem den Vortheil hat, daß die Turner eine genauere Einsicht in die Übung selbst durch ihr eigenes Gefühl bekommen, daß sie ihre Hülfen nach der Kraft oder dem Widerstande des anderen abmeßen und dadurch begreifen lernen, wie wichtig und wohlthätig es ist, wenn die Kräfte Zweier sich zur Erreichung desselben Zieles vereinen.

Man kann diesen gegenseitigen Hülfen eine große Ausdehnung geben, wie dieß z. B. in der schwedischen Schule geschehen ist, wo unter Hülfe (Stütze, Stöd) nicht bloß die Wirksamkeit des Anderen zur Erleichterung, sondern auch zur Erschwerung verstanden wird. Es ist keiner Frage unterworfen, daß durch diese Anwendung der Kraft manche neue oder wenigstens in dieser Verbindung noch nicht dagewesene Muskelthätigkeit hervorgerufen, so wie ein bestimmteres Bewußtsein von derselben im Einzelnen geweckt wird; auf der anderen Seite aber ist es auch begreiflich, daß zu dieser genauen Abwägung von Widerstand und Nachgeben in der Kraftäußerung und zur Erlernung aller der kunstreich und doch genau geregelten Stellungen, die bei diesen Bewegungen in Masse vorkommen, eine so große Menge von Vorschriften und eine so lange Zeit der Einübung gehören, daß wir sie eben so wenig, wie die zu häufigen und zu verwickelten Zusammensetzungen der allgemeinen Vorübungen, passend für den Zweck allgemeiner und öffentlicher Turnanstalten und besonders für Knaben geeignet halten, bei denen überhaupt nie der große Endzweck der Sache, heilsame, dem Geiste wie dem Leibe (und jenem durch diesen) zu Statten kommende Erfrischung in der freien Schöpfung (im Waldes Rauschen), in froher und ehrenfester Genoßenschaft, in frischer thatkräftiger Überwindung bestimmt gegenständlicher Übungen (an Vorkommnissen und Vorrichtungen) aus dem Auge verloren werden darf. Nur gar zu leicht aber verlieren sich formverliebte Lehrer in die Unendlichkeit lückenloser Abstractionen *) und belasten damit das vorwärtsstrebende Gemüth.

Wir wollen hier nur so viel Hülfen anführen, als uns für den oben angegebenen Zweck geeignet scheinen und es jedem Turnlehrer überlaßen, wenn er es mit seiner Ansicht vereinigen kann, dieselben noch weiter auszuführen. Es soll daher auch nur von einfachen Hülfen die Rede sein, und die doppelten, wo Einer von Zweien unterstützt wird, ganz weggelaßen werden.

Bei den hier anszuführenden Hülfen finden besonders zwei verschiedene Stellungen der Paare, welche sich unterstützen sollen, statt;

---

*) Wer davon Ein Beispiel in Bezug auf das Turnen haben will, lese in Harnisch's Schul- und Erziehungsrathe die Gliederrührkunst von Benda, die freilich nur eine weitere Zerrausbildung von dem ist, was darüber in Pestalozzi's Wochenschrift für Menschenbildung geschrieben und in Yferten getrieben worden war.

indem sie entweder Gesicht gegen Gesicht, oder Rücken gegen Gesicht stehen können, wobei wir nämlich von der Aufstellung in Einem Gliede ausgehen; bei mehreren Gliedern bleibt das Verhältniß dasselbe, doch muß man in dem einen Falle eine gerade Anzahl von Gliedern haben oder denselben doppelten Abstand geben, damit die Helfenden dazwischen treten können.

Die Ausführung geschieht auf folgende Weise: Für jeden Fall muß jedes Glied vom rechten Flügel aus genau abgezählt werden und jeder sich genau die auf ihn gefallene Zahl merken. Nun heißt es entweder „Paare, Brust gegeneinander, rechts und links — um!", worauf die geraden Zahlen rechts- und die ungeraden linksum machen und jene sich auf diese einrichten, oder „ungerade (gerade) Rotten bedeckt — Marsch!", worauf die geraden mit drei Tritten hinter die ungeraden treten und zwar so daß zuerst mit dem linken Fuße ein Schritt rückwärts, dann mit dem rechten ein Schritt seitwärts bis hinter den zu Helfenden geschieht, worauf der linke Fuß an den rechten herangezogen wird ꝛc. Die Wiederherstellung der alten Ordnung geschieht in jenem Falle durch „Paare, rechts und links um!", worauf die Wendung ausgeführt wird und die Geraden um die Fußbreite, um welche sie aus der Linie gewichen waren zurücktretend, sich wieder einrichten; in diesem Falle heißt es „gerade (ungerade) Rotten rückt — ein;" worauf die Hintergetretenen in umgekehrter Weise, also mit dem linken Fuße anfangend, ihre alte Stellung einnehmen.

Die Hülfen, welche in diesen Stellungen gegeben werden können, sollen nun entweder dazu beitragen, das Gleichgewicht, welches bei manchen Übungen leicht verloren gehen kann, halten zu helfen oder die Biegungen der Gelenke, welche wieder bei anderen schwer werden, zu befördern. Die erste Art der Hülfe wird besonders angewendet, bei der Tiefen Kniebeugung und beim Kniewippen: es versteht sich, mit Handgeben; die zweite Art ebenfalls bei diesen Übungen, aber mit Auflegen der Hände auf die Achseln, besonders wenn man Schüler hat, bei denen man noch fürchten muß, daß die Paare schwankend werden, und beim Rücklegen, wo die Finger in der Gegend der Achselgrube mit den Daumen auf die Schultern angelegt werden; sowie beim Zurücknehmen der Hände und vielleicht auch der Ellenbogen (S. 88, 89), wo die Hülfe schon näher beschrieben ist, doch ist das dort angegebene starke Hebenlaßen der Hände nur in wenigen Fällen rathsam.

Die Fälle, wo die gegenseitigen Hülfen bei den anderen Vorübungen (des Springens, Schwingens, Schwebens) angewendet werden können, werden bei diesen Übungen besonders bemerkt werden.

II. Das Gehen.

A. Gehen *), eigentlich nur dem aufrechten Menschenleibe eigen, zugleich die einfachste und sanfteste Art denselben fortzubewegen und in immer frische Luft zu versetzen, ist jedoch eine große und schwere Kunst, die, bis sie sicher gewonnen genannt werden kann, manches Jahr erfordert. —

Junge Kinder dürfen ja nicht zu allzu frühem Gehen, am wenigsten durch Gängel- oder Leitbänder, Laufbänke oder Rollwägen genöthigt, in ihren selbstangedeuteten Versuchen aber eben so wenig zurückgehalten werden. Manches Kind errutscht, manches erkriecht sich die Stütz- und Stemmkraft der unteren Gliedmaßen, welche fortan Leib und Seele durchs Leben tragen sollen.

Jeder Mensch gewinnt früh seinen eigenthümlichen Gang, der im Wesentlichen ein Spiegelbild derjenigen Leidenschaft sein wird, die seine Seele vorzugsweise beherrscht, stark oder schwach, lebendig oder träge, schlotternd oder tappend, überstürzend oder schleifend, trippelnd oder riesenschrittig, kniekrumm oder kniestraff, ein- oder auswärts, schwankfüßig oder wackelköpfig, vorgeneigt oder rumpfsteif, hoch- oder demüthig, eitel und mehr als selbstzufrieden oder verzagt, handwerksversessen und spießbürgerlich oder standesstolz u. s. w.

Ein guter und gerader, fester und leichter Gang, der den ganzen Körper ruhig und rasch, rein und schön trägt, ist sehr selten; muß

*) Ungeachtet Ling in seinen Gymnastikens Allmänna Grunder (Upsala, 1840. S. 94—95) sich darüber aufhält, daß „alle (?) Gymnasten die zusammengesetzte Bewegung des Gehens zur ersten Übung in ihren Lectionen (?), wie zur ersten in ihren mehr oder minder systematischen Aufstellungen von den Bewegungsformen machen" und „dadurch ihren Mangel an Kenntniß des natürlichen Bewegungssystemes verrathen," so halten wir dennoch die alte Anordnung der Übungen in unserem Turnbuche einfach fest; jener Vorwurf trifft (es müßten denn die verredeten „Geh-Lectionen" bei schwedischen Tanzlehrern statt finden) deutsche Turnplätze nicht. Daß das Gehen im Buche voran steht, ist noch keinesweges davon Beweis, daß man auch in todter buchgemäßer Folge gelehrt oder geturnt habe. In geistigen Unterrichtsgegenständen geht man freilich meist diesen verkehrten Systemsweg, ohne nur zu ahnen, wie unrecht man verfahre.

aber, da frühe und schlechte Angewöhnungen im Gange sich schwer wieder ablegen, früh gelehrt und gelernt werden. Zwar wird dieß keineswegs und am wenigsten in besonderen Drill- oder einseitigen Tanzstunden, noch weniger durch tägliche mütterliche Ermahnungen und Vorlesungen, sondern ganz allein durch fleißiges und anhaltendes Gehen des jungen Menschen zum frohen Ziele auf mannigfaltigem Grund und Boden, unter Anwendung des Laufes, Sprunges u. s. w. gewonnen. Alle übrigen Leibesübungen und Leibeskräftigungen (besonders die allgemeinen Geh-, Lauf- und Springvorübungen) helfen dazu mit, nicht minder der gekräftigte Wille und turnerische Sinn des Knaben. Tanzen, zu früh und zu stark in den Vordergrund gestellt und nicht von allseitiger Leibesübung unterstützt, ermüdet die Füße (besonders die Ballen), wobei wir G. L. W. Sponitzer's („Das Tanzen in pathologisch-moralischer Hinsicht erwogen." Berlin, Maurer. 1795.) sonstige Bedenken hier unberücksichtigt laßen wollen.

Wer übrigens über Grundbedingung und Wesen des menschlichen Ganges, seine Ermöglichung wie seine Schönheit sich näher unterrichten will, der lese der Brüder Weber „Mechanik der menschlichen Gehwerkzeuge. Eine anatomisch psychologische Untersuchung" (Göttingen. Dietrich. 1836. gr. 8.) *).

Der Turnplatz als solcher kann das Gehen nicht besonders lehren: das raubte zu viel Zeit und kann, wie gesagt auch nicht eigentlich gelehrt und mit Einem Male beigebracht werden. Und schon darum ist die etwas entferntere Anlage der Turnplätze wünschenswerth und nothwendig: Allen, auch den Kleineren, wird schon der Hinaus- und Heimgang eine unwillkürliche unbewußte Übung im Gehen. Wer aber seinem Kinde die Sonne oder die Tummelbahn seiner Anstrengung zu besonderen, vereinzelten Turnstunden vor das Haus tragen möchte, verkennt seine Aufgabe eben so sehr, wie seinen Vortheil **).

---

*) Dazu Vieth: Encyclopädie der Leibesübungen. Leipzig, 1818. III, 99—109; II, 179—191; auch A. Spieß: das Turnen in den Freiübungen. Basel, Schweighäuser. 1840. S. 31—34.

**) Zeitblätter haben neuerdings sich über die Weite des Weges zur Hasenhaide bei Berlin berichten laßen, die von zweien Thoren zugänglich ist und zwar auf jetzt wohlgebauten Wegen. Als im J. 1817 der über den unregelmäßigen Turnplatzbesuch seiner Zöglinge höhern Orts befragte Director des Einen der 6 Berliner Gymnasien antwortete, daß die jungen Leute sich mit der Weite des Weges vom Gymnasium durch die Stadt und von da im tiefen Sande nach dem Turnplatze entschuldigten ꝛc., wurde im September jenes Jahres höchsten Ortes erwidert, wie man misfällig wahrgenommen, daß ein großer Theil der Zöglinge jener höheren Lehranstalt die Turnübungen aus einem ganz falschen Gesichtspunkte und bloß als eine Art von Erholung angesehen habe; und man gebe anheim darauf Bedacht zu nehmen, daß über den anerkannt vielseitigen Nutzen der Turnübungen richtige Begriffe auch unter die auf den hiesigen Gymnasien studierenden Jünglinge verbrei-

Nicht minder irrthümlich haben formliebige Lehrer und Turnlehrer das Exercieren, wie sie darin allerlei Zucht- und Zauberkräfte zu finden glaubten*), auch als die eigentliche Schule des schönen Gehens anempfohlen und ausgeführt: ein großer die Sache und den Segen der Leibesübungen vielfach gefährdender Irrthum. Exercieren ist nicht Turnen, Parademarsch und selbst Geschwindschritt kein natürlicher, kein Mustergang fürs rasche Leben und für verschiedenartigste Darstellung; einseitige Disciplin aber ist das gerade Gegentheil von dem freien selbständigen Gehorsam, dessen Erregung und Erreichung Aufgabe froher Jugendgemeinde auf den Turnplätzen (zur Ergänzung des beengteren Bereiches von Haus und Schule) sein und bleiben muß. Dazu besitzt der Turnplatz beßere Mittel für allgemeine Leibes- und Seelenbildung, als das einseitige Exercieren, das nicht einmal die angepriesenen oder vermeinten Vortheile mit sich führt. Die von uns gar nicht verredeten oder verworfenen und verbannten Marschübungen (und von solchen, nicht vom weiteren Soldatenspiele dürfte auf Turnplätzen die Rede sein) setzen leiblich zunächst nur die Füße und Beine in Bewegung, Rumpf, Kopf, Sinn und Herz dagegen weit weniger als man meint. Im Wehrstande oder im Heerwesen sind sie nothwendiges Mittel zum Zwecke, aber der Einzelne dient hier fast nur wie todtes Glied eines Ganzen; auf dem Turnplatze dagegen, der Stätte ordnungsstrenger, aber innenkräftiger Einzelausbildung in seelenfroher Genoßenschaft, muß alle und jede Übung, jedes vereinzelte oder verbundene, gemeinsame Thun Zweck, Kraft, Frische, Lebendigkeit in sich selbst tragen, jeden Einzelnen beleben und in Anspruch, in Beschlag nehmen d. h. er muß, auch während er einem Ganzen dient, dennoch selbständig bethätigt werden und sich fühlen. Das verlangt wahre Erziehung im Ganzen und in jedem

---

tet und sie besonders von der Nothwendigkeit überzeugt werden, ihre körperlichen Kräfte auszubilden, den Körper zur Ausdauer der Beschwerden vorzubereiten, zu deren Ertragung ein Jeder tüchtig sein muß, dem bei eintretendem Falle die Vertheidigung des Vaterlandes obliegt, auch in ihnen der Sinn erweckt und genährt werde, solche mit Anstrengung verbundene Übungen weichlicher Ruhe und bloß zerstreuender Erholung vorzuziehen. — Übrigens kann man den Berliner Kindern und Bürgern nicht vorwerfen, daß sie nicht Lust zum Gehen ins Freie hätten; und mancher Knabe hat schon zur und von der Schule täglich vier Mal einen Weg von $^3/_4$—1 Stunde zu machen. Darüber klagt keine Schulbehörde.

*) Manche Turnanstalten gehen neuerdings ganz auf im Soldatenspiele: das schlichte und leichte, anspruchslose und durchaus zweckgemäße leinene Turnzeug steht schlecht zu rothen, blauen, grünen Litzen, Fangschnüren, Jahresringen auf den Ärmeln, Schleppsäbeln und Stulphandschuhen der Zugführer u. s. w. Der Wehrmannsernst wird hier zur Spielerei gemacht und wahre Jugendlust durch eitle Tändelei wie Langeweile untergraben.

Einzelfalle, für jede Sonderthätigkeit. Aus diesen tieferen Gründen, aber auch weil jedes Ländchen fast sein eigenes (auch meist gedrucktes) Exercierreglement besitzt, sind hier die Marschübungen nicht abgehandelt worden, dafür aber ein viel werthvollerer und wirksamerer Ersatz in den sogenannten Reigen, d. h. Massenübungen des Gehens, Schreitens, Laufens, Schwenkens (vielfach im Gleichschritte) dargeboten, in denen alle gleichmäßig und doch jeder Einzelne hinlänglich selbstthätig an Gliedern und Sinnen in Bewegung gesetzt wird.

Diese Reigen sind so gut zum Gehen als zum Laufen zu ziehen, da anfangs alle Bewegungen und manche immer im Schritte ausgeführt werden; wegen ihrer engen Verbindung aber mit besonderen Laufübungen sind dieselben hinter dem Laufen abgehandelt worden.

B. Ein guter Gänger muß mit Anstand zugleich Schnelle und Dauer verbinden und die Örtlichkeit — Berg und Thal, Sand und Lehm, Kies und Tangel — nicht achten.

1. Zum Anstande gehört eine gerade natürliche Haltung des ganzen Leibes, besonders des Kopfes ohne alle Künstelei und Ziererei; ein leichter, aber doch fester Tritt auf dem ganzen Plattfuße, nicht mit der Sohle ganz zu gleicher Zeit, die Ferse ein klein wenig früher *); auch nicht mit einer Seite früher als mit der anderen, was unsicheren Tritt giebt und Sohlen und Hintertheile an den Stiefeln schief läuft. Bei jedem Niedertritte Streckung der Kniee, die Füße ein wenig auswärts gehalten, doch in dieser Stellung nicht hin und her gedreht.

Die Arme dürfen (und müßen) sich etwas bewegen entgegengesetzt den Füßen, aber nicht schleudern und schlenkern oder gar segeln: die Bewegung muß mehr mit dem Unter- als Oberarme geschehen. Das Gehen selbst darf kein Schleichen, aber eben so wenig ein Hüpfen werden; der Gang aber nicht schwanken und wiegen; er muß gerade aus **) und sicher sein.

Die Knöchel und Kniee dürfen nicht an einander streichen: es giebt Leute und besonders Knaben, die dadurch gleich nach der Ausfahrt schon mit hoch hinauf beschmutzten Beinkleidern ihre Wanderung antreten.

Die Größe der Schritte muß mit der Leibeslänge und besonders den unteren Gliedern in richtigem Verhältnisse stehen, so daß der Leib bei keinem Schritte aus der Wage kommen kann.

---

*) Nur beim künstlichen Gange (dem Marsche) darf ein gleichzeitiges Auftreten angenommen werden.

**) Zur Übung natürlich auch rück- und seitwärts oder schräg.

2. *Schnelle des Ganges* beruht auf Größe und Schnelle der Schritte; daher kleine oder kurzgespaltene Leute durch Schnelligkeit ersetzen müßen, was ihren Schritten an Größe abgeht.

Verderblich für Ausbildung eines ebenmäßigen und schönen Ganges ist besonders das Überbieten der Schritte Kleinerer oder Kurzgespaltener im Zusammengehen mit Größeren und Großschrittigen und auch aus *diesem* Grunde sind die *Marsch*- und Schwenkübungen von Zügen Kleinerer und Größerer zu gleicher Zeit gar nicht empfehlenswerth: sie überspreizen die Kleineren und bringen, wenn die Züge dieser nachschreiten, stets zu große Abstände beim Einschwenken hervor; wenn aber die Kleineren voraufziehen, so verursachen sie nur zu oft durch Mangel an Aufmerksamkeit auf den Ruf oder das Heischewort oder an rascher Faßung anderweitige Verwirrung.

Die beste Übung zur Schnelle des Ganges ist — oft einen und denselben Weg und in bestimmter allmälig immer kürzerer Zeit zurückzulegen.

3. *Dauer* im Gehen erlangt man durch viele Übung. Mit Kindern oft und wo möglich täglich vorgenommene und immer verlängerte Ausgänge, später größere Wanderungen oder Fußreisen (sogenannte Turnfahrten) üben darin am besten: sie sind zngleich die lebendige Anwendungsschule des Gelernten *), wie die frische Quelle nachhaltiger und nachholender Sinnenbildung, Landeskunde und Umgangsleutseligkeit.

Wohl zu Wege sein macht ein gut Theil von der Ringfertigkeit eines vollkommenen Mannes aus und Jugenderzieher können daher nicht früh und nicht oft genug solche Turnfahrten oder Wanderungen zu *Wege* bringen. *Wandern* ist das halbe Leben, die einzig wahre Bahn der Jugenderfahrung **). Fahren hieß ursprünglich nicht — mit Vieren, sondern gehen — wandern: daher die *Fahrt*, *Fährte*, *fertig* (d. i. bereit zur Ausfahrt); daher Wallfahrt, Tagefahrt, Hoch-

---

*) In den Jahren **1813—1819** wurden vom Berliner Turnplatze aus öfters Tagefahrten von Größeren und Geübteren in bloßem Turnzeuge und mit Springstangen unternommen, auf welchen der Zng immer *schnurstracks gerade aus* gieng, ohne rechts und links zu weichen, wobei natürlich nur die Springstange über Stock und Stein, Sumpf und Waßer forthalf. Freilich kam dabei Mancher ziemlich geschwärzt heim. —

) Vergleiche *Jahn* in seinem Deutschen Volksthum **2. Aufl. Leipz. **1817**, S. **343—350**, fortgesetzt in seinen Neuen Runenblättern, S. **3—34**. Dort rühmt er *Seume* und *Arndt* als unsere Hauptwanderer, *er selbst* darf hinzugefügt werden. *Vieth* nennt in seiner Encyklopädie der Leibesübungen **II, 187.** noch den *B. v. Grothusen*. Neuere Zeit hat eine Menge Schnellwanderer hervorgerufen, von denen die Mehrzahl, wie *Mensen Ernst* die Welt rastlos abliefen, ohne wirklich zu sehen und zu hören.

fahrt, daher der Gefährte, der derselben Fahrt ist *). — Je mehr Eisenbahnen die Länder durchkreuzen, die Erde übernetzen werden, desto wichtiger wird es, in der Jugend wandern und gehen und — sehen zu lernen. Nächtliche Eilwagenfahrten schneiden schon Stücke der Anschauung vom Gelände aus; Eisenbahnflüge laßen die Augen zu ruhiger, stillsinniger Anschauung gar nicht mehr kommen, stumpfen den Blick ab und löschen die Eindrücke, die Erinnerung aus. Nur Fußwandern prägt tief ein, hält den Sinn wach und weitet den Blick über Gottes Schöpfung und über Menschenleben. — Trefflich sinnenschärfend (Aug und Ohr), so wie muthweckend sind auch Nachtwanderungen, wie auch nächtliche Spiele im Mondenschein oder auch im Helldunkel, bei bedeckterem Himmel **).

Fünf, sechs und mehr Meilen, bei längerer Wanderung und im Nothfalle selbst einen Gewaltmarsch von zehn bis zwölf Meilen an Einem und demselben Tage, muß der rüstige Gänger, Wandrer und Turner zu erzielen streben. Doch bleibt dieß Sache des Einzelnen. Abwechselnder Dauerlauf kann damit verbunden werden ***). Aber man beginne am Ausgangstage und an den nächsten Tagen mäßig, besonders mit Anfängern, oder mache Probegänge mit Kleinen von 2—3 (4) Meilen. —

Große Ausdauer im Gehen und das Vermögen dabei noch das nöthige Gepäck zu tragen, ist eine Eigenschaft, deren Werth viele Menschen immer noch nicht hinlänglich zu schätzen wißen, und der muß wahrhaft ein Verderber des wandernden Handwerkers genannt werden, der die staubregenden Ränzelwägelchen für tragscheue Bursche erfand.

Frühe und häufige Gänge machen und dabei im Ränzel auf beiden Schultern Gepäck tragen, muß oft und kann nie genug geübt

---

*) Wie Genoße (ahd. kanôzo), der gleiches Brot ißt; Geselle (kasaljo), der im selben Sale lebt; gabenkeo, der auf derselben Bank sitzt; gabeddeo, der im selben Bette schläft u. s. w.

**) In den Jahren 1811—1817 wurden in der Hasenhaide bei Berlin die meisten Sommersonnabende nächtlich durchwacht und durchspielt, oft von kleineren, oft von sehr großen Scharen. Und dennoch Sonntags früh 7 Uhr freiwillig in der Kirche. — —

***) Zu solchem Dauerlaufe muß der Ränzel etwa durch eine Öse unten mit einem Gürtel verbunden werden, daß er nicht schüttert und ruckt. Oder man bindet ein Tuch um den Leib und steckt den Stock zur Stütze des Ränzels durch. Bei dieser ersten Erwähnung der Gürtel sei vor deren auf den Turnplätzen eingerißenen Gebrauch ernstlich wie ärztlich gewarnt: sie sind überaus und überall schädlich; sie drängen die Eingeweide zum Bruche hinab. Zudem sind sie, wie die Husarenschnüre der vertändelten Turnjacken auf modernen „Turnplätzen," verführerisch und verwickelnd bei lebendigen Fangspielen. Gleich den Gürteln dulde man auch keine Schnallengurte und Gurtschnallen an den Turnhosen; auch keine Schnallen an den Hosenträgern. Jene können dem Kreuze, diese der Brust nachtheilig, ja gefährlich werden.

werden. Doppelranzen und Quersäcke, von denen die eine Hälfte vorn, die andere hinten hinab hängt, sind der Gesundheit äußerst nachtheilig, zumal im Knabenalter; Ranzen, Reise- oder Jagdtaschen, Tragsäcke u. s. w. dürfen niemals einriemig, müßen allezeit zweiriemig sein*), damit die Last auf beiden Schultern gleich vertheilt ruht und nicht eine derselben, wie bei Jägern oder Boten sich höher gewöhnt.

Doch kommt beim Lastgehen, wie beim Lediggehen, Alles darauf an, daß Arme und Hände zum Gebrauche frei sind. Zu breite Ränzel, wohl gar mit sehr breiten Seitentaschen, hemmen die Bewegung der Arme, wie zu schwere Last die Brust nicht weitet, vielmehr das Kreuz krümmt und die Kniee knickt. Die Tragriemen der Ränzel müßen oben an der Mitte der Rückseite eng beisammen stehen und werden unten an beiden Enden angeknüpft, angehakt, oder angeschnallt. Brustriemen sind durchaus nicht zu dulden, wie keine Querbänder an den Hosenträgern, die hinten hin gehören und hier beßer sind als das Kreuzen. Das Gepäck richtet sich nach der Dauer der Wanderung, nach Jahreszeit und Örtlichkeit (Gebirgsgegend). So wenig wie möglich; und so viel reine Wäsche und Schuhwerk, daß man nach anhaltendem Regen Abends und Nachts sich umkleiden, die naße Bekleidung trocknen kann.

Auf Turnfahrten selbst trage man keine reibenden Tuchhosen, die in den gegen Regen schützenden Ranzen und für die Nacht auf das Heu oder die Spreu gehören. Der zum nächtlichen Zudecken dienende Rock wird am besten oben auf den Ranzen, der deshalb dort 2—3 Ösen mit Riemen erhält, geschnallt (in Wachsleinwand oder -Taffent). Man dulde keine hohen und schmalen Stiefelabsätze, keine engen Stiefel oder Schuhe. Schuh- und Stiefelwerk muß je nach dem Fuße und nicht zu eng, nicht zu weit gemacht sein, daß jener darin nicht rutscht oder gerieben wird. Am besten Halbstiefel (keine Schnürstiefel!) mit Klappen nnd Knöpfen, oder hochgehende Schuhe mit leinenen Überstrümpfen (Gamaschen): diese halten den Fuß am kühlsten und frischesten. Neues Schuhwerk von frischem Leder brennt sehr und geschwellt den Fuß. Nachts auf dem Lager deshalb das Schuhwerk ausgezogen! — Die Strümpfe (wollene und baumwollene) streicht man auf der sogenannten rechten Seite zweckdienlich mit Talg glatt

*) Daher sind auch die sogenannten Botanisierbüchsen auf Turnfahrten nicht zu dulden, die mancher Großstädter überdieß wohl nur umhängt, weil er sich des Ränzels seiner eigenen Knabenjahre schon wieder schämt. Dieselben sind wie die an sich erfreulichen Offizierränzel auch viel zu klein und beengt, um nur das erträglichste Maß von Wäsche oder einen Rock für eine nur etwas längere Turnfahrt aufzunehmen.

und geht auf dieser *). Wer es erschwingen kann, wählt einen Ränzel von Seehundsfell, das den Regen am dauerndsten abhält. Das Gepäck packt sich am schnellsten und glättesten zwischen zwei dünnen Pappdeckeln, die, zusammengeschnürt, bequem in den inneren Ranzenraum gleiten.

Die Dauer oder Ausdehnung der jedesmaligen Ausflüge (der ein- oder mehrtägigen Turnfahrten) wird nach Alter und Kraft der Theilnehmenden bemeßen. Oft, namentlich für mehrwöchentliche Wanderungen (in Gebirge ꝛc.) ist gut, nur gleichkräftige Turner zusammen zu nehmen. Gehen sehr verschiedene Altersstufen mit, so müßen die Jüngeren und Kleineren nebst den weniger hochgespaltenen allezeit das Wandermaß und den Schritt angeben. Lehrer oder Führer haben hier besonders darauf zu achten daß, unbeschadet gleichmäßigen Vorwärtsschreitens im Allgemeinen, nicht ermüdendes Einerlei in die Art des Dahinziehens komme, weder durch Stummsein und Mangel an geistiger Erregung (Wort und Lied, Rede und Sang), noch durch Voreilen der Größeren **). Vielmehr muß der Turnlehrer den Kleineren im Allgemeinen stets den Vorzug und nur von Zeit zu Zeit diese Grundordnung sich auflösen laßen. Nachzügler, die absonderungssüchtig dahinträumen, sind nie zu dulden (sie ermüden und verirren), eben so aber auch trinksüchtige Vorzügler. Von Zeit zu Zeit, besonders dem Abende zu, frischt ein reihengeordneter Gleichschritt (die Kleinen auch hiebei stets vorauf) mit Gesange die Ermüdeten wohlthätig wieder auf ***).

Aber man hüte sich ja auf Turnfahrten vor immerwährendem Schreiten in Reih' und Glied oder gar im Gleichschritte. Das ist der Tod aller Jugend-, Turn- und Wanderlust. Hier gehört mehr als anderswo lebendig wechselnde Geselligkeit hin; hier muß jeder

*) Mancher geht gern auch ohne Strümpfe. Sehr gut ist den Fuß recht glatt in altleinene Lappen schlagen: dieß ist der Soldaten Kunst, die auch vielfach auf glatteingelegten, zugeschnittenen Strohhalmen gehen. — Auch Barfußgehen muß geübt werden, am leichtesten im Sande. Will man dabei auch Stoppeln nicht achten, so muß man diese, mehr laufend, durch die flache Fußsohle vorweg niederstreifen.

**) Ein Anderes ist abwechselndes Vorauseilen kleiner Scharen (Größerer, Schnellfüßiger) zum Wegelagern und Überfallen der langsamer nachfolgenden Hauptschar an Hecken, Gehegen, Stiegeln, dichten Büschen, Felsstücken. Dieß bringt Leben in die Wanderung. Nicht minder allgemeines Jagdspiel ꝛc. in geeigneten Forsten, Haiden, Wäldern, falls man nicht zu weiten Weg (auch für den Heimweg) noch vor sich hat.

***) Wer noch die Feldzüge der Befreiungskriege mitmachte, hat dieses sattsam erlebt: Ein nicht verstummender Liedermund, Ein nicht zu ermüdendes Gemüth brachte und bringt oft tausend schweigsam dahinschleppende Müdlinge wieder auf die Beine.

seine Gefährten sich frei wählen dürfen und können; nur dadurch erhält der Lehrer Gelegenheit seine Leute kennen zu lernen, dem Einzelnen traulich sich zu nähern, so wie dem Ganzen den rechten Geist einzuhauchen durch sein lebendiges Wort und leutseliges, frei waltendes Wesen. Er muß unmerkbar der Anreger immer neuer Lust sein, namentlich in öden Sandstrecken, durch veranlaßtes Abschätzen der Entfernungen, Mittheilungen ortskundlicher Geschichten und Sagen 2c.

Vor Allem aber hat er mit seiner Wanderschaar Eßen, Trinken und Lager zu theilen, darf bei Leibe nichts Beßeres verlangen und muß auch hier durch die schlichte That bewähren, daß er seinen hohen und frohen Beruf wahrhaft erkannt hat. —

An heißen Tagen breche man früh auf, um mit der steigenden Sonne fortzuwandern, und raste in den heißen Mittagsstunden. Doch raste und ruhe man nicht zu oft, immer nur nach einigen Stunden. Gegen Abend schiebe man die Ermüdeten immer mehr vor und raste, ehe man zur Nachtherberge einzieht, lieber noch eine halbe Stunde vor dem Orte, um das jähe abendliche Trinken zu verhüten. Vor jedem Rasten laße man den Schritt langsamer ausgehen, sammle die Schaar, daß Alle nachher gleichmäßig und gleich lange ruhen. Beim Rasten selbst werden die Beine am besten ausgestreckt, daß sie, besonders beim Sitzen, nicht steifen. Gut thut darum liegen, nur nöthige man den wäligen, unverwüstlichen Knaben nicht allzu sehr von seiner quicken Regsamkeit abzulaßen *). Mehr schon zur Nachtruhe. Das abendliche Nachtlager ist verführerisch für die Neckelust, die ansteckt und die erregten Gemüther über die Ermüdung der Glieder täuscht, die mit Sonnenaufgang wieder frisch sein sollen.

Das Trinken auf weiteren Fußwanderungen oder Turnfahrten muß wohl überwacht werden; hiebei ist der Mensch am schwächsten, am unbesonnesten, und hier vorzugsweise kommt Selbstüberwindung Leib und Seele zugleich zu Gute. Vor Allem dulde man keine Nippflaschen und kein Flaschennippen. Man trinke überhaupt nicht oft und nicht viel. Man genieße erst etwas Brot, daß die Speicheldrüsen wieder thätig werden, trinke dann wenig auf einmal oder tauche Brot ein. Je öfter und je mehr man trinkt, desto mehr Durst: der unbefriedigte Magen wird überfüllt und erkaltet und doch soll nur der

*) Ein eigenthümliches Mittel sich in der Rast wieder aufzufrischen wandten im Herbst **1818** die nach Schlesien wandernden größeren Berliner Turner an; nach einigem Ausruhen nämlich wurde anhaltend gerungen. Das machte den Körper, der durch längeres Bergsteigen den Tag über von unten auf versteift war, wieder geschmeidig, die Beine wieder tragfertiger, die innere Spannkraft wieder reger. Der durchgebildete Dauerjüngling darf Manches sich bieten, was man nicht vom Knaben und von Jedem fordern darf.

Schlund angefeuchtet werden. Bayrisch Bier macht durstig, kalte Milch verschleimt vielfach. Beim Wandern selbst halte man, wie beim Laufe, Nase und Blase rein, Schlund und Mund zu, daß Gaumen und Kehle nicht austrocknen. Etwas Tannnadeln oder ein Blatt gekaut halten durch ihre Herbe den Speichel flüßig. —

Auch mit dem Baden der Masse sei man auf Wanderungen besonnen und halte hier noch strenger als sonst auf hinlängliche Abkühlung, namentlich wo nicht Waßertiefe genug vorhanden ist, um gleich ganz hineinzuspringen und unterzutauchen. —

Am Unmittelbarsten auf Turnfahrten lernt sich:

4. Nichtachtung der Örtlichkeit. Das Gehen auf dem Wirrfelde (unebenem Boden) ist weit schwieriger als auf dem ebenen Blachfelde, aber auch weit stärkender, besonders wenn die kleineren Höhen etwas stark aufsteigen und abfallen; eben so das Gehen durch tiefen Sand, bei dem man wie über geackertes Feld mehr auf den ganzen Fuß (nicht zu viel auf die Ferse) auftreten muß, um nicht zu tief einzusinken. Wird eine Anhöhe so steil, daß zu dem Schritte eine bedeutende Kraftanwendung gehört und die Schritte überhaupt mehr stufenweise gehen, so nennt man die Bewegung nicht mehr gehen, sondern steigen, das bis zum Klimmen sich steigern und wie das Gehen als Ledig- und Laststeigen geübt werden kann.

Beim Bergansteigen, wie schon beim anhaltenden Wandergehen überhaupt, müßen die Kniee freier und weniger steif gehalten, etwas mehr vorgebogen, der Oberleib dagegen nicht zu viel vorgeneigt werden, wodurch das Athmen erschwert, der Oberschenkel zu stark angegriffen würde. Der Tritt geschieht beim Steigen mehr auf Zehen und Ballen. Bergabgehen erquickt wieder. Oft thut bei längerem Bergaufsteigen an Einem und demselben Tage den Beinen wie der Brust theilweise abwechselndes Rückwärtsansteigen gut und gewährt zugleich dem Auge mehrfach schönen Rückblick oder erhebende Fernsicht. Bei sehr steilen Bergen thut bergauf und bergab Schlängelgang, bergab auch Galoppsprung oder abwechselndes Seitwärtsgehen (=schlängeln) gut. Bei großer Steile und Glätte (durch Tangel) kann man auch in hockender Stellung, durch fortwährendes Abstoßen der Hände, hinabrutschen. Beim gewöhnlichen Bergabsteigen lege den Oberleib etwas mehr, doch nicht zu stark hinterwärts.

In Gebirgsgegenden gewinnt der Wanderstab, der fest, aber nicht zu schwer sein darf, erst wahren Werth; doch giebt es Wanderer und Turner, die auch hier eines solchen nicht bedürfen, wenigstens ist nicht gut, sich von ihm schon bei der Ausfahrt abhängig zu machen oder nicht von ihm trennen zu können. Gebirgsklimmer, namentlich in der Nähe von oder auf Schneefeldern und Gletschern bedienen sich längerer Stäbe zum Stemmen mit beiden Händen, besonders beim Hinabsteigen und Gleiten, zur Seite oder zwischen beiden Beinen.

Sehr zu wünschen wäre, daß man in der Nähe jedes Turnplatzes (besonders in flacheren Gegenden) ein bedeutendes Wirrfeld und kleine ziemlich steile Anhöhen (wie Gruben) von 20—30 F. haben könnte, um das Gehen und Laufen über unebenen Boden, das Steigen und besonders das Sturmlaufen (auch in Massen und sich folgenden Reihen) zu üben.

Kurzer Haiderasen, besonders in Tangelwaldungen ist wie gebohnter Fußboden und macht das Schuhwerk schnell glatt. Wer hier ohne Fehlglitte gehen, laufen, springen (und ringen) kann, ist ziemlich überall gangrecht und hat sprengen und verrenken wenig zu fürchten.

Eine eigene Gängerbahn ist auf Turnplätzen füglich nicht anzulegen: zu den hieher gehörigen Übungen, namentlich den oben genannten Reigen- und Gelenk- oder Vorübungen, ist Rennbahn und Spielplatz zu verwenden.

III. Das Laufen.

Das Laufen (eigentlich schon ein wechselbeiniges Hüpfen oder Springen von der Stelle) ist, mit Vorsicht getrieben, eine besonders für Brust und Lunge sehr heilsame Übung und ihr Nutzen in allen Zuständen (des Krieges wie des Friedens) in die Augen springend, darum auch zu allen Zeiten und bei allen Völkern fleißig angewendet.

Wie weit es mit Ausdauer und Beharrlichkeit im Laufen gebracht werden kann, mögen hier nur einige Beispiele der neueren Turnzeit *) beweisen, bei denen zu bemerken ist, daß sie nur von solchen aufgestellt wurden, die nicht Einmal, sondern häufig Ähnliches leisteten und durch ihre Gesundheit während einer Reihe von Jahren bewährt haben, daß die Laufübung ihnen nur wohlthätig gewesen ist.

K. v. Pl., der beste Dauerläufer des früheren Berliner Turnplatzes, damals ein Mann von 28 Jahren, nicht zu großen aber festen

---

*) Ältere Beispiele deutschen Dauer- und Schnelllaufes wird die Geschichte der deutschen Turnkunst aufführen. Die neueren sogenannten Schnellläufer, die mehr Dauerläufer sind (vgl. S. 99 **), bleiben hier außer Betracht.

Körperbaues, durchlief eine 750 F. lange Bahn 120 Mal in 2 Stunden 24 Minuten, legte also $3\frac{1}{4}$ deutsche Meilen in dieser Zeit und in jeder Minute 10 F. 5 Z. zurück. Derselbe legte einmal von Morgens 10 Uhr bis zu derselben Stunde des anderen Tages eine Strecke von 17 Meilen zurück.

Als Schnellläufer war K. Sch. am ausgezeichnetsten. In einem Alter von 19 Jahren, bei noch mehr gedrungenem Körperbau (5 F. 5 Z. etwa) durchlief er eine Bahn von 600 F. in 26 Sekunden, legte also in jeder Sekunde etwa über 23 F. zurück. Bei einer halb so großen Bahn legte er 25, ja einmal sogar 26 F. in der Sekunde zurück.

A. Die Laufbahnen: s. S. 25—29.

B. Die Laufübungen.

1. Laufhaltung (besonders beim Schnelllaufe):

Kopf hoch!

Brust heraus! Oberleib vor, jedoch beim Schnelllaufen mehr als beim langsamen.

Schultern zurück!

Arme an! Oberarme nahe dem Leibe, Ellenbogen hinten aus. Die Oberarme dürfen sich nur wenig bewegen.

Sohle leicht auf! Niedertritt auf den Ballen, nicht auf dem Plattfuße! Die Füße nicht einwärts.

Mund zu! bei allen Turnübungen, besonders beim Laufe.

Athemzüge lang! Das Ein- und Ausathmen muß ebenmäßig (im Verhältnisse zu den Schritten) und ebenzeitig sein (Lauf ohne Schnauf!) und mehr durch die Nase als durch den Mund geschehen *).

2. Laufregeln:

1. Ausdauer im Laufen suche man nicht mit Einem Male zu erlangen; man übe sich oft und immer etwas länger.
2. Man übe sich besonders an kühlen, windstillen Tagen.
3. Man laufe in der ersten Übezeit nur mit dem Winde, nicht gegen denselben.
4. Man enthalte sich durchaus des Sprechens, da schon das Athemholen durch den Mund schädlich ist; es trocknet auch aus.
5. Bei starker Erhitzung oder verkürztem Athemholen höre man auf.
6. Nach dem Laufen kühle man sich durch das Herumgehen ab,

---

*) Viele der sogenannten Schnellläufer athmen durch ein vor Mund und Nase gehaltenes Tuch (auch Schwamm) bei sonst offenem Munde.

nie durch Stillstehen, am wenigsten aber durch Niederlegen auf den Boden. Ist man sehr erhitzt und das Wetter mehr kalt als kühl, so ziehe man lieber den Rock an.

7. Beim Laufen muß rein sein Mund, Schlund, Nase und Blase.

3. Laufvorübung:

Der Scheinlauf — ahmt die Laufbewegung nach, ohne den Läufer von der Stelle zu bringen; ist daher eine Vorübung zu allen Laufarten. In der Laufhaltung schnellt man, mit sprungartiger Bewegung der Füße (auf den Ballen), diese wechselweise bis zur Höhe der Waden hinauf.

Aus dem Scheinlaufe laße man öfter in eine langsame Fortbewegung und aus dieser wieder in den Scheinlauf übergehen.

4. Laufveränderungen (Laufarten):

A. Schnurrecht, ohne alle Krümmen (das Rennen).

B. Schlängelnd, in Bogen und Kreißlinien (das Schlängeln oder der Schlängellauf).

C. Zickzackend, in gerader Linie und Winkeln (der Zickzacklauf).

Diese drei Laufveränderungen können ausgeführt werden (Laufweisen):

1. auf Schnelle (der Schnelllauf),
2. auf Dauer (der Dauerlauf).

Und wieder kann man sich in allen diesen Laufarten vorwärts und rückwärts bewegen; doch wird der Rücklauf in der Regel in gerader Linie geübt.

Aller Lauf kann auch als Ledig- oder Lastlauf geübt werden *).

Das Mal finden, als Übung des Augenmaßes, muß besonders geübt werden. Wie der Schütze die Schußweite, muß der Läufer die Laufweiten kennen und daraus abnehmen, ob er im Schnelllaufe das Ziel erreichen kann oder nur im Dauerlaufe.

A. Das Rennen.
(Der schnurrechte Lauf).

1. Das Schnellrennen (der schnurrechte Schnelllauf) wird in der Rennbahn (s. S. 25) als Wettlauf geübt. Man kann die Tur-

---

*) Über Haltung des Ränzels dabei s. oben S. 100 ***.

ner hier wie bei allen Wettübungen zusammenstellen — nach dem Alter, nach der Größe (Höhe der Hüften), nach der Fähigkeit.

Man läßt zum Wettlaufe im Schnellrennen soviel Turner neben einander in die Bahn treten, als darin ohne sich zu hindern laufen können. Sind sie in gerader Linie aufgestellt, so giebt man am anderen Ende der Bahn das Zeichen zum Ablaufe durch Senken und Schwenken eines Tuches oder einer Fahne oder durch kurzen Ruf oder auch durch Winke mit der Hand. Dabei von 1—3 zählen taugt nicht, dadurch die Heftigeren zum zu frühen Ablaufe verleitet und Störungen herbeigeführt werden. Zur Übung des Gehöres und Willens ist es aber auch wieder gut und dienlich.

Um den besten Läufer zu ermitteln, muß man die Schnellsten aller Riegen wieder zusammen laufen laßen. Es ist deswegen gut, wenn der Turnlehrer im Besitze einer Sekundenuhr ist, durch welche das Verhältniß der Lauffertigkeit aller Turner gegen einander leicht bestimmt werden kann. Man versäume aber, wenn sich die Gelegenheit dazu darbietet, nicht, die Turner öfter auf einer Ebene in großen Abtheilungen zugleich wettlaufen zu laßen: es hat diese Art zu laufen einen ungemeinen Reiz für Alle und regt die Trägen oft zu ungewohnter Anstrengung auf. —

Die mittlere Länge für den Wettlauf ist 300 F.; doch kann man Kinder anfangs auch nur 150 F. laufen laßen. Erwachsene müßen dagegen sich mitunter auch auf einer 500—600 F. langen Bahn üben; doch nimmt bei dieser Länge die Schnelligkeit in der Regel schon bedeutend ab. Deswegen und nach langer Erfahrung sind die Laufstufen für das Schnelllaufen bestimmt wie folgt:

Zweite *) Stufe 300 F. in . . . . 20 Sekunden
(15 F. in einer Sekunde);
Dritte Stufe . . . . $16\frac{2}{3}$ —
(18 F. in einer Sekunde);
Vierte Stufe . . . . $14\frac{2}{7}$ —
(21 F. in einer Sekunde);
Fünfte Stufe . . . . $12\frac{1}{2}$ —
(24 F. in einer Sekunde).

Will man auf freiem Felde (und etwa bei vielen Zuschauern) von Vielen einen Wettlauf unternehmen laßen, so kann dieses auf folgende Weise geschehen, wozu man die T. VI. 3. 1. halten möge.

Die Theilnehmer rücken bei e an das Viereck heran, das durch 6 Fahnen a abgegränzt ist und schreiten erst die lange Seite entlang, dann die

*) Was unter der zweiten bleibt, gehört zur ersten Stufe.

kurze, dann die zweite lange, dann die kurze, so daß die ersten wieder an den ersten Punkt gelangt sind und das Rechteck geschloßen ist, an dessen kurzen Seiten nun immer 32 stehen. Die Zahl an den längeren ist unbestimmt, richtet sich nach der Anzahl der Theilnehmer und der Länge der abgesteckten Rennbahn. So wie das Viereck auf diese Weise geschloßen ist, wird Halt gemacht und die noch außerhalb desselben befindlichen Turner gehen an der Ecke, wo geschloßen wird, herein und bilden zwischen den Kampfordnern dddd Reihen zu 13 Mann, gleichlaufend mit der kürzeren Eingangsseite.

Dieser gegenüber stellen sich der Zielhalter c und die beiden Kampfrichter b und b auf. Ein Zeichen wird von den Kampfordnern gegeben und die vorderste Reihe der je Dreizehen läuft ab: der Sieger ergreift das Ziel c. Der Zielhalter stellt ihn im inneren Raume auf.

Die Kampfrichter führen, jeder 6 Mann in die Mitte der schmalen Seite bei f ein und Alles rückt nun um 6 Plätze nach g zu, wo eine neue Reihe von 13 Rennern ausscheidet und in den inneren Raum tritt. Dieß ordnen die letzten Ordner dd. Zugleich haben die bei den Fahnen a Aufgestellten darauf zu sehen, daß immer 6 Mann nach jedem Rennen bei ihnen vorüber rücken und Alles in Ordnung bleibt. Auf ein neues Zeichen rennt die zweite Reihe aus u. s. w.

Sind Alle daran gewesen, so rücken die Sieger geordnet zu 13 durch den ganzen Raum und stellen sich in Reihen auf. Sie rennen, sind es ziemlich gleich Große, noch einmal auf dieselbe Weise. Die in diesem zweiten Hauptrennen abgesonderten Sieger bilden dann eine Reihe für das letzte Rennen, das über den Sieger des Tages entscheidet.

Bei dem zweiten Hauptrennen vertheilen sich nach Anordnung der Kampfrichter bb die Nichtsieger längs der beiden größeren Seiten des Viereckes im Inneren des Raumes.

Diese Weise *) wird den besten Renner aus jeder noch so großen Anzahl herausfinden laßen, kann auch auf Gleichkräftige in kleineren Gruppen angewendet werden.

2. Das Dauerrennen (der schnurrechte Dauerlauf): wird ebenfalls in der Rennbahn geübt. Will man wißen, wie lange und wie weit ein Jeder läuft, so geschehen die Umläufe in geraden Linien von einem Male zum anderen und Jeder muß die Zahl der Umläufe, die er gemacht hat, behalten. Die Riege ist unbestimmt. Beim Wettrennen auf die Dauer gebührt dem der Preis, der den weitesten Raum in der kürzesten Zeit, mit der mindesten Anstrengung zurücklegt und am Ziele unerschöpft und bei guten Kräften anlangt. Die oben (S. 106. 107) gegebenen Laufregeln sind bei keiner Laufübung mehr

---

*) die vom Gymnasial-Director August zu Berlin herrührt, welcher den früheren Turnplatz von 1811 an besuchte und das damals erste Turnlied dichtete.

zu beachten, als beim Dauerrennen. Hier heißt es vor Allem: nur allmälig und mit großer Vorsicht sind Erfolge zu erlangen. Wer den Dauerlauf außerhalb des Turnplatzes und für sich übt, der beachte auch besondere Vorsicht in Betreff des Trinkens, wovon beim Gehen (S. 103. 104) gehandelt worden ist.

B. Der Schlängellauf.

1. Das Schnellschlängeln (schneller Schlängellauf) wird in der Schlängelbahn (S. 25) geübt. Im Schlängellaufe können Arme und Hände durch Schweben den Leib in der Wage halten. Die Richtzahl der Riege ist sechs. Alle sechs Läufer treten, jeder 3 Schritte vom anderen, in den ersten Bahnkreiß und laufen auf ein gegebenes Wort oder Zeichen ab. Sie folgen nun so der Krümmung der Bahn, daß sie durch jeden Berührungspunkt, auf den sie stoßen, in den andern Kreiß schlängelnd hinüberlaufen, so daß man aus einem z. B. links von dem allen Bahnkreißen gemeinschaftlichen Durchmeßer liegenden Halbkreiße in den rechts liegenden Halbkreiß des nächsten Kreißes kommt. Wer seinen Vordermann erreichen kann, giebt ihm einen Schlag mit der Hand und der Geschlagene muß die Bahn verlaßen; eben so, wer über die Bahnränder (auch beim Siege oder Schlage) hinausgleitet. Wer zuletzt übrig bleibt, ist Sieger. — Zu merken ist noch, daß nicht eher geschlagen wird, als bis ein Halbkreiß durchlaufen ist, bis wohin daher auch keine Annäherung stattfinden darf. Man kann daher sowohl das Zeichen („Trab! Marsch!") zum Auslaufe, als (durch „Auslauf! Schlag aus!") zum Schlagen geben. Wenn die Bahn 3—4 Mal durchlaufen und durch das Abschlagen oder Ausgleiten der Mindergeübten der Abstand der noch in der Bahn sich Befindenden zu groß geworden ist, wird das Zeichen zum Aufhören („Halt!") gegeben. Gut ist, die Sieger der verschiedenen Riegen (aber in derselben Altersabtheilung) in Eine Laufriege zusammentreten zu laßen (vgl. S. 109).

Eine gute Übung des Augenmaßes wie der Gerechtigkeit ist, alle Läufer in den Kreiß hinein treten, gleichen Abstand nehmen und dann sämmtlich schreiten oder laufen zu laßen, um gleichen Abstand zu halten, bis es heißt „Ausschlagen." Bei bemerkten Fehlern aber ruft der Lehrer wieder „Schritt" oder „Halt".

2. Das Dauerschlängeln (Schlängellauf auf die Dauer) wird ebenfalls in der Schlängelbahn (s. S. 25) geübt. Dauerschlängelt Einer, so muß Zahl und Zeit der Umläufe gemerkt werden; dauerschlängelt die ganze Riege, so müßen Alle gleichen Abstand und Tritt halten, damit nicht durch ungleichen Lauf ein Einholen erfolgt

und durch Auflaufen die Übung stockt. — Eine gute und unterhaltende Übung ist auch der Wirrschlängellauf in den buntesten Abbiegungen und Wiederkehren der langen Schlängelriege um Bäume des Waldes, zugleich durch Gruben u. s. w.

Eine andere Art von Dauerschlängeln ist der **Schlangenlauf** oder die **Schlange**, welcher Lauf in der Rennbahn von beliebiger Anzahl (je mehr desto beßer), ausgeführt wird. Der Vorläufer, vom Auslaufe der Bahn anfangend, läuft von einer langen Seite (im rechten Winkel) hinüber zur anderen und indem er dort umwendet, dicht an der so eben beschriebenen Linie zurück u. s. f. Die Nachfolgenden haben genau dem Vordermanne zu folgen, was aber besonders bei den Wendungen nöthig ist, weil sonst leicht Störungen entstehen. — Bei Kleineren und Anfängern im Dauerlaufe hat der Vorläufer beim Umwenden durch scharfes Einhalten der geraden Zeile (auch um gesteckte Stangen) das bogenartige Übergreifen der Umwendenden zu verhüten, so daß recht die Gestalt (T. VI. Z. 2.) herauskommt. T. IV. Z. 3. vereint Schlangen- und Zickzacklauf.

Will man die Schlange lösen oder mit ihr einen größeren Raum durcheilen, so macht man aus den Zeilen größere Bögen, fast bis zum Zickzacklauf. — Die Hände werden auf die Hüften gesetzt.

Der **Kettenlauf** oder die **Kette** (T. VI. Z. 6.), ebenfalls ein Schlängellauf, mit welchem man Viele zugleich beschäftigen kann und der zugleich die Aufmerksamkeit jedes Einzelnen gleichmäßig in Anspruch nimmt. Eine beliebige, aber gerade Zahl von Turnern stellt sich so in einen Kreiß, daß immer abwechselnd einer nach innen, einer nach außen gekehrt ist und jeder etwa 3 Schritt vom anderen absteht. Der Lauf geschieht nun so, daß jeder rechts oder links und in einer Schlangenlinie um die ihm Begegnenden herum bis wieder auf seinen Platz läuft. Dadurch beschreiben die nach innen und die nach außen Schauenden zwei kreißförmige Schlangenlinien, die sich fortwährend durchschneiden und so eine Kettenlinie bilden. Fängt man rechts an zu laufen, so laße man erst alle Läufer halb rechts machen, damit sich keiner irre; sodann muß jeder dem ihm Begegnenden die rechte, dem Zweiten die linke Seite zukehren und so abwechselnd. Bei Anfängern laße man erst die eine Hälfte, die nach außen oder innen Stehenden, laufen und die andere still stehen, und dann umgekehrt, damit erst jeder seinen Weg kennen lerne. Fangen Alle zusammen an, so laße man sie erst im Schritte gehen und sich abwechselnd die rechte und linke Hand reichen. Wird der Lauf gut ausgeführt, so müßen Alle gleich weit von einander abbleiben und niemals Lücken entstehen. Zur beßeren Einübung der Kette oder zur Abwechselung kann man auch die beiden Laufreihen in einer geraden Linie gegen einander aufstellen und dann die Übung wie im Kreiße erst von einer Riege oder von beiden zugleich ausführen laßen.

Der Schneckenlauf oder die Schnecke (T. VI. Z. 4.), zwar kein eigentlicher Schlängellauf, diesem aber sehr verwandt, wird auf dem Spielplatze oder in kleineren Schneckengängen, so wie zu Verbindungen mit dem Schlangenlaufe in der Rennbahn geübt. Der Vorläufer beschreibt genau in stets sich verengenden Bögen, so daß zwischen je 2 Bögen hinlänglicher Raum für eine (rückkehrende) Laufreihe bleib, eine Schneckenlinie; in der Mitte wendet er in einem Haken um und läuft durch den gelaßenen Zwischenraum in zunehmenden Bögen zurück. Die Folgenden halten wieder nur genau ihren Vordermann und wenden namentlich in der Mitte auf der Stelle des Vorläufers zurück. Bei Ungeübten ist wohlgethan, in der Mitte zwei Schritte auseinander 2 Stangen oder Turner aufzustellen, zwischen denen hindurch der Haken geschlagen wird, weil sonst durch immer größere Verkürzung des Bogens Stockungen entstehen *). Zu verhüten ist ferner, daß die Masse nicht nach innen, statt nach außen dränge. Gewöhnlich führen die Kleinen den Zug, weil sie sonst zuletzt zu scharf auslaufen müßen. Schön sieht es aus, wenn die Großen voran laufen, weil man an ihnen die Wendung und den Kopf erkennt. Doch kann man dieses dadurch ersetzen, daß man dem Vorläufer eine Fahne in die Hand giebt. Bei der ersten Erlernung der Schnecke, besonders bei kleineren Knaben, wird man gut thun, die Schnecke gehen oder schreiten zu laßen (auch mit Gleichschritt). Bei Schlange und Schnecke werden die Hände auf die Hüften gelegt (Daumen hinten), damit sie durch Herumschwenken nicht hindern. Bei der Schnecke aber müßen, wenn die Windungen eng gemacht werden sollen, die Arme an den Leib gelegt oder zur Abwechselung auf den Rücken verschlungen oder gestreckt (Hand in Hand) aufgelegt werden.

Auf oben beschriebene Weise können auch Dopppelschnecken von zwei gleichlaufenden Reihen (selbst drei- und vierfachen!) ausgeführt werden (T. VI. Z. 5.). — Sind die Läufer gut eingeübt, so kann man auch zugleich zwei Schnecken in zwei gleichliegenden Ecken der Bahn, auch des Spielplatzes ausführen laßen und darauf in den beiden entgegengesetzten, oder in allen vier Ecken zugleich mit zwischenliegenden Schlangen laufen. Überhaupt laßen sich durch die Verbindung von Schlange und Schnecke schöne Zusammenstellungen ausführen, nicht minder Schneckenknäuel (T. VI. Z. 7. 8.). Gut ist,

*) Oder der Vorturner selbst bleibt stehen und hält seinen Arm mit vorgezogener Hand abgestreckt, so daß zwischen seiner Hand und seinem Leibe die Laufenden sich durchschlängeln.

Vorturner als Anführer (oder Schlußführer) sich abwechselnd frei in denselben und ihrer Aussinnung ergehen zu laßen. Kann man es haben, so laßen sich Bahnen, wie T. VI. Z. 9., auch in den Rasen einschneiden.

Der Lauf im Wunderkreiße (S. 26—28 u. T. III. Z. 3, a. b.), als aus Schlange und Schnecke zusammengesetzt, gehört auch hieher. Jeder Lauf in demselben wird ein schon stärkerer Dauerlauf, da seine Länge nach den S. 26 und 28 angegebenen Einrichtungen mindestens 2,200 F. beträgt. Je voller der Wunderkreiß ist, desto schöner nimmt sich der Lauf aus. Der Führer erhält etwa eine Fahne. Sämmtliche Läufer laufen wo möglich nach gleichem Schritt und Tritt, den sie sich (auch bei der Schnecke) selber eine Zeit lang nach des Vorturners oder Vorläufers Angabe in die Hände schlagen können. Nicht übel ist auch, wenn Alle erst im Schritt hineingehen und dann erst auf Ruf oder Zeichen zu laufen beginnen. Auch der Scheinlauf (S. 107) wie der Laufschlag (Springvorüb. 25.) 2c. nimmt sich gut aus, besonders wenn ersterer und das Laufen (auf den Ruf) sich ablösen. Sind Bahn und Abstände je 18 Z. breit gehalten (S. 26—28), so werden die Hände beim Laufe in die Seite gesetzt; sonst die Arme angelegt oder auf den Rücken. — Auch hier kann man zur Übung auf den Ruf „Schritt, Trab, Halt!" abwechseln. — Der Einlauf ist rechts (s. S. 27). Wollen Zwei wettlaufen, so ist auch der Auslauf für den Einen Einlauf. Es handelt sich dann darum, daß sich Beide beim Begegnen ausweichen und wer zuerst herauskommt.

C. Der Zickzacklauf.

Schnelle scharfe Wendungen im Laufe machen zu können ist von großem Werthe. Der dazu dienende Zickzacklauf wird in der Zickzackbahn (S. 26 u. T. III. Z. 2.) geübt oder in Ermangelung derselben um Stangen, Pflöcke, Pfähle, Bäume *).

Der Kibitzlauf, eine Art Zickzacklaufes (Abb. 417.): ein trefflicher Lauf in Masse, zugleich (wie Schlange, Schnecke, Kette) Keim und Grundlage zu Reigen, von denen nachher. Man setzt, bei auswärts gerichteten unter einem rechten Winkel zusammengesetzten Füßen einen Fuß schräg seitwärts nach vorn in der Richtung, die er angiebt, den andern hinter diesen, darnach aber den ersten wieder seitwärts nach vorn; hienach den zweiten (so aber, daß die Ferse an der des Standbeines vorbeistreift) auf der andern Seite nach vorn, den ersten

*) Alle bisher benannte, Bahnen verlangende Laufübungen laßen sich vortrefflich auch im Winter im Schnee ausführen, dem man die Bahnen einprägt.

hinter diesen und darauf jenen wieder seitwärts nach vorn. Diese Bewegung wiederholt sich, so daß jedes Mal drei Tritte schnell hintereinander nach einer Seite folgen: rechts (Ausfall), links (Nachtritt), rechts (Ausfall) — links, rechts, links! — Kibitzlauf üben am besten ganze Reihen (wo möglich gleich Großer), die sich gegenseitig bei gestreckten Armen die Hände auf die Schultern legen und den Lauf, mit gleichem Fuße antretend, in gleichem Zeitmaße, auf des Lehrers oder Vorturners Ruf „rechts, links, rechts" oder „Eins, Zwei, Drei," oder auch nach dem Gesange (in Dreiachtel-Weisen) ausführen. Der erste (oder auch der dritte) Schritt wird kräftiger angedeutet.

Die Reihen können in der Breite hintereinander vorschreiten (recht nach den Seiten schräg auswogend) oder auch auf den Ruf schnell rechts- oder linksum machend *), die Hände auf die Schultern des Vordermannes legend in Reihen nebeneinander kibitzen; auch so, daß Einer rechts, der Andre links anfängt und fortfährt. Dann natürlich ohne Handauflegen.

Es können auch Reihen gegen einander anschreiten im Kibitzlauf und — giebt nur Jeder gut Acht und läßt sich Keiner irren, auch wenn sie dicht gegen einander gerückt, zu rechter Zeit die Hände ablaßen und ungehemmt und unaufhaltsam die je nächste linke oder rechte Fußbewegung vollführen, wonach sie jedenfalls durch einander durchkommen und nach Wiederauflage der Arme und Hände ihre Bewegung bis zum gegenseitigen Ziele fortsetzen, wo sie gleichzeitig Halt und Kehrt machen, um die Gegenbewegung und Durchschreitung zu erneuern. Ist solches gut eingeübt, so können auch mehrere Reihen, ja ganze Schaaren hintereinander, durcheinander durchwogen, welche schöne Bewegung wieder vortrefflich zu Reigen führt (S. 119).

Der Kibitzlauf kann auch sehr gut rückwärts ausgeführt werden, nicht minder vorwärts auf die Weise, daß der zuerst voranstehende Fuß um den andern im Kreißbogen zurück gesetzt, dieser über den ersteren nach vorn übergesetzt, endlich der erstere (nun hintere) im Knie gehoben und auf seiner Stelle wieder niedergesetzt wird (Backenlauf). Eben so nach der andern Seite. Geht gleichfalls rückwärts.

D. Der Rücklauf

oder das Rückwärtslaufen, ist mehr ein schnelles Trippeln und wird am sichersten auf dem Blachfelde oder in der Rennbahn geübt.

---

*) Bei dem Rufe rechts oder links um hat der Lehrer gut zu achten, daß der Nachdruck auf um fällt. Wenn die Bewegung nach der einen Seite gehen soll, muß man den Augenblick abwarten, wo die Bewegung nach der entgegengesetzten Seite beendigt ist, d. h. das — Um fällt auf den dritten oder letzten Schritt (Schlag).

1. **Rücklauf als Schnelllauf und Wettlauf:** Je schneller man den Rücklauf ausführt, desto weniger darf sich der Leib rückwärts neigen. Beim Wettrücklaufe meide man das Umsehen, schon um des Zeitverlustes willen.

2. **Rücklauf als Dauerlauf:** eine die Muskeln der Unterschenkel sehr stärkende Übung, muß daher öfter, als gewöhnlich geschieht, geübt werden.

Hier ist der schicklichste Ort, Beinübungen im Laufe zu machen, welche schon unter die Springvorübungen aufgenommen sind: Laufschlag, Laufschnellen, Laufspringen u. s. w. Auch der Drehlauf läßt sich üben, so wie der Hocklauf; das Laufen auf allen Vieren (im Trab und Galopp) als Scherz.

E. Der Sturmlauf.

Das Hinanlaufen an ziemlich steile Anhöhen, was mitunter aus Laufen, Steigen und Klettern zusammengesetzt ist — eine sehr wichtige Übung zur Stärkung der Schenkel, Kniee und Waden und zum Heben der Brust, namentlich in ebenen Gegenden und Niederungen; wird auf dem Turnplatze am sichersten geübt:

1. am **Sturmlaufbrette** (S. 31 u. T. III. Z. 5, a.). Da in der Nähe der Turnplätze selten Höhen vorhanden sind, welche zum Sturmlaufe passen, so beschränkt sich dasselbe meist auf das Erstürmen der **Sturmlaufbahn** oder **-Bühne** (S. 31 u. T. III. Z. 5, a.b.c.). Da die Bahn oder das Brett nicht rauh genug ist, um in jeder Stellung das Ausgleiten der Füße zu verhüten, so muß die Haltung des Leibes möglichst senkrecht sein und besonders bei der steileren Stellung des Brettes das Vorlegen vermieden werden, weil sonst die Füße abgleiten. Wenn bei der steilen Stellung Einer gezwungen ist zurückzukehren, so drehe er sich auf dem vorderen Fuße nach der Seite, deren Fuß hinten steht, d. h. rechts Kehrt, wenn der linke Fuß vorsteht u. s. f. Anfänger laße man diese Drehung auch auf beiden Fußspitzen ausführen *).

Der wirkliche **Sturmlauf** richtet sich mit der niedrigsten Stellung des Brettes stets nach der Springfertigkeit der Riege und beginnt ungefähr mit **Brusthöhe**. Nicht nur auf die vorhin angedeutete aufrechte Haltung, sondern auch darauf sehe man, daß die Kante des Brettes entweder mit beiden Füßen zugleich übersprungen oder der letzte Schritt auf sie gemacht werde, dulde aber nie das Darüberfortsteigen. Bei den unteren Stellungen erlaubt man den schon geübteren Turnern von der **Bühne** abzuspringen, achte aber darauf daß

*) Vergleiche später den Sturmsprung.

der Boden hinter derselben etwas erhöht und aufgelockert sei; bei den höheren Stellungen wird an den Seitenlatten (S. 31) abgestiegen; bei den höchsten wirft sich der Stürmer, wenn er vermöge der Füße allein die Höhe nicht erreichen kann, rasch vorn über, ergreift die Seitenkanten des Brettes oder die Hand des auf der Bühne stehenden Lehrers (Vorturners), der zugleich das Vornüberstürzen zu verhüten hat.

2. An steilen Anhöhen: am geeignetsten ist hiezu eine sandige Anhöhe von ziemlicher Ausdehnung, so daß eine ganze Riege nebeneinander zugleich laufen kann. Bei hartem Boden wird mehr Vorsicht erfordert: hier geht überdieß die Übung, wegen der wenigen Anhalte, besonders wenn die Anhöhe sehr steil ist, zu sehr ins Klettern und Klimmen über und hat nicht den Nutzen für die unteren Glieder *). — Halden, abhängige Seitensteilen und Rutschwände im Gesande ermüden den Steiger und Stürmer mehr als Felsen, da jeder Tritt, nicht schnell und glücklich ausgeführt, ein Rücktritt wird.

3. An einer Wand mit 2 und 3 Schritten: eine fast verschollene Übung, die aber früher viel getrieben worden ist.

Man vergleiche z. B. Alexander Doyle „Kurtze und deutliche Auslegung der Voltagier-Kunst ꝛc." (Nürnb. und Frankf. 1720) und besonders die goldene Inschrift mit den drei daneben steckenden Nägeln in der Wand des Königl. Schloßes zu München, welche aussagt, daß der in der Höhe von 12 bayrischen Fußen dabei steckende Nagel im Jahre 1490 durch den untersetzten, vielgeübten Herzog Christoph von Bayern mit dem Fuße im Sprunge herabgeschlagen worden sei; bis zu den zwei anderen in der Höhe von 9½ und 8½ Fuß liefen Konrad und Herzog Philipp **).

Die Vorübung besteht darin, mit einem Fuße gegen die Wand anzulaufen oder zu springen und nach der Seite des zurückbleibenden sich umwendend niederzuspringen. Bei mehr Übung kann man auch mit dem Abstoßfuß über den gegen die Wand gesetzten übertreten. Diese Vorübung mache man Anfangs an einem schräg gegen die Wand gestellten Brette (Sprungbrett oder dgl.). Später thut man zwei und endlich drei Schritte gegen die Wand selbst, worüber hinaus es wohl schwerlich Jemand treiben wird. Will man dabei mit dem Fuße einen Gegenstand von der Wand herabschlagen, so muß dieses mit dem Übertritte geschehen. So wie der Anlaufende gegen die Wand vorspringt, tritt der Lehrer oder Vorturner seitwärts hinter ihn, macht ihm nach richtig gewendetem Sprunge aber wieder Platz.

---

*) Sieh das Kletterklimmen an der steilen Mauer.

**) Sieh H. F. Maßmann, Die öffentliche Turnanstalt zu München. München, Lindauer. 1838. 8. S. 47 ꝛc.

F. Der Reigenlauf.

I. **Reigen** waren in früheren Jahrhunderten gemeinsame Schritt- und Tanzbewegungen, bei denen sich Alle zugleich in langen Reihen nach einer und derselben Richtung oder im Kreiße, auch in Gegenmassen fortbewegten und dabei auch wohl einem Vorreigner folgten. Meist wurde dazu auch gemeinsam oder vor-gesungen. Sie sind bis auf schwache Überreste, wie im Kehraus, in dem Münchener und Frankfurter Schäfler- oder Reifentanze, in den Fackeltänzen, in den Schwerttänzen der Braunauer, Nürnberger, Ulmer, Kölner, Schweidnitzer, Thüringer, Hessen, Dithmarschen 2c. *), fast ganz verloren gegangen. —

„Reigen (schrieb F. L. Jahn schon 1815 nieder) sind gemeinsame Übungen einer bald kleineren, bald größeren Zahl, woran jeder Einzelne zwar in seiner bestimmten Reihenfolge Theil nimmt, doch gleichzeitig, gleichmäßig und gleichwerkig. Ein Einzelner oder ein Paar machen keinen Reigen; Reigen ist rein gesellschaftlich.

„Vom Stellen und Stillstehen beginnen die Reigen, erst im Schritt bis Alle in Gang kommen. Erst wenn Alle im Gange sind, fängt eigentlich der Reigen an. Dann wird die Bewegung schneller und schneller, bis sie wieder allgemach aufhört.

„Nach der verschiedenen Art der Reigen giebt es verschiedene Zeitmaße; doch muß in jedem Reigen jeder Reigner genau das Zeitmaß des Reigenführers (oder des Sangreigens) beobachten. Auch muß Jeder genau die Wendeorte in Acht nehmen.

„Die Reigen können in Einer Reihenfolge (einzeilig) und in mehreren Reihenfolgen (mehrzeilig) neben einander sein **).

„Es laßen sich auch Wechselreigen denken, wo die Eine Reihenfolge oder Reigenriege umzechig mit der anderen rastet. Da würde die eine die Last, die andere die Rast haben.

„Mit dem Wechselreigen ließe sich dann auch Gesang verbinden: die eine Riege begönne dann mit einem Ansange (στροφή) und die andere Riege würde im Absange oder Gegensange (ἀντιστροφή) antworten.

---

*) Ausführlichere Schilderung (von Tacitus saltus inter gladios. Germ. 24 an) von H. F. Maßmann in Spindlers Zeitspiegel (München, Lindauer) Bd. V. S. 29—38; 81—86; 205—217; 322—330; 355—364. — Vergl. Vieth, Encyclopädie der Leibesübungen I, 82; 214; 385. III, 295; 284; 288.

**) „Reigenanfänge liegen in der Schlange (S. 111), Schnecke (S. 112), Kette (S. 111), Stern (s. Anhang v. mancherlei Übungen), Knäuel (S. 112), Kibitzlauf (S. 113).“

„Auch bei den Wechselreigen würden verschiedene Zeitmaße stattfinden; je nachdem die Bewegung oder das Reigen im Gange, Schauschritt, Geschwindschritt, Zuckel, Trab, Paß, Galopp oder Sturm vorgienge, und wieder von diesem zurück zur allmäligen Rast.

„Die Wechselreigen könnten dann Vorsänger, Vorklänger und Vorreigner haben.

„Die Waffenreigen wären zugleich lebendige Darstellungen einer wehrhaften Gesammtheit. Doch dürfen sie niemals in Scheinkämpfe und Scheingefechte ausarten, was immer ein kleinliches und kindisches Schauspiel giebt. Dagegen müßen sie auf volksthümliche Art und Weise sinnig, sinnlich und sinnbildlich sein, sie mögen in einer Stand-, Stell-, Schaar-, Zug- und Streitordnung erscheinen, von der Lose (oder gänzlichen Einzelheit) bis zur Drunge (oder Sturmmasse), vom Wandelgange bis zum gewaltigen Schock.

„So könnten Reigen hervorgehen, die namhafte Thaten unseres Volkes aus den Zeiten des Freiheitskampfes volksthümlich verherrlichten, z. B. Freiwillige, Landsturm u. s. w.

„Bei den Waffenreigen, besonders in großer Zahl, würden Banner, Fahnen und Fähnlein die Aufrechthaltung der Ordnung erleichtern.

„Nur muß sich bei allen und jeden Reigen immer Eins aus dem Andern ergeben ohne Sichtbarwerden einer Drillerei, so die freie Eigenthümlichkeit des Einzelnen aufhebt." —

II. In solchem Sinne sind schon früh auf den Turnplätzen Versuche gemacht worden, Reigen im Lauf und Schritt wieder zu beleben. Was sich in Berlin seit 1817 bis jetzt dafür entwickelt hat, soll weiter unten ausführlich dargestellt, zuvor aber ein erster Versuch des Breslauer Turnplatzes vom 18. Juni (dem Jahrestage der Schlacht vom Schönen Bunde) 1818. näher geschildert werden.

„Es traten etwa 40 Reigner auf den wohlabgemeßenen Platz heran, um in zwei Reihen den Reigen vorzuführen. Die übrigen Turner ordneten sich inzwischen in zwei Zeilen (auch die Kleinen), um sich nachher zum allgemeinen Schlangen- und Schneckenlaufe anzuschließen. Jene 40 theilten sich danach in zwei Reigen und stellten sich an einer Seite des Platzes in einer Linie so auf, daß die Führer an beiden Enden der Zeile standen. Nun begannen beide Führer mit Schlangen, deren Bögen sich an der längeren Mittellinie des Platzes berührten und etwa nur die halbe Breite des Platzes (Rechteckes) einnahmen. Am anderen Theile jener Mittellinie beschrieben sie, von dieser ausgehend, zwei Nebenschnecken und zogen aus diesen umwendend auf demselben Wege zurück, so daß sie wieder in der Grundstellung (doch so daß die Führer sich berührt hatten) ankamen.

Aus der Mitte derselben nun paarweise aufbrechend zogen sie schlängelnd vorwärts, bis sie auf der Mittelquerlinie des Platzes stunden (zweireihig), kehrten dann Rücken gegen Rücken und giengen im Gleichschritte auseinander, bis an die beiden Enden des Platzes. Hier angekommen machten beide Reigen wieder Kehrt, richteten sich rasch (durch Auflegen beider Hände auf die Schultern) und rückten nun im Sturmschritte gegen einander, so daß es schien als wollten sie drängen und durchdringen; im Augenblicke aber, da sie zusammentrafen, hoben oder senkten sie beide Arme und zogen sich, jeder dem Gegner rechts ausweichend, durch bis in die von der Gegenschaar vorher eingenommene Stellung, machten hier rasch Kehrt und führten dieselbe Sturmschrittbewegung noch einmal aus, doch ohne Handauflegen; und wiederholten dann beide Arten im Kibitzlaufe.

Darauf faßten sie sich in beiden Reigen bei den Händen, rückten vor, der eine Reigen spaltete sich aber zurückweichend in der Mitte, um die andere Schaar, die sich von ihrer Mitte aus zum Keile vordrängte, durchzulaßen, wonach sich jene getrennte Schaar wieder vereinigte und in gerader Linie fortrückte. Beide machten darnach auf ihren Standorten Kehrt, führten dieselbe Bewegung noch einmal, doch umgekehrt aus.

Darauf faßten sich Alle in beiden Reigen unter die Arme und zogen gegen einander im Sturmschritte an, wobei der eine Reigen sang:

„Lebensdrang,
Todesgang
Find't uns nun und nimmer bang."

und der andere vorschreitend antwortete:

„Frisches Blut,
Männermuth
Ist uns Wehr und Hut."

Während beide Reigen hienach gegen einander vorschritten, sangen nun beide, sich immer näher kommend, vereint (zweistimmig):

„Braust der Sturm uns auch zu Grund,
Fall'n wir doch zu guter Stund:
Darum frei
Turnerei
Stets gepriesen sei." :|:

wonach sie, dicht vor und an einander gerückt, wie zum letzten Drange in der Drunge auf Tod und Leben, aber in voller Bewegung des Sanges, indem sie die Worte wiederholten, sich Alle bei den Händen faßten und singend aus den Mitten rückwärts schritten, bis sie einen Kreiß gebildet, in und aus welchem nun die beiden Gegenreigen einen großen Kettenlauf liefen, bis die Führer wieder zusammentrafen, sich ihnen nach Alle zu Paaren vereinten und so paarweise fortliefen, bis sie sich auf der einen Hälfte des Platzes aufstellten, wonach auch die übrigen Turner, die bis dahin gerastet und nur mitgesungen hatten, sich ihnen gegenüber der Mittellinie in zwei gleichen Reihen anreihten und nun Alle in den vier Vierteln oder Ecken des Platzes vier Schneckenläufe aufführten.

Endlich stellten sich Alle in Einer langen Reihe auf, begannen mit einer Schlange und schloßen den ganzen Reigen mit einer großen gemeinsamen Schnecke.

Nach dieser Beschreibung zur klareren Ausbildung der Reigen in jüngster Zeit.

III. Soll der Reigen nicht in bloßem Nachschreiten oder Nachlaufen hinter den Führern bestehen, sondern dieses, was nicht vermieden werden kann, häufig mit dem Bewegen aller Reigner im Richtmarsche abwechseln, wodurch die Übung für den Einzelnen allein rechten Reiz, dauernde Anregung *) und gehörige Mannigfaltigkeit erhält, so ist durchaus nöthig daß nicht allein die Führer, sondern alle Reigner in den dabei vorkommenden Wendungen und dem Gleichschritte, so wie im Verständnisse der Rufe oder Befehlswörter geübt werden, welche zunächst nur den Führern gelten. Doch müßen alle jene Bewegungen gleich in Masse und wenn auch nicht in streng oder steif kriegerischer, doch immer in guter Haltung und Richtung ausgeführt werden. Zur Einübung der Reigen ist ein bestimmt abgegrenzter nach der Anzahl der Reigner und Reihen sich richtender Platz nothwendig; sonst ist dazu am besten der Spielplatz geeignet. Auch kann man schon auf einer 50 Fuß breiten Rennbahn den Reigenlauf vornehmen laßen, wozu man sie dann auf etwa 100 Fuß Länge durch aufgesteckte Pfähle begrenzt.

a. Aufstellung.

Zu einem Reigen gehören wenigstens vier Reihen, die auch als Glieder thätig werden können; doch dürfen es auch sechs, selbst acht Reihen sein.

Anfangs thut man jedoch wohl, nur vierzeilige Reigen ausführen zu laßen, um den doch nicht ausbleibenden Verwirrungen dadurch wenigstens so viel möglich vorzubeugen.

Die Stärke jeder Reihe darf nicht unter 15, nicht über 50 Reigner betragen und jede Reihe muß gleich viel Reigner haben. Alle vier (oder acht) Reihen stellen sich, wie die Glieder einer Kriegerabtheilung, hinter einander, nach der Größe vom rechten Flügel abwärts geordnet auf. Nur bei den Führern kommt es nicht auf die Größe allein, sondern auf die Tüchtigkeit der Auffaßung an, weshalb auch die linken Flügelmänner, weil diese oft als Führer dienen, gleich

---

*) Über den Vorzug der Reigenübungen vor dem gewöhnlichen bloßen „Exercieren" s. oben S. 97—98.

zuverläßig sein müßen. Wo möglich erhält jeder Zug oder jeder im Zuge ein Fähnlein gleicher Farbe, verschieden von der des anderen Zuges, die Reihenführer größere. Bei den ersten Einübungen genügen Fähnlein der letzteren. Die zwei oder vier letzten Glieder machen den zweiten, die zwei oder vier ersten den ersten Zug (Abtheilung) aus.

Auf „Nehmt Abstand" geschieht dieß mit den rechten Armen (s. Vorübungen S. 76. 77), wonach diese (etwa auf „Hände los") wieder frei herabfallen und so beim Laufe verbleiben, ohne jedoch zu schleudern.

b. Wendungen.

Hienach wird Richtung genommen und zur Einübung der Wendungen, des vereinten „Rechts und Links um" und „Kehrt" auf dem linken Absatze geschritten. Dann folgt der Marsch im Gleichschritte mit dem antretenden linken Fuße, aber in bequemer Haltung und gewöhnlichem Zeitmaße, nicht langsam (mehr Schnellschritt) und die obigen Wendungen in der Bewegung: die nach links werden auf dem rechten, die nach rechts auf dem linken Fuße gemacht.

Bei den ganzen Wendungen geht immer das Achtwort „Ganze" (Abtheilung) voran, bei den halben Wendungen ist „links" und „rechts (um)" als Achtwort zu behalten und muß deshalb gezogen werden. Das Befehlswort bei den Wendungen im Marsche wird immer dann gegeben, wenn der eine Fuß schon gehoben ist, damit auf diesem, der dann zunächst niedergesetzt wird, die Drehung geschieht.

c. Übungen.

Wenn die einfachen Wendungen sowohl auf der Stelle als im Gleichschritte geübt sind und von Allen mit Sicherheit gemacht werden, geht man zu den Übungen über, welche eigentlich den Reigen mehr eigen sind. Wir beschreiben hier zuerst die einfachen Bewegungen, welche aus der Aufstellung in Rotten (in der Linie, Zeile), dann die, welche aus der in Reihen vorgenommen werden können; endlich die zusammengesetzten und schwierigeren, bei denen wir uns nicht streng an jene Ordnung halten. Zuletzt wollen wir eins oder ein Paar Beispiele von zweckmäßiger Zusammenstellung verschiedener Reigenübungen anreihen.

Die hier angegebenen erschöpfen keineswegs alle Möglichkeiten; doch hüte man sich mit der Vermehrung derselben zu rasch vorzuschreiten und stelle nicht neue Übungen auf, ehe in den alten volle Sicherheit gewonnen worden ist, da schon bei den hier mitgetheilten sich manche Schwierigkeiten ergeben, die nur überwunden werden, wenn man sich einen Stamm zuverläßiger Reigner ausbilden kann.

1. In Rotten rechts (links) schwenkt — Marsch! (T. VI. Z. 10.).

Die Vordermänner der Rotten gleichzeitig antretend und nachrückend ihre Hintermänner, welche dabei aber das Abstands- und Schwenkmaß ihres Vordermannes einzuhalten haben, machen mit dem linken (rechten) Fuß einen kleinen Schritt halb rechts (links) vorwärts und beschreiben, indem sie dann rechts (links) und wieder links (rechts) schreiten, einen kleinen Halbkreiß nach rechts (links), so daß sie sich in umgekehrter Stellung auf der Linie der Aufstellung und gerade im Zwischenraume zwischen sich und dem rechten Nebenmanne befinden. Im selben Schrittmaße, in welchem der Abstand zwischen zwei Gliedern oder etwa 2 Fuß mit 2 Schritten Durchmeßer wird, schreiten sie nun bis in die vorige Linie des vierten Gliedes, wo in der Regel Halt gemacht wird. Die Hintermänner müßen, wenn sie regelmäßig gefolgt sind, auf den Linien der anderen Glieder stehen.

Durch abermaliges in Rotten rechts Schwenken kommt man in die erste Aufstellung zurück; doch kann auch abwechselnd rechts und links geschwenkt werden, wodurch jede Rotte eine Schlangenlinie beschreibt. Beim Linksschwenken wird, wie immer, auch hier links (d. h. mit dem linken Fuße) angetreten. Während des Marsches bleibt die Ausführung dieselbe und schadet es hier nichts, wenn beim Rechtsschwenken der rechte Fuß die erste Wendung macht.

Ein für alle Mal wird hier bemerkt, daß nach dieser und jeder neu ausgeführten Bewegung, besonders im Anfange der Einübung, wieder Richtung und Abstand sowohl nach der Seite als nach vorn genommen werden muß. Auch ist es rathsam, bei den Bewegungen im Gleichschritte oder im Trabe, vorzüglich im Richtmarsche oft den den Abstand nehmenden Arm auflegen zu laßen, um das Zusammendrängen oder Abreißen der Rotten und Reihen zu vermeiden.

2. Jeder Zug in Rotten rechts (links) schwenkt — Marsch! (T. VI. Z. 11.).

Ganz die vorige Bewegung, nur von jedem Zuge für sich ausgeführt, wodurch, da bei dieser Schwenkung die Reihen dem Befehlenden den Rücken zukehren, bei zweien Zügen (d. i. vier Reihen oder Gliedern) das erste Glied das dritte und das dritte das erste wird.

3. In Rotten rechts (links) durchgezogen — Marsch! (T. VI. Z. 12.).

Erster Zug macht Kehrt; auf den obigen Ruf oder Befehl gehen die Vordermänner der Rotten mit Halbrechts bei ihrem Gegenmanne vorbei, die Hintermänner folgen ihnen. Durch Kehrtmachen und wieder Rechtsdurchziehen wird die erste Aufstellung wieder gewonnen. Doch ist zu bemerken, daß bei dem zweiten Durchziehen nicht mehr dieselben Rotten halbrechts bei einander vorbeigehen, da durch das erste Durchziehen schon eine Verschiebung der Rotten stattgefunden hatte, indem nach demselben z. B. die erste Rotte des ersten Zuges der zweiten Rotte des zweiten Zuges gegenüber gekommen war und das Durchziehen immer nur auf die gegenüber stehenden Rotten bezogen werden darf.

Man kann auf diese Weise auch den zweiten Zug sich durch den ersten rechts oder links durchziehen, Kehrt machen und zurückziehen oder nach dem ersten Durchziehen das zweite vom ersten Zuge ausführen laßen u. s. f. Bei dieser letzten Übung muß vorher bestimmt werden, ob sie mit Einrichten auf die feststehenden Rotten geschehen soll, was durch einen Schritt halb rechts oder links ausgeführt wird, oder ob die durchgezogenen Rotten in den Zwischenräumen stehen bleiben.

4. Zur Kette [in Rotten] rechts (links) schwenkt — Marsch! (T. VI. Z. 13.).

Bei der schlängelnden Bewegung der Kette (s. S. 111) wird dem zuerst Begegnenden die rechte, dem Folgenden die linke Hand gegeben u. s. f., welches, mit der Wendung, bei der Aufstellung in Linie doppelt nothwendig wird, weil sonst leicht eine Verwechselung der Rotten möglich ist. Hat man dem Letzten die Hand gereicht, so muß man durch Vollendung des Bogens wieder in die alte Linie kommen, weil sonst leicht eine Verschiebung der Rotten eintritt. Hat man links geschwenkt, so wird auch zuerst die linke Hand gereicht.

Man kann auch den ersten Zug Kehrt und die Kette von beiden Zügen gegen einander machen laßen, wobei durch Halbrechts oder Halblinks bestimmt wird, welche Seite anfängt.

5. Nach (aus) der Mitte rechts und links um! (T. VI. Z. 14.).

Vor dem Beginne der Übung müßen die Rotten genau abgezählt werden, so daß nicht nur die linken Flügelmänner der ersten und die rechten der zweiten Hälfte, sondern auch alle Rotten genau wißen, wohin sie sich zu wenden haben.

Auf jenen Befehl machen, wenn der Reigen z. B. 20 Rotten stark ist, bei den Worten „aus der Mitte" die ersten 10 Rotten rechts, die nächsten 10 links um; heißt es dagegen „nach der Mitte," die umgekehrte Bewegung.

Man könnte diese Übung gleich beim Einüben der Wendungen durchmachen laßen; es ist jedoch beßer es hier zu thun, wo sie gleich durch Übung 6 und 7 in unmittelbaren Zusammenhang mit dem Vorigen tritt.

6. Durchziehen in halben Gliedern oder Reihen } — Marsch!
7. Kette in halben Gliedern oder Reihen }

Ganz wie die in Rotten unter 3. und 4. beschriebenen, wenn nämlich vorher durch „nach der Mitte rechts und links um" die Abtheilung in halbe Glieder getheilt worden ist. (T. VI. Z. 14.)

8. Zum Kreiße auf der Stelle rechts (links) — Marsch! (T. VI. Z. 15.)

Eine kleine Kreißbewegung von jedem Einzelnen für sich ausgeführt, deren Anfang von Allen mit drei kleinen Schritten geschieht, wie sie beim Schwenken in Rotten die Vordermänner machen, und wodurch der erste Halbkreiß ausgeführt wird; durch noch drei Schritte und Beitritt des linken Fußes wird der Kreiß vollendet.

Diese Bewegung kann auch im Marsche der Glieder so wie der Reihen ausgeführt werden und dient in letzterem Falle sehr gut zur Belebung und Munterhaltung der Einzelnen.

9. Zur Achte auf der Stelle rechts (links) — Marsch!

Die Verbindung der vorigen Übung rechts und links.

10. In Reihen rechts (links) schwenkt — Marsch! — (T. VI. Z. 18.)

Die Aufstellung in Reihen geschieht dadurch, daß die ganze bisher in vier, sechs, acht Gliedern stehende Abtheilung rechtsum macht, wodurch die rechten Flügelmänner aller Glieder nun die Führer werden oder die Spitze bilden *).

---

*) Es wird hier nochmals darauf aufmerksam gemacht, daß wo es nicht besonders widerrufen wird, die angegebene Schwenkbewegung in Reihen immer von den Führern angefangen und von den Folgenden erst auf der Stelle der Führer ausgeführt wird. Damit dadurch aber keine Erschlaffung oder Unaufmerksamkeit entsteht, ist es nöthig, öfter den linken Flügel zur Spitze zu machen und die Übungen in Reihen mit denen in Gliedern (Linie) wechseln zu laßen.

Auf den obigen Befehl machen die Führer den Halbkreiß wie beim Schwenken in Rotten, die Übrigen folgen ihnen. Besonders bei der Ausführung im Schritte oder Trabe ist darauf zu sehen, daß kein Abbrechen auf der Stelle, sondern diese kleine Bewegung nach vorn stattfindet. Durch abermaliges Rechtsschwenken in Reihen wird die vorige Ordnung wieder hergestellt; durch abwechselndes Rechts= und Linksschwenken dagegen von den einzelnen Reihen eine Schlangenlinie beschrieben. Man hüte sich jedoch anfangs die neue Schwenkung früher eintreten zu laßen, als der letzte Mann die erste vollendet hat, weil sonst leicht Unordnungen entstehen.

11. Rechts (links) Durchziehen — Marsch! (T. VI. Z. 19.)

Die Führer der beiden Züge, von ihren Hintermännern gefolgt, schwenken gegen einander, wobei natürlich die in der Mitte ganz kurz treten müßen, und machen dann, wenn sie sich gegenüber stehen, das Durchziehen wie in Rotten (3).

12. Zur Kette [in Reihen] rechts (links) schwenkt — Marsch! (T. VI. Z. 21.)

Schwenkung wie bei Übung 10.; die Führer geben aber den Hintermännern die rechte Hand und gehen links um sie herum; den Folgenden die linke u. s. f.

13. Zur Kette mit Durchziehen rechts (links) — Marsch! (T. VI. Z. 22.)

Auf das Wort „Marsch" schwenken die Flügel der Spitze gegen einander, wie beim Durchziehen (11.) und machen dann die Kette mit Handgeben.

14. Aus der Mitte öffnet euch — Marsch! (T. VI. Z. 16.)

Die Reihenführer der Züge machen, die des einen Halbrechts, die des anderen Halblinks und gehen in dieser Richtung auseinander, bis Halt oder Geradeaus oder ein anderer Befehl erfolgt. Erfolgt kein Ruf, so gehen sie in dieser Richtung bis an die Grenzen des Platzes und an diesen fort durch die nächsten Ecken durch, bis sie in der Mitte der anderen Seite zusammentreffen, wo man sie dann nach der Mitte einschwenken oder durchziehen oder die Kette machen läßt *).

*) Es ist Sache des Befehlenden oder Leitenden, je nach der Beengung des Raumes die angemeßene Abbiegung, Abbrechung oder Änderung der Bewegungen rechtzeitig eintreten zu laßen.

15. Nach der Mitte schließt euch — Marsch! (T. VI. Z. 16.)

Die der vorigen entgegengesetzte Bewegung. Hat die Vereinigung stattgefunden, so gehen die Reihen von selbst wieder gerade aus.

Beide Bewegungen, Öffnen (14.) und Schließen (15.), können eben so gut im Richtmarsche (bei getheilten Rotten) ausgeführt werden; doch muß dieß bei langen Gliedern zur Vermeidung des Drängens und Auseinanderreißens mit Handauflegen oder beßer Handgeben geschehen.

16. Spitze rechts (links) schwenkt — Marsch! im Reihenmarsche.

Beim Schwenken gilt die Regel, nach dem stehenden Flügel hin Fühlung, nach dem schwenkenden Richtung zu nehmen. Die Fühlung wird beim Reigen durch Handauflegen bewirkt (vgl. S. 121 oben). Der Drehpunkt steht aber nicht fest, sondern beschreibt einen kleinen Bogen vom Durchmeßer des Abstandes, damit er an seiner eigenen Reihe in entgegengesetzter Richtung den Rückmarsch nehmen kann, wenn nicht während des Schwenkens durch den Ruf „Gerade aus" die Richtung verändert wird.

17. In Reihen aus der Mitte (= nach außen) schwenkt — Marsch! (T. VI. Z. 17.)

Die Reihen des rechten Zuges schwenken rechts, die des linken Zuges links, bis sie in entgegengesetzter Richtung an den Reihen hinziehen. Durch den Ruf „Gerade — aus" kann man ihnen jedoch auch eine andere Richtung geben. Hat man aber auf diese Weise unter einem rechten Winkel abschwenken laßen und sind die Züge an den Grenzen des Platzes angekommen, so bleibt nur übrig, ihnen durch den Befehl „Hieher — rechs und links schwenkt — Marsch!" die Richtung nach der Seite zu geben, wo der Lehrer steht.

18. In Reihen nach der Mitte (= nach innen) schwenkt — Marsch!

Die der vorigen entgegengesetzte Bewegung, um die Züge, welche um die Tiefe der ganzen Abtheilung von einander entfernt sind, wieder in die alte Ordnung und Richtung zu vereinigen.

Es kann dieß Schwenken jedoch auch nach dem Öffnen aus der Mitte (14.) gemacht werden, wobei dann aber der rechte und linke Flügel zusammenstoßen.

Die Übungen 17. und 18. können auch im Richtmarsche (bei getheilten Rotten) ausgeführt werden.

19. Rechts (links) schwenkt — Marsch! im Richtmarsch.

Wie Üb. 16., nur hier weit schwieriger wegen der Länge der Glieder, weshalb das Handgeben um so nöthiger. Die hinteren Glieder müßen sich, wenn der Drehpunkt fest steht, beim Rechtsschwenken mit Halblinks, beim Linksschwenken mit Halbrechts hinter die Vordermänner setzen.

20. Zum Halbkreiß schwenken — erster Zug rechts um, zweiter Zug links um — Marsch! (T. VI. Z. 20.)

Aufstellung in Linie. Auf „Marsch" schwenkt, nachdem die Züge rechts- und linksum gemacht haben, der erste Zug links, der zweite rechts; beide beschreiben einen möglichst genauen Halbkreiß, weichen sich rechts aus und kommen so wieder auf ihren Aufstellungsort zurück, wo durch die halbe Wendung die Linie wieder hergestellt wird. Statt des Ausweichens kann man auch das Durchziehen oder die Kette machen laßen, wo es dann heißt „Zum Halbkreiße mit Durchziehen (Kette) schwenken" u. s. w. Man kann auch die Theilung in der Mitte, nachdem der rechte Flügel rechtsum der linke linksum gemacht hat, den Halbkreiß auf dieselbe Weise in Rotten ausführen laßen, wo es dann heißt: „Aus der Mitte rechts und links um, zum Halbkreiße links und rechts schwenkt — Marsch!" Diese Bewegung kann aber nur mit Durchziehen oder Kette gemacht werden, weil die Breite der Abtheilung zum Ausweichen zu groß ist.

Will man einen doppelten Halbkreiß nach beiden Seiten ausführen, so ist der Befehl dazu „Nach den Flügeln rechts und links um — zum doppelten Halbkreiße mit rechts Ausweichen (Durchziehen, Kette) schwenkt — Marsch!"

Bei Ausführung des einfachen oder doppelten Halbkreißes von der Mitte der Abtheilung aus müßen die Flügel, um auf ihre ursprüngliche Stelle zu kommen, sich zum zweiten Male in gerader Linie durchziehen.

21. Erster Zug rechts um, zweiter Zug links um — zur Achte links schwenkt — Marsch! (T. VI. Z. 23.)

Die in Reihen gesetzten Züge schwenken ab wie zum Halbkreiße, beschreiben aber nur einen halb so großen Bogen, so daß sie sich in der Mitte ihrer Aufstellung treffen; hier ziehen sie sich durch und schwenken dann in ihre frühere Stellung ein, wobei sie den Bogen etwas erweitern und ziemlich unter einem rechten Winkel die Schwenkung machen müßen, damit das Ende nicht in die Stellung des anderen Zuges hinein geräth.

22. Zum Kreiße schwenken — zweiter Zug kehrt, erster Zug rechts, zweiter Zug links schwenkt — Marsch! (T. VI. Z. 24.).

Die Züge schwenken jetzt in Linie, doch so daß auch der stehende Flügel einen Halbkreiß von 2 Fuß Durchmeßer (der Länge des Abstandes) beschreibt. Auf der Linie des ersten und vierten Gliedes angekommen, gehen sie gerade aus und ziehen sich rechts durch.

Nun wird entweder 1) die Schwenkung fortgesetzt, bei der zweiten Begegnung links durchgezogen, dann Halt und vom zweiten Zuge Kehrt gemacht und auf den Vordermann gerichtet, oder 2) nach dem ersten Durchziehen schwenkt der erste Zug links, der zweite rechts, dann Schluß wie oben, wodurch das Ganze um die doppelte Länge der Abtheilung rechts fortgerückt ist; durch umgekehrte Bewegung kommt Alles in die alte Stellung. Dieß ist die Achte in Linie (oder im Richtmarsch).

Bei den Schwenkungen in Linie mit Abstand ist es besonders im Anfange und wenn die Glieder lang sind, nothwendig die rechten Hände auf die Schultern legen oder die Hände geben zu laßen.

23. Kreiß aus der Aufstellung in Linie. (T. VI. Z. 25.)

Zweiter Zug links um — Marsch, bis der Flügelmann über den linken des ersten hinaus ist; dann rechts um — Marsch, bis in dessen Richtung. Nun wird befohlen „zum Kreiße rechts und links schwenkt — Marsch,“ worauf der rechte und linke Flügel nach der Mitte schwenken und dabei der linke Flügelmann des ersten, so wie der rechte des zweiten Zuges die Drehpunkte abgeben. Einander gegenüber angekommen ziehen sich die Züge rechts durch und setzen dann die Schwenkung fort, bis sie nach Durchmeßung eines Halbkreißes sich abermals begegnen und dann links durchziehen und nun in die erste Stellung einschwenken, wobei sie aber um drei Zwischenräume von einander entfernt sind. Durch Kehrtmachen u. s. w. setzt sich dann der zweite Zug wieder hinter den ersten.

24. Der Kibitzlauf im Reigen, von mannigfaltiger Anwendung.

Er kann nicht nur im Richt- und Reihenmarsche ausgeführt, sondern auch beim Durchziehen in Linie angewendet werden (s. S. 124. 119), wobei jedoch die Bewegung nach der Seite bei weniger Geübten nur gering sein darf. Auch schwenken läßt sich im Kibitzlaufe.

25. Die Schlange (s. S. 111), auch verschieden anwendbar.

Eine eigenthümliche Art findet beim Reihenmarsche Statt, wo die Führer um den rechten Flügelmann schwenken, bis sie die Richtung der rechten Flügelreihe erreicht haben; dann wird links geschwenkt, wobei aber der linke Flügelmann auch einen kleinen Halbkreiß vom Durchmeßer des Abstandes beschreibt. Wieder auf der Linie der rechten Flügelreihe angekommen, geht die Bewegung gerade aus bis zur Linie der linken Flügelreihe. Dann wird die Schwenkung rechts gemacht u. s. f.

26. Die Schnecke (s. S. 112), auf verschiedene Weise ausführbar; doch muß man daran festhalten, sie nicht stärker als zweizeilig machen zu laßen, indem sonst bei dem Schlagen des inneren Hakens (s. S. 112) sehr leicht Verwirrung entsteht. Da aber der Reigen mindestens aus vier Reihen besteht, so müßen somit wenigstens zugleich zwei zweizeilige Schnecken ausgeführt werden. Daß dieß gleichzeitig, gleichförmig und überhaupt so geschehen müße, daß eine Vereinigung zur alten Ordnung sehr leicht möglich wird, versteht sich von selbst.

Ein Paar Beispiele mögen das Gesagte erläutern.

Ein vierzeiliger Reigen bewegt sich auf der langen Mittellinie des Spielplatzes fort; am Ende derselben angekommen wird nach außen geschwenkt, jeder Zug geht durch die nächste Ecke und beschreibt in dieser eine Schnecke, deren Windungszahl und Durchmeßer genau bestimmt werden muß. Nachdem die Züge die rückgängige Bewegung ebenfalls durch die Ecken gemacht haben, vereinigen sie sich auf dem Punkte der früheren Trennung durch „nach der Mitte schwenken" *). Jetzt sind aber die äußeren Flügelmänner zusammen gekommen und es muß daher aus der Mitte geöffnet und nach der Mitte geschwenkt werden, um die alte Ordnung wieder herzustellen, oder man kann auch in den beiden anderen Ecken die Schnecken ebenso ausführen laßen.

Hat man einen achtzeiligen Reigen, so ist die Ausführung schwieriger: man läßt dann die beiden Flügel-Doppelreihen nach außen abschwenken, in entgegengesetzter Richtung von den Mittelreihen fortgehen und die Schnecken, wie die, die sie in den vorwärts liegenden Ecken beschreiben, in den zurück liegenden ausführen. Auf der Mittellinie findet dann die Vereinigung auf folgende Weise statt: die vier Außenreihen, welche durch das doppelte Schwenken in ihre alte Ordnung gekommen sind, öffnen sich um die doppelte Breite der vier Mittelreihen; indem diese sich nähern, schwenken sie aus der Mitte, so daß die acht Führer wieder in Richtung kommen. Wenn Platz dazu ist, schließt sich das Ganze in der Mitte.

---

*) Man kann auch mit „aus der Mitte schwenken" beginnen und die Schnecken dann nach innen zu führen laßen.

IV. Es bleibt hiernach noch übrig, ein Paar Beispiele von Reigen auszuführen, in denen die beschriebenen Hauptbewegungen vorkommen und nach denen man leicht hundert andere entwickeln kann. Zur leichteren Verständlichkeit und kürzeren Darstellung nennen wir den Platz zur Ausführung ABCD. — AB und CD sind die langen, AD und BC die kurzen Seiten desselben.

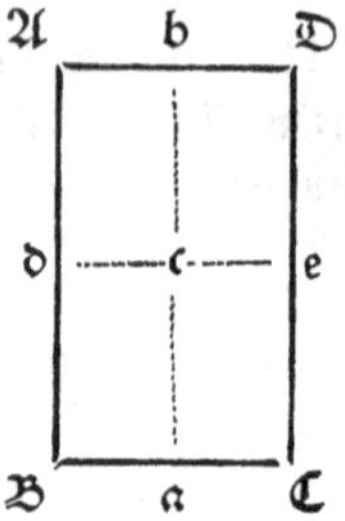

Erstes Beispiel.

Aufstellung in Linie in der Mitte von BC. — Richtmarsch bis zur Mitte des Platzes, rechts um bis zur Mitte von CD; kehrt und bis zur Mitte von AB, kehrt und bis zur Mitte des Platzes; hier rechts um und bis zum Anfange. Hier kehrt und halt. —

Rechtsum — Marsch und gleich darauf Spitze links schwenkt und gerade aus am ersten Gliede hinunter bis zur Mittellinie, hier Spitze rechts schwenkt und in die Mitte hinunter, in der Nähe von AD, in Reihen rechts schwenkt auf BC zu, zurück mit in Reihen links schwenkt und bei AD abermals in Reihen links schwenkt, dann aus der Mitte öffnet euch, bis auf zehen Schritte Entfernung und nach der Mitte schließt euch; gleich darauf wieder aus der Mitte öffnet euch und bis zu den langen Seiten oder, wenn es dazu zu spät, bis BC, hier nach der Mitte schwenkt, aber gerade aus, an BC entlang, rechts durchgezogen, so durch die Ecken und dann nach der Mitte schließt euch; geschloßen bis zur Mitte des Platzes und Halt.

Zweiter Zug kehrt und Halbkreiß mit Durchziehen nach AB zu, bis zur Stelle; dann Halbkreiß mit Kette nach CD zu bis zur Stelle, erster Zug kehrt, Marsch bis BC, kehrt und Fahnen bei Fuß.

Zweites Beispiel.

Aufstellung in Linie vor BC; Kibitzlauf bis zur Mitte des Platzes, rechts um (in Reihen) bis CD, links um (in Linie) ein Paar Schritte, wieder mit links um (in Reihen) bis AB, mit links um (in Linie) ein Paar Schritte und noch ein Mal mit links um (in Reihen) bis zur Mitte und von hier mit rechts um (in Linie) bis BC (Alles im Kibitzlauf); hier Halt und Kehrt (in Linie nach AD zu). Links um — Marsch, vor der Ecke Spitze rechts schwenkt bis zur langen Mittellinie gegen a; an dieser mit links schwenkt hinauf bis zur Mitte c, mit Kette in Reihen zurück nach a zu, aber nur ein Mal durch, so daß nach Halt und Kehrt die rechten Flügelmänner wieder voranstehen. Marsch (in Reihen); aus der Mitte schwenkt und hinter dem linken Flügel nach der Mitte schwenkt, vor AD. Spitze links schwenkt, mit links um (in Zügen) bis zur Mitte, mit rechts um (in Reihen) auf der längeren Mittellinie entlang, aus der Mitte öffnet euch, nach der Mitte schwenkt, aus der Mitte öffnet euch und vor AD nach der Mitte schwenkt und mit Kette rechts durchgezogen; nach der Mitte schließt euch (auf der Mitte des Platzes) und dann (von hier aus) die Schnecke, je nachdem der Reigen vier- oder achtzeilig, entweder in zwei oder vier Ecken wie oben beschrieben, worauf die Vereinigung in der Mitte des Platzes stattfindet.

Drittes Beispiel.

Aufstellung vor BC, wie früher; Richtmarsch bis zur Mitte; Halt; in Rotten rechts schwenkt zweimal bis zur Stelle; in Rotten links schwenkt eben so; dann erster Zug kehrt und beide Kette in Rotten; kehrt und wieder mit Kette zurück; jeder Zug zehen Schritte vorwärts — Marsch, Kehrt und im Kibitzlauf durchgezogen; jeder Zug für sich im Kibitzlauf rechts schwenkt einen viertel Kreiß; links schwenkt einen halben Kreiß und wieder rechts schwenkt einen viertel Kreiß; Halt, Kehrt und im Kibitzlauf bis gegen einander; hier Halt; jeder Zug links um, zum Halbkreiße mit Durchziehen, erster Zug links, zweiter Zug rechts schwenkt; zur Stelle zurückgekommen wird aus der Mitte Kehrt gemacht (wobei aber der rechte Flügel des ersten, der linke Flügel des zweiten Zuges, welche diese Richtung schon einnahmen, stehen bleiben) und nun zum doppelten Halbkreiße abgeschwenkt; zur Stelle zurückgekommen macht der rechte Flügel des zweiten und der linke Flügel des ersten Zuges Kehrt; darauf zur Achte links schwenkt — Marsch, bis zur Stelle; zweiter Zug Kehrt und in Reihen — Marsch, Spitze links schwenkt bis zur Mittellinie; hier hinauf bis gegen AD, dann Halt, erste Hälfte aus der Mitte die Schlange nach rechts und links durch fortgesetztes Schwenken in Reihen, wobei natürlich die Reihen des zweiten Zuges mit rechts, die des ersten Zuges mit links Kehrt anfangen; während dessen macht die zweite Hälfte den Kreiß auf der Stelle zweimal rechts und zweimal links und dann die Achte. Ist die Ordnung wieder hergestellt, so macht das Ganze Kehrt und nun beschreibt die linke Flügelhälfte die Schlange, während die rechte die Kreiße auf der Stelle macht; Spitze (welche jetzt der linke Flügel bildet) zur Schlange auf der Mittellinie links und dann rechts schwenkt u. s. f.; zuletzt links schwenkt und gerade aus bis gegen CD; dann rechts schwenkt bis gegen AB und Halt — Brust (Front)! Nun zum Kreiße mit Durchziehen, rechter Flügel rechts, linker Flügel links schwenkt; nach dem Durchziehen schwenkt der rechte Flügel rechts, der linke Flügel links und nach dem abermaligen Durchziehen jener links dieser rechts bis zur Richtungslinie, worauf Halt gemacht und die Fahnen bei Fuß genommen werden.

IV. Das Springen.

Springen heißt vermöge eines Abstoßes mit einem Fuße oder mit beiden Füßen sich in die Luft schnellen, und ist für die unteren Glieder die stärkendste Übung, macht ungemein gewandt und wirkt (richtig ausgeführt) durch die dabei stattfindende Erschütterung zugleich sehr wohlthätig auf Kreuz und Unterleib.

Das Springen zerfällt in den Aufsprung oder das Aufschnellen, in das Schweben in der Luft oder Fliegen und in den Niedersprung (Abb. 24. 25.).

Der Sprung ist ein reiner (Freisprung), wenn er ohne Beihülfe der Hände allein durch die unteren Glieder geschieht, ein gemischter, wenn (wie beim Stabsprunge, Bockspringen, Schwingen rc.) die Hände sich auf einen festen oder beweglichen Gegenstand stützen (wozu auch der Springstab zu rechnen ist) oder zum Sprunge mithelfen.

A. Springvorübungen,

welche, obschon eigentlich selbst Springübungen, dennoch als Vorübungen behandelt werden, weil sie vorzüglich darauf berechnet sind, die untereren Glieder zu stärken und eine gute zugleich Gefahr entfernende Haltung beim Springen, wie im Allgemeinen zu eigen zu machen. Sie dienen daher als Vorbereitung zu allen Springarten, besonders aber zum Freispringen, bei welchem die Kraft der Beine durch nichts Anderes unterstützt wird. Sie sind, wie die Gelenkübungen, die wir darum voranstellten, um so schätzbarer, als sie nicht nur von einer großen Anzahl zugleich, im Freien, sondern auch weil sie ohne alle Vorrichtung im engeren Raume vorgenommen werden können.

Einige von ihnen, bei welchen eigentlich keine Springbewegung stattfindet, gehören mehr zu jenen allgemeinen Vor- oder Gelenkübungen und sind auch als solche zum Theil schon dort aufgestellt worden, müßen hier aber, wenn auch nur kurz, aufs Neue aufgeführt werden, weil sie einen nothwendigen Übergang zu den übrigen Springvorübungen bilden. Die Folge der hiernach aufgestellten Übungen ist keine unerläßlich strenge; manche als ihrer Ausführung nach leichter, können anders gestellt werden, was Sache des Lehrers oder Vorturners ist, die gerade bei diesen Spring- wie Gelenkvorübungen jede erlähmende und ermüdende Steifheit des Betriebes zu meiden haben. Schärfe und Sauberkeit der Ausführung ist davon unabhängig.

Haltung (und Aufstellung) wie bei den Gelenkübungen (S. 76, 78), nur mit dem Unterschiede daß hier die Fußspitzen beim Beginne der ersten Übungen geschloßen werden und bleiben, weil diese Stellung bei jedem Sprunge allein Sicherheit gewährt und darum unerläßlich ist, so daß ohne diese gewonnene Sicherheit der Vorturner, besonders beim Tiefsprunge, zu keiner höheren Stufe vorschreiten laßen darf.

Die Übungen selbst:

A. An Ort und Stelle:

1. **Zehenstand**: s. Gelenkübungen S. 79.
2. **Wechselstand**: im Zehenstande (der überhaupt allen folgenden Übungen vorauszugehen hat) wird abwechselnd der eine Fuß nach dem anderen einige Zoll von der Erde nach hinten gehoben, während Knie- und Fußgelenke sich etwas biegen. Vgl. S. 79.
3. **Wechselhüpfen**, dem Scheinlaufe als Vorübung (S. 107) ähnlich, nur daß sich die Kniee unbedeutender biegen; eigentlich Üb. 2., nur hüpfend mit wechselnden Füßen. Der Abstoß muß so stark sein, daß bei ganz gesenkten Fußspitzen die Kniee sich in der Luft strecken.
4. **Wippen** auf den Fußspitzen (Fußwipppen): s. Gelenkübungen S. 79.
5. **Hüpfen mit Kniesteifen**: bei vollkommen gestreckten Knieen sucht man durch verstärktes Wippen, also nur durch die Kraft

der Fußgelenke, den Leib ein wenig vom Boden abzuschnellen, was jedoch nur in geringem Grade der Fall sein kann. Auch einbeinig.

Diese Übung soll dazu dienen, die Turner mit der Schnellkraft der Fußgelenke allein bekannt zu machen.

6. **Kleine Kniebeugung**: s. Gelenkübungen S. 79, doch mit geschloßenen Füßen.
7. **Kniewippen**, d. i. fortgesetztes Kniebeugen und Strecken.
8. **Hüpfen mit Kniebeugungen**: aus der kleinen Kniebeugung (Üb. 6.) schnellt man den Leib möglichst hoch vom Boden, so daß alle Gelenke sich in der Luft strecken, und wiederholt die Bewegung einige Male rasch hinter einander.

   Bei jedem Niedersprunge geben die Beingelenke nach; doch darf die Kniebeugung nicht tief sein, um das Aufschnellen nicht zu erschweren.
9. **Tiefe Kniebeugung**: s. Gelenkübungen S. 79.
10. **Hüpfen aus tiefer Kniebeugung** (mit Kniewippen bis zu tiefer Kniebeugung): die Beine strecken sich bei dem Fliegen ganz und biegen sich im Niedersprunge bei senkrechter Haltung des Oberleibes wieder bis zur tiefen Kniebeugung.
11. **Sitzhocken**, ruhend, ein längeres Beharren in der tiefen Kniebeugung und Vorbereitung zur folgenden Übung. — Auch auf Einem Beine; auf beiden auch bei Sohlenstand der Füße *).
12. **Sitzhocken mit Hüpfen**: in der tiefen Kniebeugung schnellt man sich ein wenig vom Boden in die Höhe, wobei jedoch die Kniee ganz gebogen bleiben; somit nicht mit Üb. 8. zu verwechseln.
13. **Wechselschlag** (Standschlag): s. Gelenkübungen S. 80.
14. **Springschlag**, die vorige Übung mit Wechselhüpfen (Üb. 3.) verbunden.
15. **Doppelschlag**, Hüpfen mit gleichbeinigem Anfersen, eine der wichtigsten und schönsten Springvorübungen; je höher und leichter ausgeführt, desto schöner. Muß besonders auf die Dauer geübt **), aber sogleich unterbrochen werden, wenn der Niedersprung hart wird, d. h. in ein Stampfen übergeht, weshalb hier mehr als sonst wo ernst darauf gesehen wer-

---

*) Sieh Schwebeübungen.

**) Eine griechische Frau soll die *βίβασις* tausendmal geleistet haben (Krause, S. 398, 11). Credat Judaeus Apella.

den muß, daß der Niedersprung auf Zehen und Ballen geschehe und der Oberleib gut aufrecht gehalten werde. (Abb. 20.)

16. **Wechselschnellen** (Standschnellen): s. Gelenküb. S. 80.

17. **Springschnellen**, d. i. Übung 14, mit Wechselhüpfen (Üb. 3.) verbunden.

18. **Doppelschnellen** (Springhocken): da hiebei aus dem Hüpfen beide Kniee zugleich bis an die Brust gebracht werden sollen, wozu ein starker Abstoß gehört, so dürfen die Hände losgelaßen und helfend nach vorwärts geschwungen werden; auch darf der Oberleib ein wenig vorgelegt werden, weil sonst leicht ein Hintenüberfallen eintritt. (Abb. 21.)

19. **Hüpfen**,
20. **Doppelschlag**,
21. **Doppelschnellen**,

} aus und zum Sitzhocken (Üb. 11.).

Die schwersten Springvorübungen, da das Aufschnellen aus der tiefen Kniebeugung allein schon eine große Kraftanstrengung erfordert. Bei Üb. 19. und 20. bleiben die Hände auf den Hüften, bei Üb. 21. frei.

22. **Hockschnellen**, Ausschnellen der Beine aus und im Sitzhocken, so daß die Beine einen Augenblick mit dem Boden wagerecht schweben (fliegen), wonach die Hockstellung schnell wieder eingenommen werden muß:
    a. gleichbeinig, eine nicht leichte Übung;
    b. wechselbeinig, die leichtere Art.

B. Von Ort und Stelle:

23. **Zehengang**, ein leichtes Fortschreiten auf Zehen und Ballen; die Füße auswärts. Beim Vorschreiten wird jedes Bein leicht im Knie gebogen, aber vollkommen gestreckt niedergesetzt. Ein leichter und doch sicherer, nicht wankender Zehengang mit guter Haltung erlernt sich nur allmälig, bildet aber, außer jener, sehr die Fußmuskeln aus.

24. **Laufhüpfen** (Abb. 22.), eine Verbindung der Übung 23. mit dem Wechselhüpfen (Üb. 3.) und eine Vorbereitung auf jeden Sprung mit Anlauf. Lege den Oberleib vor; während das Vorwerfen des abschnellenden Fußes zu meiden ist.

25. **Laufschlag**,
26. **Laufschnellen**,

} nur Übung 14. und 17. durch Fortbewegung.

Um Übereilung (besonders der Anfänger) zu meiden, laße man diese Übungen meist langsam und hochhüpfend ausführen, wodurch die Schnellkraft der Beine bei weitem mehr angeregt wird. Mitunter aber übe man sie, besonders den Laufschlag, auch im schnelleren Laufe, wobei das Anfersen ganz regelmäßig geschehen muß, das Knieschnellen aber meist nur bis etwas über die wagerechte Lage hinausgehen darf. — Das Laufschlagen auch so, daß nur immer das eine Bein anferset oder knieschnellt.

27. **Hüpfen** (Doppelhüpfen): mit Üb. 7. beginnend, hüpf vorwärts (mit vorgelegtem Oberleibe), doch mach nur kleine Sprünge, weil sonst leicht Schwanken und Stolpern entsteht. Nach jedem Hupf wird der Körper wieder rein ausgestreckt.

28. **Doppelschlag,** } wie Üb. 15. und 18., nur mit Fortbewe-
29. **Doppelschnellen,** } gung.

Die regelmäßigen Schwingungen der Arme, mit dem Sprunge nach vorn, tragen zum Gelingen der Üb. 18. viel bei.

30. **Hockschnellen,** wie Üb. 22., nur mit Fortbewegen.

31. **Sitzhocken,** aus Üb. 12. hervorgehend. Da keine Übung die Kniegelenke mehr stärkt, so muß sie allmälig auf größere Entfernungen, 50 und mehr Schritte, ausgedehnt werden.

Anmerk. Die meisten aller dieser Übungen können nicht nur vorwärts, sondern auch rückwärts und seitwärts ausgeführt werden, was man jedoch bei Anfängern meiden muß. —

C. Springen auf einem Beine (Hinken), welches hier gleich vollständig abgehandelt wird.

1. Das **Hinken** oder Hüpfen auf Einem Beine: Hände auf den Hüften (abwechselnd auch herunterhangend oder vorgestreckt hoch); Hangbein mit gesenkter Spitze entweder nach vorn oder hinten gehalten, wodurch die Richtung des Oberleibes eine entgegengesetzte wird. Beide Arten sind abwechselnd zu üben, eben so das Hinken rechts und links. Es kann nach allen Richtungen gehinkt werden. Vorwärts ist das leichtere, seitwärts und rückwärts nur für Geübtere und auf Blachfeld. Auch mit Kniesteifen kann man das Hinken üben: eine gute Willensübung.

2. Der **Hinkschlag,** ein Anfersen mit dem Hinkfuße. Das Anfersen im Hinken kann geschehen:
   a. mit dem hüpffreien Beine,
   b. als eigentlicher Hinkschlag,
   c. als Anfersen gleichzeitig des Hangbeines und des Hinkbeines.

3. Das **Hinkschnellen,** Berühren der Brust mit dem Knie des Hangbeines. Ihm voraus kann man üben das Hinkaus-

schnellen, dreiartig wie beim Anfersen. Eben so das Hinkschnellen selbst. — Auch Hinken mit Spreizen des Hangbeines, mit Knieschnellen und Anfersen (s. oben) u. s. f. Üb. 2. und 3. auch aus dem Sitzhocken.

4. Der **Fußfang**: der Hinkfuß wird, während er in der Luft schwebt, von der entsprechenden Hand ergriffen.

5. Der **Durchhink**, durch den Bogen, welcher entsteht, wenn man mit der einen Hand die Spitze des entgegengesetzten Fußes faßt. Anfangs durch ein längeres, dann kürzeres Rohr, Seil u. s. w. Das kurze Seil auch in einer Hand und die entgegengesetzte Fußspitze in den Bogen des Seiles gestellt, allmälig das Seil kürzer vom Fuße gefaßt, bis man auch das Hinken über den erfaßten Fuß lernt.

6. Der **Hinksprung**: s. die Springübungen *).

7. Das **Hinkschieben**: s. beim Schieben.

8. Der **Hinkkampf**, das Gegeneinanderhinken so viel möglich gleich Großer mit auf der Brust fest verschränkten Armen (die Hände unter den Oberarmen). Strenges Anhalten der Ellenbogen während des Kampfes; dazu hilft besonders das vorzugsweise Kämpfen mit der Schulter des Hinkbeines. Rasches Ausweichen und nach diesem der Angriff von der Seite ist Hauptvortheil. Willst du dem Gegner ausweichen, so nimm Schulter und Seite des Hinkbeines vor; willst du ihn absetzen oder in den Sand strecken, so biete ihm etwas mehr die Brust dar. Jeder Hinkkampf besteht aus zweien Gängen: rechts gegen rechts, links gegen links. — Wer absetzt, hat verloren. — Gleiche Brust- und Schulterhöhe der Gegner muß wohl festgehalten werden. — Zu üben:

1. im Zweikampfe (Einer gegen Einen),
2. im Dreikampfe (Zwei gegen Einen).

Bei letzterem müßen die beiden Kampfgenoßen den gemeinsamen Gegner gleichzeitig angreifen, daß er sich nicht, als der Stärkere, der Gegner einzeln entledigt. — (Abb. 408.)

---

*) Auch das Hinken im Sitzhocken mit vorgestrecktem (oder angezogenem) Beine: die schwerste Art des Hinkens.

B. Springübungen.

Von dem Springen im Allgemeinen.

1. Jeder Sprung hat einen Auf- und Niedersprung, als Anfang und Ende. Beide müßen nur auf Zehen und Ballen ausgeführt werden, nie auf dem ganzen Plattfuße.

Beim Niedersprunge, der immer mit geschloßenen Füßen geschieht, macht der Springende bei etwas vorgelegtem Oberleibe eine tiefe Kniebeugung, um den Stoß oder Prall, der bei steif gehaltenem Körper bis ins Gehirn sich fortsetzen würde, zu brechen und zu mildern. Das Gesäß darf jedoch die Fersen nicht berühren, noch weniger Brust oder Kinn auf die Kniee stoßen. Im Gegentheil muß der Springer nach jedem reinen Sprunge aus der Kniebeugung sich streckend sogleich leicht und ganz niedrig aufhüpfen, d. h. einen Nachsprung (als Sicherungsmittel gegen Glitt und Fall, so wie als allmäliges Nachlaßen der Anspannung) machen und dann erst weiter schreiten. Nur bei starkem Weit- und Tief-, so wie allem Stabspringen fällt der Nachsprung weg. — Auf weichem Boden laße man mitunter zur Selbsterkenntniß die Dröhnung des Pralles beim Steifsprung erproben.

2. Der Sprung kann geschehen:
   a. einfach von der Stelle (Standsprung),
   b. mit Vorsprung oder Vortritt,
   c. mit Anlauf (Anlaufsprung).

Beim Springen von der Stelle (Hüpfspringen) verfährt man ganz wie beim Hocken — man macht auf dem Aufsprungsorte, bei etwas vorgelegtem Oberleibe, rückwärts gestreckten und darnach stark vor- zuletzt aufschwingenden Armen, mit geschloßenen Füßen eine rasche und kleine Kniebeugung und schnellt sich mit angezogenen Beinen (Knieen) fort. (Abb. 24. a. b.)

Beim Springen mit Vorsprung oder Vortritt stellt man sich einen Schritt von dem Aufsprungsorte, springt auf diesen mit geschloßenen Füßen und verfährt wie vorher; oder man tritt mit Einem Beine auf den Aufsprungsort, wirft das andere vorwärts und schließt das abstoßende schnell an dasselbe an.

Beim Springen mit Anlaufe mach diesen höchstens 10—12 Schritte lang, anfangs noch kürzer, und zwar nur auf Zehen und Ballen, nicht heftig, sondern leicht und schwebend (Laufhüpfen). Die nie großen Schritte werden gegen das Ende schneller und endigen am Aufsprungsorte durch den Abstoß mit Einem Fuße, wie beim Sprunge mit Vortritt. Dieser Abstoß richtet sich nach der Höhe des

Sprunges, muß jedoch immer so weit von dem zu überspringenden Gegenstande genommen werden, daß man diesen mit ausgestrecktem Beine nicht berührt. Nach dem Absprunge werden die so bald als möglich geschloßenen Füße entweder hockend angezogen oder vorwärts gestreckt; die letztere Art ist schwerer, fällt aber weit beßer ins Auge. Der Oberleib ist beinahe ganz aufgerichtet. (Abb. 25. a. b.)

Beim Anlaufe achte man mehr auf den Aufsprungsort, als auf die Schnur oder den Gegenstand, über oder auf den man springen will. Auch lerne man den Aufsprungsort richtig abschätzen und mit dem Fuße richtig finden. Man muß sich durchaus gewöhnen, beide Füße zum Abstoßen zu gebrauchen und verlange dieß regelmäßig in der Riege. Aus dem Mangel der gleichen Abstoßfertigkeit beider Füße entsteht das lächerliche Bahlaufen, wo man plötzlich an dem Absprungsorte stutzt, nicht von der Stelle kann und den Anlauf wiederholen muß.

3. Hülfen giebt es eigentlich beim Springen nicht, nur Weisungen. Doch kann man beim Hoch-, Weit-, und Sturmsprunge, besonders im Saale, dem Ungeübten unter den Arm greifen, besonders dem, der beim Hochsprunge mit sehr kurzem Anlaufe an- und mit sehr eingezogenem Kreuze niederzuspringen den Fehler hat. Auch beim Tiefsprunge im Freien kann man dem Turner unter den Arm greifen.

A. Das eigentliche Freispringen *).

Das Freispringen kann geschehen:

1. in die Weite — Weitensprung oder Weitsprung,
2. in die Höhe — Höhensprung oder Hochsprung,
3. in die Tiefe — Tiefensprung oder Tiefsprung,
4. in die Weite und Höhe — Weithochsprung,
5. in die Weite und Tiefe — Weittiefsprung,
6. in die Höhe und Tiefe — Hochtiefsprung,
7. in die Weite, Höhe und Tiefe — Weithochtiefsprung.

I. Vorbereitende Übungen, welche aus der Verbindung mit Vorübungen und leichten Springbewegungen entstehen. Sie bezwecken einen sicheren und regelmäßigen Sprung, so wie die gleichmäßige Ausbildung beider Beine. Da sie zu allen Springarten vorbereiten, so ist nothwendig, daß sie als Einführung zum Springen selbständig und gründlich geübt werden, weil man ihnen später selten die nöthige Zeit widmet; doch können sie bei einiger Sicherheit der betreffenden Springer unmittelbar vorangehen. Sie erlauben nebenbei eine ganze

---

*) Sieh S. 132.

Abtheilung zu beschäftigen, wie sie auch von Einzelnen geübt werden müßen. Die hierin erlangte Genauigkeit weiß nur der zu würdigen, welcher erkannt hat, daß es wirklich nicht wenig Menschen giebt, die kaum über einen Strohhalm springen können und denen nur die Zerlegung der Übungen in einzelne selbständige Bewegungen zu Anschauungen, Begriffen und Entschlüßen verhilft.

1. Vorbereitung zum Hüpfsprunge. Aus dem Zehenstand mach die kleine Kniebeugung, das Hüpfen, die tiefe Kniebeugung und abermals das Hüpfen so hintereinander, daß man anfangs die Übungen nennt, dann 1. 2. 3. 4. zählt, bis endlich Alles auf Eins zu einem Ganzen als Hüpf- und Nachsprung zusammenfließt. Dann einen Schritt vorwärts, indem die Riege über einen auf die Erde gelegten Stab oder einen gemachten Strich springt. Der Gebrauch der Arme, d. i. gleichzeitiges Hochschwingen derselben nach vorn, muß hier gleichfalls geübt werden.

2. Vorbereitung zum Sprunge mit Vortritt: rechter (linker) Fuß in die Biegung des linken (rechten) gesetzt, dann 1½—2 Fußlängen vorgesetzt, darnach derselbe hochgehoben, niedergesetzt (etwa 1 Fuß hoch über den Standort), hierauf der linke (rechte) gehoben und niedergesetzt; dieß Wechselstehen und Wiegen von Einem Fuße auf den anderen wird einige Mal fortgesetzt. Darnach wird der rechte Fuß abermals gehoben, niedergesetzt und der linke Fuß, indem auf dem rechten die Schwebe gehalten wird, bei diesem vorbeigeworfen und gehoben (gespreizt) und so abwechselnd.

In der Riege oder Abtheilung, wo diese Übungen aufs Wort gemeinsam ausgeführt werden, reicht jeder seinem Nebenmanne zur Erleichterung des Schwebehaltens die Hand; die Übung wird drei Mal gemacht, nach dem Niedertritte stößt der rechte Fuß ab, folgt dem vorangeschwungenen linken und es geschieht mit tiefer Kniebeugung der Nieder- und Nachsprung, wobei 1, 2, 3, 4, 5 gezählt werden kann. Bei einiger Sicherheit auch ohne Handgeben. Nach dem Niedersprunge und Nachsprunge Kehrt und die Übung auf den Standort zurück gemacht. Zuletzt endlich aus dem Antritt zum Sprunge, aber nur mit Einem Vorschreiten des rechten (linken) Fußes (Vortritt).

3. Vorbereitung zum Anlaufsprunge:

a. Antritt zum Sprunge: rechts, wie oben;

b. Drei Schritte vorwärts: diese geschehen mit Handgeben rechts, links, rechts und zurück links, rechts, links (auf 1, 2, 3 und einen Wink der Hand, später auf Marsch!);

c. Drei Schritte vorwärts, Sprung und Nachsprung

(auf 1, 2, 3, 4, 5), wie oben; zuerst gehend, dann laufend, dann kehrt, und eben so zurück.

Diese, wie die vorbereitende Übung: Sprung mit Vortritt muß abwechselnd rechts und links geübt werden.

II. Freisprungübungen.

1. Weitsprung:

1. Vorrichtung: der Springgraben (s. S. 29).
2. Sprungveränderungen:
   1. Sprung mit geschloßenen Füßen (Hüpfsprung):
      - a. nur mit Kniebeugung }
      - b. mit Vorsprung }

      vorwärts, seitwärts, rechts und links, drehend (Drehsprung) rechts und links, halb und ganz, rückwärts ohne und mit Drehung;
   2. Sprung mit Einem abstoßenden Fuße:
      - a. mit Einem Schritte
      - b. mit dreien Schritten
      - c. mit kleinem Anlaufe
      - d. mit großem Anlaufe

      } grade } schräg } vorwärts, drehend: rechts u. links, halb u. ganz

   } in Reihen und einzeln.

Der Sprung mit geschloßenen Füßen geschieht am besten auf der Fläche, wo man zur genauen Bezeichnung des Absprunges einen Querstrich oder eine Rinne in den Boden macht oder eine kleine Latte, einen Springstab u. dgl. vorlegt oder vom Rande des Sprungbrettes abspringt.

Anfangs ziehe man auch in geringer Entfernung einen Strich in den Sand, den Alle beim Niedersprunge mit der Ferse berühren müßen und rücke dann stets um einen viertel oder halben Fuß weiter, bis Niemand mehr die vorgeschriebene Länge erreicht *). Wer zweimal beim selben Längenmaße zu kurz springt, scheidet aus.

Bei jedem Sprunge wird dem Springenden, dem selbst daran gelegen sein muß, zum Bewußtsein über seine Springfertigkeit zu gelangen, seine Springweite in ganzen und halben Fußen angegeben. Das beste Maß der Sprungweite ist die eigene Leibeslänge des Springers. Zwei Leibeslängen lernt fast ein Jeder springen; 2½ Lei-

---

*) Im Wintersaale kann man den Strich auf die Niedersprungsmatratze machen. Damit letztere beim Niedersprunge nicht rutsche, lege man ein Sprungbrett unter dieselbe, auf dessen schräg aufsteigender Fläche sich gut niederspringt. Nur darf der Niedersprung dann nicht darüber hinaus gehen.

beslängen ist schon ein guter Sprung und 3 ein außerordentlicher. Weshalb für den Eintritt in die zweite Übungsstufe 1½, für die dritte 2, für die vierte 2½, für die fünfte 3 Leibeslängen festzuhalten sind *).

Beim Springen mit Einem abstoßenden Fuße ermittele man bei Jedem von vorn herein, welcher Fuß der kräftigere und gewandtere ist, indem selten beide Füße gleiche Fertigkeit haben und ihre Verschiedenheit erst ausgeglichen werden muß. Nicht nur bei den vorbereitenden Übungen, sondern auch beim wirklichen Weitsprunge laße man daher zuerst immer einige Sprünge rechts, einige links machen und nur, wenn es darauf ankommt die wirkliche Fertigkeit zu meßen, nach Willkür den Fuß wählen.

Das Springen reihenweise (in Einer Flucht) betrifft besonders die vorbereitenden Übungen.

Schräg zu springen ist man oft durch die Örtlichkeit (im Wege stehende Bäume 2c.) genöthigt. Bei der Übung des Schrägsprunges nehme man nur einen schwachen Anlauf.

Die Drehsprünge üben sehr die Gewandtheit. Sie heißen halb, wenn man dabei mit dem Gesichte nach dem Anlaufe zu niederspringt; ganz, wenn man eine volle Drehung um seine Achse macht. Stößt der linke Fuß ab, so geschieht auch die Drehung links 2c.

2. Hochsprung:

1. Vorrichtung: der Springel (s. S. 32).
2. Sprungveränderungen, wie beim Weitensprunge, S. 141.
3. Springordnung einer Riege für den Hochsprung (Hüpf- und Anlaufsprung): Ist ihre Fertigkeit einigermaßen bekannt, so theile man sie, je nachdem die Springhöhen weit auseinander liegen, in 2—4 Rotten oder Abtheilungen; z. B. wenn der Beste 36, der Schwächste 22 Zoll springt, kommen die 36, 34, 32 Zoll Springenden zur ersten Abtheilung, die von 30, 28, 26 zur zweiten, die übrigen zur dritten.

Nimm nun 3 Paar Pflöcke oder 3 Pflöcke, je nachdem die Schnur oder das Rohr gebraucht wird (s. S. 33) **) und laß die erste Abtheilung von 24, die zweite von 18, die dritte von 14 Zoll anfangen.

---

*) Bei allen Sprüngen im Freien muß Spaten und Rechen (Harke) stets zur Hand sein, theils um die harte Erde aufzugraben, theils um die tiefen Fußstapfen auszugleichen, welche das genaue Maß irren und in denen leicht der Fuß umknicken könnte. Kann man den (festeren) Boden auf den Niedersprungsstellen etwa 2 Fuß tief ausgraben und mit Lohe füllen, so hat jeder Springende seine Spur selber wieder einzuebnen und muß dieselbe überhaupt von Zeit zu Zeit umgegraben werden, besonders beim Tief- und Sturmsprunge.

**) Letzteres hat überhaupt nur mehr Werth im beengteren Winterraume, so wie beim tragbaren Springel.

Bei Kindern, welche noch geringere Springhöhen verlangen, kann man diese leicht durch bloßes Anhalten des Rohrs angeben.

Diese ganze Art und Einrichtung bietet (namentlich in beengteren Turnsälen) den Vortheil, daß jeder Springer von 10 Zoll unter seiner Sprunghöhe anfängt, es also nicht vorkommen kann daß nur noch ein Paar Springer sich allein beschäftigen, während die Mehrzahl längst müßig feiert.

Wer zweimal bei derselben Höhe anstößt, scheidet aus wie beim Weitensprunge; doch wenn es die Zeit zuläßt, kann man die Abgekommenen über geringe Höhen immer noch mitspringen laßen.

Beim Hüpfsprunge dulde man, wenn solcher nicht zur Aufgabe für Alle gemacht worden, nie daß Einzelne auf der Stelle einen Vorsprung machen, da dieser den Sprung zu sehr erleichtert.

Beim Anlaufsprunge ist besonders darauf zu achten, daß der Niedersprung in gerader Richtung geschehe und in der Luft die Füße weder seitwärts geworfen noch auseinander gerißen werden. Auch ist der Nachsprung hier niemals zu erlaßen.

Der Abstand muß hinreichend weit von der Schnur genommen und nicht zu rasch von einer Höhe zur anderen übergegangen werden. Kommen übrigens nicht große Unregelmäßigkeiten vor, so läßt man über jede Höhe nur zwei Mal springen. Über die 2—3 ersten Höhen oder nach der Ausdauer und Ausbildung der Meisten in der Riege über mehrere Höhen, muß jedoch wenigstens wieder zweimal mit dem rechten und zweimal mit dem linken Fuße gesprungen werden.

Fleißig übe man auch das Springen mit fortgesetztem, gesteigertem Abrücken des Brettes (Weithochspringen), was die Schnellkraft sehr fördert und zum regelmäßigen Sprunge sehr viel beiträgt. —

Das beste Maß für den Höhensprung ist gleichfalls die eigene Leibeslänge, weil dieses Maß niemals fehlt und sich Jeder dieses leicht in Fuß und Zoll übersetzen kann. An den Löchern des Springels möge man die Höhe merken, nur nicht allein darnach rechnen. Die vorzüglichsten Sprunghöhen sind und heißen: knöchelhoch, wadenhoch (zwischen Knie und Knöchel) — kniehoch — schenkelhoch (zwischen Knie und Hüfte) — hüfthoch — bauch- oder nabelhoch — herz- oder brusthoch (bis zur Brusthöhle oder Herzgrube) — kehl- oder halshoch (bis zur Halsgrube) — und schulter- oder achselhoch — kinnhoch — mundhoch — nasehoch — augenhoch — stirnhoch (bis zum Anfange der Haare) — scheitelhoch. —

Brusthoch lernen bei einiger Übung die meisten Menschen springen; scheitelhoch nur sehr wenige.

Turnt man nach Übungsstufen, so beginnt die zweite Stufe mit $^{6}/_{10}$ der eigenen Leibeshöhe oder hüfthoch; die dritte ist $^{7}/_{10}$ oder brust- und herzhoch, die vierte $^{8}/_{10}$ oder achselhoch, die fünfte $^{9}/_{10}$ oder mundhoch.

Vorzügliche Sprünge von Erwachsenen wurden ausgeführt:

bei 5 F.	Abstand des 3 Z.	hohen Sprungbrettes	60 Z.	hoch;
= 6 =	= = 3 =	= =	58 =	=
= 7 =	= = 3 =	= =	56 =	=
= 8 =	= = 3 =	= =	50 =	=

Der beste Sprung aber (eines B. B. aus B.) ohne Brett bei 10 F. Absprung von der Schnur war 48 Z. hoch und 5 F. hinter derselben zur Erde; ein Anderer (W. aus B.) sprang mit Brett bei 9 F. Abstand bequem 48 Z. hoch.

Ganz anders stellen sich die durchschnittlichen Sprunghöhen für die verschiedenen Alter heraus, wenn man die Leistungen von Begabten und Unbegabten, Eifrigen und Schlaffen zusammenbringt.

Folgende derartige Übersicht der Springfertigkeit für die verschiedenen Alter ist Ergebniß jahrelanger Beobachtung:

Alter.	Größe.	Hüpfen.	Freisprung.		Stabsprung.		Bockspr.
			hoch	weit	hoch	weit	
7 J.	43 Z.	14 Z.	17½ Z.	6 F.	— Z.	— F.	30 Z.
8 =	45 =	16 =	20 =	6½ =	— =	8½ =	36 =
9 =	47 =	18 =	22½ =	7 =	— =	9 =	39 =
10 =	44 =	20 =	25 =	7½ =	36 =	9½ =	42 =
11 =	51 =	22 =	27½ =	8 =	42 =	10 =	45 =
12 =	53 =	24 =	30 =	8½ =	48 =	11½ =	48 =
13 =	55 =	26 =	32½ =	9 =	54 =	12 =	51 =
14 =	57 =	28 =	35 =	9½ =	60 =	13 =	54 =
15 =	59 =	30 =	37½ =	10 =	66 =	14 =	57 =
16 =	61 =	32 =	40 =	10½ =	72 =	15 =	60 =
17 =	63 =	34 =	42½ =	11 =	78 =	16½ =	63 =
18 =	65 =	36 =	45 =	12 =	84 =	18 =	66 =

Zum Verständnisse dieser nicht in zu kleinen Brüchen ausgedrückten Zahlen wird bemerkt, daß die Größe 7jähriger Kinder sich meist höher als 43 Zoll herausstellt; daß in der Zeit, wo der Wuchs sich setzt, d. h. mehr in die Breite geht, auch die Schnellkraft bedeutend zunimmt; daß umgekehrt beim Bockspringen 7jährige Knaben, haben sie einmal die erste Schwierigkeit der Bewegung überwunden, während der nächsten Zeit rascher an Fertigkeit zunehmen als später.

Anders stellen sich die Erfolge heraus bei einer kleinen länger bei einander bleibenden Turnerschaar, die fast täglich turnt und bei der sich, namentlich in geschloßeneren und beengteren Erziehungsanstalten, Waisenhäusern 2c., weil die erfrischenden, hier eigentlich ganz besonders hergehörigen Turnspiele zu wenig betrieben werden, durch den Ersatz-anstrebenden Lehrer getrieben ein um so größerer Eifer der Knaben sich auf die Übungen wirft. In solchen Anstalten stellte sich folgendes Ergebniß heraus.

a. Ehemalige Plamannsche Erziehungsanstalt zu Berlin.

Alter.	Größe.	Hüpfen.	Freisprung.	
			hoch	weit
10 J.	— 47 Z.	— 22 Z.	— 30 Z.	— $8\frac{1}{2}$ F.
11 =	— 50 =	— $25\frac{3}{5}$ =	— 32 =	— 9 =
12 =	— 52 =	— $26\frac{1}{3}$ =	— $35\frac{2}{3}$ =	— $9\frac{2}{3}$ =
13 =	— 54 =	— $26\frac{1}{2}$ =	— 38 =	— $10\frac{1}{4}$ =
14 =	— 55 =	— 28 =	— $38\frac{1}{5}$ =	— 10^{2} =

b. Französisches Waisen- und Erziehungshaus in Berlin.

Alter.	Größe.	Freisprung.		Stabsprung.		Bockspr.
		hoch	weit	hoch	weit	
10 J.	— $51\frac{1}{4}$ Z.	— $31\frac{1}{2}$ Z.	— $8\frac{1}{2}$ F.	— 40 Z.	— $10\frac{1}{2}$ F.	— 46 Z.'
11 =	— $52\frac{1}{4}$ =	— 34 =	— 9 =	— 53 =	— $12\frac{1}{2}$ =	— 48 =
12 =	— 54 =	— 36 =	— $9\frac{1}{4}$ =	— 56 =	— 13 =	— 52 =
13 =	— 57 =	— 39 =	— $10\frac{1}{2}$ =	— 59 =	— $14\frac{1}{2}$ =	— 56 =

3. **Tiefsprung:**

1. Vorrichtung: Tiefspringel, s. S. 33.

Der Fußboden muß, wenn es nicht schon tiefer Sand ist, stark und oft umgegraben und nach einigen Sprüngen wieder umgerecht werden. Eben so, wenn man den harten Boden ausgräbt und dafür Lohe einfüllt. Aber auch auf unaufgegrabenem Boden übe man mit vorgeschrittenen Turnern bisweilen den Niedersprung.

2. Die Übung: Keine Übung kräftigt die unteren Glieder mehr als der Tiefsprung, keiner ist geeigneter dieselben bei bedeutender Anstrengung vor der Gefahr der Verletzung zu schützen, muß aber mit um so größerer Vorsicht und ganz stufenweise geübt werden.

Der Tiefsprung geschieht im Durchschnitt nur von der Stelle, nicht mit Anlauf. Ein richtiger Niedersprung ist dabei die Hauptsache. Er geschieht, wie oben (S. 138) beschrieben; doch dürfen die

Kniee bei der Berührung der Erde mit den Fußspitzen nicht zu stark und rasch nachgeben, damit nicht das Kinn auf sie aufschlage. Die Arme werden vorgestreckt, um bei einem Falle durch zu starkes Vorlegen als Stütze zu dienen. Ein Niedersprung auf die Fersen oder Hacken, mit steifen Knieen und zurückgelegtem Leibe, kann Kreuz und Kopf gefährlich erschüttern (s. S. 138, 1.). Der Oberleib muß bei jedem Tiefsprunge gerade gehalten werden. Beim mäßigen Tiefsprunge darf der Nachsprung nie erlaßen werden, weil er am besten Zeugniß von der geschickten Ausführung ablegt.

Nirgends ist mehr darauf zu halten, daß ein Turner nicht zu einer höheren Stufe übergehe, wenn er den vorhergehenden Sprung nicht richtig und sauber vollführt hat; um aber die beßeren dabei nicht aufzuhalten, mache man in der Riege mehrere Unterabtheilungen. Zu den höchsten Stufen darf nur sehr allmälig übergegangen und der Sprung überhaupt nie über zwei Leibeshöhen gesteigert werden.

Nur Kinder und die ersten Anfänger läßt man mit geschloßenen Füßen abspringen; später geschieht der Sprung immer mit Einem abstoßenden Fuße.

Um bei bedeutender Höhe dieselbe zu verringern, kann man auch aus der Hockstellung oder auch aus dem Sitze springen, indem die Hände den Leib heben und abstoßen, oder ohne Hülfe der Hände als eigentliches Sitzspringen, durch Abstemmen mit den Oberschenkeln von der Sitzfläche.

Ähnlich, doch schwieriger wird der Sprung, wenn man aus dem Stande eine tiefe Kniebeugung macht, die Hände auf die Kante neben die Füße setzt und nun zwischen ihnen durch abhockt.

Der Sprung aus dem Stütze, jedoch nur vom Tiefspringel oder einem Abhange: man legt sich auf der Kante des Abstoßortes auf den Bauch (die Beine hangen herab) und stößt sich aus dem Stütze rückwärts ab.

Den Sprung aus dem Hange (rücklings oder vorlings) übt man an der Klimmleiter; vor dem Loslaßen der Hände muß der Leib jedoch gestreckt und ruhig hangen. Fußspitzen gegen die Erde gesenkt.

Es kann übrigens auch ein Tiefsprung mit Anlauf gemacht werden und zwar von einem beinahe senkrecht abgestochenen Hügel oder in eine schräg auslaufende Sandtiefe, oder an einem Horne, einer hervorragenden Hügelsteile, auf Turnfahrten.

4. Sprung in die Weite und Höhe (Weithochsprung).

Derselbe übt sich am besten, wenn man den Springel vom Absprungsorte oder diesen von jenem immer weiter entfernt oder bei gleicher Entfernung die Schnur immer höher legt oder Entfernung und Höhe zu gleicher Zeit steigert.

Man kann auch den Freispringel mit dem Springgraben in Verbindung setzen, indem man denselben in oder neben dem Graben in verschiedener Weite vom Absprungsorte aufstellt; je nachdem man den Sprung am Ende oder am Anfange hoch haben will.

Einen Beleg des darin Leistbaren und des sich dabei gestaltenden Verhältnisses von Höhe und Weite können folgende Beispiele geben.

Ein Erwachsener sprang über eine 10 Fuß entfernte und 4 Fuß hoch gespannte Schnur noch 5 Fuß hinüber, also 15 Fuß weit bei 4 Fuß Höhe. Andere Erwachsene sprangen 9 Fuß weit bei 4 Fuß Höhe (s. S. 144).

Hieher gehört am füglichsten der Sprung mit den Hanteln, die man beim Anlaufssprunge am besten mit gebogenen Armen trägt; beim letzten Hupf des Anlaufes strecken sich die Arme nach hinten, um mit dem Abstoße nach vorn aufzuschwingen *). Beim Niedersprunge hüte man sich vor der Rücklage des Oberleibes.

5. Sprung in die Weite und Tiefe (Weittiefsprung).

Nur mit großer Vorsicht und von geringen Höhen. Sehr passend ist dazu ein Bach oder Graben mit ungleichen Ufern. — Natürlich mit Anlauf. Ohne Anlauf läßt man auch von den geringeren Höhen des Tiefspringels in die Weite springen, obgleich sich dieses nicht allzuviel vom gewöhnlichen Tiefsprunge oder Hüpfen unterscheidet.

6. Sprung in die Höhe und Tiefe (Hochtiefsprung).

Eigentlich bei jedem Hochsprunge schon vorkommend. Man kann die Springel auch in einen anfangs niedrigen, dann tieferen Graben stellen.

7. Der Sturmsprung

am Sturmsprungbrette (S. 34) **) — eine Abart des Hochsprunges in Verbindung mit Weit- und Tiefsprung. Nach einem kräftigen Anlaufe spring auf ein schräg liegendes Brett mit Einem Fuße, wodurch ein neuer Abstoß gewonnen wird, der nun über die Kante des Brettes fortschnellt.

---

*) Die *πέντ' ἐπὶ πεντήνοντα πόδας* des Phayllos (Krause S. 387) sind schwer zu verstehen. Vgl. den Stoßsprung des Herzogs Christoph von Bayern (S. 116).

**) Ist, namentlich in Turnsälen, kein (eingegrabener) Bock (s. S. 33) vorhanden, so bedient man sich der Schwingböcke zur Unterlage der Sturmsprungbretter (S. 39). Hat man kleine Knaben, so muß man tragbare, 1½ bis 2 Fuß hohe Böcke machen laßen oder hohe Klötze unterlegen.

I. Vorübungen.

1. Hinaufgehen mit 3 Schritten von der Stelle und zurück:

Das Brett liegt nach der Größe der Turner 1½—3 Fuß hoch. Vor demselben stehend mach, mit dem rechten Fuße anfangend, 3 Schritte auf dasselbe und dreh dich auf beiden Fußspitzen links um, hebe den linken Fuß, schreit mit diesem und dem rechten zurück und mach, mit letzterem abstoßend, einen Niedersprung auf beide Füße. Eben so links beginnend. Diese Übung wird zuerst auf flacher Erde, von der ganzen Riege in einer Reihe ausgeführt, darf aber nicht vernachläßigt werden, da bei später steilerer Stellung des Brettes und zwar richtigem Anlaufe aber nicht vollführtem Sprunge, die rasche und richtige Umkehr von großer Wichtigkeit ist.

2. Hinauflaufen mit 3 Schritten und Anlauf, und Zurücklaufen: wie bei 1.

Die vorige Übung im Laufe. Achte auf richtige Umdrehung. Anfänger laßen sich durch die Schnelligkeit des Laufes leicht verleiten, den vorderen Fuß mit dem, der zurückbleiben soll, zu umkreißen und überzutreten.

3. Hinauflaufen mit 2 Schritten und seitwärts abspringen.

Berührt der rechte Fuß zuerst das Brett, so stößt der linke ab und es wird schräg rechts vorwärts abgesprungen.

4. Hinauflaufen mit 2 Schritten und mit Übertritt seitwärts abspringen.

Die vorige Übung, aber umgekehrter Absprung, so daß, wenn der linke Fuß oben ist, der rechte diesen umkreißet und der Absprung nach links vorwärts und noch mehr seitwärts geschieht.

5. Hinauflaufen mit 3 oder 2 Schritten und Hinüberspringen.

Lauf, wie bei 2., mit 3 oder bei mehr Übung mit 2 Schritten hinauf und spring, oben angekommen, über die Kante des Brettes hinfort. Diese darf nicht berührt werden und oben durchaus keine Stockung Statt finden, weil sonst leicht ein Ausgleiten möglich ist, was vermieden wird, wenn man die Schritte rasch auf einander folgen läßt und den Oberleib wohl aufgerichtet hält.

II. 6. Der eigentliche Sturmsprung mit Einem Aufsetzen.

Das Brett wird nicht mehr beschritten, sondern durch einen Sprung betreten; der Hauptabstoß erfolgt jedoch erst vom Brette aus. Rascher Anlauf, kräftiges Ein- oder Aufsetzen des Fußes und aufrechte Haltung machen die gute Ausführung allein möglich. (Abb. 27.)

Bis hieher wurden alle Übungen rechts und links gleichmäßig ausgeführt; will man aber hohe Sturmsprünge erzielen, so muß man bei den höheren Stellungen Jedem schon mehr gestatten, nach Belieben abzustoßen, wobei der gewandtere Fuß stets auf das Brett gesetzt werden muß.

7. Sturmsprung über eine Schnur:

a. mit Abrücken derselben bei gleicher Bretthöhe;

b. mit steigender Schnurhöhe und bleibender Bretthöhe;

c. mit steigender Schnur- und Bretthöhe.

Die hinter dem Sturmlaufbrette ausgespannte Springschnur oder vorgehaltenes Rohr dienen den Sprung zu einem Hochweitsprunge zu machen. Man steigert die Höhe oder die Entfernung, je nachdem man diese oder jene Springart hervorheben will.

8. Hinauflaufen und Abspringen von der Kante bei steiler Brettstellung.

Ist die Brettstellung so steil, daß man beim Abstoße auszugleiten befürchtet, so gestattet man, beim letzten Schritte den Fuß auf die Kante des Brettes zu setzen und von hier abzuspringen.

9. Hinauflaufen mit Gebrauch der Hände bei ganz steiler Brettstellung.

Ist das Brett so steil, daß man seine Höhe nicht durch Laufen erreichen kann (d. h. daß man rückwärts über den rechten Winkel hinausgehen müßte, welchen der Anlaufende mit dem Brette bildet), so wirft man sich, nachdem man einen oder zwei Schritt gethan, vorn über, ergreift die Kante des Brettes und arbeitet sich mit Hülfe der Hände so hinauf, daß man sie in hockender Stellung mit Einem Fuße berührt und aus dieser abspringt.

Geübte können auch die Kante mit den Händen in der Mitte faßen, um von dieser wie beim Bocksprunge abzugrätschen (doch nur über den Bock, nicht bei der Einrichtung im Freien) oder mit den Händen an die äußersten Enden faßend überschlagen.

Die Übungen 8. und 9. gehören, genau genommen, eigentlich zum Sturmlaufe (s. S. 115) und werden hier nur aufgeführt, weil sie sich bequemer am Sturmsprungbrette ausführen laßen.

Die Sturmsprungübungen kräftigen die unteren Glieder ungemein und erhöhen das Selbstvertrauen, müßen aber mit gewissenhafter und mit der beim Tiefsprunge geltenden Vorsicht betrieben werden. Wer nicht sicher im Hinauflaufen ist, darf nicht zum Sprunge gelaßen werden. Bei jenem steht der Vorturner neben, bei diesem hinter dem Brette, um den Ausgleitenden oder Abstoßenden sogleich aufzufangen. Vorturner haben namentlich bei Kleineren, welche schwankend anlaufen, darauf zu achten, daß diese nicht mit Einem Fuße seitwärts vom Brette treten. Der Stand rechts vom Brette, etwas grätschend, der linke Fuß mit der Kante des Brettes gleichlaufend, der rechte Fuß 2—2¼ Fuß nach dem Niedersprunge zu stehend, die linke Hand nach dem Anlaufenden, die rechte nach dem Niedersprunge zu gerichtet — ist in den meisten Fällen geeignet, nach der einen wie nach der anderen Seite hülfreich zu werden. Geschloßene Füße, Hände in den Hosentaschen oder über die Brust gekreuzt sind von den Vorturnern nirgends übler angebracht als hier.

III. Der Sprung gegen die Wand.

Nach einem kräftigen Anlaufe spring mit Einem Fuße gegen die Wand und

1. mache den Niedersprung rückwärts oder
2. springe dich umdrehend nieder, so daß wenn der linke Fuß die Wand berührt, du dich rechts dreheſt, oder
3. mit Übertritt, wobei im vorigen Falle der rechte Fuß über den linken fortgeht und die Drehung links gemacht wird.

Geübteren wird es auch möglich, nach dem Sprunge noch einen Schritt an die Wand hinauf zu laufen.

Anfangs bedient man sich eines schräg gegen die Wand gestellten Sprung- oder kurzen Sturmsprungbrettes.

Beim Übertreten kann man auch einen frei hangenden Ball mit dem Fuße fort oder einen lose in der Wand steckenden Nagel, Bolzen oder Pflock herausschlagen. Was darin geleistet werden kann, beweiset das S. 116 beim Sturmlauf angeführte ältere Beispiel.

IV. Besondere Freispringarten.

1. Der **Springlauf** — vom gewöhnlichen Laufe dadurch unterschieden, daß der Leib immer vollkommen senkrecht, beinahe rückwärts geneigt ist, die Beine sich beim Niedertritt in den Knieen nicht biegen und so immer gestreckt mit gesenkten Fußspitzen vorgeworfen werden. Der Körper muß jedes Mal wie eine Feder von der Erde geschnellt werden; die Sprünge folgen rasch auf einander und geben dadurch dem Leibe einen fast unaufhaltbaren Schwung. (Abb. 23.)

Der Springlauf erfordert aber einen festen und sehr ebenen Boden. — Die Hände setzt man dabei gewöhnlich auf die Hüften.

2. Der **Laufsprung** — der Gegensatz vom Springlauf: der Oberleib ist dabei wie beim Springen etwas vorgeneigt; bei jedem Niedersprunge geben alle Gelenke nach und man sucht die einzelnen Sprünge so weit als möglich zu machen, weshalb man denselbeu auch gewöhnlich als Zehnsprung übt, indem man mit zehn solchen Sprüngen so weit als möglich zu kommen sucht; oder man mißt eine bestimmte Bahn ab und sieht, wer diese mit den wenigsten Sprüngen

durchmißt. Beim zehnten Sprunge Niedersprung auf geschloßenen Füßen. Die Arme können natürlich frei gebraucht werden. (Abb. 26.)

84 Fuß sind auf solche Weise mit 10 Sprüngen durchmeßen worden.

3. Der **Dreisprung** — beginnt mit 2 Sprüngen auf einzelnem Fuße wie der Laufsprung und endigt mit einem Sprunge auf beiden Füßen, in welchem die volle Kraft zuletzt wirkt. Der zweite Sprung ist als Vorbereitung zum letzten und, weil er immer mit dem schwächeren Fuße ausgeführt wird, der kürzeste, der dritte der längste.

32 Fuß sind schon öfter mit dem Dreisprunge durchmeßen worden.

4. Der **Heuschreckensprung** — ein fortgesetztes Hüpfen mit geschloßenen Füßen, wobei aber jedes Mal eine starke Kniebeugung gemacht wird und die Aufgabe ist, einen bestimmten Raum mit der mindesten Anzahl von Sprüngen zu durchmeßen, ohne das Gleichgewicht zu verlieren und die Aufeinanderfolge zu unterbrechen. Die Arme müßen bei jedem Sprunge kräftig nach vorn geschnellt und der Körper wieder ausgestreckt werden.

5. Der **Hinksprung** — als Hoch-, Weit- und Tiefsprung: wird nur vorwärts gemacht und zwar von der Stelle oder mit Anhink; in die Tiefe nur mit großer Vorsicht. Vorzugsweise übend ist, eine Anhöhe, Treppe u. dergl. hinaufhinken.

6. **Sprung mit Abstoßwechsel**: Wenn der linke Fuß den ersten Abstoß macht, so geschieht der Niedersprung auf den rechten Fuß; zugleich macht der Springer links Kehrt und setzt den linken Fuß hinter den rechten. Nun nimmt sogleich der rechte Fuß, nachdem er kurz gehoben wurde, den Abstoß; der Niedersprung geschieht auf den linken und der rechte wird, während der Springer rechts Kehrt macht, hinter den linken gesetzt u. s. f.

Alle Bewegungen müßen auf einer Linie ausgeführt werden und die Wendungen schnell und leicht geschehen. Der abstoßende Fuß wird rasch gehoben und geht mit der Ferse nahe an der Wade des anderen vorbei.

Eine gute Übung ist, den Sprung über die 16—20 Zoll hoch gespannte Springschnur zu machen. —

Zur Veranschaulichung bei der Einübung faßt der seitwärts stehende Lehrer oder Vorturner beide Hände des Springenden und giebt ihm so die richtige Drehung.

Noch beßer, zwei Springende geben sich beide Hände und springen und drehen gleichzeitig auf demselben Fuße und zur selben Seite.

Alles Freispringen kann auch als L a s t s p r i n g e n (mit Ränzeln 2c.) geübt werden. Vgl. das Stabspringen S. 155.

B. Das Stabspringen

erfordert große Gewandtheit, übt aber darum auch mächtigen Einfluß auf die ganze Entwickelung des Turners, weshalb es vornehmlich auch durchaus rechts und links geübt werden muß. Nur bei den höheren Sprüngen darf Jeder die Seite nach Neigung wählen.

Rechts springen heißt, den Leib mit der rechten Seite vorangehend, an der rechten Seite des Stabes vorbei führen, wobei die rechte Hand oben steht und der linke Fuß den Abstoß nimmt.

I. Vorbereitende Übungen — von ganzen Riegen und Abtheilungen zugleich auf der Ebene ausgeführt: anfangs in Masse, weiterhin mehr mit Durchbildung des Einzelnen.

1. Antritt zur Stellung (Abb. 28.): gewöhnliche Stellung (mit Abstand), Füße auswärts; beide Arme hangen herab, Stab rechts beim Fuß, die Spitze nach oben. Diesen umfaßt die rechte Hand von außen, so daß der Daumen vorn liegt.

Der Abstand (Abb. 29.) wird genommen, indem man den rechten Arm mit senkrechtem Stabe seitwärts ausstreckt und mit dem linken gleichfalls gestreckten des Nebenmannes Stab berührt.

2. Stellung und Auslage zum Stabsprunge (Abb. 30.):

a. Alle machen eine Achtelwendung rechts, so daß der rechte Fuß nach der Seite, der linke Fuß vor der Biegung des rechten gerade nach vorn steht.

b. Der linke Fuß wird einen kleinen Schritt vorwärts gesetzt und die linke Hand bei gekrümmtem Ellenbogen, der über der linken Hüfte ruht mit der Handfläche nach oben und höher als der Ellenbogen, gerade vorgebracht. Zugleich wird der rechte Arm mit dem Stabe, dessen anderes Ende in die geöffnete linke Hand fällt, gestreckt nach hinten geführt. Bei richtiger Auslage liegt die Spitze des an der rechten Hüfte ruhenden Stabes ungefähr in der Augenhöhe und ist gerade aus gerichtet: beide Daumen weisen nach den Stab-Enden.

3. Gehen und Laufen in der Auslage (Abb. 31.) — zur Befestigung der sicheren Haltung und schwanklosen Tragung des Stabes, wobei besonders darauf zu sehen ist, daß der Stab immer scharf nach vorn gerichtet bleibt; denn es schwächt stets die Sicherheit und Kraft des Springers, wenn der seitwärts getragene Stab erst vor dem Einsetzen in die Richtung gerißen wird. Zuerst im Schritte, dann im Trabe geübt.

4. Ein- und Absetzen des Stabes (Abb. 31. a. b.): Während die Spitze des Stabes sich senkt und die Erde etwa 1 Fuß weit

von der linken (rechten) Fußspitze, in gleicher Richtung mit dieser, berührt, hebt sich die rechte Hand bis zur Kopfhöhe, so daß der Stab dicht an der Brust des Turners liegt. Der linke Arm ist nun ganz gestreckt, die Hand in der Schenkelhöhe, der rechte Arm stark gebogen.

Anfängern muß gezeigt werden, wie weit sie den Stab in der Auslage zurück zu schieben haben, damit das angegebene Verhältniß herauskommt. Das heißt den Stab kurz faßen.

Auf Eins — Zwei laße man das Ein- und Absetzen (Zurückgehen in die Auslage) öfter üben und sehe vorzüglich darauf, daß das Einsetzen nicht mit einem Schlage, sondern durch einen Stoß von oben und in gleicher Richtung mit dem Vorderfuße geschehe.

5. Sprung von der Stelle: übe zuerst das Vorschwingen des hinteren, rechten Fußes, mit vorhergehendem Niedertritte des linken, wie beim Freispringen, wobei der Stab entweder auf der Erde stehen bleibt, oder in die Auslage zurückgehoben und jedes Mal beim Niedertritte des linken Fußes wieder eingesetzt wird. Sodann mach die Bewegung zweimal und bei „drei" erfolgt der Abstoß des linken Fußes, der sich schnell dem rechten anschließt; beide Füße werden möglichst hoch geschwungen und indem der bei der rechten Seite der Stange vorbei gehende Leib links Kehrt macht, erfolgt der Niedersprung, das Gesicht nach dem Aufsprungsorte gerichtet. Die hiezu führende Drehung muß beginnen, sobald die Springstange aus der senkrechten Stellung sich niedersenkt, und beendet sein, ehe der Körper zur Erde kommt. Zur Hülfe für Unbeholfene ergreift der an der inneren, linken Seite stehende Vorturner mit der linken Hand den Stab, etwa in Hüfthöhe, und mit der rechten den linken Oberarm des Springers, um ihm durch einen starken Schwung das Tragen am Stabe, Hochschwingen der Füße und Drehen des Leibes zu erleichtern. Dies geschieht aber gleich am besten am Tiefspringel oder einer anderen geringeren Sprungtiefe. Vom Loslaßen und Zurückwerfen des Stabes s. nachher S. 155.

6. Sprung mit drei Schritten. Man beginnt wie beim Freispringen mit dem linken Fuße, läßt den rechten folgen und macht den Sprung nach Übung 5.

Bei den beiden ersten Schritten bleibt der Stab in der Auslage.

Wird die Übung in Masse vorgenommen, so lege 2 Stäbe gleichlaufend und 3 Fuß auseinander auf den Boden, zwischen denen längs nun Jeder einzeln den Sprung ausführt. Bei dem vorgezeichneten engen Raume gewöhnt sich der Springer am besten Anlauf, Einsetzen des Stabes und Niedersprung auf Einer Linie zu halten. —

Nun ist es Zeit darauf aufmerksam zu machen, daß ein kräftiger und schöner Sprung nur möglich wird, wenn beide Beine gerade nach vorn aufgeschwungen werden und die Drehung und Streckung durch einen schnellen Ruck aus dem Kreuze erfolgt; daß dagegen der Sprung jedes Mal misräth, wenn die Beine einen weiten Bogen um die Stange beschreiben und die Drehung nur allmälig ausgeführt wird.

Bei einiger Fertigkeit lege man eine dritte Stange quer (rechtwinklig) an die Enden der beiden anderen, über welche fort dann aufgesetzt werden muß, wodurch der Springer sich gewöhnt, die Einsatzstelle genau zu beachten und zu finden.

7. Sprung mit kleinem Anlaufe: auch dieser zuerst reihenweise und dann einzeln zwischen den Stäben, ganz nach dem Vorigen und nach dem beim Freispringen über den Anlauf Gesagten (S. 138, 139) ausgeführt.

II. Stabsprungübungen.

1. Der **Weitsprung** (über den Graben):

Zuerst wieder, um Sicherheit im Einsetzen zu bekommen, von der Stelle, dann mit drei Schritten oder kurzem Anlaufe, erst später mit vollem Anlaufe ausgeführt. Das Einsetzen des Stabes geschieht, je nach der Weite des Sprunges und Tiefe des (in seinem Grunde aufgelockerten) Grabens, ein bis acht Fuß weit vom Absprunge.

Die Entfernung der Hände bleibt wie oben angegeben und dürfen dieselben beim Sprunge selbst nicht hinabgleiten.

Das Maß für den Weitsprung ist:

für die 2te Stufe	—	2½	Leibeslängen.
„ „ 3te „	—	3	
„ „ 4te „	—	3½	
„ „ 5te „	—	4	

Ein Sprung von 24 Fuß Weite bei nur 3½ Fuß Grabentiefe ist mehrfach ausgeführt worden.

Der Weitsprung über den Graben läßt sich auch von einer ganzen Riege oder Schaar (freilich gut Eingeübter) zugleich üben. Alle nach gleicher Seite d. h. rechts oder links springende Turner, klein und groß, stellen sich, gleichlaufend mit dem Absprungsborde, nach ihrer Sprungkraft, in Reihen auf. Antritt mit dem Stabe beim Fuß. Auf das Wort Achtung ergreifen Alle den Stab mit dem Hangarme und senken ihn nur so viel, daß sie die Hintermänner mit dem andern Ende nicht berühren. Auf das Wort Vorwärts läuft Reihe 1 ab, indem sie während des Ablaufs die Stäbe vollständig senkt; die folgenden Reihen schreiten gleichzeitig einen Schritt vor u. s. f. Nach dem Niedersprunge rasches Aufheben und in den Armnehmen des Stabes, so wie, je nachdem sie rechts oder links gesprungen sind, links oder rechts um machen und zum erneuten Ablaufe hinter die noch im Anlaufe begriffenen Reihen rücken.

Der Vorturner ruft anfangs langsamer, allmälig rascher, gegen Ende wieder langsamer.

Auch als Lastspringen (mit dem Ränzel rc.) zu üben.

2. Der **Hochsprung** (Abb. 32. a. b.) wird, da zu ihm noch mehr Geschick und Festigkeit der Arme gehört, erst geübt, wenn im Weitsprunge einige Sicherheit erlangt ist, und zwar bei einer Riege von verschiedener Fertigkeit erst sehr niedrig, so daß der Übergang zum eigentlichen Hochsprunge nur allmälig erfolgt.

Um das Finden der Einsatzstelle zu befördern so wie das Ausgleiten des Stabes zu verhindern, mache man etwa 1½ Fuß von der Mitte der Schnur eine kleine Grube oder lockere die Erde hier stark auf, wohin bei den Sprüngen der Stab gesetzt wird, welche Stelle sich weiter nach Höhe und Eigenthümlichkeit des Springers ändert und oft noch einmal so weit zurück liegt. Je höher der Sprung, desto höher müßen auch die Hände den Stab faßen (gewöhnlich steht die untere in der Schnurhöhe) und desto mehr kommt der Leib in wagerechte Lage; ja mitunter schwingen sich die Füße alsdann noch höher als der Kopf.

Das Loslaßen und Zurückwerfen des Stabes geschieht in dem Augenblicke, wo der Leib die ganze Drehung schon vollbracht hat und vollkommen gehoben und gestreckt ist; und ist rein und richtig, wenn der Stab in die Linie des Anlaufes zurückfällt.

Das Mithinübernehmen des Stabes muß, als bei Hecken und Zäunen wie bei fortgesetzten Sprüngen nothwendig, später ebenfalls fleißig geübt werden. Bei sehr hohen Sprüngen ist es natürlich nicht mehr anwendbar, und Anfänger müßen erst das Loslaßen und Rückwerfen üben.

Das Maß für den Hochsprung ist:

für die 2te Stufe	¾	Leibeslänge.
= = 3te =	4/6	
= = 4te =	5/4	
= = 5te =	6/4	

3. Der **Tiefsprung**: ohne Anlauf, entweder vom Tiefspringel (S. 33) oder vom Schlitten auf der Klimmleiter (S. 34) ausgeführt.

Bei sehr hoher Stellung faßen die Hände, um den Stoß zu mildern, so tief als möglich.

Über den Sprung ohne Drehung, von großer Höhe vorzuziehen, s. unten.

Vorsichtsregeln wie beim Freisprunge (S. 139 rc.).

4. **Weit- und Hochsprung**: über den Graben und die über

denselben ausgespannte Schnur; oder indem man ein Sprungbrett immer weiter von der Schnur abrückt.

5. **Weit- und Tiefsprung**: mit Anlauf; nur von geringen Höhen.

Besondere Springarten.

1. **Sprung ohne Drehung** mit veränderter Haltung, wobei die linke Hand nur etwa 1 Fuß von der rechten Hand entfernt ist und so umgewandt wird, daß der Daumen nach oben steht, die Hüften sich bei der Hebung stark biegen und der Niedersprung mit dem Gesichte nach vorn erfolgt. — Anwendbar bei nicht sehr breiten Gräben und wo Bäume und andere Hindernisse, auch glatter, schlüpfriger Boden die Drehung erschweren und wenn man mehrere aufeinander folgende Gräben oder Hecken schnell überspringen will; am Vortheilhaftesten aber bei bedeutenden Tiefsprüngen, wo die Drehung sehr schwierig wird.

Mit Drehung kann man auf diese Weise zwar hoch springen, doch wird dabei die Drehung selten rein und meist hart und eckig.

2. **Sprung mit Auflegung des Leibes**, wobei das StabEnde mit einem starken und flachen Knopfe versehen ist, den die obere Hand ergreift, während die andere dicht darunter mit dem Daumen nach unten greift. Der Leib wird im Sprunge auf die Hand am Knopfe gelegt und macht eine Drehung.

Anwendbar als Tief- und Grabensprung, wenn der Graben sehr tief oder der Stab sehr kurz ist; auch ohne Knopf, aber dann unsicherer und gefährlicher.

3. **Sprung mit zweien Stäben ohne Drehung**: als Graben- und Tiefsprung. (Abb. 33, a. u. b.)

Beide Hände ergreifen die auf dem Boden weiter auseinander stehenden Stäbe mit dem Daumen nach oben, bei stark gebogenen Armen, und der Leib schwingt sich mit Hebung der gestreckten Füße in der Mitte durch. Besonders beim Tiefsprunge, wo man auch die Stäbe losläßt um weit zu kommen, hilft ein Ruck aus dem Kreuz.

Zu dieser sonst sehr angenehmen Springart gehört Festigkeit in den Armen. Gehen diese auseinander, so folgt ein Fall auf Seite oder Rücken.

Die Stäbe dürfen nicht weiter als 3—4 Fuß vom Abstoßorte eingesetzt werden, sonst entsteht zu frühes Loslaßen der Stäbe und nicht minder Seit- und Rückfall. Die Stäbe müßen bei den Ellenbogen vorbei an den Leib gehen, so daß sie von den Armen gedrückt werden. Vor dem Abstoße müßen die Hände in der Richtung der Schultern gehalten werden und die Stäbe während des Sprunges unter der Achselhöhlung ruhen.

4. **Fortgesetztes Springen auf der Fläche mit Fußwechsel** (Stablaufsprung).

Man ergreift den Stab (für Erwachsene etwa 10 Fuß lang) in der Mitte mit gewöhnlicher Handstellung, springt aber ohne Drehung und nur auf den Abstoßfuß nieder, wonach der andere Fuß als neuer Abstoßfuß sogleich einen Schritt vorwärts und mit dem entgegengesetzten StabEnde zugleich auf die Erde gesetzt wird, u. s. f. Anfangs kann man auch den Niedersprung auf beide Füße machen; doch hemmt dies sehr die Schnelligkeit der Bewegung und ist kein Stablaufsprung, während doch der rasche Wechsel mit den Füßen und StabEnden bei dieser Übung die Hauptsache ist.

5. **Kreißstabsprung**: Man setze den Stab in einen tiefen Graben und mache nach erfolgtem neu abstoßenden Niedersprunge jenseits den ganzen Drehsprung zur Absprungsstelle zurück. Ohne Anlauf.

6. **Feststellen des Stabes** bei einem Sprunge über tiefen Waßergraben, wo der Boden unsicher ist und der Stab beim Einsetzen leicht ausgleiten oder einsinken könnte, vor dem Anlaufe, mit welchem man beim Abstoßen den Stab (oder beide Stäbe, was weit schwerer ist) ergreift.

Diese Art des Springens findet besonders Anwendung in grabenreichen oder sumpfigen und brüchigen Gegenden *), wo man sich ganz nach der Beschaffenheit des Absprungs- und Niedersprungsortes richten muß und daher auch häufig genöthigt ist, die veränderte Haltung der Hände (S. 152) und den geraden Niedersprung ohne Umwenden (S. 153) zu gebrauchen.

---

*) Die Bewohner der bremischen Niederungen, ebenso die Dietmarschen sind durch die Natur ihres Landes vortreffliche Stabspringer; die letztern besiegten dadurch wesentlich die Dänen und die große Garde im Jahre 1500. S. Maßmann in Spindler's Zeitspiegel (München, 1831), II. S. 134 rc.

V. Das Schwingen.

Das Schwingen gehört zum gemischten Sprunge (s. S. 132), indem der Schwung, den der Leib durch einen Abstoß der Füße erhält, durch das Aufsetzen der Hände vermehrt wird, um theils auf, theils über eine feststehende Vorrichtung (Schwingbock, Schwingel, Reck, Barren &c.) zu kommen.

Das Schwingen wirkt fast auf alle Theile des Leibes gleich heilsam, stärkt besonders Arme und Beine, Bauch- und Rückenmuskeln, befördert sehr die Gelenkigkeit, bildet außerordentlich den Anstand, entwickelt trefflich rasche Entschloßenheit, besonnenen Willen, männlichen Muth und Geistesgegenwart, darf daher (nebst Fechten) mit Recht als die Blüte der Turnkunst angesehen werden, und verdient aber deshalb auch daß man ihm auf Turnsälen eigene Stunden widme, namentlich im Winter.

Ausgegangen vom wirklichen oder nachgebildeten Pferde und als „Voltigieren" von jeher und vorzugsweise in Deutschland gepflegt, hat sich das Schwingen neuerdings durch das Bestreben namentlich des seeligen Friedrich Friesen so wie durch die Menge seiner seitdem entwickelten Übungen fast zu einer selbständigen Kunst oder Lehre ausgebildet, die sich selbst ihre Glanzschwierigkeiten geschaffen hat, durch deren viele Einzelsprünge aber doch der rothe Faden des Zusammenhanges und der bestimmtesten Aus- und Aufeinanderfolge unverkennbar durchzieht. Es ist auch hier Sache des Turnlehrers, aus der Mannigfaltigkeit der Übungen das je stufenmäßig Geeignete hervorzuheben und aneinander zu reihen. Um jener geistigen Kräfte und Hebel willen aber hat die Turn- und Schwingkunst aus ihrem Reichthume eine Vorschule (nicht nur vereinzelte Vorübungen) für frühere Altersstufen wie für weniger Entwickelte gebildet, die sie unter dem Namen des Bockspringens begreift.

Dieses muß daher auch selbständig für sich, nicht nur als Vorbereitung zu den schwierigeren Längen- und Riesensprüngen betrieben werden und wird auch für Größere Reiz behalten. Seine Übungen von Einzelnen und von Reihen oder Riegen vollführt, entsprechen bestimmter dem schnellen abgeschloßenen Sprunge.

Bockspringen.

A. Vorübungen (ohne Bock).

Da dieselben zugleich als freie Schwingvorübungen dienen, so wird beim eigentlichen Schwingen nur auf die nachfolgend gegebenen

Beschreibung zurückverwiesen werden und sind auch diejenigen hier aufgenommen worden, welche am Bocke nur dann in Anwendung kommen, wenn die eigentlichen Schwingstücke an demselben ausgeführt werden, z. B. Spreizen und Hocken.

a. Im Stande:

1. **Grätschen,**
2. **Spreizen,** vorw., rückw. schräg vor- u. rückw. u. seitw.
3. **Spreizen** im Bogen von außen nach innen.
4. **Spreizen** im Bogen von innen nach außen.

Diese werden ausgeführt, wie bei den allgemeinen Vorübungen (S. 81, 82) beschrieben, und brauchen von den Turnern, welche sie dort mit Sicherheit erlernt haben, nicht wiederholt zu werden. Bei 3. und 4. bedient man sich jedoch eines Stuhles mit abgerundeten Lehnen oder des niedrig gestellten Bockes, über welchen fort die Bewegung gemacht wird; anfangs mehrere Male nach derselben Richtung, dann abwechselnd nach innen und außen, später auch mit dem rechten und linken Beine wechselnd. Der Turner steht dann dabei vom Stuhle (oder auch Bocke) so weit entfernt, daß der Fußknöchel über denselben fortspreizt; näher an jenem stehend, wird die Übung schwerer. Der hinter dem Turner stehende Lehrer muß gut Acht haben und die Hülfe geben, daß bei einem möglichen Ausgleiten des Standfußes kein Fall auf den Rücken erfolgt.

b. Im Sprunge:

1. **Hüpfen,**
2. **Hocken,**

s. Springvorübungen S. 134.

3. **Grätschen:** Hüpf auf, grätsch in der Luft, wie beim Seitgrätschen auf der Erde (S. 82), aber etwas auswärts und fall wieder auf die Fußspitzen nieder, einige Male hinter einander. Durch Ergreifen der Hände des Anfängers oder Faßen unter seine Arme, kann man helfen und heben.

4. **Kreuzen:** a. Grätsch in der Luft wie bei Üb. 3., beim Niedersprunge aber kreuze die Beine so stark, daß die Füße wenigstens 1 Fuß auseinander stehen. Aus dieser Stellung grätsch wieder auf, wechsle mit der Kreuzung u. s. f. Hülfe wie beim Grätschen.

b. Wenn die unter a. beschriebene Art sicher ausgeführt wird, kreuzt man gleich nach dem Auffsprunge in der Luft und kommt in der alten Stellung zur Erde. Beim fortgesetzten Springen wechselt man mit der Kreuzung, so daß bald der eine bald der andere Fuß vorangeht.

Übung 2. und 4. muß gründlich geübt, Üb. 1. und 2. brauchen

dagegen, als schon beim Springen vorgekommen, nur wiederholt zu werden.

B. Übungen (am Bocke ꝛc.).

1. Grätschen am Bocke (Abb. 35.), Barren oder Stuhle.

Hat man einen Bock mit stärker vorstehenden Beinen, wodurch das Grätschen auf der Stelle schwieriger ist, so nimmt man statt jenes einen Barren oder Stuhl von der Brusthöhe des Übenden.

Setze die Hände auf die Lehne des Stuhles oder auf die Mitte Eines Barrenholmes, höchstens brustbreit von einander entfernt; tritt in den Zehenstand, bei gerader Haltung, mit gehobenen Ellenbogen (Abb. 34.); hüpf und grätsch, wobei der Oberleib sich nur wenig vorneigen darf, und wiederhol die Übung, mit kurzer Berührung des Erdbodens und mit geringer Kniebeugung, einige Male.

Anfänger laße man ab und zu um die Lehne des Stuhles herum grätschen (dann auch die Hände enger beisammen), die Füße auswärts gerichtet (geschloßen ist schwerer) auf das Sitzbrett setzen, die Hände loslaßen und sich aufrichten, eben so zurückgrätschen, wobei der Lehrer vor dem Stuhle stehend, anfangs den Fuß auf denselben setzend, die Hände an die Oberarme des Schülers legt. Doch muß man den Grätscher auch bald sich selbst überlaßen und dabei der Lehrer sich für den Fall des Rückkippens hinter denselben aufstellen.

Diese Übung kann auch riegenmäßig rasch durchgemacht werden, wenn nach dem Aufgrätschen vom Stuhle vorn abgesprungen wird.

Auf weites Grätschen auswärts mit gesenkten Fußspitzen, gestreckten Knieen und aufgerichtetem Oberleibe ist streng zu halten, weil dies die Grundlage zum guten Bocksprunge ist.

2. Standsprung mit 1—3 Vorsprüngen auf der Stelle.

Setze die Hände auswärts und dicht neben einander auf den Bock, der bei schwachen Anfängern nur zwischen nabel- und brusthoch sein darf; hüpf ein bis drei Mal und, wenn du Schwung genug fühlst, grätsch nach Übung 1., lege den Oberleib weit vor auf die sich streckenden Arme, gieb den Abstoß und mach mit geschloßenen Füßen den Niedersprung nach vorn.

Auf diesen Standsprung, als Grundlage der folgenden Übungen, halte man sehr. Schwachen helfe man durch starkes Nachschieben und den Bock stelle anfangs stets breit; später läßt man ihn in jeder Höhe, 2 Mal breit, 2 Mal längs stehend, überspringen. Anfänger müßen den Sprung über dieselbe Höhe oft machen und laß den Bock überhaupt nur dann wachsen oder aufsteigen, wenn der vorhergegangene Sprung sicher und gut ausgeführt ward. Dies gilt auch bei Üb. 3. Anstoßen und Hinüberrutschen muß nie geduldet werden. Auch geübte

Bockspringer laße man häufig mit dem Standsprunge anfangen, wobei Manche ihre Mundhöhe erreichen.

Den Standsprung mit einem bis drei Vorsprüngen übe man jedoch nur so lange, bis die ganze Bewegung und besonders der Abstoß der Hände ganz sicher geht.

3. **Standsprung ohne Vorsprung**: ganz wie Übung 2., nur mit einer Kniebeugung. Über die Steigerung des Sprunges sieh Übung 2.

Die beste Hülfe beim niedrigen Bockspringen, wo ein Fall leicht und schnell eintreten kann, ist am Oberarme, wobei der Vorturner grätschend und mit eingezogenem Unterleibe zur Seite des Bockes neben dem einen Vorderbeine steht (wie bei Abb. 39. a., aber mehr zurück). Steht der Bock hoch, so stellt der Vorturner oder Turnlehrer sich vor denselben und fängt, wird es bei einem Fehlsprunge nöthig, mit beiden Armen unter den Achseln den Springenden auf, der nicht nach den Armen des Vorturners greifen darf. Am besten ist jedoch immer die Hülfe von Zweien mit dem Gurte (S. 43), wodurch allein es möglich wird, bei hohen Sprüngen auch das Rückfallen zu vermeiden. (Abb. 39. b.)

Springen die Einzelnen einer Riege schon ziemlich gleichmäßig, so ist gut, dieselben daran zu gewöhnen, daß jeder, der gesprungen, sich auf der Stelle kehrt und dem Folgenden zum Auffangen bereit steht. Das schärft den Sinn für Aufmerksamkeit, das Geschick zu Hülfen und — die Liebe. Ehe der Gesprungene nicht zur Hülfe bereit steht, wird nicht weiter gesprungen. Der Rücklauf der Riege geschieht stets auf der Standseite des Vorturners hinter diesen herum; ist dies aber des Raumes wegen nicht möglich, so muß doch jeder weit genug vom Springenden entfernt bleiben, weil die geringste Berührung einen schlimmen Fall nach sich ziehen kann.

4. **Vorsprung mit Einem Schritte und Grätschen**:

Stelle dich 2 gute Schritte vom Bocke entfernt, und zwar mit dem Fuße, der am sichersten abstößt, an die Biegung des anderen voran, tritt mit diesem etwas vorwärts und spring ab, so daß der Vorsprung mit etwas auswärts gestellten Füßen und geschloßenen Fersen einen kleinen Schritt vor dem Bocke geschieht; mach eine kleine Kniebeugung, schnelle dich sogleich aus derselben in die Höhe, setze dann erst die Hände auf den Bock und grätsch nach Übung 1., aber nur einmal.

5. **Sprung mit Einem Schritte und Vorsprunge.** Nach Übung 4. und 3.

6. **Sprung mit dreien Schritten und Vorsprunge**:

Stelle dich 4—6 starke Schritte vom Bocke entfernt, mit dem

Abstoßfuße voran, auf *); mach laufend (nicht springend) drei rasch auf einander folgende Schritte und nach dem dritten den Vorsprung und Sprung nach Übung 5.

Diese Übung soll den rechten Anlauf lehren, von dem der gute Sprung abhängt, welcher durch Stocken, Wechseln der Füße 2c. verdorben wird. Zugleich gewöhnt man sich dadurch von vorn herein an den kurzen Anlauf. Lange Anläufe verwirren, schwächen die Schnellkraft und verwöhnen für den Fall oder das Vorkommen eines beengten Raumes. Der Turnlehrer achte ja darauf und laße die Probe bestehen, ob der vorangehende Fuß, welcher den ersten und letzten Schritt macht, auch wirklich am sichersten abstößt. Der Springende aber muß, um den sicheren Aufsprung zu lernen, bei dieser und der folgenden Übung sein Augenmerk weit mehr auf die Stelle des Vorsprunges als auf den Bock richten.

7. **Sprung mit vollem Anlaufe** (Abb. 36. a. u. b.), d. i. 5 bis höchstens 10 Schritte (für die höchsten Sprünge).

Wer von selbst keinen sicheren Anlauf hat, setze an die drei Schritte der vorigen Übung noch zwei und wieder zwei an und mache den Anlauf und Sprung in derselben Regelmäßigkeit, erst langsam und dann schneller, auf den Fußspitzen, leicht und schwebend; auch wohl nur mit Vorsprung und Grätschen (nicht hinüber).

Der Sprung mit vollem Anlaufe ist die Hauptübung des Bockspringens; nach ihr wird die Fertigkeit bemeßen. Ist der Sprung und Niedersprung des Einzelnen gesichert, so steigert der Lehrer allmälig das immer rascher angetriebene Springen der ganzen Riege bis zum bewegten Kreißlaufe, so daß der Niedersprung des Vordermannes schon wieder Aufsprung des Folgenden wird. Der Lehrer steht hiebei zur Seite des Bockes, hilft, wie oben beschrieben, und wehret dem zu raschen Nachspringen, namentlich bei Fehlsprüngen.

Hier laßen sich mannigfache Abänderungen finden und anwenden. So können sich an allen vier Seiten des Schwingbockes je zwei bis fünf, aber auf jeder Seite gleich viel, hinter einander aufstellen und nun sich rechts oder links herum rasch ablösend, fortgesetzt so springen, daß immer ein Längen- und ein Breitensprung sich folgen, wobei der Gesprungene schnell hinter seine Gegenübermänner tritt. — Soll jeder Turner Längen- oder Breitenzprünge machen, so muß er nach dem Sprunge mit einem Bogen nach rechts hinter die ihm rechts zunächst stehende Riege treten. Sollte dies bei vier Riegen anfangs

*) Die Erfahrung muß, da das Schrittmaß sehr verschieden ist, die richtige Entfernung geben.

Verwirrung geben, so nehme man nur zwei Riegen, wobei dann die eine den Bogen rechts, die andere den Bogen links machen muß. —

Das verlangte Höhenmaß beim Bockspringen beträgt für die zweite Stufe Achselhöhe (oder $^{8}/_{10}$ der eigenen Leibeshöhe), für die dritte Mundhöhe ($^{9}/_{10}$), für die vierte Scheitelhöhe ($^{10}/_{10}$), für die fünfte Reichhöhe mit etwas gebogenen Ellenbogen und wagerecht gehaltenen Handflächen ($^{11}/_{10}$); so daß der Schwinger bei Erreichung der verlangten Höhe in die bezeichnete Stufe eintritt. Doch wird die Höhe von der Kante des Sprungbrettes gerechnet oder es werden für dasselbe 3 Zoll abgerechnet. Bei den größeren Höhen muß auch das Brett weiter abgerückt werden, doch nur in geringen Maßen, wenn es keine Erschwerung werden soll.

Wenn trotz der vorbereitenden Übungen häufiges Verlaufen und Unsicherheit im Vorsprunge Statt findet, so thut man wohl einen flachen Stab dahin zu legen, wo der richtige Absprung genommen werden muß, so daß der abstoßende Fuß vor jenem aufsetzt und ein weiterer Vorsprung aufs Brett gemacht wird.

Für Geübtere wird, um sie zu kräftigem Abstoße und Aufrichten des Oberleibes zu bewegen, das lange Kissen (s. S. 43) auf das Ende des langstehenden Bockes gelegt. Damit der Schwinger gut grätsche, stellt man durch Anhaken der Enden die unteren Theile des Kissens in Bogen nach den Seiten; für starke Springer noch ein kleines, und wohl gar beide Auflegekissen unter das lange gelegt.

8. **Mit Drehung am Ende des Sprunges.** Wie die vorige Übung, aber mit Links- und Rechtsdrehung vor dem Niedersprunge, so daß man mit dem Gesichte gegen den Bock gerichtet zur Erde kommt; woraus, wenn es aus dem Stande geschieht, ein fortgesetztes Hin- und Herspringen über den Bock, anfangs mit neuem Vorsprunge, zuletzt so daß nach dem Niedersprunge ohne neuen Vorsprung sogleich wieder der Aufsprung erfolgt, hervorgeht.

9. **Rückwärts.** Die eine Hand, z. B. die rechte, greift etwas voran, die linke (rechte) läßt, während der Schwinger sich links (rechts) nach hinten dreht und die Füße kreuzt, los und wird wieder vor den Leib auf den Bock gesetzt; dahin folgt ihr die rechte, beide stoßen ab und der Schwinger macht in umgekehrter Stellung den Niedersprung.

Als Vorübung zu diesem Sprunge laße man den Drehungsversuch machen: Aufsetzen (rechte Hand vor) — Aufspringen mit Drehung und Kreuzung der Füße, Rückdrehung und Niedersprung auf den Absprungsort (Abb. 37. a.). Später geh aus der Kreuzung in den Sitz (Abb. 37. b.) und aus diesem mach durch Abstoß mit beiden vorgesetzten Händen und Rückschwung der Beine den Niedersprung (Abb. 37. c.).

10. **Mit Abrückung des Brettes in die Höhe und Weite:** Bei mäßiger Höhe trägt die Abrückung des Brettes ungemein viel zur Erlangung größerer Sicherheit, besonders im Aufsetzen, und eines starken Schwunges bei und ist, wo der Verlängerungsschwingel (S. 41) fehlt, die beste Vorbereitung zu den Riesensprüngen am Schwingel. Der Abstand des Brettes wird von einer senkrechten Linie, welche vom Bocke selbst auf die Erde gefällt wird, an gerechnet, und durch Abrückung des Brettes immer um einen halben Fuß vermehrt. Sprünge bei 44 Zoll Bockhöhe und 7½ Fuß Abstand des Brettes sind öfter gemacht. Sieht man es bloß auf einen Niedersprung weit jenseits des Bockes ab, so darf das Brett nicht stark abgerückt werden. (Abb. 38.) Ein Sprung von 12½ Fuß Ausdehnung (vom Absprungsorte bis zum Niedersprunge) ist z. B. bei 54 Zoll Bockhöhe und 1 Fuß Abstand gemacht worden.

Eine gute Steigerung dieser Übung ist, wenn man den Bocksprung über (oder hinter) eine vor dem Bocke gespannte Schnur machen läßt.

11. **Über mehrere Böcke fortgesetzt:** nur von Geübten vorgenommen, aber diesen ungemeine Genauigkeit und Schärfe der Bewegung gewährend, am leichtesten, wenn man die Böcke so von einander entfernt, daß zu jedem neuen Sprunge ein neuer Anlauf genommen oder wenigstens ein neuer Vorsprung gemacht werden kann. Die Hauptübung aber besteht darin daß, wenn die Böcke nahe genug stehen, jeder Niedersprung auch gleich wieder zum Aufsprunge wird.

Man thut wohl, jeden folgenden Bock etwas niedriger als den vorhergehenden zu stellen und sich zunächst mit drei Sprüngen zu begnügen. Eine vortreffliche Übung ist auch, wenn 2 Böcke hinter einander gestellt werden, deren hinterer (dem Springer zugekehrter) niedriger steht als der vordere, der zum Aufsetzen der Hände dient und immer weiter abgerückt beim Aufsprunge ein größeres Heben des Leibes und Vorgreifen der Hände erfordert. Der Lehrer steht bei dieser Übung zur Seite des Zwischenraumes zwischen beiden Böcken, um den Fehlgreifenden, der dadurch leicht zwischen beide Böcke zu stehen oder reiten käme, durch Untergreifen des Oberarmes zu unterstützen oder ihm zum ungefährlichen Halt zu verhelfen.

12. **Über mehrere in verschiedenen Abständen hinter einander aufgestellte Menschen fortgesetzt** (Gesellschafts- oder früher so genannter Bocksprung): der vorigen Übung ganz ähnlich; statt der Böcke dienen aber die springenden Turner selbst, die jedoch schon einige Sicherheit im Bockspringen so wie in der Bockstellung besitzen müßen.

a. **Bockstellung:** Rücken gegen den Anlauf, Oberleib etwas vorgelegt und beide Füße so auswärts gestellt, daß der Hacken des vorderen vor der Spitze des hinteren, aber in einiger Entfernung steht; beide Arme vollkommen gestreckt und auf die Oberschenkel gestemmt. Wer bei ordentlichem Aufsetzen des Bockspringers knickt, kippt, wackelt oder die Ellenbogen nach außen bringt, ist zum Bocke nicht tauglich. Es dürfen daher auch nur ziemlich Gleichgroße bockspringen. — Der Springende setzt nach Anlauf und Aufsprung die Hände sicher auf die Schultern des Bockes, reißt aber nicht, drückt nicht und reitet sich nicht fest. Klemmt ein solcher die Füße an und steht der Bock vorn über geneigt, so daß der Druck ihn vordrängt, so stürzen vielfach beide vorn über und leiden beide Gefahr.

b. Bockordnung: Alle Springende, bis auf den letzten der Reihe, stellen sich in einer Zeile, je nach der Örtlichkeit auch im Viereck, einer von dem andern in einer Entfernung von 4—8 Schritten, je nach ihrer Fertigkeit, als Böcke auf: der Letzte beginnt den Sprung und stellt sich, ist die ganze Reihe durchgesprungen, in der gleichen Entfernung als Erster auf; ihm folgt der Vorletzte (auch wenn der Letzte schon um einige Böcke voraus ist) ꝛc. Damit aber alles störende Aufrichten und ungeduldige Umblicken der Böcke vermieden werde, muß jeder zuletzt Springende dem ersten, den er überspringt, das Wort „Letzter" oder „Ende" ꝛc. zurufen, damit dieser wiße, die Reihe komme nun an ihn.

13. **Über mehrere Menschen zugleich:**

a. Der Länge nach: zwei zum Bock Bestimmte stellen sich gegen einander, verschränken ihre Arme, legen die Hände gegenseitig auf die Schultern, die Köpfe neben einander und nun wird gewöhnlich auf die Schultern des ersten aufgesetzt. Will man den Sprung verlängern, so stellt sich hinter den zweiten noch ein dritter oder vierter ꝛc.

b. Der Breite nach: Bock von zweien, wie zuvor; Anlauf von der Seite, die Hände auf die Schultern beider Böcke aufgesetzt. Ein Dritter (Vorturner ꝛc.) steht vor beiden zum Auffangen des Grätschenden. Bei Geübten kann man den Bock verdoppeln, so daß das zweite Paar mit dem ersten über Kreuz steht (Kreuzbock).

14. **Über den Bock mit verschiedenen Wendungen** (Kehre, Wende, Hocke, Wolfsprung, Todtensprung ꝛc.):

In Ermangelung eines Schwingels oder auch um Anfängern, denen das Schwingen schwer wird, Lust und Eifer zu erwecken, kann man jene Sprünge und manche andere, wozu das Aufsitzen gehört, am Bocke ausführen laßen. Sie werden wegen des mangelnden Halses und Kreuzes (vom Schwingel oder Schwingpferde) leichter, jedoch auch unvollkommener (besonders Kehren und Wenden zu gesenkt); man muß daher immer auf richtige Stellung und Wendung des Oberleibes halten.

Hat man Riegen von verschiedener Größe und Fertigkeit, so dienen jene Übungen auch dazu, bei geringeren Höhen auch Geübtere zweckmäßig zu beschäftigen. Vorzüglich aber laße man diese viel rückwärts springen.

15. **Fechtbocksprünge** (Aufsetzen mit Einer Hand): s. Fechtriesensprünge beim Schwingen.

16. **Freibocksprünge** (ohne Handaufsetzen): s. Freiriesensprünge beim Schwingen.

Das eigentliche Schwingen.

Schwingregeln:

Wir faßen hier zunächst einige allgemeine Schwingregeln zusammen, die zwar mehrfach bei einzelnen Übungen (selbst am Bocke) ihre besondere Anwendung finden und in Erinnerung gebracht werden, jedoch wegen ihrer Allgemeingültigkeit wohl die Zusammenstellung verdienen.

1. Beim Schwingen, wie bei allen Turnübungen, muß Alles rechts und links geübt werden. — Ein Sprung heißt rechts, wenn das rechte Bein die schwerste, erste oder Hauptbewegung macht, oder wenn dasselbe oder die ganze rechte Seite des Schwingers vorangeht, oder, wo diese Kennzeichen nicht vorhanden sind, wenn der rechte Arm die Hauptstütze ist. — Die Seite des Schwingels oder Schwingpferdes entscheidet nicht.

2. Die senkrechte Haltung des Kopfes und Leibes muß bei allen Bewegungen gesucht und beobachtet werden, so wie die Streckung der Knie- und Fußgelenke, wenn die Biegung nicht gerade Erforderniß des Sprunges ist.

3. Wie bei allen Sprüngen geschieht der Aufsprung mit, der Niedersprung auf Zehen und Ballen.

4. Wenn ein Sprung wiederholt wird, so darf bei dem jedesmaligen Niedersprunge der Schwinger auch keinen Augenblick auf der Erde verweilen, viel weniger öfter aufspringen, sondern er muß sich sogleich wieder in die Höhe schnellen, ausgenommen bei denen, wo eine Umdrehung stattfindet.

5. In der Regel soll sich der Schwinger nach einem gemachten Aufsitzen im Schluße, nicht im Sitze befinden, weil nur der Schluß dem Körper eine bestimmte gute Haltung und besonders beim Ab-

sitzen eine feste Unterstützung giebt. Die nähere Beschreibung an ihrem Orte (S. 176).

6. Fast alle Sprünge können gemacht werden: a. aus dem Stande, b. mit Vorsprung, c. mit Anlauf, d. aus dem Stütz.

a. Bei der ersten Art (im Stande) liegen die Hände schon früher auf dem Schwingel und heben den Leib gleich nach dem Abstoße. (Abb. 40.)

b. Der Vorsprung geschieht immer — einige Sprünge mit Einer Hand ausgenommen — mit geschloßenen Beinen, aber etwas auswärts gestellten Füßen, nicht zu nahe am Schwingel und in der Mitte zwischen beiden aufsetzenden Händen. Werden aber beide Füße seitwärts aufgeworfen, so thut man wohl, den Vorsprung seitwärts nach der entgegengesetzten Seite zu machen.

c. Der Anlauf darf nicht mehr als 8—10 Schritte betragen und wird durch den Vorsprung geendigt. Wichtig, für den Anfänger aber schwierig, ist das rechtzeitige Aufsetzen der Hände nach dem Vorsprunge, besonders bei den Hintersprüngen. Der Vorsprung darf nur leicht und flach über der Erde geschehen, die ganze Kraft wird in den Aufsprung gelegt.

d. Der Stütz kann nur stattfinden, nachdem ihm der Aufsprung aus dem Stande, mit Vorsprung oder Anlauf vorangegangen.

Durch den Vorsprung wird der starke Schwung, den der Körper durch den Anlauf bekam, gehemmt; der Oberleib fliegt also vor und die Beine bleiben zurück. Diese Bewegung wird durch den Aufsprung verstärkt, der die Schultern des Schwingers schon allein über das Kreuz des Schwingels oder Schwingpferdes bringt. In diesem Augenblicke, also nach dem Aufsprunge, werden beide Hände nahe zusammen, weit vorwärts, leicht doch fest auf das Pferd gesetzt, aber nicht aufgeschlagen. Diese unterstützen nun den Schwung des Körpers nach vorn; in dem Augenblicke aber, wo die Schultern über dem Aufsetzpunkte angekommen sind, geben sie einen starken Abstoß. — Diese richtige Anwendung der Regel ist es, welche Riesensprünge über 7—8 Fuß lange Schwingel und Schwingpferde möglich macht.

Die Höhe des zum Schwingen verwendeten Schwingels oder Schwingpferdes (S. 38) richtet sich nach der Fertigkeit der Schwingenden. Bei Anfängern muß derselbe (die Pauschenhöhe) etwa der Brusthöhe Jener gleich sein, damit diese mit Leichtigkeit aufhüpfen können. Geübte müßen öfter an einem Schwingel turnen, der ihre Schulterhöhe bedeutend überragt; doch darf auch bei ihnen, wenn sie sehr schwierige, namentlich fortgesetzte Sprünge ausführen, im Allgemeinen die Höhe nur mäßig sein, damit das schnelle Ermüden vermieden werde.

Bei den Hintersprüngen steht der Schwingel in der Regel etwas höher. —

Alle Sprünge beim Schwingen theilen sich in einfache Sprünge und zusammengesetzte (Geschwünge).

I. Einfache Sprünge oder Schwingstücke

sind solche, die nur aus den S. 159 als solche bezeichneten Vorübungen und ganz einfachen Bewegungen bestehen oder wenigstens mit Einem Schwunge zu Ende gehen. Führt dieser Schwung im Kreiße zum Anfangspunkte zurück und kann man in demselben zwei verschiedene schon da gewesene Bewegungen unterscheiden, so ist der Sprung ein zusammengesetzter.

Je nachdem die einfachen Sprünge an der Seite oder von hinten gemacht werden, nennt man sie Seiten- oder Hintersprünge.

A. Seitensprünge (einfache).

Bei Aufzählung derselben ist außer den oben angegebenen Rücksichten davon ausgegangen worden, daß sich dem einfachsten Zustande am Schwingel, dem Stütze, zunächst die Übungen (gewissermaßen als Vorübungen) anreihen müßen, welche zum Aufsitzen, als der einfachsten und leichtesten Art aufs Pferd zu kommen, vorbereiten. Den verschiedenen Arten des Aufsitzens folgen dann unter dem Namen des Vorschwebens ähnliche Bewegungen, die aber nicht in den Schluß oder Sitz, sondern sogleich wieder zurückführen; hienach die Stücke, welche nach dem Aufsitzen zu einer Veränderung des Sitzes führen (die Scheeren); demnächst die aus dem Aufsitzen unmittelbar entspringenden verschiedenartigen Bewegungen mit beiden Füßen zugleich oder nach rechts und links auf oder über das Pferd hinüber (die Bewegungen mit Kehr- und Wendedrehung); endlich diejenigen, welche ohne Veränderung der Richtung des Oberleibes mit geschloßenen oder grätschenden Füßen auf oder über den Schwingel gemacht werden.

So viel möglich haben wir somit schon der folgenden Aufzählung auch das Leichtere dem Schwereren vorangehen laßen, doch mußte dabei zugleich darauf Rücksicht genommen werden, daß die zu einer Gattung gehörigen Stücke nicht getrennt würden, so daß die eigentliche Aufzählung und Anordnung nach der steigenden Schwierigkeit den Stufentafeln vorbehalten bleiben muß.

Übersicht der Seitensprünge.

1. Stütz vorlings.
2. Hüpfen:
   a. in den Stütz.
   b. auf der Stelle (fortgesetzt).
   c. mit Anlauf.
3. Spreizen:
   a. im Stütze.
   b. auf der Stelle im Sprunge.
   c. im Sprunge und Anlaufe.
4. Hurten:
   a. aus dem Stütze vorlings.
   b. = = = rücklings.
5. Spreizaufsitzen in den Sattel (als erstes Aufsitzen).
6. = = = = (als zweites Aufsitzen).
7. = auf das Kreuz (drittes Aufsitzen).
8. = auf den H. über beide P. (4tes Aufsitzen).
9. Wendeaufsitzen auf das Kreuz.
10. = in den Sattel.
11. = auf den Hals über beide P.
12. = aus dem Quersitz auf 1 Schenkel.
13. Kehraufsitzen in den Sattel.
14. = auf den Hals.
15. = auf das Kreuz über beide P.
16. = in den Sattel aus dem Quersitz auf 1 Schenkel.
17. = auf den Hals aus dem Quersitz auf 1 Schenkel.
18. = aus dem Wenderückschwung.
19. = rückwärts in den Sattel.
20. = = auf den Hals.
21. = = in den Sattel aus dem Quersitz auf 1 Schenkel.
22. Zwitteraufsitzen vorwärts.
23. = rückwärts.

24. Spreizaufsitzen.	mit beiden Händen auf 1 P.
25. Wendeaufsitzen.	
26. = aus dem Querstande.	
27. Kehraufsitzen.	
28. = aus dem Querstande.	

29. Stütz rücklings.
30. Sprung in den Stütz rücklings.
31. Spreizaufsitzen aufs Kreuz.
32. Wendaufsitzen aufs K. und in den S. } Aus dem Stütze
33. Kehraufsitzen in den Sattel. } rücklings.
34. = auf den Hals.
35. Vorschweben zum ersten Aufsitzen.
36. = = zweiten =
37. = = dritten =
38. Vorschweben zum Kehraufsitzen.
39. = = = rückw. a. mit feststehenden Händen.
40. = = = rückw. b. mit Loslaßen der Hände.
41. = = Spreizaufsitzen aus dem Stütze rücklings.
42. = = Kehraufsitzen = = = =
43. = auf 1 Pausche.
44. Heben aus dem Reitsitze.
45. Wippen aus dem Reitsitze: a. Hände vor dem Leibe.
46. = = = = b. = hinter = =
47. = = = = in den Stand a. Hände vor dem Leibe.
48. = = = = = = = b. Hände hinter dem Leibe.
49. Schwebe = = = a. auf 1 Pausche.
50. = = = = b. auf beiden Pauschen zwischen den Armen.
51. = = = = c. auf beiden Pauschen hinter den Armen.
52. = = = Seitsitz auf beiden Schenkeln (Seitschwebe).
53. = = = = = 1 Schenkel mit Quergrätschen (Seitschwebe im Quergrätschen).
54. = auf einer Hand.
55. Heben aus der Schwebe auf 1 Pausche.
56. Wippen aus der Schwebe = = =
57. = = = = = beiden Pauschen a. zwischen den Armen mit Seit= od. Quergrätschen.
58. = = = = = beiden P. b. hinter den Armen.
59. = = = = = einer Hand.
60. = = = = = 1 Pausche in den Stand.
61. = = = = = beiden Pauschen in den Stand.

62. Wippen aus der Seitschwebe in den Seitstand.
63. Scheere aus dem Reitsitze rückwärts a. auf beiden Händen.
64. = = = = = b. = einer Hand.
65. = = = = vorwärts a. = beiden Händen.
66. = = = = = b. = einer Hand.
67. = = der Schwebe auf 1 Pausche rückwärts.
68. = = = = = beiden P. zwischen den Armen vorwärts.
69. = = = = = = = zwischen den Armen rückwärts.
70. = = = = = = = hinter den Armen rückwärts.
71. = = = = = einer Hand.
72. = rückwärts in den Stand a. aus dem Reitsitze.
73. = = = = = b. = der Schwebe auf 1 P.
74. = = = = = c. = = = = beiden Pauschen.
75. = vorwärts = = = a. = dem Reitsitze.
76. = = = = = b. = der Schwebe auf beiden Pauschen.
77. Wippe auf beiden Pauschen a. hinter den Armen.
78. = = = = b. zwischen den Armen.
79. = = 1 Pausche.
80. Wende.
81. = mit Umdrehen.
82. = in den Quersitz auf 1 Schenkel.
83. = = = Stütz vorlings.
84. = = = = rücklings.
85. = = = Stand.
86. = aus dem Quersitz auf 1 Schenkel.
87. = = = Stütze rücklings.
88. Wendeschwung und Rückwärtsabschieben.
89. Ueberschlagwende.
90. Wende mit beiden Händen auf 1 Pausche.
91. = = = = = = = aus dem Querstande.
92. Kehre.
93. = mit Umdrehen.
94. = in den Stütz rückl. od. dem Quersitz auf 1 Schenkel.
95. = = = = vorlings.
96. = aus dem Wenderückschwung.
97. = in den Stand.
98. = rückwärts.

99. Kehre aus dem Quersitze auf 1 Schenkel.
100. = = = Stütz rücklings in den Seitstand.
101. = = = = = mit Umdrehen.
102. = mit beiden Händen auf 1 Pausche.
103. = aus dem Querstande.
104. Kehrwendeaufsitzen.
105. Drehkehraufsitzen.
106. Wendekehraufsitzen.
107. Drehwendeaufsitzen.
108. Kehrwende.
109. Drehwende.
110. Wendekehre.
111. Drehkehre.
112. = aus dem Stütze rücklings.
113. Zwittersprung (auch mit Drehungen).
114. = in den Stütz rückligs.
115. = = = Stand aufs Kreuz.
116. = = = = in den Sattel.
117. = rückwärts a. Hände auf beiden Pauschen.
118. = = b. = = 1 Pausche.
119. Hocken znm Affensprunge { a. auf der Stelle. b. mit Anlauf.
120. Wendeaffensprung (Affensprung).
121. = aus dem Quersitz auf 1 Schenkel.
122. = mit beiden Händen auf 1 Pausche.
123. = = = = = = = aus dem Querstande.
124. Niedrige Affenwende.
125. Hohe =
126. Affenwende aus dem Quersitz auf 1 Schenkel.
127. = auf 1 Pausche.
128. = aus dem Querstande.
129. Kehraffensprung.
130. = aus dem Quersitz auf 1 Schenkel.
131. = auf 1 Pausche.
132. = aus dem Querstande.
133. Affenkehre.
134. = aus dem Quersitz auf 1 Schenkel.
135. = auf 1 Pausche.
136. = aus dem Querstande.
137. Affensprung durch den Sattel.
138. Schneidersprung.

139. Hocken { a. auf der Stelle.
b. mit Anlauf.
140. Hocke halb.
141. = in den Stand.
142. = = = Sitz oder Stütz.
143. = ganz.
144. = mit Fußfang.
145. = = gestreckten Hüftgelenken (Schaafsprung).
146. = aus dem Wenderückschwung.
147. = nach der Seite in den Stand aufs Kreuz.
148. = = = = = = = auf den Sattel.
149. = = = = hinüber um die Pausche herum.
150. = mit Umdrehen.
151. = rückwärts aus dem Stütze rücklings.
152. = = in den Stand mit Anlauf.
153. = = hinüber.
154. Affenhocke auf 1 Pausche.
155. = = beiden Pn. mit beiden Bnen. durch den Sattel.
156. = = = = = einem Bne. = = =
157. Gaffel.
158. Nadel.
159. Wolfsprung.
160. Grätschen { a. auf der Stelle.
b. mit Anlauf.
161. Grätsche vorwärts in den Stand.
162. = = = = Grätschschwebestütz.
163. = = hinüber.
164. = = in den Stütz rücklings oder Sitz.
165. = = auf 1 Pausche.
166. = = mit Umdrehen.
167. = rückwärts.
168. Kopfstehen.

Beschreibung der Seitensprünge.

1. **Stütz vorlings**: beide Hände auf den Pauschen (die Daumen nach innen, wie sie beim Pauschengriffe immer stehen, wenn dieß nicht besonders widerrufen wird; die Hände etwas nach der anderen Seite vorgeschoben, so daß die Handgelenke senkrecht über der Mitte der Pauschen stehen); Beine geschloßen, Fußspitzen gestreckt, Kopf aufrecht, Kreuz eingezogen, so daß der ganze Leib eine gerade Linie bildet und der Oberleib nur so viel vorneigt als nöthig ist, um nicht aus dem Gleichgewichte zu kommen. (Abb. 41.)

2. **Hüpfen**:
   a. in den Stütz: Pauschengriff wie bei Üb. 1., Stellung nahe am Schwingel, Füße etwas auswärts, beide Ellenbogen gehoben (Abb. 40.). Hüpf senkrecht, unterstütze das Aufschnellen durch den Druck der Hände nach unten, bis die Arme gestreckt sind und laß dann den Leib sich vorneigend in den Stütz gehen. Die Hände dürfen hiebei nicht ziehen, die Ellenbogen nicht fallen *);
   b. auf der Stelle fortgesetzt: Anfang wie bei a.; nach dem ersten Aufhüpfen folgt aber sogleich der Niedersprung und diesem eben so schnell ein neues Aufhüpfen, welches im Ganzen 4–8 mal gemacht wird. Der Leib muß dabei so viel als möglich senkrecht bleiben und darf den Schwingel nie berühren. Damit Anfänger das Ziehen oder Reißen an den Pauschen vermeiden lernen, läßt man sie die Hände flach auf das Pferd legen;
   c. mit Anlauf: Anlauf und Vorsprung, wie beim Bocksprunge beschrieben (S. 162); sieh darauf, daß die Hände nach dem letzteren genau die Mitte der Pauschen ergreifen, und mach dann den Aufsprung wie bei b.

3. **Spreizen**:
   a. im Stütze: mach Üb. 2. a., spreiz seitwärts auswärts, abwechselnd rechts und links, ohne Hüften und Schultern zurück zu nehmen, und suche über die wagerechte Linie hinaus zu kommen; (Abb. 42.)

*) Für alle künftige Fälle wird hier bemerkt, daß bei allen Sprüngen ohne und mit Anlauf die Kniebeugung nur sehr gering und ganz kurz sein darf, damit nicht mehr Kraft als nöthig verbraucht werde.

b. auf der Stelle im Sprunge: Nach Üb. 2. b., spreiz aber abwechselnd rechts und links;
c. im Sprunge mit Anlauf: wie Üb. 2. c., aber so daß das rechte (linke) Bein spreizt, wobei das Hangbein stets ruhig gestreckt gehalten wird und besonders beim Niedersprunge beide Füße geschloßen werden müßen.

4. Hurten:
a. aus dem Stütze vorlings. Diese Übung dient dazu, das richtige Abschnellen der Beine aus dem Stütze zu lernen. In diesem sich befindend, wird das Kreuz rasch eingezogen und durch solchen Ruck die Beine wie durch den Druck der anfangs nachgebenden Arme so weit vom Schwingel abgeschnellt als nöthig und hinreichend ist, um ohne Anstoß eine Wendung des Leibes vorzunehmen. Alles Krümmen der Beine muß dabei vermieden werden;
b. aus dem Stütze rücklings (s. Üb. 29.): die anfangs stark gestreckten Hüften werden rasch gebogen und die Beine vom Schwingel abgeschnellt.

5.—28. Unter Aufsitzen versteht man im Allgemeinen die Bewegung, durch welche der Turner mit Drehung des Oberleibes nach der Seite in den Schluß (S. 166) oder Reitsitz (S. 71) kommt, mit Ausnahme derjenigen, wobei das gekrümmte Bein zwischen beiden Armen durchgeht (durchhockt) *). Es wird Spreizaufsitzen (5—8.) genannt, wenn dabei das Bein seitwärts über das Pferd fortspreizt; beim Wendeaufsitzen (9—12.) ist die Bewegung ganz ähnlich, aber beide Beine werden zuerst geschloßen über das Pferd gehoben, während die Brust sich dem Pferde zukehrt; beim Kehraufsitzen (13 bis 21.) macht der Leib die entgegengesetzte Bewegung, so daß während beide Beine sich heben, Gesäß und Rücken sich dem Pferde zukehren. Das Zwitteraufsitzen (22. 23.) hält die Mitte zwischen beiden, so daß der Leib gewissermaßen auf der hohen Kante liegt, Brust und Rücken nach vorn und hinten gekehrt. Bei allen drei Arten öffnen sich zuletzt die geschloßenen Füße, um in den Schluß zu gehen.

Wende-, Kehr- und Zwitterschwung, welche hier zum ersten Male im Buche vorkommen, müßen wohl unterschieden werden: beim Wendeschwunge müßen die Hüftgelenke des wagerecht liegenden Leibes nicht nur gestreckt, sondern möglichst nach hinten gebogen

---

*) Nur beim Zwitteraufsitzen, wo man in den Seitschluß kommt, findet eigentlich keine Drehung des Oberleibes Statt und erfolgt diese nur, wenn man aus dem Querschluß absitzen will.

und Kopf und Füße noch mehr gehoben sein; beim Zwittersprunge soll der Leib wagerecht sein, jedoch ohne eine Biegung nach irgend einer Seite; beim Kehrschwunge ist der Leib in sitzender Stellung, ein wenig zurückgeneigt, und die Füße sind schräg nach oben gerichtet. Die Stellung der Hände sowohl bei Kehre als Wende ist nicht genau auf der Mitte der beiden Pauschen; sondern die linke setzt man etwas mehr nach sich zu, die rechte etwas mehr von sich ab auf (d. h. beim Sprunge rechts).

Eigentlich soll nach jedem Aufsitzen der Turner sich im Schluße, nicht im Sitze befinden (S. 166) und ist letzterer jedenfalls nur Anfängern und dann zu gestatten, wenn andere Übungen darauf folgen, die solchen nöthig machen. Im Schluße liegen die Oberschenkel so weit als möglich geöffnet fest am Pferde, die Unterschenkel hangen bei gesenkten Fußspitzen möglichst senkrecht herab, die Hüftgelenke sind gestreckt, das Kreuz eingezogen, wodurch das Gesäß vom Schwingel entfernt wird; Kopf und Oberleib werden ganz aufrecht gehalten *).

Bei manchen Übungen ist es nothwendig einen höheren Schluß anzunehmen, der dann mit den nnteren Theilen der Oberschenkel geschieht. Zur Übung schließt man auch wohl mit den Waden, was nicht leicht ist. Bei einer Art des Aufsitzens kommt man, wenn auch nur augenblicklich, in eine andere Art von Schluß, den Seitschluß, wobei Brust und Gesicht nach der einen Seite des Schwingels gerichtet sind und der Schluß mit dem hinteren Theile des vorliegenden, so wie dem vorderen Theile des hinterliegenden Schenkels vollführt wird. Im Gegensatze zu diesem heißt der Schluß aus dem Reitsitze: Querschluß; doch nennt man diesen gewöhnlich nur Schluß und den anderen Seitschluß.

Die Hebung des ganzen Leibes beim Schluße gleicht vollkommen der Grätschstellung auf der Erde, so wie umgekehrt der Seitschluß dem Quergrätschen.

5. **Spreizaufsitzen in den Sattel** (als erstes Aufsitzen):
   a. aus dem Stütze: Hüpf in den Stütz nach Üb. 2. a., spreiz nach Üb. 3. a., und indem bei gleichzeitiger Wendung der Brust nach dem Kopfende das rechte Bein über die Hinterpausche fortgeht (Abb. 43. a.), verläßt die rechte Hand diese und greift nahe an der Vorderpausche mit auswärts gerichteten Fingern in den Sattel (Abb. 43. b.), wodurch es allein möglich wird, sanft in den Schluß überzugehen (Abb. 44.). Wir schließen hieran gleich:

*) Die Erklärung des Sitzes s. beim Heben aus dem Reitsitze (Üb. 44.).

Erstes Absitzen, und beschreiben dasselbe (sowie die folgenden Absitzen) links, weil es gut ist Anfänger an das Wechseln zu gewöhnen und bei einer größeren Riege auch Zeit erspart wird, indem der Vordermann dem Hintermanne nicht wieder in die Bahn kommt. Die linke Hand wird auswärts in den Sattel gesetzt, die rechte aber nahe an der Pausche einwärts auf den Hals (Abb. 45.), bei mehr Übung auf die Vorderpausche selbst. Das linke Bein spreizt nun gestreckt, indem die linke Schulter zugleich zurück genommen wird, über die Hinterpausche und schließt sich an das fest am Sattel anliegende rechte Bein an, beide Hände aber ergreifen die Pauschen noch vor dem Niedersprunge, so daß dieser gerade vor dem Sattel erfolgt. Die gleichmäßige Drehung beim Absitzen ist Hauptsache, so daß man auch Anfängern, denen man eher das stärkere Vorlegen des Leibes nachsieht, eigentlich nicht erlauben darf, die linke Schulter etwas früher zurück zu nehmen als den Schenkel. Das, wenn auch nur augenblickliche Verharren im Stütze beim Absitzen ist von Anfängern nicht zu verlangen. Bei größerer Gewandtheit legt man zur Erschwerung des Auf- und Absitzens, so wie auch bei vielen anderen Sprüngen, Kissen (s. S. 43) auf das Pferd.

b. aus dem Stande oder mit Anlauf: Anfang mit Üb. 3. b. od. c.; indem sich aber die Arme strecken, legt sich das Hangbein an den Sattel und nun folgt das Aufsitzen wie oben beschrieben.

6. **Spreizaufsitzen in den Sattel** (als zweites Aufsitzen): Anfang wie bei Üb. 5., die rechte Hand aber wird zum Durchlaßen des rechten Beines nur gelüftet, d. h. wenig gehoben und, nachdem dieß durchgegangen, sogleich wieder an ihre Stelle gesetzt, noch bevor das Bein in den Schluß geht. (Abb. 47.)

Zweites Absitzen (links): beide Hände wechseln ihre Plätze und das linke Bein geht, indem die linke Schulter durch eine sehr schnelle Wendung zurück genommen wird, unter der linken Hand durch zum Anschluß an das rechte. Hiebei ist es eher möglich sich im Stütz etwas zu erhalten; doch darf es von Anfängern nicht sogleich gefordert werden.

Wie bei Üb. 5.: a. aus dem Stütze, b. mit Anlauf.

7. **Spreizaufsitzen aufs Kreuz** (drittes Aufsitzen): Beide Hände bleiben auf beiden Pauschen stehen, während das rechte Bein über das Kreuz fortspreizt; das linke Bein und der

Leib folgen der Bewegung und der Schluß wird hinter der Hinterpausche gemacht.

Drittes Absitzen (links): beide Hände wechseln ihre Plätze; der Schwinger stützt sich fest auf beide Arme (wobei jedoch der linke mehr trägt), schwingt das linke Bein über das Kreuz und macht den Niedersprung wie immer vor dem Sattel.

Dieß Absitzen ist leichter als das erste und zweite; das Aufsitzen wird jedoch, wenn man es gleich mit Anlauf machen läßt (was in der Regel geschieht), wegen des Seitwärtsschwingens des Oberleibes etwas schwieriger.

8. **Spreizaufsitzen auf den Hals über beide Pauschen** (viertes Aufsitzen): Anfang wie bei Üb. 7.; so wie aber das rechte Bein gehoben ist, geben beide Arme einen kräftigen Abstoß, während der Oberleib sich links wendet; das rechte Bein schwingt, während das linke gleich neben der Vorderpausche nach dem Halse zu angelegt wird, rasch über beide Pauschen fort und der Schluß, dessen Stoß durch Vorsetzen beider Hände gemildert wird, erfolgt auf dem Halse.

Viertes Absitzen (links): wird entweder wie das erste gemacht, also mit beiden Händen auf dem Halse, oder man macht das Abgrätschen vorwärts aus dem Sitze.

9. **Wendeaufsitzen aufs Kreuz**: durch einen kräftigen Vorsprung links *) schwing beide Beine in die Wendelage (Abb. 48. a.), öffne sie über dem Pferde und fall in den Schluß wie bei Üb. 7. (Abb. 48. b.). Bei Anfängern begnügt man sich schon, wenn die Beine wenig über die Höhe des Kreuzes geschwungen werden; später muß man die eigentliche Wendelage zu erzielen suchen. Um aber den nach dem Aufschwunge sich hebenden und drehenden Leib in die richtige Stellung zu bringen, ist es nothwendig nach dem Aufsprunge Kopf und Brust sogleich links zu wenden und nach einem bestimmten Punkte in der Längenaxe des Pferdes zu schauen. Aus dem Stütz ist das Wendeaufsitzen weit schwerer.

Das Wendeabsitzen ist dem dritten Absitzen ähnlich, nur müßen die Füße sich schnell und hoch (wenn auch im Anfange noch nicht über dem Kreuze) schließen und der Absprung erfolgt weit vom Pferde.

10. **Wendeaufsitzen in den Sattel,** 11. „ **auf den Hals über beide Pauschen fort.**	Anfang wie bei Üb. 9., bei Üb. 10. muß aber dann die rechte Hand, bei Üb. 11.

*) Wegen der Handstellung s. S. 178.

müßen beide Hände loslaßen, nachdem sie vorher dem Leibe durch einen starken Druck einen Schwung nach vorn gegeben haben, so daß dort der Schwinger in den Sattel, hier auf den Hals kommt. Danach erstes Absitzen oder Wendeabsitzen mit Vorschwung beider Füße oder bei Üb. 11. auch Abgrätschen.

12. **Wendeaufsitzen aus dem Quersitz auf Einem Schenkel:** spring in den Stütz und, indem du die rechte Hand mit Ristgriff auf die Vorderpausche neben die linke stellest, wende die Brust nach vorn und setze dich auf den rechten Oberschenkel (vgl. Abb. 77. u. 89.), Hüfte dicht, hinter der Hinterpausche. Später muß diese Bewegung in Einem Zuge, ohne vorher in den Stütz zu gehen, erfolgen; auch kann man bei einiger Übung gleich die Hände auf die Vorderpausche stellen. Bring nun die Füße in eine schwingende Bewegung und, wenn der Schwung stark genug ist, hebe den Leib mit den Armen, theile die geschloßenen Füße über dem Pferde und fall in den Sitz auf den Sattel. Nach abermaligem Schwingen nach vorn und hinten geh entweder in dieselbe Stellung zurück oder wechsele auf die andere Seite. Streng ist darauf zu halten, daß die Beine über dem Pferde immer geschloßen sind. Beim Absitzen geht man nicht durch den Stütz, sondern kommt im Querstande neben der Vorderpausche zur Erde. Anfänger läßt man die Hände auf die Hinterpausche stellen, weil das Kreuz glatter und die Bewegung um und über das Hintertheil leichter ist.

13. **Kehraufsitzen in den Sattel:** nach dem Vorsprunge oder dem Abstoße durch Hurten wende die Brust links und hebe die geschloßenen Füße über den Hals; hier öffne dieselben wieder, bring das rechte Bein unter der gelüfteten linken Hand durch und fall in den Schluß, der aber durch das schnelle Wiederergreifen der Pausche sanft erfolgen muß. Während die bis zur Wage gehobenen Füße sich öffnen, ruht die Schwere ganz auf dem rechten Arme (Abb. 54.).

Kehrabsitzen (links): wechsele die Hände, so daß die rechte Hand auf die Vorderpausche kommt, schwing beide Beine aufwärts, anfangs nur das linke, während das rechte am Sattel fest anliegt, wobei die Schwere mehr auf den linken Arm gebracht wird; und wenn die gelüftete rechte Hand das Bein durchgelaßen hat, ergreif mit derselben sogleich wieder die Pausche, vereinige zugleich beide Beine, mach die Wendung gegen das Pferd und den Niedersprung mit dem Gesichte gegen den Sattel, oder geh in den Stütz. Auch mit Einer Hand kann man absitzen: dann stützt die linke Hand auf die Hinterpausche, während das linke Bein absitzt und das rechte Bein fest anliegt. Auch mit umgekehrter (ursprünglicher) Handstellung; doch ist das letztere nur anwendbar, wenn man nicht sogleich wieder aufsitzen will, weil dann die Brust wieder gegen den Schwingel gerichtet werden muß, was bei den beiden anderen nicht der Fall ist. Der Niedersprung geschieht gewöhnlich mit der Brust nach vorn; doch kann man diese auch gegen den Sattel wenden, aber nur wenn die mit dem Absitzbeine gleichnamige Hand stützt. Bei diesem Absitzen (wie bei dem mit beiden Hden auf der HP.) ist eine kleine Berührung des Sattels mit dem Gesäße gestattet.

Der Lehrer, an der rechten Seite des Pferdes stehend, greift zur Hülfe beim Aufsitzen mit der linken Hand nach dem rechten Handgelenke des Schwingers und mit der rechten Hand nach dessen Oberarme oder Leibe und gebe, besonders beim Absitzen, Acht daß der Schwinger durch Hangenbleiben der Beine nicht zu Falle kommt.

14. **Kehraufsitzen auf den Hals**: ganz wie Üb. 13., nur daß, nachdem die linke Hand losgelaßen, die rechte durch einen starken Abstoß den Leib auf den Hals schiebt. Absitzen ebenfalls gleich dem bei Üb. 13.

15. **Kehraufsitzen aufs Kreuz über beide Pauschen**: Anfang wie bei Üb. 13., nachdem aber die linke Hand das Bein durchgelaßen, faßt sie sogleich wieder hin und schiebt, während die rechte los läßt, durch einen kräftigen Druck den Schwinger auf das Kreuz. Absitzen wie vorhin (13.).

16. **Kehraufsitzen in den Sattel aus dem Quersitz auf Einem Schenkel**: hüpf in den Quersitz auf dem rechten Schenkel, setze beide Hände auf die Hinterpausche (Daumen nach vorn), mach eine schwingende Bewegung mit beiden Beinen (wobei die Schwingungen des linken jedoch größer werden als die des rechten), hebe dadurch beide Beine wie bei allen Kehraufsitzen und den Leib durch einen starken Druck beider Hände in den Schluß auf dem Sattel. Danach gewöhnliches Kehrabsitzen mit derselben oder auch mit umgekehrter Handstellung.

17. **Kehraufsitzen auf den Hals aus dem Quersitz auf Einem Schenkel**: Anfang wie bei der vorigen Übung, nur schieb den Leib nach der Vorwärtsschwingung der Beine durch einen stärkeren Druck beider Hände in den Schluß auf dem Halse. Absitzen wie oben, wobei der Niedersprung neben dem Halse mit der linken Seite gegen denselben erfolgt.

18. **Kehraufsitzen aus dem Wenderückschwunge**: mit Anlauf mach einen kräftigen Vorsprung, wirf Leib und Füße nach hinten, also nicht seitwärts in die Wendelage (S. 178), brich den Schwung plötzlich ab, mach die Drehung links und das Kehraufsitzen (Üb. 13.). Wendeaufsitzen aus Wenderückschwung sondert sich nicht so scharf.

19. **Kehraufsitzen rückwärts in den Sattel**: von der Stelle oder mit Anlauf aufspringend geh so durch den Stütz, daß das linke Bein in der Nähe der Hinterpausche den Sattel berührt; mach zu gleicher Zeit, indem zuerst die linke Hand losläßt, rechts Kehrt und geh mit dem

dann spreizenden rechten Beine rückwärts über die Vorderpausche in den Schluß, wobei die rechte Hand auf die Vorderpausche gesetzt wird.

20. **Kehraufsitzen rückwärts auf den Hals**: wie die vorige Übung; dadurch aber daß man das linke Bein gleich vor die Vorderpausche bringt und mit der rechten Hand stark abstößt, kommt man in den Schluß auf den Hals (Abb. 75.). Beim Absitzen ergreif mit der rechten Hand die Vorderpausche (Kammgriff) und schwing, indem du rasch Kehrt machst, das linke Bein vorwärts über den Hals, setze die linke Hand auf die Hinterpausche, wechsle den Griff der rechten und komm vor dem Sattel zur Erde.

21. **Kehraufsitzen rückwärts in den Sattel aus dem Quersitz auf Einem Schenkel**: hüpf in den Quersitz auf den rechten Schenkel, setze beide Hände auf die Vorderpausche (Daumen nach vorn) und spreiz bei zurückgenommener linker Schulter mit dem linken Beine über die Hinterpausche in den Sattel.

Beim Absitzen setze die linke Hand auf die Vorderpausche, die rechte auf die Hinterpausche, schwing das rechte Bein über diese fort, mach aber zugleich eine Linksdrehung, so daß der Niedersprung neben der Vorderpausche erfolgt. Zu bemerken ist, daß das hier beschriebene Aufsitzen links, das Absitzen aber rechts ist und daß bei beiden Reitsitz und nicht Schluß stattfindet. (Vgl. S. 184, Üb. 44.)

22. **Zwitteraufsitzen vorwärts**: nach dem gewöhnlichen Vorsprunge schwing die Beine mit Zwitterbewegung (s. S. 175) rechts über das Kreuz, laß indem der Leib sich streckt, die rechte Hand los, mach das Quergrätschen mit vorangehendem rechten Beine und fall bei zugreifender rechter Hand in den Seitschluß auf dem Sattel, aus welchem dann in den Querschluß übergegangen wird. Der unmittelbare Übergang aus dem Zwitterschwunge in den Reitschluß muß vermieden werden, weil durch die beabsichtigte Wendung, leicht schon durch den Zwitterschwung selbst, eine Wendebewegung in die Übung kommt. Obgleich man eben so gut beim Schluße das linke (untere) Bein voranehmen kann, so vermeidet man dieß doch, weil die meisten Schwinger sonst leicht schon beim Aufschwunge in die Kehrbewegung übergehen, wozu beim Zwitteraufsitzen weit mehr Neigung als zur Wendebewegung vorhanden ist.

Da beim Zwitteraufsitzen eigentlich keine Seite vorangeht, so kann Rechts und Links nur nach der Seite des Leibes, welche aufschwingt, und nach der Seite des Schwingels, wohin die Füße aufschwingen, entschieden werden (insofern hier, gegen S. 166, 1., beide Richtungen zusammen fallen); was sich auch dadurch rechtfertigt, daß beim Schließen, wie oben gezeigt worden ist, am besten der obere Fuß vorgeschoben wird, welches beim Rechtsaufschwingen der rechte ist. Eben so bei Zwittersprung, Wolfsprung 2c.

23. **Zwitteraufsitzen rückwärts**: Aufsprung und Drehung wie beim Kehraufsitzen rückwärts auf den Hals (Üb. 20.), die Beine werden aber in Zwitterbewegung aufgeschwungen, das obere (rechte) Bein geht rückwärts, das andere untere (linke) Bein vorwärts und so quergrätschend in den Seitschluß auf dem Halse. Das Zwitteraufsitzen rückwärts hat sehr viel Ähnlichkeit mit dem Drehwendeaufsitzen (Üb. 107.), doch können bei diesem die Beine nicht so hoch erhoben werden, weil die Drehung gleich erfolgen muß.

24. **Spreizaufsitzen mit beiden Händen auf Einer Pausche**: der Daumen der voranstehenden rechten Hand nach dem Halse, der der linken nach dem Sattel zu stehend. Nach dem Vorsprunge, der auf der Stelle oder mit Anlaufe geschehen kann, spreiz über die Hinterpausche in den Schluß und mach das Absitzen links mit umgekehrter Handstellung.

25. **Wendeaufsitzen mit beiden Händen auf Einer Pausche**: wie das gleichnamige auf beiden Pauschen und sonst wie das Spreizaufsitzen (Üb. 24.).

26. **Wendeaufsitzen aus dem Querstande mit beiden Händen auf Einer Pausche**: im Querstande neben der Vorderpausche (Gesicht nach dem SchwanzEnde gerichtet) ergreif jene, wie beim Spreizaufsitzen auf Einer Pausche (Üb. 24.) und mach nun durch rasche Linksdrehung der rechten Schulter, wie dort, das Aufsitzen. Die Verschiedenheit beider ist nicht bedeutend, das letztere mußte aber hier besonders aufgeführt werden als Vorbereitung zur Wende aus dem Querstande, welche sich sehr von der aus dem Seitstande mit den Händen auf Einer Pausche unterscheidet.

27. **Kehraufsitzen mit beiden Händen auf Einer Pausche**: mit Anlauf oder aus dem Stande ergreif die Hinterpausche (den Daumen der voranstehenden rechten Hand nach dem Sattel, den der linken Hand nach dem Kreuze gerichtet) und mach das Aufsitzen wie das gleichnamige auf beiden Pauschen. Von der Stelle läßt es sich aus dem Querstande leichter ausführen.

Beim Absitzen greift die linke Hand in umgekehrter Stellung, so daß beide Daumen nach dem Sattel gekehrt sind.

28. **Kehraufsitzen aus dem Querstande mit beiden Händen auf Einer Pausche**: Querstand neben der Hinterpausche, Gesicht nach vorn, beide Hände Aufgriffs, Vorsprung und Aufsitzen wie mit Anlaufe (Üb. 27.).

29. **Stütz rücklings**: umgekehrte Stellung vom Stütze vorlings (Üb. 1.), die Hinterschenkel berühren den Sattel; die Hüftgelenke, Beine, Ellenbogen ganz gestreckt, Kopf gehoben (Abb. 74.). Wenn

der Schwingel sehr niedrig ist, kann man sich aus dem Seitstande rücklings in diesen Stütz heben.

30. **Sprung in den Stütz rücklings:** hüpf ohne oder mit Anlauf, stoß kräftig mit den Händen ab und durch Umdrehen ergreif mit denselben die Pauschen rückwärts, wobei Anfängern ein augenblickliches Niedersitzen nachgesehen werden kann.

31. **Spreizaufsitzen aus dem Stütze rücklings aufs Kreuz:** aus dem Stütze rücklings spreiz mit dem rechten (linken) Beine, mach mit demselben eine Linksdrehung um den linken (rechten) Arm, dessen Hand sich auf ihrer Fläche etwas mit dreht; setze die rechte (linke) Hand aufs Kreuz und mach hier das Aufsitzen.

Beim Absitzen mach die Drehung umgekehrt bis in den Stütz rücklings und spring aus diesem ab.

32. **Wendeaufsitzen aus dem Stütze rücklings, in den Sattel oder aufs Kreuz:** spring in den Stütz rücklings (Üb. 29.), hurte, wende Brust und Gesicht rechts und laß das rechte Bein unter der gelüfteten linken Hand durch in den Sattel gehen, oder durch einen stärkern Druck der Hände aufs Kreuz. Nach jenem mach das erste und zweite, nach diesem das dritte Absitzen.

33. **Kehraufsitzen aus dem Stütze rücklings in den Sattel:**
34. **Kehraufsitzen aus dem Stütze rücklings auf den Hals:**
} Spring in den Stütz rücklings (Übung 29.), hüpf und wende dann Brust und Gesicht nach rechts, mach, ganz wie bei Üb. 13., aber unter der gelüfteten rechten Hand durch, das Aufsitzen in den Sattel oder durch starken Abstoß der linken Hand auf den Hals; von diesem mach das gewöhnliche Kehrabsitzen, vom Sattel aber mit umgekehrter Handstellung, also mit vorstehender linker Hand, welche beim Niedersprunge auch wieder hingreift, so daß derselbe neben der Pausche, Gesicht nach vorn geschieht.

35. **Vorschweben zum 1sten Aufsitzen:**
36. " " 2ten "
37. " " 3ten "
} Bei allen Arten des Vorschwebens macht das rechte Bein die Spreizbewegung wie beim Aufsitzen, setzt diese, aber ohne in den Schluß zu gehen, noch weiter fort und kehrt auf demselben Wege ohne den Schwingel zu berühren zurück, während das Hangbein an der Seite des Pferdes liegend den Gegendruck macht. Bei Üb. 35. (Abb. 46.) und 36. liegt das linke Bein nahe an der Vorderpausche, bei Üb. 37. unter der Hinterpausche; sonst geschieht die Bewegung ganz nach der Bemerkung; das vorschwebende Bein muß möglichst hoch gehoben werden, was bei Üb. 36. leicht bis über den Hals geschehen kann. Anfangs mit Anlauf, später von der Stelle.

38. **Vorschweben zum Kehraufsitzen:** nach der Vorbemerkung S. 183 und Üb. 13.; das vorschwebende Bein spreizt hiebei rückwärts.

39. **Vorschweben zum Kehraufsitzen rückwärts:**

a. mit feststehenden Händen: Anfang wie zu Üb. 20., das linke Bein legt sich aber unter der Vorderpausche an, und während bei feststehenden Händen die rechte Schulter zurückgenommen wird, spreizt das rechte Bein rückwärts so weit als möglich über den Hals.

40. b. mit Loslaßung der rechten Hand: ganz nach Üb. 20., die linke Hand muß aber ganz in ihrer anfänglichen Stellung stehen bleiben, der Arm sich also während des Vorschwebens stark drehen. Der Niedersprung geschieht wieder vor dem Sattel.

41. **Vorschweben zum Spreizaufsitzen aus dem Stütze rücklings:** aus dem Stütze rücklings mach nach Üb. 31. die Drehung, schweb auf dem Kreuze vor wie beim ersten Aufsitzen (Üb. 35.) und zurück in den Stütz rückl. (Üb. 29.) mit od. ohne Loslaßen der rechten Hand.

42. **Vorschweben zum Kehraufsitzen aus dem Stütze rücklings:** nach Üb. 38. und 33., auch wird der Niedersprung wie bei der letzteren gemacht.

43. **Vorschweben auf Einer Pausche:** nach Üb. 24. Sollte die Haltung des Gleichgewichtes sehr schwer werden, so fang wie bei Üb. 35. an und geh dann rasch mit der rechten Hand auf die Vorderpausche über.

44. **Heben aus dem Reitsitze:** Der Sitz kommt beim Schwingen, wo in der Regel Schluß statt findet (s. S. 166), nur da vor, wo er eben zur Ausführung des Stückes nothwendig ist, und darf man ihn sonst durchaus nicht dulden, weil er leicht zu unregelmäßigen Stellungen und zu schwingenden Bewegungen mit den Beinen, wo solche nicht hingehören, verleitet. (Vgl. S. 181, 21.)

Er kann sein:

a. Quersitz:
   1. im Spalte (Reitsitz);
   2. auf Einem Schenkel;

b. Seitsitz:
   1. auf beiden Schenkeln;
   2. auf Einem Schenkel.

Beim Quersitze macht die Schulterlinie des Schwingers mit der Längenaxe des Schwingels einen rechten Winkel, beim Seitsitze ist sie in gleicher Richtung mit demselben. Bei a. 1. ruht das Gesäß fest auf dem Schwingel, während die Schenkel zu beiden Seiten natürlich herabhangen, aber doch so viel zurückgenommen sind, als möglich ist ohne das Gesäß zu heben; Oberleib aufrecht. Bei a. 2. hangen die geschloßenen Beine an einer Seite des Schwingels herab, etwas mehr nach hinten oder vorn, je nachdem die Hände vor oder hinter dem Leibe stehen: man sitzt oder hängt gewissermaßen mehr auf der einen Seite des einen Schenkels und Gesäßes, und der Oberleib neigt sich etwas nach der entgegengesetzten Seite. Bei b. 1. sitzt man mit aufgerichtetem Oberleibe fest auf dem Pferde, während die in den Knieen etwas gebogenen Beine den Schwingel gleichmäßig berührend an einer Seite geschloßen herabhangen. Bei b. 2. sitzt man nur auf dem Oberschenkel und Gesäßbacken des vorliegenden, im Knie gebogenen Beines; das andere hangt nach hinten gestreckt herab.

Ist vom Sitze ohne weitere Bezeichnung die Rede, so versteht man darunter immer den Reitsitz, so wie man unter Seitsitz ohne weiteren Zusatz den auf beiden Schenkeln versteht, da der auf Einem Schenkel eigentlich nur als Durchgangspunkt vorkommt.

Beim Heben aus dem Reitsitze bringt man durch Vorlegung des Oberleibes den Schwerpunkt über die Vorderpausche, welche man mit beiden Händen und nach vorn gerichteten Fingern ergriffen hat, hebt sich nun durch Streckung der Ellenbogen und Einziehung des Unterleibes mit den Hüften etwa zur Ellenbogenhöhe, läßt sich gleich wieder in den Sitz nieder und macht dies einige mal hinter einander.

45. **Wippen aus dem Reitsitze:**

a. Hände vor dem Leibe: Hände wie bei Üb. 44. oben; beide Beine werden gestreckt nach vorn, etwa bis zur Höhe des Schwingels gehoben (vergl. Abb. 59.) und, während sie aus dieser Lage kräftig nach hinten schwingen, wobei der Oberleib vorgelegt, das Kreuz stark umgebogen wird, strecken sich die gebogenen Arme und heben den Leib nach Üb. 44., aber so daß die gestreckten Beine über dem Kreuze in guter Wendelage zusammenschlagen, wonach sie sogleich wieder in den Sitz fallen und diese Bewegung etwa 4 mal wiederholen.

46. b. Hände hinter dem Leibe: dieß Wippen wird nur unvollkommen, indem die Beine hier nicht nach hinten gebracht werden können; um aber den nöthigen Schwung zu erhalten, hebt man sich durch starkes Einziehen des Kreuzes in den Schluß und, indem man die Schenkel möglichst nach hinten drückt, werden die Kniee etwas gebogen; gleich darauf, während dieselben sich wieder strecken und die Beine nach vorn schwingen, berührt man einen Augenblick den Sattel mit dem Gesäße, verläßt denselben aber sogleich wieder, wenn die Wirkung der Arme eintritt, wodurch der Unterleib nach vorn ge-

hoben und die Füße bis zum Zusammenschlagen gebracht werden. Die Hände stehen dabei etwas auseinander.

47. **Wippen aus dem Reitsitze in den Stand auf dem Pferde:**

a. Hände vor dem Leibe: wipp nach Üb. 45., und wenn die Füße sich über das Kreuz erhoben haben, zieh sie schnell an und stelle sie mit Hülfe eines kräftigen Abstoßes der Hände auf das Kreuz oder in den Sattel.

48. b. Hände hinter dem Leibe: wipp nach Üb. 46., zieh die Füße an nach Üb. 47. und komm in den Stand auf den Hals.

49. **Schwebe aus dem Reitsitze:**

a. auf Einer Pausche: im Schluße ergreif eine Pausche mit beiden Händen (Daumen nach vorn) *), so daß sich die Handgelenke beinahe berühren, und hebe dich nun so weit daß weder Schenkel noch Unterleib die Arme berühren uud dennoch bei stark grätschenden Beinen, gesenkten Fußspitzen und gehobenem Kopfe das Gleichgewicht keinen Augenblick gestört wird.

50. b. auf beiden Pauschen zwischen den Armen: Stellung wie nach dem Kehraufsitzen (Üb. 13.), aber mit grätschenden Beinen und etwas gehobenem Leibe. (Vgl. Abb. 54.)

51. c. auf beiden Pauschen hinter den Armen: Aufsprung wie zum dritten Aufsitzen (Üb. 7.); statt aber in den Schluß zu gehen, suche dich in der Schwebe zu erhalten, wobei aber der Oberarm (gegen Üb. 49.) die Brust etwas berühren darf: beide Beine sind gleichmäßig vorgestreckt.

52. **Schwebe aus dem Seitsitze auf beiden Schenkeln** (Seitschwebe): aus diesem Seitsitze (s. Üb. 44.) hebe den Leib etwas nach hinten und die geschloßenen und gestreckten Beine möglichst nach vorn.

53. **Schwebe aus dem Seitsitze auf Einem Schenkel mit Quergrätschen** (Seitschwebe mit Quergrätschen): wird leicht ausgeführt, indem beide Arme auf beiden Pauschen den Leib heben und die Beine nach vorn und hinten vom Schwingel abgestreckt werden.

54. **Schwebe auf Einer Hand:** Anfang wie bei Üb. 49.; nachdem jene Stellung eingenommen ist, suche durch Loslaßung der einen Hand dich allein mit der anderen zu tragen, wobei der Leib kaum merklich auf die andere Seite geneigt wird (Abb. 71.).

Sicherheit in der Schwebe kann man durch weiteres Grätschen und wieder Schließen der Schenkel, durch Anziehen und Ausstrecken der Kniegelenke und Drehen des Oberleibes beweisen; nur bei Üb. 54. möchte dieß schwieriger sein.

---

*) Zur Übung auch nach hinten.

55. **Heben aus der Schwebe auf Einer Pausche:** setze die Bewegung, die du bei Üb. 49. machtest, nun in die Schwebe gekommen so weit fort, bis der Rücken wagerecht liegt, was bei längerer Übung gelingt; danach senke den Leib durch die Schwebe so tief, daß die grätschenden Schenkel beinahe den Sattel berühren, wobei sich die Arme etwas biegen. Dieß Heben und Senken oder Niederlaßen setze einige mal fort. (Abb. 57.)

Das Heben aus den übrigen Schweben ist theils zu unbedeutend, theils bereitet es auch zu keinen folgenden Übungen unmittelbar vor, weswegen es nicht besonders geübt wird.

56. **Wippen aus der Schwebe auf Einer Pausche** (mit Kammgriff): die Bewegung der Beine ganz wie Üb. 45., nur schwieriger, weil sie hier in der Schwebe geschieht. Zuerst wippt man nur grätschend und ganz kurz, später sucht man nach hinten über dem Pferde mit den Beinen hoch zusammen zu schlagen, was Manchem auch nach vorn gelingt, jedoch zum guten Wippen nicht nöthig ist (Abb. 58.). Beim Senken der Füße von hinten nach vorn muß der Schwung sehr gemäßigt werden, damit kein heftiger Stoß der Oberschenkel gegen die Unterarme eintritt.

57. **Wippen aus der Schwebe auf beiden Pauschen:**

a. zwischen den Armen mit Reit- und Quergrätschen (Querschwebe auf beiden Pauschen): dieß Wippen geschieht in ähnlicher Weise, wie bei Üb. 56.; doch ist es leichter, aber auch beschränkter wegen der feststehenden Hände; lüftet man diese aber jedesmal, wenn der Leib sich nähert, so wird es weit schwerer. Man muß es mit vorstehender rechter und linker Hand üben. Die Ähnlichkeit mit Üb. 56. findet aber nur beim Reitgrätschen statt; beim Quergrätschen schwingt man weder vor- noch rückwärts, sondern mehr seitwärts. Hält man aber die Hüften nicht genau in der Richtung, so gehen beide Wipparten leicht in einander über. (Abb. 62. a.)

58. b. hinter den Armen: die Bewegung der Beine ist wie beim Wippen auf Einer Pausche (Üb. 56.), aber beschränkter.

59. **Wippen aus der Schwebe auf Einer Hand:** nach Üb. 54. und 56., aber sehr schwer und deshalb auch weit beschränkter.

60. **Wippen aus der Schwebe auf 1 P. in den Stand** } auf dem
61. = = = = **bdn.** = = = = } Pferde.

Wenn mit einem starken Schwunge die Beine sich über den Schwingel erhoben haben, so stoßen die Hände kräftig ab, so daß der Stand mit auswärts gerichteten Füßen und das Aufrichten des Oberleibes so schnell als möglich, also beinahe sprungartig erfolgt. Ist beim Wippen der Leib hinter den Armen, so findet der Stand auch hinter denselben auf Kreuz oder Sattel statt; aus dem Wippen zwischen beiden Armen kann man sich aber auch nach vorn aufrichten, also in den Stand auf den Hals kommen.

62. **Wippen aus der Seitschwebe in den Seitstand:** aus der Seitschwebe mit Quergrätschen (Üb. 53.) wippt man in den Seitstand, bei dem der Abstoß der einen Hand besonders stark sein muß, damit das Aufrichten rasch erfolge.

63. **Scheere aus dem Reitsitze rückwärts:**

a. auf beiden Händen: mach Üb. 45. und wenn die Beine sich über dem Kreuze vereinigen, so kreuz dieselben und laß die Hand, deren Schulter zurückgeht, deren Bein also oben ist, los und indem du die Wendung noch mit der anderen Hand stützend ausführst, fall umgekehrt in den Schluß. Dem Anfänger erlaube man die ihm bequemste Drehung zu machen, später aber laße man regelmäßig mit rechts und links wechseln und die Scheere nach jeder Seite zweimal ausführen. Rechts heißt die Scheere, wenn die rechte Schulter zurückgeht und das rechte Bein bei der Kreuzung oben liegt, wobei die rechte Hand zuerst losläßt (Abb. 59. u. 60.). Manchem wird die umgekehrte Handstellung leichter.

64. b. auf einer Hand: ganz wie Üb. 63., aber schwieriger.

65. **Scheere aus dem Reitsitze vorwärts:**

a. auf beiden Händen: nach Üb. 46. u. 63. (Abb. 61. a. u. b.)

66. b. auf Einer Hand: ganz wie die vorige Übung, aber mit Einer Hand, und deshalb schwieriger.

67. **Scheere aus der Schwebe auf Einer Pausche rückwärts:** nach Üb. 56. u. 63.

68. **Scheere aus der Schwebe auf beiden Pauschen zwischen den Armen vorwärts:** mach das Kehraufsitzen gleich in die Schwebe, wipp nach Üb. 57., kreuz die Beine nach vorn wie bei Üb. 65. und fall in den Schluß oder bei einiger Übung durch schnelles Hinsetzen der gelüfteten Hand wieder in die Schwebe. Mit Hülfe dieser wird es mit der Zeit möglich die Scheere gleich fortgesetzt zu machen, ohne in den Schluß zu kommen. Man kann hier anfangs das Wippen mit Quergrätschen anwenden. (Abb. 62. a. u. b.)

69. **Scheere aus der Schwebe auf beiden Pauschen zwischen den Armen rückwärts:** wie Üb. 68., aber nach hinten, wodurch sie bedeutend schwerer wird.

70. **Scheere aus der Schwebe auf beiden Pauschen hinter den Armen rückwärts:** ähnlich der Scheere aus der Schwebe auf

Einer Pausche (Üb. 67.), aber leichter. Die natürliche Drehung ist immer rechts, wenn die rechte Hand hinten steht; doch kann man sie auch umgekehrt ausführen. Da man aus der anfänglichen Stellung in den Schluß auf das Kreuz kommt, so kann man die Scheere nur fortgesetzt machen, indem man sich auf dem Gesäße umdreht; es ist jedoch leicht diese unschöne Bewegung zu vermeiden, wenn man zuerst die rechte Hand auf die Vorderpausche und die linke Hand auf den Hals stellt und nach der ersten Scheere die linke Hand auf Hinterpausche und die rechte auf Kreuz, wodurch aber freilich das Wippen etwas erschwert wird.

71. **Scheere aus der Schwebe auf Einer Hand:** nach Üb. 59. und 67.

72.	**Scheere rückw. in den Stand**	a.	aus dem Reitsitze.
73.	= = = = =	b.	= der Schwebe auf 1 P.
74.	= = = = =	c.	= der Schwebe auf bdn. Pn.
75.	= **vorw.** = = =	a.	= dem Reitsitze.
76.	= = = = =	b.	= der Schwebe auf bdn. Pn.

Der Beginn aller dieser Übungen ist ganz wie beim Wippen in den Stand (Üb. 60. u. 61.); nachdem aber der Anfang zum Kreuzen der Füße und zur Drehuug gemacht worden, stoßen wie dort die Hände ab und der Stand (auf dem Pferde) erfolgt nun mit Vollendung der Scheerdrehung, also bei den Scheeren nach hinten mit dem Rücken gegen die Pausche, von welcher der Abstoß gemacht wird; bei den Scheeren nach vorn umgekehrt.

77. **Wippe auf beiden Pauschen:**

a. hinter den Armen. Unter Wippe wird beim Schwingen ein Vorschweben mit beiden Beinen oder ein einmaliges Wippen verstanden, aus welcher Bewegung aber auch gleich das Abwippen gemacht wird, so daß kein Bein weder beim Auf- noch beim Niedersprunge den Schwingel berührt *). Schwing die Füße auf wie zum Wendeaufsitzen, öffne sie aber und laß sie bei feststehenden Händen vor und gleich wieder zurück schwingen, vereinige sie über dem Pferde und mache bei Loslaßen der linken Hand den Niedersprung neben der Hinterpausche (Hand auf derselben und Brust nach vorn) oder hinten ab.

---

*) Es hätten diese Stücke auch gleich nach dem einfachen Wippen folgen können, doch geschah es nicht, weil das letztere unmittelbar als Vorbereitung für die Scheere angesehen wird.

78. b. zwischen den Armen: Aufsprung wie bei der vorigen Übung, die rechte Hand wird aber gelüftet, läßt den Leib durch und der Schwinger wippt wie in der Schwebe zwischen beiden Armen (Üb. 57.); die rechte Hand läßt den Leib wieder durch und der Niedersprung erfolgt wie bei der vorigen Übung.

79. **Wippe auf Einer Pausche:** Handstellung nach Üb. 43., sonst wie die vorige Übung und Niedersprung neben dem Sattel. Wird das Halten des Gleichgewichtes sehr schwer, so kann man anfangs auf beide Pauschen greifen und während des Schwunges mit der rechten Hand auf die Vorderpausche übergehen.

Hat man erst Sicherheit in den Hintersprüngen erlangt, so kann man auch mitunter bei Üb. 77., 78. u. 79. nach hinten statt nach der Seite abwippen (auch mit Umdrehen).

80. **Wende:** Aufsprung ganz wie beim Wendeaufsitzen (Üb. 9.), aber mit etwas weiter vorgesetzter rechter Hand, welche, wenn der Schwinger die größte Höhe erreicht hat und indem die Füße sich senken, durch die linke Hand auf die Hinterpausche abgelöst wird. Anfangs sind die Arme, besonders der rechte, etwas gebogen, allmälig muß man sie aber ganz zu strecken suchen. Zuerst sei man zufrieden, wenn bei richtiger Lage des Oberleibes die geschloßenen Füße auch nur in der Pauschenhöhe über das Kreuz fortgehen, erst später verlange man das Hochschwingen derselben und Einziehen des Kreuzes; beides wird aber sehr durch die Richtung des Blickes nach einem Punkte vor dem KopfEnde des Pferdes erleichtert. Eine niedrige Wende lernt ein nicht ganz ungeschickter Anfänger leicht, eine hohe und schöne aber gehört zu den schwersten Sprüngen.

Der Vorturner, am Halsende der rechten Seite des Pferdes stehend, greift zur Hülfe mit der rechten Hand den rechten Oberarm des Turners und kann durch einen geringen Druck des Handgelenkes viel zur leichten Vollendung des Sprunges beitragen; bei Anfängern, denen es an Schwunge gebricht, ergreift er auch wohl denselben Arm mit seiner linken Hand, indem er die rechte unter den Leib legt. (Abb. 49.)

81. **Wende mit Umdrehen:** Anfang wie bei der Wende, aber mit stark vermehrtem Schwunge. Während die Füße sich nicht gerade, sondern in einem starken Bogen nach rechts senken, und die rechte Hand die Hinterpausche verlaßen hat, läßt die linke Hand los, der Schwinger vollendet die Linksdrehung mit dem Oberleibe und kommt neben der Vorderpausche, mit der rechten Hand auf dieser und der Brust nach hinten gewendet, zur Erde.

82. **Wende in den Quersitz auf Einem Schenkel:** mach den Wendaufschwung; aber über dem Pferde angekommen laß die rechte Hand stehen, nimm die linke Hand zu ihr zurück und fall dicht hin-

ter der Hinterpausche durch Brustwendung rechts in den Quersitz, auf dem linken Schenkel. Umgekehrte Führung der Hände führt auch in den Sattel, doch wird das Auffallen auf denselben etwas heftiger.

83. **Wende in den Stütz vorlings:**

a. linke Hand auf Hinterpausche, rechte Hand auf Kreuz: mach die Wende über dieses und indem die linke Hand sich auf ihrer Fläche dreht, ergreif mit der rechten Hand die Vorderpausche und fall in den Stütz, aus welchem rückwärts abgesprungen wird;

b. wenn beide Hände beim Aufsprunge auf beiden Pauschen stehen, wird das Stück weit schwerer, indem es alsdann nur durch ein gleichzeitiges Umspringen beider Hände von einer Pausche auf die andere ausgeführt werden kann.

84. **Wende in den Stütz rücklings:** aus der Wendelage geh mit einem Ruck in die Zwitterlage über und mit den Beine nunter der gelüfteten rechten Hand durch in den Stütz rücklings.

85. **Wende in den Stand auf dem Pferde:** mach den Aufschwung wie zu einerhohen Wende, aus der Wendelage aber zieh plötzlich die Beine nach der Brust an, stoß mit den Händen ab und geh in den Stand auf das Kreuz über.

86. **Wende aus dem Quersitze auf Einem Schenkel:** in diesen hüpfend setze beide Hände auf die Vorderpausche, die Daumen nach hinten (oder vorn), bring die Beine in eine schwingende Bewegung, wobei das linke etwas stärker schwingt und mach mit Hülfe eines Druckes der Hände die Wende rechts. Anfangs auf Kreuz und Hinterpausche.

87. **Wende aus dem Stütze rücklings:** Anfang wie zum Wendeaufsitzen aus dem Stütze rücklings (Üb. 32.), beide Beine aber gehen geschloßen über die Hinterpausche, welche mit der linken Hand ergriffen wird, während die rechte ihre Stelle verläßt.

88. **Wendeschwung und Rückwärtsabschieben:** schwing die Füße auf wie zur Wende (Üb. 80.), aber in die wagerechte Lage gekommen unterbrich den Schwung plötzlich und schieb dich durch einen starken Ruck aus den Armen über das SchwanzEnde des Pferdes fort in den Stand hinter demselben.

89 **Überschlagwende:** diese ist eine sehr hohe Wende, bei welcher man aber auch, indem sie nahe ans Überschlagen streift, einen ganz anderen Aufschwung nehmen muß. Man hüpft nämlich stark auf, hebt das Gesäß bei senkrecht herabhangenden Beinen, während die Arme etwas nachgeben und der Oberleib sich senkt; sobald man aber die Neigung zum Vornüberfallen spürt, schwingt man die Füße mit einer beinahe senkrechten Wende über das Pferd. Es giebt Turner, die einen so starken Schwung besitzen, daß sie mit dem gewöhnlichen

Wendeschwunge eine solche Höhe erreichen; doch werden sie selten gefunden (Abb. 50.). Der Vorturner muß immer bereit sein, den zu starken Schwung zu mäßigen und, wenn der Turner dennoch überschlagen sollte, ihn vor dem Aufschlagen zu schützen.

90. **Wende mit beiden Händen auf Einer Pausche:** Alles wie beim Wendeaufsitzen mit beiden Händen auf Einer Pausche (Üb. 25.), statt dessen aber die wirkliche Wende.

91. **Wende mit beiden Händen auf Einer Pausche aus dem Querstande:** Anfang wie zum Aufsitzen (Üb. 26.), beim Hinüberschwingen der Füße kreuzen sich aber die Arme und die Hände, dem Schwunge nachgebend, und drehen sich auf der Pausche; beim Niedersprunge läßt die rechte Hand ganz los.

92. **Kehre** *): Aufschwung der Beine wie bei Üb. 13., beide Beine bleiben aber geschloßen, gehen so unter der gelüfteten linken Hand durch, welche sogleich wieder hingesetzt wird, die rechte dagegen stößt ab und der Niedersprung wird neben der Vorderpausche mit der Brust nach vorn gemacht. Je mehr die Füße beim Fortgehen über das Pferd in der Richtung desselben sind, desto reiner wird der Sprung, der nur dann gut gelingt, wenn beim Überschwingen der Füße der Leib wohl zurück gelegt wird und die Last mehr auf dem rechten Arme ruht. Anfänger laße man die Kehre zuerst mit Anlauf, erst später aus dem Stütze mit Hurten üben. (Abb. 55.)

93. **Kehre vorwärts mit Umdrehen:** Anfang wie bei der vorigen Übung, die gelüftete linke Hand aber greift nicht wieder fest auf, sondern berührt nur die Pausche mit einem kurzen kräftigen Schlage, wodurch der Leib zuerst die Richtung nach der Seite und dann nach hinten bekommt. Die Füße beschreiben vom Halse ab einen Halbkreiß nach hinten und der Niedersprung geschieht neben der Hinterpausche; mit der rechten Hand, welche sich etwas gedreht hat, auf derselben, die Brust nach dem SchwanzEnde des Pferdes gerichtet.

94. **Kehre in den Stütz rücklings oder den Quersitz auf Einem Schenkel:** mach Üb. 92., statt des Niedersprunges aber wende die Brust rechts und fall in den Stütz rücklings oder laß dich ohne Drehung in den Quersitz auf dem linken Schenkel nieder.

95. **Kehre in den Stütz vorlings:** mach wieder den Aufsprung wie bei der Kehre, sobald aber die Beine sich der linken Hand nähern, stoß mit beiden Händen kräftig ab und, während die Füße sich auf der anderen Seite zum Niedersprunge senken, wende die Brust gegen das Pferd und fall auf der rechten Seite desselben in den Stütz.

96. **Kehre aus dem Wenderückschwunge:** nach einem kräf-

---

*) Sieh die Bemerkung zu Üb. 5—27. (S. 175).

tigen Vorsprunge schwing Leib und Füße in der Richtung des Anlaufes gerade nach hinten in die Wendelage; aus dieser brich plötzlich den Schwung ab und geh mit der Kehre über den Hals.

9.7 **Kehre in den Stand auf dem Pferde:** in der Mitte der Kehre brich die Bewegung ab wie bei der Wende in den Stand (Üb. 85.) und komm so in den Stand auf den Hals oder auf den Sattel, was jedoch schwieriger ist.

98. **Kehre rückwärts,** aus dem Stande oder mit Anlauf: Anfang wie beim Kehraufsitzen rückwärts (Üb. 19.), das linke Bein schließt sich aber dem rechten an und beide machen geschloßen den Niedersprung an der rechten Seite des Pferdes, indem die linke Hand die Vorderpausche ergreift. Das Gesäß geht dabei über die Vorderderpausche fort. (Abb. 76.)

99. **Kehre aus dem Quersitze auf Einem Schenkel:** in diesen Sitz kommt man durch Aufhüpfen und Linksdrehung und indem nun beide Hände (Daumen nach dem Sattel) die Hinterpausche ergreifen schwingen die Beine ein paarmal vor, wobei jedoch das linke (äußere) Bein etwas größereSchwingungen macht, und dann in gewöhnlicher Kehrbewegung über die Vorderpausche.

100. **Kehre aus dem Stütze rücklings in den Seitstand:** hüpf in den Stütz rücklings (Üb. 30.), hurte (Üb. 4. b.) und mach die Kehre wie gewöhnlich, aber mit Wiederergreifung der Vorderpausche durch die rechte Hand, so daß beim Niedersprunge die Brust gegen das Pferd gerichtet ist.

101. **Kehre aus dem Stütze rücklings mit Umdrehen:** wenn die Beine wie in der vorigen Übung über den Hals gegangen sind, stoß kräftig mit der linken Hand ab und suche anfangs nur in die gewöhnliche Stellung des Niedersprunges bei der Kehre, später aber ganz mit dem Rücken gegen das Pferd gerichtet zur Erde zu kommen, was jedoch mehr in der Gegend des Halses als des Sattels der Fall sein wird.

102. **Kehre mit beiden Händen auf Einer Pausche:** wie das Kehraufsitzen (Üb. 27.) mit Anlauf oder aus dem Stande; beim Niedersprunge greift die linke Hand auf die Vorderpausche.

103. **Kehre mit beiden Händen auf Einer Pausche aus dem Querstande:** Stellung und Aufgriff wie beim Kehraufsitzen (Üb. 28.), beim Niedersprunge linke Hand auf Vorderpausche.

104. **Kehrwendeaufsitzen.**

105. **Drehkehraufsitzen.**

106. **Wendekehraufsitzen.**

107. **Drehwendeaufsitzen.**

108. **Kehrwende.**

109. **Drehwende.**
110. **Wendekehre.**
111. **Drehkehre.**
112. **Drehkehre aus dem Stütze rücklings.**

Um diese 9 nur bei genauer Ausführung scharf zu unterscheidenden Sprünge nicht zu verwechseln, muß man den durch die Zusammensetzung der Wörter angedeuteten Sinn genau auffaßen. Drehwende und Drehkehre bedeuten eine scharf ausgeprägte Wende und Kehre, bei denen aber durch augenblickliche Fortsetzung der anfänglichen Bewegung, d. h. der Drehung um die Axe des Schwingers der Niedersprung ein dem gewöhnlichen entgegengesetzter wird; bei der Kehrwende und Wendekehre hingegen wird die Kehre oder Wende zwar ebenfalls scharf angedeutet, aber durch einen raschen Übergang in die entgegengesetzte Bewegung, Wende oder Kehre, der Niedersprung bewirkt.

Bei der Kehrwende also fang mit der Kehre links an, laß aber die rechte Hand rasch los, mach eine Linksdrehung gegen das Pferd, geh durch schnelles Einziehen des Kreuzes in die Wendelage über, stoß mit der linken Hand ab, ergreif mit derselben die Hinterpausche und komm wie bei der Wende rechts zur Erde.

Zur Wendekehre schwing die Füße wie bei einer recht hohen Wende links auf, laß aber die linke und gleich darauf die rechte Hand los, dreh dich links in die Kehrlage rechts und mach aus dieser den Niedersprung.

Drehwende: mach mit starkem Schwunge die Wende rechts, laß aber schnell die linke Hand los und wirf sie, indem der Leib sich mit der Brust nach oben dreht, nach hinten fort, streck die Hüftgelenke aus und geh so durch eine ganz gestreckte Kehr- oder anfangs Zwitterlage mit möglichst hohen Füßen hindurch, wobei der rechte stützende Arm mit dem Leibe einen rechten Winkel machen und sich mit dem linken in gerader Linie befinden soll (Abb. 51.). Zur Verhütung eines Falles oder Überschlagens muß die Hülfe am Handgelenke und unter'm Kreuze ertheilt werden.

Drehkehre: mach die Kehre mit Anlauf oder aus dem Stande, und sobald die Beine unter der Hand durchgegangen sind, streck die Hüften rasch aus, stoß mit der rechten Hand ab und mach zu gleicher Zeit eine Linksdrehung gegen den Schwingel bis in die Wendelage und mit dieser den Niedersprung, die rechte Hand auf der Vorderpausche. Läßt sich auch aus dem Stütze rücklings (Üb. 101.) machen.

Aus den so eben angegebenen Beschreibungen ist leicht zu entnehmen, wie die Aufsitzen zu diesen vier Sprüngen gemacht werden. Das Kehrwendeaufsitzen ist in seinem Ende dem dritten Aufsitzen ähnlich; das **Drehkehraufsitzen** ebenfalls, nur mit dem Unterschiede, daß jenes rechts auf das Kreuz, dieses aber rechts auf den Hals (allenfalls auch Sattel) gemacht wird. Das **Wendekehraufsitzen** rechts endet wie ein gewöhnliches Kehraufsitzen auf Hals oder Kreuz (weit schwieriger in den Sattel), das **Drehwendeaufsitzen** hingegen wie ein Kehraufsitzen rückwärts, aber ohne daß das eine Bein sich gegen den Sattel legt.

113. **Zwittersprung** (auch mit Drehungen): mit Zwitterschwung (s. Schwingregeln S. 166 u. Üb. 22.) schwing die Füße bei Loslaßen der rechten Hand in die wagerechte Lage über das Kreuz und mach den Niedersprung, indem auch die linke Hand losläßt, vor dem Sattel, den Rücken gegen denselben gewendet (Abb. 56.).

Ein geübter Schwinger kann sich auch aus der Zwitterlage in die Kehr- oder Wendelage drehen, ähnlich wie bei der Kehrwende und Wendekehre (Üb. 108. u. 110.); es gehört aber große Gewandtheit dazu, die Bewegungen so scharf abzusetzen, daß sie nicht dieselben wie bei den eben angeführten Sprüngen werden, weshalb sie auch nicht besonders aufgeführt worden sind.

114. **Zwittersprung in den Stütz rücklings**: wie bei der vorigen Übung zuerst Loslaßen der linken Hand, die aber, wenn die Füße sich senken, sogleich wieder auf die Vorderpausche greift, wodurch der Schwinger in den Stütz rücklings kommt.

115. **Zwittersprung in den Stand aufs Kreuz** } Anfang
116. **= = = = in den Sattel** } wie bei
der vorigen Übung, in der Zwitterlage über dem Pferde wird aber plötzlich der Schwung unterbrochen, die Füße werden angezogen und auf Kreuz oder Sattel gesetzt; darauf Abhüpfen.

117. **Zwittersprung rückwärts**:

a. **Hände auf beiden Pauschen**: nach dem Aufhüpfen laß die rechte Hand los, dreh dich um die linke, schwing die Füße nach links auf und in Zwitterlage rückwärts über den Hals.

118. b. **Hände auf Einer Pausche**: ergreif nach dem Vorsprunge die Hinterpausche mit beiden Händen im Ristgriffe, schwing die Füße auf wie in der vorigen Übung und nachdem die rechte Hand losgelaßen hat, dreh die Brust wieder dem Pferde zu und mach den Niedersprung im Seitstande an der rechten Seite des Pferdes.

119. **Hocken zum Affensprunge** (Abb. 52.): a. **auf der Stelle**; b. **mit Anlauf**: hüpf (Üb. 2.) und, wenn die Arme anfangen sich zu strecken, öffne die Knie so weit, daß dieselben außerhalb neben den Oberarmen stehen, die Hacken bleiben jedoch geschloßen, der Oberleib ist dabei vorgeneigt, der Kopf aber möglichst aufrecht. Auf der

Stelle wird dasselbe einigemal hinter einander, mit Anlauf aber nur einmal gemacht.

120. **Wendeaffensprung** (Abb. 53.): mach die vorige Übung mit Anlauf und, wenn die Arme sich strecken, die Brustdrehung nach links und stelle die Füße in der angegebenen Haltung aufs Kreuz (oder auf die Hinterpausche), wobei also der rechte Arm zwischen beiden weit geöffneten Knieen steht. Der Absprung geschieht aus dieser hokkenden Stellung in der Art des Absitzens nach dem Wendeaufsitzen, doch höher und weiter vom Schwingel, da die sich streckenden Beine kräftig abstoßen können. Auch Abfroschen (Üb. 36.) oder Abgrätschen rückwärts (Üb. 32.).

121. **Wendeaffensprung aus dem Quersitze auf Einem Schenkel:** setze an wie zur Wende aus dem Quersitze auf Einem Schenkel (Üb. 85.), über dem Pferde aber zieh die gestreckten Beine schnell an und stelle dich wie bei der vorigen Übung aufs Kreuz oder den Sattel.

122. **Wendeaffensprung mit beiden Händen auf Einer Pausche:** Stellung wie beim Wendeaufsitzen auf Einer Pausche (Üb. 25.), sonst nach Üb. 120.

123. **Wendeaffensprung mit beiden Händen auf Einer Pausche aus dem Querstande:** nach der vorigen Übung und Üb. 26.

124. **Niedrige Affenwende:** Anfang wie beim Wendeaffensprunge (Üb. 120.), statt aber wie dort in den Stand zu kommen, schwingt man die Füße in der Affenstellung über das Pferd und macht den Niedersprung mit der linken Hand auf Hinterpausche.

125. **Hohe Affenwende:** vorige Übung, wobei die Sohlen nicht über das Kreuz fortstreichen, sondern mehr nach hinten gerichtet sind und das Gesäß bei weitem höher gehoben wird.

126. **Affenwende aus dem Quersitze auf Einem Schenkel:** Anfang wie bei Üb. 121., sonst die vorige Übung.

127. **Affenwende mit beiden Händen auf Einer Pausche:**
128. " " " " " " " **aus dem Querstande:**
beide nach den gleichnamigen Aufsitzen (Üb. 122. u. 123.), aber mehr als hohe denn als niedrige Wende, da die Stütze der hinteren Hand fehlt.

129. **Kehraffensprung:** nach dem Vorsprunge zieht man die Kniee nach der Brust an und indem der Leib bei Loslaßen der linken Hand in die Kehrdrehung übergeht, öffnen sich die Kniee, die rechte Hand stößt stark ab und man kommt in Affenstellung auf den Hals.

Der Absprung geschieht am besten mit dem Abfroschen (s. Hintersprünge Üb. 36.).

130. **Kehraffensprung aus dem Quersitze auf Einem Schenkel:** aus dem Quersitze auf dem rechten Schenkel, beide Hände auf der

Hinterpausche, schwing die Füße auf wie zur Kehre aus dem Sitze (Üb. 99.), geh aber wie bei der vorigen Übung in den Stand.

131. **Kehraffensprung mit beiden Händen auf Einer Pausche**
132. = = = = = = = = **aus dem Querstande**

Stellung und Griff nach Üb. 27. u. 28., das Übrige nach Üb. 129.

133. **Affenkehre:** Beide
134. = **aus dem Quersitz auf Einem Schenkel** Sprünge sind nach den Übungen 129. u. 130. verständlich.

135. **Affenkehre auf Einer Pausche:**
136. = = = = **aus dem Querstande:**

Anfang nach den Übungen 131. u. 132., Schluß nach Üb. 133.

137. **Wendeaffensprung durch den Sattel:** nach dem Aufsprunge dreht sich der Leib links, die rechte Hand läßt los und die Beine gehen in der Stellung des Wendeaufsprunges durch den Sattel; Niedersprung mit der linken Hand auf Vorderpausche und der linken Seite gegen das Pferd. Man kann allenfalls auch bei Loslaßung der linken Hand einen Kehraffensprung machen, doch ist dabei die Pausche hinderlich und das rechte Schultergelenk erhält einen empfindlichen Ruck, wenn die Hand nicht schnell losläßt.

138. **Schneidersprung:** Anfang wie zum Affensprunge (Üb. 120.); über dem Kreuze aber angekommen werden beide Beine gekreuzt, so daß das rechte Bein vor dem linken zu liegen kommt und der Schwinger mit den äußeren Seiten der Unterschenkel auf das Kreuz niederfällt. Nachdem er einen Augenblick in dieser Stellung verharrt hat, dreht er sich links um und gleitet bei Streckung der Kniee in den Schluß.

Der natürlichste Absprung geschieht mit Abgrätschen aus dem Sitze (vergl. S. 178, 8.). Geübte Schwinger können auch den Schneidersprung in den Sattel machen und dann Absitzen.

139. **Hocken:** a) auf der Stelle: hüpf nach Üb. 2., zieh aber bei gehobenen Fußspitzen, wenn die Arme sich schon der Streckung nähern, die Kniee mit Hülfe des Doppelschnellens gegen die Brust an: der Oberleib ist dabei ein wenig vorgeneigt. Wird einige Male gemacht;

b. mit Anlauf: wie a., aber nur einmal.

140. **Hocke halb** aus dem Stande, mit Vorsprung oder Anlauf: hock nach der vorigen Übung mit einem Beine zwischen den Armen durch über den Sattel hinüber, strecke es aus, zieh es wieder zurück und mach den Niedersprung auf der Stelle des Anlaufes. Abb. 69. (irrthümlich Gaffel genannt.).

141. **Hocke in den Stand auf dem Pferde:** mach Üb. 139. und

wenn die Füße die Höhe des Sattels erreicht haben, setze diese auf denselben, laß die Hände los und richte dich so rasch wie möglich auf. Der Absprung geschieht hüpfend und zugleich mit dem Aufrichten und mit Ausstreckung aller Gelenke.

142. **Hocke in den Sitz oder Stütz rücklings**: Anfang wie zur Hocke in den Stand; statt aber die Fußspitzen bloß aufzusetzen, schieb die Füße über den Sattel fort und laß dich sanft in den Sitz nieder oder erhalte dich mit gestreckten Armen im Stütze *). Durch Heben und Abstoßen mit beiden Händen wird der Niedersprung gemacht.

143. **Hocke ganz** (Abb. 63. a. u. b.): die Füße gehen wie bei der Hocke in den Sitz (142.) über den Sattel fort, ohne denselben zu berühren; die Beine werden dann gestreckt, die Hände stoßen, indem der Oberleib zurückgelegt wird, ab und der Niedersprung geschieht mit dem Rücken gegen den Sattel gewendet. Bei einem guten Sprunge müßen die Füße weit höher als die Hände gehoben und der Absprung 4—6 Fuß vom Pferde gemacht werden. Er wird anfangs immer mit Anlauf ausgeführt. Zur Beförderung der Hebung der Füße ist es gut ein Springrohr anfangs niedrig, dann immer höher und höher jenseits des Schwingels vor zu halten. Auch mit Abrückung des Brettes muß der Hocksprung häufig geübt werden. Der Lehrer ergreift am besten mit einer Hand ein Handgelenk des Schwingers und verwendet die andere nach Umständen.

144. **Hocke mit Fußfang**: ganz wie die einfache Hocke (s. die vorige Übung); doch ergreifen die kräftig abstoßenden Hände die Sohlen und der Schwinger erhält sich eine Weile in dieser Stellung, bevor er den Boden erreicht. Das Ausstrecken der Beine nach vorn fällt also weg.

145. **Hocke mit gestreckten Hüftgelenken (Schaafsprung)**: nach dem Aufsprunge neige sogleich den Oberleib nach vorn, strecke die Hüften aber aus, hebe die Unterschenkel stark bei gestreckten Fußgelenken und streich also mit den Knieen, nicht mit den Sohlen, über den Sattel fort. (Abb. 65.)

Der Vorturner muß wohl Acht geben, da es anfangs schwer wird sich wieder aufzurichten und den Niedersprung richtig zu machen. Das Vorhalten des Gurtes (S. 43) ist oft nothwendig.

146. **Hocke aus dem Wenderückschwunge**: Anfang wie zur Kehre aus dem Wenderückschwunge (Üb. 96.), dann aber die gewöhnliche Hocke (Üb. 143.).

147. **Hocke nach der Seite in den Stand aufs Kreuz**: Aufsprung wie zur Hocke nach vorn (Üb. 141.), die seitwärts geschwun-

*) Auch im Stütze vorlings, durch rasches Umdrehen.

genen Füße werden aber auf das Kreuz gestellt und durch kräftiges Abstoßen der rechten Hand erfolgt das rasche Aufrichten.

148. **Hocke nach der Seite in den Stand auf dem Sattel um die Hinterpausche herum:** Anfang wie bei der vorigen Üb.; die Füße, welche einen engen Bogen um die Hinterpausche beschreiben, werden in den Sattel gestellt, die rechte Hand bleibt möglichst lange stehen.

149. **Hocke nach der Seite hinüber:** Aufsprung wie bei Üb. 147., Niedersprung mit dem Rücken gegen die Hinterpausche.

150. **Hocke mit Umdrehen:** wenn bei der gewöhnlichen Hocke die Füße über den Sattel fortgegangen sind, so stoßen die Hände ab, und der Niedersprung wird, indem die Beine eine Scheerbewegung nach vorn machen und die Hände ihre Plätze wechseln, mit dem Gesichte nach dem Schwingel vollbracht.

151. **Hocke rückwärts aus dem Stütze rücklings:** bedarf keiner weiteren Erklärung.

152. **Hocke rückwärts in den Stand, mit Anlauf:** mach den gewöhnlichen Hockaufsprung; wenn aber die Füße noch kaum über dem Sattel angekommen sind, so stoß kräftig mit den Händen ab, dreh dich um und komm in den Stand.

153. **Hocke rückwärts hinüber:** statt wie bei Üb. 152. die Sohlen auf den Sattel zu setzen, bring sie über diesen fort, ergreif wieder die Pauschen und mach den Niedersprung mit dem Gesichte gegen den Sattel gerichtet. Man kann auch beim Aufsprunge mit der rechten Hand nach der Vorderpausche greifen, so die Drehung schon vor dem Pferde machen und erst nach derselben die linke Hand auf die Hinterpausche setzen.

154. **Affenhocke auf Einer Pausche:** spring vor der Vorder- oder Hinterpausche vor und laß nun die Beine in Affenstellung rechts und links dicht bei der Pausche vorübergehen. Der Abstoß muß sehr kräftig sein, weil sonst die Kniee an die Arme anstoßen würden. Um den Abstoß allmälig zu finden, springe man anfangs mit geschloßenen Knieen wie bei Üb. 144., aber ohne Fußfang, auf.

155. **Affenhocke auf beiden Pauschen mit beiden Beinen durch den Sattel:** die Füße dürfen nicht allzu auswärts stehen, um nicht anzustoßen, und der Abstoß muß sehr kräftig sein, weil sonst die Kniee an die Arme anstoßen würden. Um den Abstoß allmälig zu finden, springe man anfangs mit geschloßenen Knieen wie bei Üb. 144., aber ohne Fußfang, auf.

156. **Affenhocke auf beiden Pauschen mit Einem Beine durch den Sattel:** das rechte Bein geht durch den Sattel, das linke dicht an der Vorderpausche über den Hals. Dadurch, daß dieß scharf gebogen und der Oberleib aufgerichtet wird, unterscheidet sich der Sprung vom Wolfsprunge (Üb. 159.).

157. **Gaffel**: mach mit dem rechten Beine die halbe Hocke und, während dieses zurückgeht, mit dem linken u. s. f. Die Füße treffen stets über dem Sattel zusammen. Schluß mit ganzer Hocke (Üb. 143.).

158. **Nadel**: das rechte Bein spreizt über das Kreuz fort und geht gebogen um den rechten Arm durch den Sattel zurück; das linke gestreckte Bein folgt gleichzeitig der Bewegung des rechten, der Leib dreht sich mit der Brust dem Kreuze zu und der Springer fällt in den Schluß. Die Hände halten so lange als möglich fest, verwechseln aber zuletzt ihre Plätze und es folgt das Kehrabsitzen. (Abb. 70.)

159. **Wolfsprung**: nach dem Aufsprunge laß das rechte Bein hockend durch den Sattel gehen, schwing das linke gestreckt hoch über den Hals fort, laß die linke Hand zuerst los, stoß mit der rechten kräftig ab und mach den Niedersprung mit dem Rücken gegen das Pferd. Die Hülfe ist der bei der Hocke ähnlich. (Abb. 66.)

160. **Grätschen**: a. auf der Stelle; b. mit Anlauf. Es ist dieß ein Hüpfen mit Seitgrätschen (S. 82. 160) verbunden; die Stellung des Oberleibes ist daher anfangs auch ganz wie bei jenem, später, zur eigentlichen Vorbereitung für die Grätsche werden aber beide Füße bis zur Höbe des Schwingels erhoben. Auf der Stelle wird es 4—6 mal hinter einander gemacht, mit Anlauf nur einmal.

161. **Grätsche vorwärts in den Stand auf dem Pferde**: aus dem Grätschen (Üb. 160.) setze die gestreckten Beine mit den Sohlen auf Kreuz und Hals, laß die Hände los, richte dich auf und mach den Absprung vorwärts oder ergreif die P. wieder und spring rückwärts ab.

162. **Grätsche vorwärts in den Grätschschwebestütz**: statt wie in der vorigen Üb. die Füße auf Hals und Kreuz zu setzen, schwing sie über beide fort und, indem du den Leib hebest, strecke sie auf den Armen ruhend nach vorn. Aus dieser Stellung, welche weder reine Schwebe noch Stütz ist, aber mit beiden Ähnlichkeit hat, stoß mit beiden Händen kräftig ab und mach den Niedersprung nach vorn. — Hülfe an den Oberarmen.

163. **Grätsche vorwärts**: grätsch nach Üb. 160., stoß mit beiden Händen kräftig ab, laß die gestreckten Beine über Hals und Kreuz gehen, richte den Oberleib wieder auf, schließ die Füße schnell und mach den Niedersprung mit dem Rücken gegen den Sattel (Abb. 67.). Der Lehrer steht zur Hülfe mit einem vorgesetzten Fuße, hochgestreckten Armen und vorgeneigtem Oberleibe und ergreift beim geringsten Anstoße die Oberarme oder Handgelenke des Schwingers, tritt dann aber, um nicht getreten zu werden, schnell zurück. (Abb. 68.)

164. **Grätsche vorwärts in den Sitz oder Stütz rücklings**: Anfang wie zur vorigen Übung, aber die Hände lüften sich nur, laßen die Beine durch, ergreifen sogleich wieder die Pauschen und bewirken

so den Übergang in den Sitz oder Stütz rücklings, die aber nur möglich werden, wenn der Schwinger den Oberleib weniger als bei der Grätsche (Üb. 163.) selbst vorlegt.

165. **Grätsche vorwärts auf Einer Pausche**: setze beide Hände auf 1 P. (im Zwiegriffe) und mach dann die Grätsche, wie bei Üb. 163.

166. **Grätsche vorwärts mit Umdrehen**: letzteres in der Art der Hocke mit Umdrehen (Üb. 150.), sonst nach Üb. 163.

167. **Grätsche rückwärts**: die Drehung (S. 163, 9.) muß durch kräftiges Abstoßen der Hände schon vor dem Schwingel geschehen. Das schnelle Wiederergreifen der Pauschen ist eine Hauptsache. Anfangs bei niedriger Stellung des Pferdes.

168. **Kopfstehen**: faß die Pauschen etwas vor der Mitte, hebe dich wie zur Überschlagwende (Üb. 89.), aber ohne Drehung, strecke, wenn der Rücken sich gehoben, die Hüftgelenke und setze, während die Beine sich nach oben richten, den Kopf oder vielmehr die Stirn auf den Sattel, die Arme sind dabei gebogen. Anfangs auch und für Viele leichter aus dem Stütze oder mit Aufknieen auf den Sattel.

Wie bereits beim ersten Absitzen (Üb. 5. S. 175) gesagt worden ist, kann man auch bei vielen Übungen, als den meisten Aufsitzen, Kehren, Wenden, Wolfssprunge, Zwittersprunge rc. die Höhe des Sprunges durch Auflegung von Kissen (s. S. 43), die entweder auf der langen oder schmalen Seite ruhen, oder sogar durch einen aufsitzenden Mitschwinger, über welchen hinfort die Bewegung gemacht wird, steigern.

Eben so können geübte Schwinger die meisten Sprünge ohne Gebrauch der Pauschen ausführen, wodurch bei manchen (als: Hocke und Grätsche), besonders wenn die Pauschen stehen bleiben, mannigfache Abänderungen möglich werden, indem man beide Hände außerhalb oder innerhalb der Pauschen oder die eine innerhalb, die andere außerhalb aufsetzen kann.

Auch die Abrückung des Brettes, welche ihre Hauptbedeutung beim Hocksprunge gewinnt, wo ihrer wie des vorgehaltenen Rohres (oder Schnur) auch erwähnt worden ist, kann bei einigen Sprüngen, vorzüglich bei der Grätsche statt finden und dient besonders zur Erhöhung und Prüfung der Größe des Sprunges.

B. Hintersprünge.

Der nachfolgenden Aufzählung der Hintersprünge laßen wir die Bemerkung vorausgehen, daß bei ihnen das Aufsitzen von der Seite, da um dazu zu gelangen die Beine schon einen Schwung um das Hintertheil des Pferdes ausführen müßen, keineswegs die einfachste und leichteste Art sein würde, von hinten auf dasselbe zu kommen; vielmehr der gerade Aufsprung in den Sitz, der unmittelbar aus dem Grätschen nach dem geraden Anlaufe von hinten hervorgeht und dem sich alsdann durch allmälige Steigerung der Sprung in die Schwebe und die verschiedenen Wippen anschließen. Ihnen folgt das Handeln als nothwendige Vorbereitung und Kräftigung der Arme und Handgelenke zu den folgenden Sprüngen. Den geraden Sprüngen in den Sitz folgen die in den Stand: die Katzensprünge mit ihrer Vorbereitung — dem Hockwippen und ihrem Absprunge, dem Froschsprunge. Hienach sind die Hocken an der Reihe und Ordnung, da sie wieder mit geradem Aufsprunge in den Schluß oder Stand führen, worauf die Scheeraufsitzen als eine künstlichere Art von geradem Aufsprunge folgen. Durch die sich nun anschließenden Längen- und daraus hervorgehenden Riesensprünge sind endlich die Sprünge in gerader Richtung vollendet.

Die Spreizen, welche mit geradem Aufsprunge anfangen, aber auf die Seiten des Pferdes führen, sind das vermittelnde Glied zwischen den geraden Sprüngen und denen im Bogen, welche jetzt folgen. Von den letzteren fangen die mit Wendebewegung an, wie bei den Seitensprüngen, und die mit Kehrbewegung folgen. Die Spillen entsprechen dem Vorschweben von der Seite; die Schraube (ähnlich Üb. 20. Seitensprünge) ist eine eigenthümliche Bewegung und macht deswegen den Schluß. —

Im Allgemeinen läßt man die Hintersprünge von Anfängern ohne Pauschen machen, namentlich die Längensprünge, während z. B. Spreizaufsitzen, Hockwippen ꝛc. manchen Anfängern durch den sicheren Pauschengriff, wozu aber starker Schwung gehört, zum Theil leichter werden.

Übersicht der Hintersprünge.

1. Hüpfen } mit Anlauf.
2. Grätschen } mit Anlauf.
3. Sprung in den Sitz und rückwärts Abgrätschen.
4. Sprung in die Schwebe u. rückwärts Abschwingen.
5. Wippe mit feststehenden Händen a. auf Kreuz.
6. = = = = b. = Hinterpausche.
7. = = = = c. = Vorderpausche.
8. = = = = d. = bde. Pauschen.
9. = = = = e. = Hals.
10. = = springenden = a. = Kreuz.
11. = = = = b. = Hinterpausche.
12. = = = = c. = Vorderpausche.
13. = = = = d. = Hals.

14\. Handeln in der Querschwebe vorw. wechselhandig ohne Schwung u. mit Abgrätschen od. Abschwingen.
15\. = in der Querschwebe rückw. wechselhandig ohne Schwung u. mit Abgrätschen od. Abschwingen.
16\. = in der Querschwebe vorw. gleichhandig ohne Schwung u. mit Abgrätschen od. Abschwingen.
17\. = in der Querschwebe rückw. gleichhandig ohne Schwung u. mit Abgrätschen od. Abschwingen.
18\. = im Seitstütze.
19\. = in der Seitschwebe mit Quergrätschen wechselhandig.
20\. = in der Seitschwebe mit Quergrätschen gleichhandig.
21\. = in der Seitschwebe wechselhandig.
22\. = = = = gleichhandig.
23\. Wipphandeln in der Querschwebe wechselhandig vorw.
24\. = = = = = rückw.
25\. = = = = gleichhandig vorw.
26\. = = = = = rückw.
27\. = = = Seitschwebe mit Quergrätschen wechselhandig.
28\. = = = Seitschwebe mit Quergrätschen gleichhandig.
29\. Hockwippen a. auf der Stelle.
30\. = b. von = = 1) mit Pauschengriff.
31\. = = = = = 2) ohne =
32\. Katzensprung vorwärts.
33\. = rückwärts.
34\. Drehkatzensprung.
35\. Katzendrehsprung.
36\. Froschsprung.
37\. Schneidersprung.
38\. Halbe Hocke in den Stand auf dem Pferde.
39\. Hocke in den Stand auf dem Pferde.
40\. = = = Schluß.
41\. Drehhocke in den Schluß.
42\. Scheeraufsitzen.
43\. = aus dem Wenderückschwung.
44\. = rückwärts (Doppeldrehe) a. mit fortgesetzter Drehung.
45\. = = (Doppeldrehe) b. mit entgegengesetzter Drehung.

46. Längensprung vorwärts.
47. = rückwärts.
48. Riesensprung vorwärts.
49. = rückwärts.
50. Katzenriesensprung.
51. Hockriesensprung.
52. Scheerriesensprung.
53. Kopfstehen und Abschnellen.
54. Halbe Spreize.
55. Spreize vorwärts (gerade aus).
56. = = mit Umdrehen nach links (außen).
57. = = = = = rechts (innen).
58. = rückwärts.
59. Sprung in den Stütz (Seitstütz).
60. Spreizaufsitzen.
61. Wendeaufsitzen.
62. Wende.
63. Kreiß mit Einem Beine und Wendeschwung.
64. Wendeschwung bis über das Pferd und vorwärts zurück Grätschen.
65. Hocke }
66. Wolfsprung } mit Wendeschwung.
67. Nadel }
68. Sprung in den Quersitz auf Einem Schenkel.
69. Kehraufsitzen vorwärts.
79. = rückwärts (Schraubeaufsitzen).
71. = aus dem Wenderückschwunge.
72. Kehre vorwärts.
73. = rückwärts.
74. = als Kreiß ohne Umdrehen.
75. = = = mit =
76. Kreiß mit Einem Beine von innen nach außen.
77. = = = = = außen = innen.
78. Kehrwendeaufsitzen.
79. Drehkehraufsitzen.
80. Wendekehraufsitzen.
81. Drehwendeaufsitzen.
82. Kehrwende.
83. Drehwende.
84. Wendekehre.
85. Drehkehre.
86. Zwitteraufsitzen vorwärts.

87. Zwitteraufsitzen rückwärts.
88. Zwittersprung vorwärts.
89. " rückwärts.
90. Wendeaffensprung.
91. Affenwende.
92. Kehraffensprung.
93. Affenkehre.
94. Spille auf Hinterpausche und Kreuz.
95. " " beiden Pauschen.
96. " " Einer Pausche.
97. Schraube.

Beschreibung der Hintersprünge.

1. **Hüpfen** } mit Anlauf (Abb. 79.), wie beim Bockspringen (s. S. 159).
2. **Grätschen** }

3. **Sprung in den Sitz und Rückwärtsabgrätschen:** mach das Grätschen mit Anlaufe, wobei aber die Hände etwas weiter vorgesetzt werden müßen als dort, und laß dich hinter denselben sanft in den Sitz aufs Kreuz nieder. In den Sitz geht man deswegen, weil das Kreuz hier am breitesten, die Bewegung für die Anfänger am leichtesten ist und der Sitz auch zum richtigen Abkommen nach hinten nöthigt. Rückwärtsabgrätschen geschieht dadurch, daß die etwas nach vorn gehobenen Beine, mit Einziehung des Kreuzes, kräftig zurück geworfen und zugleich vereinigt werden; die Hände stoßen ab und bewirken dadurch den Niedersprung. Die Stellung der Hände ist hier wie bei allen Hintersprüngen, bei denen es nicht widerrufen wird, wie beim Bockspringen (S. 160).

4. **Sprung in die Schwebe und Rückwärtsabschwingen:** grätsch in die Schwebe auf dem Kreuze; wenn der Schwingel niedrig ist, anfangs am besten ohne Anlauf. Die Schwebe ist wie die bei den Seitensprüngen beschriebene auf Einer Pausche (S. 186), nur daß die Hände hier flach auf dem Kreuze stehen. In dieser Schwebe muß sich der Schwinger eine kurze Zeit erhalten, so daß keine Bewegung der Beine mehr stattfindet, wonach er diese rasch zurückschwingt und wie bei der vorigen Übung (und zwar mit guter Einziehung des Kreuzes) zur Erde kommt.

5. **Wippe mit feststehenden Händen:** a. auf dem Kreuze (Abb. 81. a. u. b.). Bei allen Wippen ist das augenbliche Zurückschwingen der Beine und Einziehen des Kreuzes Grundbedingung; der Anfang ist deshalb wie bei der vorigen Übung, die Füße schwingen aber augenblicklich weiter vor als dort und auch gleich wieder zurück.

6. **Wippe mit feststehenden Hden**: b. auf Hinterpausche
7. = = = = c. = Vorderpausche
8. = = = = d. = bden. Pauschen
9. = = = = e. = Hals.

Diese erschwerten Wippen werden nur durch starkes Vorgreifen der Hände vollführt, welche die Pauschen mit beiden Daumen nach dem Sattel gerichtet (mit den Daumen nach vorn nur bei d.) ergreifen. Vom Halse wird das Abkommen nur Wenigen möglich, weil hier wegen Mangels der Pauschen und größerer Entfernung die Schwierigkeit wächst.

10. **Wippe mit springenden Händen**: a. auf Kreuz: Anfang wie zur Wippe mit feststehenden Händen; wenn sich aber die Schwere des Turners über den Händen befindet, stoßen diese ab und greifen anfangs nur wenige Zoll vorwärts, später bis nahe an die Hinterpausche. Das Abwippen ist dem mit feststehenden Händen (Üb. 5.) ganz ähnlich, wird jedoch, je weiter die Hände nach vorn stehen, desto schwieriger. Die Beine müßen sich dann schon über dem Pferde schließen und, während sie nach hinten schwingen, schieben die Hände den Leib zurück, so daß z. B. beim Abwippen von der Vorderpausche der Abstoß der Hände erfolgt, wenn die Schultern etwa senkrecht über der Hinterpausche schweben (Abb. 83.). Die abstoßenden Hände werden (bei allem Abwippen) sogleich angezogen und auf das Kreuz gesetzt, um die Brust vor dem Aufstoßen zu bewahren. Bei einem guten Abwippen kommen die Füße in die Höhe der Schulter oder des Kopfes, der immer gehoben sein muß.

11. **Wippe mit springenden Hden**: b. auf der H.P. (Abb. 82.)
12. = = = = c. = = V.P.
13. = = = = d. = dem Halse.

Diese Sprünge werden ganz in der Art wie die Wippe auf dem Kreuze gemacht; je näher der erste Griff der Hinterpausche geschieht, desto sicherer ergreifen die Hände dieselbe. Der Schwung muß jedoch sehr gemäßigt und der Leib etwas hoch geführt werden, weil er sonst leicht heftig gegen die Arme stößt und dadurch das Gleichgewicht stört. Eine gute Wippe auf der Vorderpausche gehört zu den schönsten, aber auch schwersten Sprüngen. Über die Stellung der Hände sieh die Bemerkung zu Üb. 6., 7., 8., 9. Das Abwippen ist schon bei Üb. 10. beschrieben. Die Wippe vom Halse darf, wie die mit feststehenden Händen (Üb. 9.), anfangs mit mehrmaligem Wippen geübt werden.

14. **Handeln (s. S. 70) in der Querschwebe wechselhandig vorwärts ohne Schwung und mit Abgrätschen oder Abschwin-**

gen: spring in die Schwebe (Üb. 4.) und such aus dieser durch wechselweises Vorsetzen der Hände dich über das ganze, von den gestreckten Beinen unberührt gebliebene, Pferd fortzubewegen. Die Griffe müßen besonders anfangs sehr kurz sein, damit das Gleichgewicht auf keine Weise gestört wird. Auf dem äußersten KopfEnde angekommen, schwing vorwärts aus dem Sitze, durch Vorschwingen der Beine, starkes Einziehen des Kreuzes und gleichzeitiges Abstoßen der Hände, ab. Zuerst erlaubt man dem Anfänger auch sich auf den Händen niederzulaßen und aus dem Sitze abzugrätschen, was so ausgeführt wird, daß die auf das KopfEnde gesetzten Hände den vorgelegten Leib hebend und ziehend nach vorn bringen, während die weiter grätschenden Beine die Bewegung unterstützen. Doch muß der Vorturner zur Hülfe wie beim Bockspringen bereit sein, weil beim gerinsten Anstoße leicht ein Fall auf das Kreuz oder Gesicht erfolgt.

Alles Handeln wird übrigens zuerst auf dem Schwingel ohne Pauschen geübt.

15. **Handeln in der Querschwebe wechselhandig rückwärts ohne Schwung und Rückwärtsabgrätschen oder Abschwingen:** spring rückwärts auf (s. S.163, 9), oder, wenn dieß noch nicht da gewesen sein sollte, mach das erst unter Üb. 60. aufgeführte Spreizaufsitzen; nur müßen die Griffe, weil die Hände nach hinten weniger Spielraum haben, auch noch kleiner sein als dort. Durch Hebung des Gesäßes wird das Handeln erleichtert. Auf dem KopfEnde angekommen schwing ab oder, wenn du schon zu ermüdet bist, grätsch aus dem Sitze ab, wie bei Üb. 4. u. 3. Bei größerer Ausdauer kann man auch das Vorwärts- und Rückwärtshandeln verbinden.

16. **Handeln in der Querschwebe gleichhandig vorw.** (ohne Schwung) **und Rückwärtsabgrätschen oder Abschwingen**

17. **Handeln in der Querschwebe gleichhandig rückw.** (ohne Schwung) **und Rückwärtsabgrätschen oder Abschwingen**

Bei beiden Übungen stoßen beide Hände zu gleicher Zeit ab und schnellen so den Leib ein wenig von der Stelle; doch ist dieß nur möglich, wenn die Ellenbogen vorher etwas gebogen und dann kräftig gestreckt werden, wobei der sich rasch hebende Leib auch zum Fortkommen beiträgt. Geübte machen dieß Hüpfhandeln nicht nur auf die Pauschen hinauf und von denselben herab, sondern auch über dieselben hinüber und von einer Pausche auf die andere.

Der Absprung geschieht wie beim wechselhandigen Handeln.

18. **Handeln im Stütze:** hüpf in den Seitstütz (Abb. 84.) am Hintertheile des Pferdes, setze nun die rechte Hand vorwärts und laß die linke folgen, setze nun die Bewegung rechts seitwärts fort und

spring am KopfEnde rückwärts ab oder handele um dasselbe herum bis wieder zum Hintertheile. Die Hände müßen dabei etwas über die Mitte des Pferdes fort nach derlinken Seite desselben gesetzt werden. Wenn die Neuheit des Sattelkissens das Gleiten der Beine verhindert, so erlaubt man hier und Anfängern überhaupt immer die Beine wechselbeinig mit fort zu bewegen.

19. **Handeln in der Seitschwebe mit Quergrätschen wechselhandig**: spring in den Reitsitz, geh durch die Linksdrehung und Hebung in die Seitschwebe über und handele nun wechselhandig rechts nach dem KopfEnde. Hier kann man seitwärts abschwingen oder links zurückhandeln.

20. **Handeln in der Seitschwebe mit Quergrätschen gleichhandig**: nach der vorigen Üb. und in Bezug auf die Arme Üb. 16.

21. **Handeln in der Seitschwebe wechselhandig**: grätsch in den Sitz, hebe das rechte Bein vorwärts über den Schwingel in den Seitsitz, geh in die Schwebe über (auch durch Üb. 68.) und handle in dieser wie vorhin in der mit Quergrätschen (Üb. 20.).

22. **Handeln in der Seitschwebe gleichhandig**: nach Übung 20. nnd 21.

23. **Wipphandeln in der Querschwebe wechselhandig vorw.**
24. = = = = = **rückw.**
25. = = = = **gleichhandig vorw.**
26. = = = = = **rückw.**
27. = = = **Seitschwebe mit Quergrätschen wechselhandig.**
28. = = = = = **Quergrätschen gleichhandig.**

Bei allen diesen Handelarten wippen die Beine regelmäßig, aber nicht stark. Beim wechselhandigen Handeln vorwärts (23.) setzt man am besten zuerst eine Hand beim Rückschwunge der Beine vor und dann die andere beim Vorschwunge. Man kann aber auch immer einen Schwnng vorübergehen laßen und nur beim Rück- oder Vorschwunge vorgreifen; doch ist es bei diesem weit schwerer.

Beim wechselhandigen Handeln rückwärts (24.) laßen sich dieselben Arten ausführen, doch führt das Handeln beim Vorschwunge sehr wenig von der Stelle.

Das gleichhandige Handeln läßt sich vorwärts (25.) mit Vor- oder Rückschwunge und mit beiden ausführen, rückwärts (26.) geht es aber nur gut beim Rückschwunge.

Das Wipphandeln mit Quergrätschen kann wechselhandig (27.) und gleichhandig (28.) mit und gegen den Schwung ausgeführt werden.

29. **Hockwippen**: a. auf der Stelle: spring in die Schwebe, am besten auf der Hinterpausche (Daumen nach vorn), zieh die Beine rasch an und setze sie auswärts, aber mit den Fersen zusammen, in den Sattel (Abb. 96. a.), laß sie wieder sinken und sich strecken und stelle sie eben so mit einem kleinen Schwunge aufs Kreuz, aber dicht an der Hinterpausche und mit geschloßenen Füßen (Abb. 96. b.), anfangs zur Erleichterung auch auswärts. Dieß thu 2 mal nach vorn und hinten und schwing oder wipp dann rückwärts ab. Ab und zu kann man auch damit das Aufrichten in den Stand im Sattel verbinden. Geübte machen das Hockwippen ohne Pauschengriff.

30. **Hockwippen**: b. 1) von der Stelle, mit Pauschengriff: Anfang wie bei der vorigen Üb.; nachdem du die Füße in den Sattel gesetzt hast, ergreif die Vorderpausche nnd stelle jene auf den Hals; dann geh eben so zurück, aber mit den Füßen bis dicht an die Hinterpausche, ergreif diese zwischen den Beinen durch, setze die Füße aufs Kreuz, laß dich auf diesem in den Schluß nieder und schwing ab.

31. **Hockwippen**: b. 2) von der Stelle, ohne Pauschengriff: wie die vorige Übung, aber schwieriger. Da hier durch die Pauschen kein Maß gegeben ist, so können geschmeidige Turner es dreimal vorwärts und rückwärts machen.

Bei beiden Übungen 30. u. 31. kann man sich auch nach jedem Aufsetzen der Füße aufrichten.

32. **Katzensprung vorwärts**: spring kräftig und stark grätschend auf, schwing die Füße rasch auf und setze sie vor den Händen (Üb. 29.) in den Sattel oder anfangs aufs Kreuz und richte dich auf (Abb. 97.). Man halte fest, daß der Katzensprung eigentlich nur ein Hockwippen mit leichtem Vorschwunge ist; der Lehrer muß dabei gegen das Rückfallen schützen und durch Hülfe unter dem Gesäße das Aufrichten beförden. Wenn der Schwung erst stark genug ist, fällt das Vorlegen des Oberleibes fast ganz fort und dieser ist, wenn die schon beinahe gestreckten Beine den Sattel berühren, fast ganz aufgerichtet.

Der Katzensprung kann auch auf die Pauschen oder den Hals gemacht werden. Der Absprung geschieht mit Abfroschen (Üb. 36. Abb. 98.) oder mit Vorwärts- oder Rückwärtsabgrätschen (aus dem Stande auf dem Pferde) oder Vorwärtsabhüpfen oder -abhocken, Radschlagen oder Überschlagen.

Bei allen Absprüngen nach vorn wird die Stellung im Sattel näher an der Hinterpausche genommen, um das Anstoßen an die Vorderpausche mit den Fußspitzen zu vermeiden; umgekehrt bei den Absprüngen nach hinten. Bei diesen letzteren ist auch darauf zu sehen, daß der Sprung nicht nach oben gemacht wird, sondern die Füße augenblicklich grätschend sich nach beiden Seiten senken, wobei der Oberleib in der Bewegung vorangeht. Genaue Aufsicht darf indessen hiebei nicht fehlen.

Grätscht man gleich nach dem Aufsprunge in den Sattel ab, so darf ein vollständiges Aufrichten des Leibes nicht stattfinden, dieser kommt vielmehr nur bis zur senkrechten Lage über der Hinterpausche, während die schräg nach vorn gestreckten Beine kräftig abstoßen. Eine schöne Verbindung entsteht, wenn man den Katzensprung auf die Hinterpausche macht, wobei jedoch die Füße geschloßen sein müßen, von dieser auf die Vorderpausche und zurück hüpft, und dann rückwärts abgrätscht. Um das letztere den Anfängern zu erleichtern, läßt man sie anfangs vom Kreuze auf die Hinterpausche hüpfen (mehrmals) und dann von dieser rückwärts abgrätschen, wodurch das Gleichgewicht bei Weitem leichter gefunden wird.

33. **Katzensprung rückwärts.** Im Längensprunge rückwärts (Üb. 47.) zieh die Füße an und stelle sie auf das Pferd. Absprung mit Abfroschen über das Kreuz.

34. **Drehkatzensprung:** Anfang wie beim Katzensprunge; der Abstoß muß jedoch so kräftig sein, daß es möglich wird, sich vor dem Niedersprunge auf den Sattel in der Luft umzudrehen, so daß die Brust nach hinten gewendet ist. Man froscht über das Kreuz ab.

35. **Katzendrehsprung** (in den Sitz): Anfang wie bei der vorigen Übung; statt aber in den Stand zu kommen, öffne die Beine und fall in den Schluß. Anfängern erlaubt man, wenn es ihnen nicht möglich ist, die Drehung ganz in der Luft zu vollenden, durch Kreuzung der Füße ganz in den Sitz überzugehen. Das Niederfallen in den Schluß muß aber durchaus mit aufgerichtetem Oberleibe, also von oben geschehen, damit der Sprung nicht in das Scheeraufsitzen (Üb. 42.) übergeht.

36. **Froschsprung:** geschieht durch Abgrätschen aus dem Stande auf dem Pferde über das Kopf- oder SchwanzEnde. Der Oberleib muß entschloßen vorgelegt und die Kniee dürfen nur wenig gekrümmt werden, sich aber beim Grätschen wieder ganz strecken. Anfänger stoßen nur darum häufig an, weil sie die Kniee zu sehr krümmen und die Schultern beim Aufsetzen nicht über die Hände hinausschieben. Die Hülfe am Oberarme darf nicht fehlen. (Abb. 98.)

37. **Schneidersprung:** gerader Aufsprung wie zum Katzensprunge (Üb. 32.), die Füße kreuzen sich aber und der Schwinger fällt wie bei dem Seitensprunge (Üb. 138.) auf den Sattel. — Drehung und Absitzen wie dort.

38. **Halbe Hocke in den Stand auf dem Pferde:** setze die Hände breit auf und laß das rechte Bein zwischen ihnen durch, das linke aber seitwärts gehen und fall im Sattel in den Schluß oder Sitz.

39. Hocke in den Stand auf dem Pferde: Aufsetzen der Hände nach Üb. 38., es gehen aber beide festgeschloßenen Beine zwischen den kräftig abstoßenden Händen durch in den Sattel und man richtet sich rasch auf (vgl. Abb. 99. a.). Anfangs bleiben die Hände stehen, bis die Füße den Sattel erreicht haben. Darauf Abfroschen.

40. Hocke in den Schluß: wie in der vorigen Übung; die Beine grätschen aber, nachdem sie gehockt, wodurch der Schluß in den Sattel erfolgt (Abb. 99. a. b.). Man macht entweder das Kehrabsitzen oder das Abburzeln rückw. (Kopfüberstücke Üb. 2. S. 224).

41. Drehhocke in den Schluß: Anfang wie zur Hocke in den Stand (Üb. 39.), vermöge eines starken Abstoßes aber wird es möglich, wie beim Katzendrehsprunge den Leib umzuwenden und, mit dem Gesichte nach hinten, in den Schluß zu fallen. Auch hier ist das Kreuzen der Beine anfangs erlaubt.

42. Scheeraufsitzen vorwärts: spring auf wie zum Katzensprunge (Üb. 32.), doch ohne die Beine anzuziehen und mit stark zurückgelegtem Oberleibe, greif aber sogleich d. h. sobald der Leib gegen die Hände kommt, mit denselben auf das Kreuz zurück, kreuz die gestreckten Beine über dem S. (Abb. 95.) und fall auf diesem, mit Drehung nach hinten wie beim Katzendrehsprunge (Üb. 35.), in den Schluß.

43. Scheeraufsitzen aus dem Wenderückschwunge: nach einem kräftigen Vorsprunge greif auf die Hinterpausche mit Untergriff oder, wenn jene abgenommen ist, in den Sattel, schwing die Beine nach hinten in die Wendelage aufwärts, brich plötzlich den Schwung ab, kreuz die Beine bei Rückwärtsdrehung des Leibes und fall, mit der Brust nach hinten, in den Schluß auf dem Kreuze.

44. Scheeraufsitzen rückwärts (Doppeldrehe): a. mit fortgesetzter Drehung: spring auf wie beim Bocksprunge rückwärts (S. 163), setze nach der Drehung die Hände sogleich wieder aufs Kreuz und hast du zuerst eine Linksdrehung gemacht, so setze diese fort, wobei das rechte Bein nach unten kommt und die Füße sich kreuzen, und fall, Brust nach vorn, schließend in den Sattel. Die Hände müßen dabei wieder zurück auf Kreuz und Hinterpausche gesetzt werden, damit das Gesäß nicht auf diese aufstößt.

45. Scheeraufsitzen rückwärts (Doppeldrehe): b. mit entgegengesetzter Bewegung. Bei der vorigen Übung wurde vorausgesetzt, daß die erste Drehung ganz gemacht würde; geschieht sie aber nur halb, so daß also bei der Linksdrehung Brust und Fußspitzen nur nach links gekehrt werden, so ist es bequemer, wenn die Beine aufschwingen, dieselben so zu kreuzen daß das linke Bein sich vorsenkend unter dem rechten durchgeht, um mit Rechtsdrehung des Oberleibes in den Schluß zu fallen.

46. **Längensprung vorwärts**: der Längensprung soll zum Riesensprunge vorbereiten, kann dieß aber nur, wenn er in Form einer verkürzten Wippe gemacht wird, d. h. wenn der Schwinger nicht in den Schluß fällt, sondern beim zweiten Aufsetzen der Hände in die Schwebe und erst durch diese in den Schluß übergeht. Anfänger laße der Lehrer so lange in der Schwebe, bis er das Wort „Schluß" ausspricht. Das ungleichmäßige Aufsetzen mit den Händen dulde man durchaus nicht, weil dadurch leicht Quetschungen und auf jeden Fall schiefe schlechte Sprünge entstehen. Um das regelmäßige Grätschen zu üben, lege man das lange Auflegekissen (S. 43) in der Gegend der Hinterpausche aufs Pferd und laße das erste Aufsetzen vor, das zweite hinter demselben machen. Da aber weite Längensprünge nur durch weites Aufsetzen erzielt werden können, so lege man, um diese zu üben, das Kissen auf das SchwanzEnde und laße den ersten Griff gleich drüber hinaus machen. Zu demselben Zwecke ist es auch dienlich das Sprungbrett allmälig immer weiter vom Pferde abzurücken. Nach jedem Längensprunge muß ein regelmäßiges erstes Absitzen und zwar am besten links, weil diese Seite freiwillig am wenigsten geübt wird, gemacht werden. Nur wer weit auf den Hals oder Kopf springt, grätscht oder schwingt vorwärts ab.

47. **Längensprung rückwärts**: ganz wie beim Bocksprunge rückwärts (S. 163); haben die Hände aber nach der Drehung zurückgegriffen, so geben sie einen starken Abstoß und die Beine schwingen rückwärts möglichst hoch und weit, um dem Sprunge die gehörige Länge zu geben. Beim Übergange in den Schluß werden die Hände nochmals aufgesetzt, um das harte Niederfallen zu vermeiden.

48. **Riesensprung vorwärts**: dieser wird mit zweimaligem Aufsetzen ganz so gemacht wie der Längensprung, nur daß die Hände das zweite Mal auf das KopfEnde greifen und hier bei wohl gehobenem Unterleibe abstoßen. Erst wenn diese Art sicher geht, erlaube man zu dem Riesensprunge mit Einem Aufsetzen der Hände überzugehen. Bei diesem geschieht der erste Griff sogleich in den Sattel, mitunter sogar auf den Hals; nach diesem richtet sich der Schwinger auf und schnellt sich gut grätschend über das Pferd fort.

Das weite Aufsetzen, ohne welches lange Riesensprünge unmöglich sind, lernt man am besten durch das bei Übung 46. beschriebene allmälige Fortrücken des Kissens und das darüber Hinausgreifen der Hände.

Das Heben des Unterleibes, um mit dem Gesäße nicht aufzustoßen, wird dagegen wieder am besten erzielt, wenn man das Kissen allerdings allmälig vorrückt, mit den Händen jedoch vor demselben

(d. h. nach dem Schwanze zu) aufsetzt und den Leib darüber hinausschwingt.

Hat man einen Verlängerungsschwingel (S. 41, 3.) so läßt man, wenn die Längensprünge bis zur Vorderpausche mit Sicherheit gehen, an jenem die Riesensprünge bei 3 Fuß Länge machen und verlängert ihn immer um einen halben Fuß; fehlt derselbe aber, so muß man sich begnügen, auf dem Halse einen Punkt zu bestimmen, welcher der geforderten Länge entspricht (vgl. S. 164, 10). Ein Ersatz des Verlängerungsschwingels ist ein langer Schwingbock, von welchem man das Sprungbrett immer um einen halben Fuß weiter entfernt; doch kann man die Riesensprünge mit zweimaligem Aufsetzen an diesem nur in beschränktem Maße üben.

Die Hülfe wie beim Bockspringen.

49. **Riesensprung rückwärts.** Wenn der Längensprung rückwärts (Üb. 47.) bis auf das KopfEnde geht, so wird durch einen etwas kräftigeren Abstoß und Schwung der Beine der Riesensprung ausgeführt. Rasches Schließen der Füße und Zurückgreiefen der Hände sind nothwendig, um sich gegen Beschädigung zu sichern.

50. **Katzenriesensprung:** grätsch und vereinige die Füße wie zum Katzensprunge auf den Hals (Üb. 32.), flieg nun aber in dieser hockenden Stellung über das KopfEnde fort und mach den Niedersprung.

51. **Hockriesensprung:** Ansatz wie zur Hocke in den Stand (Üb. 39.), Schluß wie beim Riesensprunge vorwärts (Üb. 48.).

52. **Scheerriesensprung:** Anfang wie beim Scheeraufsitzen (Üb. 42), Schluß wie beim Riesensprunge rückwärts (Üb. 49.).

53. **Kopfstehen und Abschnellen:** nach dem Aufsprunge ergreif sogleich die Hinterpausche wie zur Wippe, aber mit weiterem Abstande der Hände von einander; setze den Kopf ohne Stoß in den Sattel und hebe die Füße, bis sie bei eingezogenem Kreuze senkrecht stehen. Der Abstoß über das Kreuz zurück erfolgt, indem die etwas gebogenen Arme sich während des Rückfalles der Füße kräftig strecken. Das Abschnellen kann auch mit Umdrehen geschehen.

54. **Halbe Spreize:** gewöhnlicher Aufsprung, das rechte Bein spreizt, indem die rechte Hand losläßt, über die Pausche fort, die rechte Hand ergreift sogleich die Hinterpausche und das rechte Bein befindet sich zwischen beiden Händen; je weniger während der Bewegung das Gesäß das Pferd berührt, desto beßer. Beim Absprunge stößt die linke Hand ab und der Schwinger steht links neben der Hinterpausche.

55. **Spreize vorwärts** (gerade aus) (Abb. 92.): die vorige Übung in Einem Zuge bis zum Niedersprunge, wobei aber weder Ge-

säß noch Bein anstoßen sollen, was man am ersten erreicht, wenn man mit dem linken Beine (Hangbein) etwas schräg vorwärts spreizt. Geübte machen die Spreize auch über die Vorderpausche fort, ja wohl gar als Riesenspreize bis neben dem KopfEnde. Der Vorturner muß sehr aufmerksam sein, sich des linken Handgelenkes des Schwingers versichern und die eigene rechte Hand bereit halten. Bei Anfängern ist die beste Hülfe mit der linken Hand am linken Unterarme und mit der rechten unter'm Gesäße oder Schenkel.

56. **Spreize vorwärts mit Umdrehen nach links** (außen): mach die Spreize wie eben beschrieben, hebe aber das linke Bein, schließ es an das rechte an, mach eine rasche Wendung nach links und komm mit dem Gesichte nach hinten in der Richtung des Sattels oder der Vorderpausche zur Erde. Ist der Schwung stark genug, so geschieht der Niedersprung mehr als eine Armlänge vom Pferde.

57. **Spreize vorwärts mit Umdrehen nach rechts** (innen): Anfang wie bei der vorigen Übung; die Drehung geschieht aber nach dem Pferde zu und man kommt nach derselben mehr in die Wendelage, was durch noch stärkeren Aufschwung des Beines als bei Üb. 56. bewirkt wird.

58. **Spreize rückwärts** (Abb. 93.): Anfang wie beim Längensprunge rückwärts (Üb. 47.), mit Links- oder Rechtsdrehung; nach dem Zurückgreifen der Hände spreizt das rechte Bein rückwärts über die Hinterpausche fort und man springt neben dieser zur Erde. Geht auch bis zum KopfEnde. Zur Übung laße man mit der Linksdrehung auch die Spreize links ausführen, gerade wie mit dem Scheeraufsitzen rückwärts (Üb. 44.).

59. **Sprung in den Stütz** (Seitstütz): nach dem Aufsprunge setze die linke Hand kurz und in gewöhnlicher Stellung, die rechte aber einwärts und vor der linken und wie diese mehr nach der linken Seite des Pferdes auf, schwing beide geschloßenen Beine ohne das Hintertheil zu berühren um dasselbe herum und komm, indem die rechte Hand noch etwas vorrückt, neben dem Kreuze oder in der Richtung der Hinterpausche in den Stütz. Niedersprung gerade rückwärts. Das Öffnen der Beine beim Aufschwunge ist durchaus nicht zu dulden, weil dadurch der Sprung immer schlecht wird und das linke leicht hangen bleibt, was häufig einen Fall herbeiführt. (Abb. 84.)

60. **Spreizaufsitzen**: spring wie bei der vorigen Übung in den Stütz, mach nun das Spreizaufsitzen, ähnlich wie bei dem gleichnamigen Seitensprunge aufs Kreuz (S. 177) und ebenso das Absitzen. Später muß die Bewegung in Einem Zuge ausgeführt werden.

61. **Wendeaufsitzen** (Abb. 85.): wie die vorige Übung, nur

daß die Beine bis über das Pferd geschloßen bleiben und beim Absitzen auch gleich wieder geschloßen werden.

62. **Wende** (Abb. 86.): Anfang wie zur vorigen Übung, Ende wie bei der Wende von der Seite (S. 190). Anfangs werden beide Hände aufs Kreuz, die linke ganz knapp, die rechte weit vor und nach links gesetzt. Hülfe ähnlich der von der Seite (Seitenspr. Üb. 80.). Mit starkem Sprunge läßt sich eine Riesenwende bis an das Kopf-Ende ausführen. Sie läßt sich auch in den Stand auf dem Pferde machen (s. den Seitensprung Üb. 85.).

63. **Kreiß mit Einem Beine und Wendeschwung**: Anfang wie zum Spreizaufsitzen (Üb. 60.), die Drehung wird aber sehr rasch gemacht und der Oberleib so wenig als möglich nach vorn gehoben, so daß ein kräftiger Abstoß der Hände wieder in den Querstand rücklings auf die Vorsprungsstelle führt. Die Hände setzt man ganz kurz auf.

64. **Wendeschwung bis über's Pferd und vorwärts Zurückgrätschen**: beide Beine gehen wie zum Wendeaufsitzen (Üb. 61.) bis über's Pferd, hier aber wird der Schwung plötzlich unterbrochen und durch rasches Beugen der Hüften, Grätschen und kräftigen Abstoß der eng bei einander aufgesetzten Hände erfolgt der Niedersprung wie bei der vorigen Übung.

65. **Hocke**
66. **Wolfsprung** } mit **Wendeschwung**: } Anfang wie zum Wendeaufsitzen (Üb. 61.) und
67. **Nadel**

Schluß wie bei den gleichnamigen Sprüngen von der Seite (Üb. 143., 159., 158.). Anfangs erlaube man die Sprünge mit kurzem Verweilen im Stütze zu machen, jedoch werden sie bald erlernt, wenn eine Hand auf Hinterpausche, die andere auf Kreuz steht; mit vollem Pauschengriffe aber sind Hocke und Wolfsprung mit Wendeschwunge sehr schwer.

68. **Sprung in den Quersitz auf Einem Schenkel** (Abb. 89.): setze beide Hände wie gewöhnlich, die rechte aber etwas vor der linken auf, schwing die geschloßenen Beine links um das Pferd, indem die linke Hand losläßt und die Last auf der rechten allein ruht, und geh vor dieser in den Quersitz auf dem rechten Schenkel; mit der rechten Hand abstoßend mach den Niedersprung mit der rechten Seite gegen das Pferd. Die Brust bleibt im Sprunge immer nach vorn gerichtet.

69. **Kehraufsitzen vorwärts** (Abb. 90.): Anfang wie bei der vorigen Übung, die Beine werden aber stark gehoben und machen das Aufsitzen wie bei dem Seitensprunge (S. 179); ebenso das Absitzen. Anfangs auf's Kreuz, später auf den Sattel und auf den Hals.

70. **Kehraufsitzen rückwärts** (Schraubenaufsitzen): spring auf wie zum Wendeaufsitzen (Üb. 61.), aber links, lege das linke Bein an Sattel oder Hinterpausche und mach dann durch Zurücknehmen der rechten Schulter das Kehraufsitzen in den Sattel wie beim Seitensprunge (Üb. 19. S. 180). Absitzen rechts über die Vorderpausche. Vgl. Abb. 94. (links gezeichnet).

71. **Kehraufsitzen aus dem Wenderückschwunge**: mach das Aufsitzen nach Üb. 69., nachdem du vorher einen Wenderückschwung, wie bei Üb. 43., gemacht hast.

72. **Kehre vorwärts** (Abb. 91.): in der Üb. 69. über dem Pferde angekommen greift die linke Hand über die geschloßenen und darunter weggehenden Beine fort auf die Hinterpausche und der Schwinger macht, indem die rechte Hand abstößt, den Niedersprung rechts neben der Hinterpausche, Gesicht nach vorn; Geübte bis neben die Vorderpausche und noch weiter. Auch läßt sie sich in den Stand auf dem Pferde ausführen (s. Seitenspr. Üb. 97.).

73. **Kehre rückwärts**: Anfang wie bei Üb. 70., aber Schluß nach der Kehre rückwärts bei den Seitensprüngen (Üb. 98. S. 180).

74. **Kehre als Kreiß ohne Umdrehen**: mach die Kehre über das Kreuz, aber gieb mit der linken Hand vom Kreuze oder der Hinterpausche einen so starken Abstoß, daß der Niedersprung auf der Stelle des Absprunges stattfindet.

75. **Kehre als Kreiß mit Umdrehen**: Anfang wie bei der vorigen Übung; wenn aber die Beine über die Hinterpausche fortgegangen sind, macht man rechts Kehrt und kommt wie vorher, aber mit dem Rücken gegen das Pferd, zur Erde.

76. **Kreiß mit Einem Beine von innen nach außen**
77. = = = = = **außen** = **innen**

Das Bein macht hiebei die unter Spreizen von innen nach außen und umgekehrt beschriebene Bewegung (s. Vorübungen S. 159). Bei Üb. 76. ist der Anfang wie zum Kehraufsitzen (Üb. 69.), bei 77. wie zur Spreize (Üb. 55.); sobald das Bein über das Pferd fortgegangen ist, zieht der Schwinger mit einem Rucke das Kreuz ein und stößt mit den Händen, die, nachdem sie das Bein durchgelaßen, schnell wieder vorgegriffen haben, rasch ab. Niedersprung auf der Stelle des Aufsprunges.

78. **Kehrwendeaufsitzen**,
79. **Drehkehraufsitzen**,
80. **Wendekehraufsitzen**,
81. **Drehwendeaufsitzen**.

Bei 78. u. 79. Anfang wie zum Kehraufsitzen (Üb. 69.), bei 80. u. 81. Anfang wie zum Wendeaufsitzen (Üb. 61.), Schluß aber wie bei den gleichnamigen Seitensprüngen Üb. 104—107. Üb. 81. kann auf den Hals führen.

82. **Kehrwende,**
83. **Drehwende,**
84. **Wendekehre,**
85. **Drehkehre.**
} Anfang wie bei den gleichnamigen Aufsitzen (Üb. 78—81.) und Schluß wie bei den Seitensprüngen Üb. 108—111.

86. **Zwitteraufsitzen** vorwärts: Aufsetzen der Hände wie zum Wendeaufsitzen rechts (Üb. 61.), Aufschwung der Beine aber mit Zwitterbewegung bis über's Pferd und dort Aufsitzen in den Sattel wie beim Zwitteraufsitzen als Seitensprung (Üb. 22.). Sollte bei dieser Bewegung die rechte Schulter zu stark vorangehen, so kann man auch, wie es überhaupt zur Übung gut ist, das untere Bein vorangehen laßen.

87. **Zwitteraufsitzen** rückwärts: Stellung der Hände wieder ähnlich wie beim Wendeaufsitzen rechts (Üb. 61.) und Wende rechts (Üb. 62.), die rechte Hand steht mehr nach der linken, die linke mehr nach der rechten Seite des Pferdes; der Vorsprung wird gleich in Halblinksstellung genommen und die Beine nach links in Zwitterbewegung aufgeschwungen. Die linke Hand läßt nun zuerst los und greift rasch zurück über die Hüften; die rechte stößt darauf kräftig ab und der Schwinger fällt quergrätschend mit dem linken Beine nach hinten in den Sattel.

88. **Zwittersprung** vorwärts
89. = rückwärts
} Bewegung wie in den beiden vorigen Übungen; statt aber aufzusitzen, schwing dich bei Üb. 88. in den Seitstand rücklings, bei Üb. 89. in denselben vorlings.

90. **Wendeaffensprung** (Abb. 88.),
91. **Affenwende,**
92. **Kehraffensprung,**
93. **Affenkehre.**
} Alle diese Sprünge werden, indem man bei den beiden ersteren wie zum Wendeaufsitzen (Üb. 61.) und bei den beiden letzteren wie zum Kehraufsitzen (Üb. 69.) anfängt, wie die gleichnamigen Seitensprünge ausgeführt (s. Seitenspr. Üb. 120., 124., 129., 133.). Der Absprung geschieht beim Wendeaffensprunge mit Abfroschen nach hinten, beim Kehraffensprunge nach vorn (Abb. 98.).

94. **Spille** auf HP. und Kreuz
95. = = b d n P n. (Abb. 87. a. b. c.).
} Aufsprung wie zum Spreizaufsitzen (Üb. 60.), das linke Bein wird aber bei Üb. 94. dicht vor der Hinterpausche (d. h. am Sattel), bei Üb. 95. dicht vor der Vorderpausche (am Halse) angelegt und wenn die rechte Hand die Pausche ergriffen hat, schwebt das rechte Bein, mit Brustwendung nach hinten, vor (vgl. Seitenspr. Üb. 35.); zurückschwebend schließt es sich an das linke an und der Niedersprung erfolgt weit hinter dem Pferde, Gesicht gegen dasselbe. Bei Üb. 94. kann die rechte Hand vom Kreuze auf die Hinterpausche gehen oder sogleich dieselbe ergreifen, bei Üb. 95.

springen beide Hände entweder zugleich vom Kreuze auf die Pauschen oder sie ergreifen dieselben sogleich.

96. Spille auf Einer Pausche: nach dem Vorsprunge ergreif sogleich mit beiden Händen die Hinterpausche, mit der linken Hand im Unter-, mit der rechten im Aufgriffe; lege das linke Bein wie zuvor an den Sattel an, schweb vor, wobei die Arme sich natürlich kreuzen, und mach den Niedersprung wie bei der vorigen Übung. Anfängern erlaube man mit der linken Hand erst vom Kreuze auf die Pausche überzugehen.

97. Schraube: mach das Kehraufsitzen rückwärts (Üb. 70.); statt aber in den Schluß zu fallen, halt das Bein so lange schwebend, bis bei rascher Wendung des Oberleibes die rechte Hand die Vorderpausche mit dem Daumen nach vorn ergriffen hat, worauf, während die linke Hand auf den Hals geht, das Absitzen rechts ohne alle Berührung des Pferdes erfolgt (Abb. 94., doch aus Versehen links gezeichnet). Will man die Schraube ohne alle Berührung ausführen, so muß man anfangs immer nach der Hebung des rechten Beines, aber vor dem Verlaßen des Kreuzes mit der rechten Hand einen Ruhepunkt machen.

Außer den bis hieher aufgeführten einfachen Sprüngen laßen sich noch eine Anzahl fortgesetzter Sprünge, Fechtsprünge, Kopfüberstücke, Schwebestücke und Freisprünge ausführen, die wir hier gleich vor den zusammengesetzten Sprüngen (Geschwüngen) voraufstellen.

Fortgesetzte Sprünge.
(Von der Seite.)

Alle einfachen Sprünge, wenn sie mehrmals hinter einander ausgeführt werden, heißen fortgesetzte Sprünge. Bei denselben muß, wo keine Drehung nach dem Niedersprunge statt findet, aus diesem auch zugleich der neue Aufsprung werden; muß man sich aber zum neuen Aufsprunge drehen oder wird der Sprung über einen anderen Theil des Pferdes ausgeführt, so darf doch nach dem Niedersprunge nur Ein neuer Aufsprung erfolgen und zwar ohne den geringsten Stillstand.

Die meisten einfachen Sprünge können verdoppelt werden; es wäre daher unnütz, sie sämmtlich hier aufzuführen, weshalb wir uns auf diejenigen beschränken, welche durch die Wiederholung etwas Eigenthümliches bekommen oder bei denen die Ausführung noch näher beschrieben werden muß. Um bei der Ausführung keine zu große Ermüdung zu bereiten und damit die Unbeschäftigten nicht zu lange still stehen, werden diese Sprünge gewöhnlich 4 mal hinter einander gemacht, sei es nach einer Seite oder abwechselnd rechts und links; und nur bei geübten Turnern und kleinen Riegen weicht man hievon ab.

Übersicht.

1. Erstes Aufsitzen.
2. Zweites Aufsitzen.
3. Drittes =
4. Wendeaufsitzen.
5. Kehraufsitzen.
6. = rückwärts auf den Hals.
7. = = in = Sattel.
8. Aufsitzen mit beiden Händen auf Einer Pausche.
9. Schwebewechsel zum ersten Aufsitzen.
10. = = zweiten =
11. = = dritten =
12. = = = = aus dem Stütze rücklings.
13. = = Kehraufsitzen.
14. = = = aus dem Stütze rücklings.
15. = = = rückwärts. a. mit feststehenden Hdn.
16. = = = rückwärts. b. mit Loslaßen einer Hd.
17. = mit beiden Händen auf 1 P. bleibend.
18. = = = = = = = und Pauschenwechsel.
19. Scheere vorwärts (Schwebewechsel aus der Querschwebe auf beiden Pauschen nach vorn).
20. Bratenwender.
21. Wende.
22. Kehre.
23. Sitzwechsel mit Wendeschwung, beide Hände auf Einer Pausche; a. aus dem Quersitze auf Einem Schenkel in den Reitsitz.
24. Sitzwechsel mit Wendeschwung, beide Hände auf Einer Pausche; b. aus dem Quersitze auf Einem Schenkel in den Quersitz.

25. Sitzwechsel mit Wendeschwung, beide Hände auf beiden Pauschen: a. aus dem Reitsitze in den Reitsitz (von Kreuz auf Hals) mit rückkehrender Bewegung.
26. Sitzwechsel mit Wendeschwung, beide Hände auf beiden Pauschen: b. aus dem Reitsitze in den Reitsitz mit fortgesetzter Bewegung. (Mühle).
27. Sitzwechsel mit Wendeschwung, beide Hände auf beiden Pauschen: c. aus dem Quersitze auf Einem Schenkel in denselben durch Hub auf Kreuz und Hals.
28. Sitzwechsel mit Wendeschwung, beide Hände auf beiden Pauschen: d. aus dem Quersitze auf Einem Schenkel in denselben durch Schwung über Kreuz und Hals fort.
29. Sitzwechsel mit Wendeschwung, beide Hände auf beiden Pauschen: e. aus dem Quersitze auf Einem Schenkel in denselben auf dem Kreuze bleibend.
30. Sitzwechsel mit Kehrschwung, beide Hände auf Einer Pausche: a. aus dem Quersitze auf Einem Schenkel in den Reitsitz.
31. Sitzwechsel mit Kehrschwung, beide Hände auf Einer Pausche: b. aus dem Quersitze auf Einem Schenkel in den Quersitz.
32. Wendeaffensprung.
33. Affenwende.
34. Affensprung durch den Sattel.
35. Hocke.
36. Wolfsprung.
37. Grätsche.

Beschreibung.

a. Bei Übung 1—8 (Aufsitzen) wird jedesmal mit rechts und links auf den beiden Seiten des Pferdes gewechselt, so daß das Gesicht beim Aufschwunge immer nach vorn gerichtet bleibt. Anfänger ruhen wohl einen Augenblick im Stütze; später wird der Niedersprung aus dem Stütze und das Aufspringen in Einem Zuge gemacht; noch später das Absitzen und Aufspringen bis in den Stütz und zuletzt Alles. Bei Kehraufsitzen rückwärts (6. 7.) ist das Absitzen sehr verschieden, je nachdem man auf Hals oder Sattel aufsitzt; im ersten Falle geschieht es mit Umdrehen nach Üb. 19. 20. (S. 180. 181), im anderen macht man entweder das Kehrabsitzen (Üb. 13. S. 179) oder auch zur Abwechselung das zweite Absitzen (S. 177).

b. Die verschiedenen Schwebewechsel (Üb. 9—18.) entstehen,

wenn das Vorschweben zum Aufsitzen mehrere Male rechts und links hinter einander gemacht wird, wobei man mit dem Hangbeine auf der linken Seite des Pferdes bleibt, die Brust aber abwechselnd nach vorn und hinten wendet. Üb. 9—16. entstehen ganz einfach durch Wiederholung der Vorschweben Üb. 35—42. Seitenspr. (S. 183. 184). Bei Üb. 17. macht man das Vorschweben Üb. 43. Seitenspr. (S. 184), aber so daß die vordere rechte Hand auf der Mitte der Pausche steht und die linke abwechselnd von einer Seite auf die andere, neben jene, aber immer in umgekehrter Stellung gesetzt wird. Man kann jedoch auch die Hände genau wie bei Üb. 43. Seitenspr. (S. 184) setzen und in dieser Stellung stehen laßen, so daß sie sich beim Vorschweben des linken Beines kreuzen. Bei Üb. 18. fang an wie bei Üb. 17., geh aber, während der rechte Fuß vorschwebt, mit der linken Hand auf die Vorderpausche, u. s. f. *). Üb. 19. Scheere vorwärts (Schwebewechsel aus der Querschwebe auf beiden Pauschen nach vorn) aus dem Seitenspr. Üb. 68. 69. durch rasches Wiederergreifen der Pausche. Üb. 20. **Bratenwender** ist ebenfalls ein Schwebewechsel, der aber durch Fortsetzung von Üb. 17. entsteht, wöbei dann natürlich ein Bein vorwärts über das Pferd geht, während das andere diese Bewegung rückwärts macht; die Hebung soll wo möglich gleichzeitig sein. Die Hände folgen der Bewegung der Beine in der dort beschriebenen Stellung, wobei die eine immer mehr die Mitte der Pausche hält.

c. Bei Üb. 21., 22., 33.—37. (**Wende, Kehre, Affenwende, Affensprung durch den Sattel, Hocke, Wolfsprung, Grätsche**) ist beim Niedersprunge zu beachten, was in der Vorbemerkung (S. 218) gesagt ward. Ist die Bewegung aber eine fortschreitende von Kreuz nach Hals oder von Hals nach Kreuz, so muß auf den Niedersprung gleich ein neuer Aufsprung folgen. Macht man die Sprünge über einen Theil des Pferdes hin und zurück, so kann dieß entweder immer nach einer Seite, also im Kreiße oder abwechselnd rechts und links geschehen. Bei Kehre und Wende sieht man darauf daß, wenn die Bewegung eine fortschreitende ist, das Gesicht immer nach vorn gerichtet wird und macht deshalb z. B. vom Kreuz anfangend die Kehre rechts, dann am Sattel links und dann am Halse rechts oder von der rechten Seite des Pferdes umgekehrt. Bei Hocke, Wolfsprung, Affensprung durch den Sattel und bei Grätsche muß wegen der nöthigen Umdrehung immer ein neuer Vorsprung gemacht werden.

d. **Die Sitzwechsel** (Üb. 23—31.) bestehen in einem fortgesetzten Wechseln des Sitzes entweder von einer auf die andere Seite des

*) Übung 1—8 und 9—18 können sowohl aus dem Stütze als aus dem Stande (von der Erde) gemacht werden.

Pferdes oder an derselben Seite von Kreuz auf Hals, je nachdem der Quersitz auf Einem Schenkel oder Reitsitz im Spalte angewendet wird. Da es dabei weniger auf Kraft als auf eine geschickte Benützung des Schwunges ankommt, so fallen die Bewegungen sämmtlich sehr angenehm ins Auge.

Üb. 23. **Sitzwechsel mit Wendeschwung**, beide Hände auf Einer Pausche: a. aus dem Quersitze auf Einem Schenkel in den Reitsitz: geh in den Quersitz auf Einem Schenkel und setze nun an wie zur Wende; aus dieser Lage (Seitenspr. Üb. 86.) öffne aber über dem Pferde die Beine und geh in den Reitsitz in den Spalt über, aber augenblicklich mit demselben Schwunge auf die andere Seite des Pferdes in den Quersitz auf Einem Schenkel. (Abb. 77.)

Üb. 24. b. in den Quersitz: wie die vorige Übung, mit dem Unterschiede daß man nicht in den Reitsitz, sondern in den Quersitz auf Einem Schenkel geht, also nach Üb. 86. Seitenspr. (S. 191).

Üb. 25. **Sitzwechsel mit Wendeschwung**, beide Hände auf beiden Pauschen: a. aus dem Reitsitze in den Reitsitz mit rückkehrender Bewegung: nach dem dritten Aufsitzen auf's Kreuz wechsle die Hände und mach sogleich wieder das Absitzen links ohne niederzuspringen, vereinige aber die Beine so rasch als möglich, mach das Aufsitzen auf den Hals, wieder zurück auf's Kreuz u. s. f. In der Mitte des Schwunges müßen die Beine immer geschloßen sein und der Sattel darf nicht berührt werden. Anfangs ist man mit dem Spreizaufsitzen aus dem Sitze zufrieden, später aber muß ein Wendeaufsitzen aus dem Schluße daraus werden.

Üb. 26. b. aus dem Reitsitze in den Reitsitz mit fortgesetzter Bewegung (Mühle). Genau wie die vorige Übung, die Hände wechseln aber bei jedem Schwunge, der also immer nach einer Seite herum fortgeführt wird.

Üb. 27. c. aus dem Quersitze auf Einem Schenkel in denselben, durch Hub von Kreuz auf Hals. Aus dem Quersitze auf dem linken Schenkel an der rechten Seite des Pferdes ergreif die Vorderpausche mit der rechten, die Hinterpausche mit der linken Hand und geh durch einen raschen Hub und Ruck, wobei die Beine aber nicht den Sattel berühren dürfen, in den Quersitz auf dem rechten Schenkel auf den Hals über und wieder zurück.

Üb. 28. d. aus dem Quersitze auf Einem Schenkel in denselben, durch Schwung über Kreuz und Hals fort. Sitz wie bei der vorigen Übung, die Hände bleiben aber in der ursprünglichen Stellung, die Beine machen den Wendeschwung wie bei Üb. 23., gehen aber mit einem kräftigen Schwunge über den Hals fort, bis in den Quersitz auf dem rechten Schenkel und wieder zurück. Es ist dieselbe

Bewegung mit geschloßenen Beinen wie bei Üb. 25. mit Einem spreizenden Beine.

Üb. 29. **Sitzwechsel mit Wendeschwung**, beide Hände auf beiden Pauschen: e. aus dem Quersitze auf Einem Schenkel in denselben, auf dem Kreuze bleibend. Stellung der Hände wie bei der vorigen Übung; Bewegung der Beine aber wie bei Üb. 24. Auf dem Halse und im Sattel schwerer.

Üb. 30. **Sitzwechsel mit Kehrschwung**, beide Hände auf Einer Pausche: a. aus dem Quersitze auf Einem Schenkel in den Reitsitz. Geh in den Quersitz auf dem rechten Schenkel und setze an wie zur Kehre aus demselben (s. Seitenspr. Üb. 99.), öffne aber die Füße, fall in den Reitsitz auf den Sattel und verfahre dann wie bei Üb. 23., aber mit Kehrbewegung.

Üb. 31. **Sitzwechsel mit Kehrschwung**, beide Hände auf Einer Pausche; b. aus dem Quersitze auf Einem Schenkel in denselben: Anfang wie bei der vorigen Übung, laß aber die Beine vereinigt und mach die Kehre wirklich (Seitenspr. Üb. 99.), aber in den Quersitz (Abb. 78., nur daß diese auf den Hals dargestellt ist, wo er auch gemacht werden kann) und ebenso zurück.

Üb. 32. **Wendeaffensprung** (Seitenspr. Üb. 120.): entweder rechts und links abwechselnd oder am besten rasch nach einer Seite gemacht.

Üb. 33. Affenwende: nach Üb. 124. u. 125. Seitenspr. (S. 196); das Übrige sieh bei Üb. 21. 2c.

Üb. 34. Affensprung durch den Sattel: nach Üb. 137. Seitenspr. (S. 197) und mit Nieder- und neuem Aufsprunge.

Üb. 35—37. Sieh Bemerkung bei Üb. 21. 2c.

Fechtsprünge
oder Sprünge mit Einer Hand.

Die Fechtsprünge, so wie die Sprünge von Mehreren zugleich, erfordern zwar Sicherheit in den einfachen Sprüngen, die Stufe aber, in welche sie gehören, da sie dem Einem leichter, dem Anderen schwerer werden, ist nicht gut zu bestimmen, weshalb es am besten ist, sie selbständig zu üben. Sie sind daher auch nicht auf den vier Stufentafeln, sondern auf besonderen aufgeführt worden. Die hier folgenden einfachen Sprünge (von der Seite und von hinten) werden Fechtsprünge genannt, weil man sie mit Einer Hand ausführt und sich dabei in der anderen Hand eine Waffe (oder einen Stab) denkt und haben zugleich das Eigenthümliche, daß dann, mit wenigen Ausnahmen, auch nur Ein Fuß abstößt. Wo dieß letztere geschieht, wird der Anlauf auch schräg genommen. Bei den Hintersprüngen wird, wenn ein Bein abstößt, der Anlauf etwa einen Schritt seitwärts und gleichlaufend mit dem gewöhnlichen Abstoße gemacht. Außer den aufgeführten laßen sich aber auch noch manche andere als Fechtsprünge ausführen.

Übersicht.

(1—9. und 17. von der Seite und hinten, 10—12. von der Seite, 13—16. von hinten.)

1. Spreizaufsitzen rechts mit der l. Hd u. d. abstoßenden l. F.
2. Wendeaufsitzen = = = = = = = = =
3. Kehraufsitzen = = = r. = = = = = =
4. Kehre von der Seite u. von hinten } rechts mit d. r. Hd. u.
5. Drehkehre v. d. = = = = } dem abstoßenden l. F.
6. Wende rechts mit der linken Hd. u. dem abstoßenden l. F.
7. Kehrwende rechts mit der linken Hd. u. = = = = =
8. Kehraffen(=katzen)sprung rechts mit der rechten Hd u. dem abstoßenden linken F.
9. Wendeaffensprung rechts mit der linken Hd. u. dem abstoßenden linken F.
10. Wolfsprung rechts mit der rechten Hd. u. dem abstoßenden linken F.

    Bei diesem Sprunge wird es manchem leichter mit dem r. F. abzustoßen.

11. Hocke } mit Vorsprung und geradem Anlaufe.
12. Grätsche } mit Vorsprung und geradem Anlaufe.
13. Spreize rechts mit der linken Hand } mit Vorsprung und geradem Anlaufe.
14. Katzensprung
15. Riesensprung vorwärts
16. = rückwärts
17. Froschsprung

Kopfüberstücke.

Das sind alle Bewegungen oder Sprünge, bei welchen der Leib eine solche Drehung um seine Breiten= oder Schulternachse macht, daß während derselben der Kopf nach unten, die Füße nach oben kommen.

Übersicht.

1. Abburzeln vorwärts aus dem Sitzhocken im Sattel.
2. = rückwärts = = Reitsitze = =
3. = = = = Stütze rückl., von der Seite.
4. Bärensprung aus dem Sitze.
5. = in den Sitz, mit Anlauf.
6. = = = Stand auf dem Pferde, mit Anlauf.

7. Radschlagen vom Schwingel herab.
8. Überschlagen = = =
9. Todtensprung von der Seite: a. mit gebogenen Armen.
10. = = = = b. = gestreckten =
11. Überschlagen nach dem Hocken in den Stand auf dem Pferde.
12. = von hinten in den Sitz.
13. Todtenriesensprung.

Beschreibung.

1. **Abburzeln vorwärts** (Burzelbaum) **aus dem Sitzhocken im Sattel**: je nachdem man mit dem Katzen- oder Affensprunge von hinten in den Sattel gekommen ist und sich in ersterem Falle niedergehockt hat, ergreift man aus dieser hockenden Stellung die Vorder- oder Hinterpausche, setzt den Kopf auf Hals oder Kreuz und, indem bei nachfolgendem Oberleibe Schultern und Rücken das Pferd berühren, burzelt man vorwärts ab. Geübte schnellen das gebogene Kreuz rasch aus und kommen dadurch etwas weiter vom Schwingel zur Erde. Ist des Pferdes Hals sehr lang, so daß beim Abburzeln das Gesäß noch aufschlüge, so darf man es nicht über denselben machen.

2. **Abburzeln rückwärts: aus dem Reitsitze im Sattel**: mach entweder den einfachen Längensprung in den Sattel oder den Katzensprung und gleit aus diesem in den Reitsitz oder mach gleich die Hocke von hinten in den Schluß und faß nun, indem du in den hohen Schluß gehst, die Hinterpausche, mit den Daumen nach hinten, wirf dich auf den Rücken, während die Füße auf und vorwärts über den Kopf schwingen, und burzele so ab. Ist keine Pausche da, so werden Arme und Hände über den Kopf hinaus an die Seiten des Pferdes gelegt. Wo ein Schwanz vorhanden ist, wird dieser ergriffen. Auf jeden Fall müßen die Hände so lange als möglich festgehalten werden. Aufsicht darf nicht fehlen.

3. **Abburzeln rückwärts, aus dem Stütze rücklings von der Seite**: mach die Hocke (oder irgend einen andern Seitensprung) in den Stütz rücklings, senke dich dabei aber so tief, daß das Kreuz auf dem Sattel zu liegen kommt, und schwing beide Beine mit gebogenen Hüften und Knieen vorlings rückwärts über, so daß du auf der Aufsprungstelle zur Erde kommst (Abb. 102.). Die Hände müßen so lange als möglich festhalten. Bei größerer Sicherheit wird die Bewegung rasch ausgeführt. Die Hülfe an Arm und Leib darf nicht fehlen.

4. **Bärensprung aus dem Sitze** (in den Stand auf der Erde): spring in den Sattel, setze beide Hände auf die Vorderpausche (Daumen nach vorn), aber weit auseinander, bieg die Arme und schwing

die Füße nach hinten hoch, senke den Oberleib nach vorn, setze die linke Schulter gegen die rechte Seite des Halses und komm so überschlagend neben dem Pferde zur Erde. Schwerer wird die Ausführung ohne Pauschen, wo dann die ausgebreiteten Arme den Hals des Pferdes umklammern müßen und die eine Schulter fest gegengestemmt wird. (Abb. 107.)

5. **Bärensprung in den Sitz, mit Anlauf** (ohne Pauschen): nach dem Aufsetzen der Hände schwing die Füße sogleich hoch, setze die eine Schulter bei seitwärts gehaltenem Kopfe auf den Sattel und komm so überschlagend in den Sitz auf dem Halse. Durch rasches Einziehen des Kreuzes wird das schnelle Aufrichten möglich.

6. **Bärensprung in den Stand** (auf der Erde), **mit Anlauf**: Anfang wie bei der vorigen Übung und Schluß wie bei Üb. 4. Man kann jedoch auch die Pauschen stehen laßen, in die Wippe auf der Vorderpausche springen und von hieraus den Bärensprung machen.

7. **Radschlagen vom Schwingel herab**: nach dem Katzensprunge in den Sattel setze den einen Fuß aufs Kreuz zurück, dreh den Leib und die Füße seitwärts, hebe den vorderen Fuß und stoß mit diesem, indem die eine Hand auf den Hals nahe der Vorderpausche und die andere auf das KopfEnde gesetzt wird, kräftig ab und überschlag so in den Seitstand am KopfEnde oder umgekehrt nach dem Kreuze zu.

8. **Überschlagen vom Schwingel herab**: Anfang wie zur vorigen Übung; aber ohne dich seitwärts zu drehen setze, indem der der vordere Fuß niedertritt, die gehobenen Hände neben einander auf das KopfEnde, über welches der Kopf nicht hinausgehen darf, und überschlag so in den Stand vor dem Pferde. (Abb. 106. a. b.)

9. **Todtensprung von der Seite**: a. mit gebogenen Armen. Zur Vorübung mach das Hüpfen; wenn die Arme aber eben in den eigentlichen Stütz übergehen wollen, senke den Kopf auf die Brust und hebe den Rücken bis über die wagerechte Lage, laß aber die Beine senkrecht und gestreckt herabhangen. Geht diese Bewegung sicher, dann versuche den Leib noch mehr zu heben und die Beine in die senkrechte Lage zu schwingen. Beim vollendeten Überschlage und Niedersprunge müßen alle Gelenke nachgeben und das bis dahin hohl gehaltene Kreuz wieder gestreckt werden. Ein etwas stärkeres Nachgeben der Arme erleichtert die Bewegung sehr. Das augenblickliche Armstehen soll wo möglich senkrecht über dem Sattel geschehen, wobei das starke Vorschieben des Kopfes, um einem Niederfallen auf denselben vorzubeugen, vermieden werden muß. Erst wenn die Vorübung von der Stelle geht, mache man ihn mit einem kurzen Anlaufe. Hauptfehler sind das zu frühe Heben der Füße und des Kopfes

und das Einziehen des Kreuzes vor der senkrechten Lage (Abb. 103.). Die Hülfe wird am besten von Zweien gegeben, und zwar an den Oberarmen, so daß die untere Hand von vorn, die obere von hinten faßt; doch muß man auch bereit sein, dem Seitwärtsfallen zu begegnen und das Niederfallen noch vor dem Schwingel zu verhindern, welches eintritt, wenn die Hände zu kurz d. h. vor der Mitte der Pauschen greifen, das Kreuz zu früh hohl gemacht wird und der Schwung zum Überschlagen zu schwach ist. (Abb. 105.)

10. **Todtensprung** von der Seite: b. mit gestreckten Armen: ganz nach der vorigen Übung, nur mit dem Unterschiede, daß jetzt beim Überschlagen die Arme vollkommen gestreckt sein müßen. (Abb. 104.)

11. **Überschlagen** nach dem Hocken in den Stand (auf dem Pferde): ist der Üb. 8. ähnlich, doch aber dadurch von ihr verschieden, daß die Füße geschloßen sind, und eben deshalb schwieriger. Läßt sich nur ausführen, wenn das Gesäß sehr stark gehoben wird. Das Vorschieben des Kopfes ist sehr zu vermeiden.

12. **Überschlagen** von hinten in den Sitz. Die Bewegung ist ganz wie beim Todtensprunge von der Seite, der Schwung muß aber bei weitem kräftiger sein und die Hände stoßen stärker ab, weil der Überschlagsraum für den Körper hier bedeutend näher ist als bei jenem. Auf beiden Seiten Aufsicht und Hülfe an den Armen.

13. **Todtenriesensprung**: Anfang wie zur vorigen Übung, der Schwung muß aber noch stärker sein und das Aufsetzen der Hände im Sattel Statt haben. Die ersten Versuche mache man über einen niedrigen und kurzen Schwingel oder langen Bock. Zur Hülfe stehen Zwei zu beiden Seiten des Halses vom Pferde, achten genau auf das Aufsetzen der Hände (auf Sattel oder Hals), ergreifen des Überschlagenen Oberarme und schreiten mit seinem Schwunge nach dem Kopf-Ende des Pferdes vor, um Jenem im Nothfalle durch einen kräftigen Ruck über das Ende des Halses zu verhelfen.

Schwebestücke.

Das sind solche, bei denen das Gleichgewicht des auf den Händen ruhenden Leibes sehr leicht verloren geht, also nur schwer zu erhalten ist, und wobei auch die Füße nicht hangen, sondern bis zur wagerechten Lage und darüber erhoben werden.

Die ursprünglich so genannte Schwebe und alle aus ihr hervorgehenden Stücke (z. B. Bratenwender, Scheere ꝛc.) sind deswegen hier nicht aufgeführt, weil die Haltung des Gleichgewichtes bei ihnen nur unbedeutende Anstrengung erfordert.

Übersicht.

1. Wage auf bdn Hdn: a. auf jeder Pausche eine Hand u. aus dem Schluße.
2. = = = = b. auf jeder Pausche eine Hand u. mit Anlaufe von d. Seite.
3. = = = = c. auf jeder Pausche eine Hand u. mit Anlaufe von hinten.
4. = = = = d. auf jeder Pausche eine Hand u. mit Wendeschwung.
5. = = = = e. beide Hände auf Einer P.
6. = = = = f. = = = = = u. mit Anlaufe von hinten.
7. = = Einer Hand.
8. Drehling.
9. Wagewechsel.
10. Querwage von der Seite: a. auf den Ellenbogen.
11. = = = = b. frei.
12. = = hinten: a. auf den Ellenbogen.
13. = = = b. frei.
14. Nadelwage.
15. Bärensprungswage.
16. Handstehen a. mit gebogenen Armen.
17. = b. = gestreckten =
18. Kopfstehen.

Beschreibung.

1. **Wage auf beiden Händen, längs dem Pferde: a. auf jeder Pausche eine Hand und aus dem Schluße:** schließ auf dem Kreuze etwas hoch, setze die rechte (linke) Hand auf die Mitte der Hinterpausche und suche den Ellenbogen unter die Mitte des Leibes zu bringen; hebe dann, während die linke (rechte) Hand auf der Vorderpausche das Gleichgewicht hält, beide geschloßene Beine und senke den Oberleib, bis du dich in wagerechter Lage, wobei jedoch Kopf und Füße etwas höher als der Rücken liegen können, befindest. (Abb. 108.)

2. **Wage auf beiden Händen längs dem Pferde: b. auf jeder Pausche eine Hand und mit Anlaufe von der Seite:** ganz die vorige Übung, nur sucht man nach einem kräftigen Vorsprunge mit Wendeschwung gleich den Körper auf den Arm und in die wagerechte Lage zu bringen.

3. **Wage auf beiden Händen, längs dem Pferde: c. auf jeder Pausche eine Hand und mit Anlaufe von hinten:** nach

kräftigem Vorsprunge ergreif sogleich beide Pauschen und mach die Wage wie bei Üb. 1.

4. **Wage auf beiden Händen, längs dem Pferde: d. auf jeder Pausche eine Hand, mit Anlauf von hinten und mit Wendeschwunge:** setze entweder auf Kreuz oder Hinterpausche oder auf beide Pauschen auf und geh mit Wendeschwung in die Wage wie bei Üb. 2., wodurch die Stellung umgekehrt wird.

5. **Wage auf beiden Händen, längs dem Pferde: e. beide Hände auf Einer Pausche von der Seite:** Anfang zu Üb. 1., doch werden beide Hände, die Daumen nach vorn, neben einander auf die Hinterpausche gesetzt und man sucht nun die Ellenbogen unter den Leib zu bringen und auf ihnen die Wage auszuführen. (Abb. 110.)

6. **Wage auf beiden Händen, längs dem Pferde: f. beide Hände auf Einer Pausche und mit Anlauf von hinten:** beide Hände ergreifen sogleich die Hinterpausche, sonst wie Üb. 5.

7. **Wage auf Einer Hand:** Anfang wie zu Üb. 1., doch sucht man durch allmäliges Lüften und Vorstrecken der linken Hand die Wage auf Einer Hand allein zu machen.

8. **Drehling:** aus der Wage auf beiden Händen bei vorgesetzter Linken (Rechten) (Üb. 1.), suche dich mit dem Oberleibe rechts (links), also mit den Füßen links (rechts) bis beinahe zum rechten Winkel mit der Richtung des Pferdes und zurück in die alte Lage zu drehen; gewöhnlich aber wird der Drehling in Verbindung mit Wende, Kehre rc. ausgeführt, wo er dann aber zu den Geschwüngen (S. 236) gehört.

9. **Wagewechsel:** aus der Wage auf dem rechten Ellenbogen (Üb. 1.) wirf dich mit Drehlingsbewegung (8.) rasch in die Wage auf dem linken Ellenbogen u. s. f. Anfangs ist das Grätschen und Senken der Beine erlaubt.

10. **Querwage von der Seite: a. auf den Ellenbogen:** spring auf, ähnlich wie zur Hocke, aber mit gestreckten Beinen und, wenn der Oberleib vorn über geht, bring beide Ellenbogen unter den Leib und hebe die Füße in die Wage. Manchem wird das Unterbringen der Ellenbogen nur dann möglich, wenn er die Daumen an die Zeigefinger anschließt. Leichter ist die Querwage auf Einem Ellenbogen.

11. **Querwage von der Seite: b. frei:** wie die vorige Übung, aber ohne den Leib durch die Ellenbogen zu stützen, was natürlich weit mehr Kraft erfordert.

12. **Querwage von hinten: a. auf den Ellenbogen:** Aufsprung wie bei Üb. 3., aber mit beiden Händen auf beiden Pauschen und Ausführung wie bei Üb. 10.; es gelingt jedoch erst nach vielen Versuchen diese Querwage ohne Berührung des Sattels zu machen.

13. **Querwage von hinten: b. frei:** nach Üb. 12. u. 11.

14. **Nadelwage:** Aufsprung wie zur Nadel (Üb. 158. Seitenspr. S. 200); das rechte Bein geht wie dort um den rechten Arm und legt sich mit dem Kniegelenke gegen das Handgelenk oder den Unterarm, das linke Bein wird wagerecht ausgestreckt.

15. **Bärensprungwage:** von hinten anlaufend und vorspringend ergreif beide Pauschen (die vordere aber auch mit dem Daumen der linken Hand nach vorn), setze an wie zum Bärensprunge, halt dich aber, nachdem der Überschlag halb vollendet ist, in der wagerechten Lage und komm wieder zurück überschlagend in den Sitz. Nur durch kräftiges Festhalten der Pauschen und sicheres Gegenstemmen der linken Schulter wird die Bewegung möglich.

16. **Handstehen: a. mit gebogenen Armen:** anlaufend oder durch bloßen Vorsprung suche in die Stellung zum Todtensprunge mit gebogenen Armen zu kommen und dich eine Zeit lang in dieser Stellung (vor dem Überschlagen) zu erhalten. Das starke Heben des Kopfes und Einziehen des Kreuzes ist nothwendig, indem es die Haltung des Gleichgewichtes sehr erleichtert.

17. **Handstehen: b. mit gestreckten Armen:** anfangs beinahe wie die vorige Übung, jedoch mit allmäliger Streckung der gebogenen Arme, welche später schon beim Aufsetzen nur wenig gekrümmt sein dürfen und sich mit dem Aufschwunge der Füße vollkommen strecken. (Vgl. Abb. 104.)

18. **Kopfstehen:** die Hände greifen die Pauschen etwas vor der Mitte derselben, der Kopf wird während der Bewegung wie zu Üb. 16. auf den Sattel gesetzt, so daß Kopf und Hände ein stützendes Dreieck bilden. Eigentlich kein reines Schwebestück, aber beste Vorübung zu Üb. 16. u. 17., noch mehr zum Todtensprunge.

Freisprünge.

Hieher gehören alle Sprünge, die durch den Abstoß eines oder beider Beine ohne Hülfe der Hände, auf oder über das Pferd oder von demselben herab gemacht werden. Nur beim ganzen Diebsprunge ist das Aufsetzen der Hände, jedoch nur zur Vollendung des Sprunges, nothwendig.

Übersicht.

1. **Halber Diebsprung.**
2. **Ganzer** "
3. **Freisprung durch den Sattel.**
4. " **von hinten in den Sitz im Sattel.**

5. Freiriesensprung.
6. Kniesprung: a. in den Stand auf der Erde.
7. = b. = = = = den Sattel.
8. = c. = = Stütz.
9. = mit Einem Beine: a. Hangbein vorn.
10. = = = = b. = hinten.

11. Drehsprung	aus dem Stande auf dem Pferde.
12. Abhüpfen	
13. Abhocken	
14. Vorwärts Abgrätschen	
15. Rückwärts =	

Beschreibung.

1. **Halber Diebsprung** (Abb. 100.): mach einen kurzen Anlauf, stoß mit dem linken Beine ab und wirf das rechte durch den Sattel, setze aber die Hände erst kurz vor dem Niederfallen in den Seitschluß auf beide Pauschen. — Absitzen mit der halben Hocke oder dem 2ten Absitzen.

2. **Ganzer Diebsprung**: spring auf wie bei der vorigen Übung, vereinige aber den linken Fuß mit dem rechten, wirf beide Beine hoch, indem der Oberleib sich zurücklegt, ergreif mit beiden Händen die Pauschen (Abb. 101.) und gieb einen kräftigen Abstoß, so daß der Niedersprung weit hinter dem Pferde geschieht. Nur wenn der Schwinger den Muth gewinnt, diese der beim Freispringen ganz entgegengesetzte Stellung anzunehmen, kann der Sprung recht gelingen. Das Sprungbrett muß dabei wenigstens 3 Fuß vom Schwingel abstehen, wird aber allmälig immer weiter abgerückt. Wir sahen Geübte den Diebsprung bei einer Schwingelhöhe von 54 Zoll und bei 8 Fuß Abstand des Brettes ausführen.

Zur Aufsicht und Hülfe muß wenigstens Einer an der Niedersprungseite und ein Anderer an der Absprungseite stehen; letzterer kann Anfängern eine bedeutende Hülfe an der Gesäßseite des Abstoßbeines geben, auf welcher er also immer stehen muß, während der Andere auf der entgegengesetzten Seite.

3. **Freisprung durch den Sattel**: ganz nach den Regeln des gewöhnlichen Freisprunges, also ohne Berührung mit den Händen.

4. **Freisprung von hinten in den Sitz im Sattel**: lauf an, stoß mit Einem Fuße ab, grätsch und fall, ohne mit den Händen anzurühren, in den Sitz im Sattel, wobei der Oberleib etwas zurückgeneigt sein muß. Der gleichzeitige Abstoß mit beiden Beinen verlangt frischen Entschluß, aber macht den Sprung unschön.

5. **Freiriesensprung**: wie die vorige Übung, aber mit so gestei-

gertem Schwunge, daß derselbe über den ganzen Schwingel fortführt, welcher zuerst niedrig gestellt und kurz sein muß.

6. **Kniesprung**: a. in den Stand auf der Erde: Aufsprung wie zum Hocken (s. Seitenspr. Üb. 139. S. 197), doch mit gestreckten Fußspitzen, bring die Schienbeine auf den Sattel (ohne das Pferd mit dem Riste zu berühren), laß die Hände los und schnelle dich durch Streckung der Knie- und Hüftgelenke, so wie durch starkes Vorlegen des Oberleibes auf- und vorwärts ab in den Stand. Der Sprung ist leicht, und gehört nur einiger Muth dazu. Anfängern hilft man, indem man ihnen eine oder beide Hände giebt; später hält man nur den rechten oder linken Arm quer vor. (Abb. 64.)

7. **Kniesprung**: b. in den Stand auf dem Sattel. } Verfahr
8. " c. " " Sitz. } ganz wie bei der vorigen Übung; statt aber niederzuspringen setze dich in den Sattel nieder (wobei die Hände aber durch Vorgreifen den starken Aufstoß brechen müßen) oder geh in den Stand über. Daß hiebei der Oberleib nicht vorgelegt werden darf wie bei Üb. 6. und das Abschnellen weit kräftiger sein muß, leuchtet ein. Hülfe vorn und hinten.

9. **Kniesprung** mit Einem Beine: a. Hangbein vorn. }
10. " " " " b. " hinten. }
Die Bewegung ist ganz wie beim Kniesprunge mit beiden Beinen, nur daß der Oberleib mehr nach der Seite geneigt werden muß, um den Schwerpunkt zu finden. Schwerer wird der Sprung mit dem Hangbeine nach hinten, weil man leicht mit demselben anstößt.

11. **Drehsprung** aus dem Stande auf dem Pferde: nachdem du durch den Katzensprung (s. Hinterspr. Üb. 32.) auf dem Satter angekommen bist, hüpf gerade auf, dreh dich grätschend in der Luft um und fall so in den Schluß.

12. **Abhüpfen** aus dem Stande auf dem Pferde: Anfang wie zur vorigen Übung, doch komm mit möglichst gestreckten Knieen auf den Sattel, beug diese aber sogleich wieder und hüpf über den Kopf des Pferdes ab, wobei die Kniee schnell wieder gestreckt werden müßen.

13. **Abhocken** aus dem Stande auf dem Pferde: ganz wie die vorige Übung, die Kniee werden aber beim Abspringen so hoch als möglich nach der Brust angezogen.

14. **Vorwärts Abgrätschen** aus dem Stande auf dem Pferde: }
15. **Rückwärts** " aus dem Stande auf dem Pferde: }
Bei Üb. 14. verfahr ganz wie bei Üb. 12., nur verbinde mit dem Hüpfen das Grätschen; bei Üb. 15. muß der fertige Schwinger mit dem Leibe höchstens bis zur senkrech-

ten Linie über der Hinterpausche kommen, wodurch das Abgrätschen (ohne hoch zu springen!) um so leichter und schneller geschieht.

Bei Üb. 12—15. muß man sich hüten, die Stellung zu nahe an den Pauschen zu nehmen, weil sonst ein Hangenbleiben an denselben leicht möglich ist. Abhocken und Abgrätschen müßen übrigens sogleich nach dem Auffsprunge aufs Pferd gemacht werden.

II. Geschwünge.

Geschwünge sind, im Gegensatze zu den einfachen Sprüngen (S. 168), solche, die aus zweien oder mehreren verschiedenartigen Bewegungen zusammengesetzt sind oder bei denen, wenn auch nur eine einfache Bewegung wiederholt wird, doch eine Rückkehr im Kreiße statt findet. Es leuchtet ein, daß man eine große Menge solcher Zusammensetzungen bilden kann. Die hier folgende Auswahl ist nach der bei den einfachen Sprüngen befolgten Ordnung aufgestellt und gewähren alle eine anmuthige runde und ununterbrochene Bewegung, die bei keinem Geschwünge fehlen darf.

1. Seitensprünge.

Übersicht.

1.	Kreiß mit Reitsitz.	
2.	= vorwärts aus dem Reitsitze.	
3.	= rückwärts = = =	
4.	= mit Seitsitz	aus dem Stütze; aus dem Stande.
5.	= von außen nach innen	
6.	= = innen = außen	
7.	= mit Umdrehen	
8.	Kreißwechsel	
9.	Zweites Auffsitzen u. mit halber Hocke zurück (Halbkreiß).	
10.	Kehrauffsitzen = = = = = =	
11.	= auf den Hals, Scheere vorw. und Rad mit Kehre od. alle Übungen, die aus dem dritten Vorschweben zu machen sind.	
12.	= auf den Hals und Scheere vorwärts, dasselbe auf Kreuz und Rad mit Kehre 2c.	
13.	= und Spreize rückwärts.	
14.	= in die Schwebe und Scheere vorwärts.	
15.	= = = = = = rückwärts.	
16.	= = = = = Affensprung.	

17. Vorschweben zum 3ten Aufsitzen.
18. = = = = mit Wendeaufsitzen in den Sattel (Rad mit Wendeschwung (s. Hintersp.)
19. = = = = mit Kehraufsitzen in den Sattel.
20. = = = = mit Kehraufsitzen auf den Hals.
21. = = = = mit Kehraufsitzen rückw. in den Sattel.
22. = = = = mit Kehraufsitzen auf den Hals.
23. = = = = und Wippe auf beiden Pn. hinter den Armen.
24. = = = = u. Wippe auf Einer P.
25. = = = = mit Wende.
26. = = = = = = und Umdrehen.
27. = = = = mit Wende in den Quersitz auf Einem Schenkel.
28. = = = = mit Wendeschwung u. rückw. Abschieben.
29. = = = = mit Kehre.
30. = = = = = = und Umdrehen.
31. = = = = mit Kehre in den Stütz rücklings.
32. = = = = mit Kehre rückwärts.
33. = = = = = = und Jungfernsprung.
34. = = = = mit Kehre und Zurückhocken.
35. = = = = mit Doppelkehre.
36. = = = = mit Drehwendeaufsitzen.
37. = = = = mit Drehkehraufsitzen.
38. = = = = mit Kehrwende.
39. = = = = mit Drehwende.
40. = = = mit Wendekehre.

41\. Vorschweben zum 3ten Auffitzen mit Drehkehre.
42\. = = = = = Zwittersprung.
43\. = = = = = = in den Stütz rückl.
44\. = = = = mit Wendeaffenspr. und Abfroschen.
45\. = = = = mit Affenwende.
46\. = = = = = Kehraffenspr. u. Abgrätschen vorw.
47\. = = = = mit Affenkehre.
48\. = = = = = Hocke halb.
49\. = = = = = = in den Stand auf dem Pferde.
50\. = = = = mit Hocke in den Sitz oder Stütz.
51\. = = = = mit Hocke ganz.
52\. = = = = mit Hocke und Umdrehen.
53\. = = = = mit Hocke (Rad mit Hocke) u. Rückw.-überschlagen.
54\. = = = = mit Radel.
55\. = = = = mit Wolfsprung.
56\. = = = = mit Wage.
57\. = = = = und Kreiß mit demselben Beine.
58\. = = = = und Kreiß mit demselben Beine 2 — 3 mal (Hexenspr. vorw.).
59\. = = = = und Kreiß mit dem entgegengesetzten Beine.
60\. = = = = und Kreißwechsel.
61\. = = = = = Kreiß mit entgegengesetztem Beine in rückgängiger Bewegung.
62\. = = = = mit Kehraufsitzen u. Hexenspr. rückw.
63\. = auf Einer Pausche mit Wendeaufsitzen (Rad auf 1 Pausche mit Wendeaufsitzen).
64\. = = = = = Kehraufsitzen.

65. Vorschweben auf Einer Pausche mit Kehraufsitzen rückw. in den Sattel.
66. = = = = mit Wende.
67. = = = = = Kehre.
68. = = = = = Wendeaffensprung.
69. = = = = mit Affenwende.
70. = = = = = Wippe.
71. = = = = rechts und Scheere.
72. = = beiden Pauschen u. Kehre od. Wende, Hocke, Wolfsprung, Todtensprung.
73. Scheere rückw. und vorw. aus dem Sitze u. Abschwingen.
74. Wendeschwung und Nadel.
75. = = Spreize vorwärts.
76. Wende und Spreizaufsitzen in den Sattel.
77. = = Wendeaufsitzen.
78. Doppelwende.
79. Wende und Kehraufsitzen.
80. = = Kehre.
81. = = Hocke.
82. = = Wolfsprung.
83. = = Todtensprung.

(halbe Finten)

84. Wendeschwung aus dem Quersitze auf 1 Schenkel mit Spreizaufsitzen auf den Hals.
85. = = = auf 1 Schenkel mit Wendeaufsitzen auf den Hals.
86. = = = = auf 1 Schenkel mit Kehraufsitzen in den Sattel.
87. = = = = auf 1 Schenkel mit Kehraufsitzen rückw. in d. Sattel.

(ganze Finten)

88. = = = = auf 1 Schenkel mit Wende.
89. = = = = auf 1 Schenkel mit Kehre.
90. = = = = auf 1 Schenkel mit Wendeaffensprung.

91. Wendeschwung aus dem Quersitz auf 1 Schenkel mit Affenwende.
92. = = = = = auf 1 Schenkel mit Hocke.
93. = = = = = auf 1 Schenkel mit Wolfsprung.
94. = = = = = auf 1 Schenkel mit Wage.

(ganze Finten)

95. Kehre und Wendeaufsitzen.
96. = = Wende.
97. = = Kehraufsitzen.
98. Doppelkehre.
99. = mit Affensprung.
100. Kehre in den Stütz rücklings u. Kehre zurück.
101. = = = = = = Hocke =
102. = = = = = = Rückwärtsüberschlagen.
103. = und Wendeaffensprung und Abfroschen.
104. Zwittersprung und Spille um das Pferd und Kehre.
105. Hocke halb mit 2tem Absitzen
106. = = = Kehrabsitzen

(Halbkreiß).

107. = in den Stütz rückl. und Spreizaufsitzen auf den H.
108. = = = = = = = in den S.
109. = = = = = = = rückwärts.
110. = = = = = = Wende.
111. = = = = = = Kehre.
112. = = = = = = Rückwärtsüberschlagen.
113. = aus dem Sitze rückl. und Wende.
114. = = = = = = Kehre.
115. = = = = = = Todtensprung, Wolfsprung, Hocke, Grätsche, Wage ꝛc.
116. Grätsche in den Stütz rückl. u. Kehre.
117. = = = = = = Hocke.
118. = = = = = = Rückwärtsüberschlagen.
119. Drehling mit Wendeaufsitzen.
120. = = Kehraufsitzen.
121. = = Wende.
122. = = Kehre.
123. = = Hocke.
124. = = Wolfsprung.
125. = = Überschlagen.

126. Anfang zum Uhrwerke, halbe Hocke rückw. und Rückwärtsabwippen.
127. = = = halbe Hocke rückw. und Wage.
128. = = = = = = in den Quersitz auf Einem Schenkel u. mit Spille hinten abspringen.
129. = = = und Grätschhocke rückw.
130. = = = Hocke rückw. und Querwage auf Einem Arme.
131. = = = und Wolfsprung rückw.
132. Uhrwerk mit Kehre.
133. = = Doppelkehre, Wende, Wolfsprung 2c.

Beschreibung.

1. **Kreiß mit Reitsitz**: mach das zweite Aufsitzen (Üb. 6. S. 177), aber in den Sitz, schwing das rechte Bein rasch unter der linken Hand durch, ergreif mit dieser die Vorderpausche wieder, wende dich rasch in den Stütz vorlings und wiederhol diesen Kreiß 3—4 mal. Geht die Bewegung mit jedem Beine geläufig, so mache man sie immer wechselweise rechts und links.

2. **Kreiß vorwärts aus dem Reitsitze**: Sitz, Stellung der Hände und Arme und Schwung der Beine, wie zur Scheere rückwärts aus dem Sitze (S. 188); sobald sich aber die Beine hinten geschloßen haben, schwing sie links vorwärts und mach mit dem rechten Beine das Kehraufsitzen. Erst rechts mehrmals, dann links ebenso; später immer rechts und links wechselnd.

3. **Kreiß rückwärts aus dem Reitsitze**: schwing im Sitze bleibend beide Beine nach hinten und wieder vorwärts und dann erst das rechte Bein unter beiden Händen und dem linken Beine durch über die Hinterpausche fort bis in den Sitz. Das Übrige nach Üb. 2.

Bei Üb. 2. und 3. ist die schnelle Fortsetzung der Kreißbewegung die Hauptsache, wobei man nur bei jedesmaliger Beendigung des Kreißes einen Augenblick in den Sitz kommt. Je weniger dieß geschieht, desto schwieriger, aber auch desto schöner ist die Übung.

4. **Kreiß mit Seitsitz**: geh in den Reitsitz wie bei Üb. 1., laß dann das linke Bein unter der linken Hand, welche sogleich wieder ihren Platz einnimmt, fortgehen und dreh dich in den Seitsitz; von hier aus geht das rechte Bein unter der rechten Hand über die Hinterpausche fort und das linke Bein folgt ihm schnell, doch erst wenn jenes seine Bewegung vollendet hat, und der Schwinger dreht sich in

den Stütz vorlings. Übung erst rechts, dann links und später abwechselnd wie bei Üb. 1.

Die Übung 1. und 4., bei denen die Drehung immer auf dem Gesäße erfolgt und daher die Arme, außer im Stütze, stets etwas gebogen sein müßen, dienen sehr zur Geschmeidigkeit der Seiten- und Hüftgelenke und müßen deshalb fleißig getrieben werden.

5. **Kreiß von außen nach innen:** mach das zweite Auf- und das Kehrabsitzen in einem Zuge, ohne mit dem Beine anzurühren; zuerst aus dem Stütze, dann von der Erde.

6. **Kreiß von innen nach außen:** das Umgekehrte der vorigen Übung.

7. **Kreiß mit Umdrehen:** mach den Kreiß von außen nach innen, den Niedersprung aber durch Umdrehen mit dem Rücken gegen das Pferd.

8. **Kreißwechsel:** eine Verbindung der Übungen 5. und 6., und zwar so, daß man die eine Art erst rechts und links und dann eben so die andere macht, oder daß man beide Arten gleich hinter einander mit dem rechten und dann mit dem linken Beine ausführt. Am besten mit jedesmaligem Niedersprunge.

9. **Zweites Aufsitzen und mit halber Hocke zurück (Halbkreiß):** mach das zweite Aufsitzen, ohne aber in den Schluß zu gehen; nimm das rechte Bein mit halber Hocke wieder zurück und komm so vor dem Pferde zur Erde.

10. **Kehraufsitzen und mit halber Hocke zurück (Halbkreiß):** die vorige Übung, mit dem Unterschiede, daß man mit Kehraufsitzen anfängt.

11. **Kehraufsitzen auf den Hals, Scheere vorwärts und Rad mit Kehre und Pauschengriff (s. Übers. 18. 19.) oder allen Übungen, die aus dem dritten Vorschweben zu machen sind.**

12. **Kehraufsitzen auf den Hals und Scheere vorwärts, dasselbe von da auf's Kreuz und Rad mit Kehre (s. Übers. 18. 19.) oder allen Übungen, die aus dem dritten Vorschweben zu machen sind.**

13. **Kehraufsitzen und Spreize rückwärts.** Mach das Kehraufsitzen in die Schwebe, suche den Schwung des rechten Beines gleich fortzusetzen und komm, nachdem dasselbe unter der rechten Hand durchgegangen ist, neben dem Pferde zur Erde. Gesicht nach vorn und die rechte Hand wieder auf Vorderpausche.

14. **Kehraufsitzen in die Schwebe und Scheere vorw.** }
15. **= = = = = = rückw.** }

Bei Üb. 14. läßt man erst die Beine zurück gehen und macht dann beim Vorschwunge die Scheere; bei Üb. 15. hingegen sucht man den

Schwung gleich fortzusetzen und so die Scheere nach Üb. 68. 69. zu machen.

16. **Kehraufsitzen in die Schwebe und Affensprung**: Anfang wie zur Üb. 15.; statt aber die Scheere zu machen, läßt die rechte Hand den Leib durch und man macht so den Affensprung auf das Kreuz.

17—56. **Vorschweben zum dritten Aufsitzen mit seinen Zusammenstellungen.** Alle Übungen sind aus den Namen verständlich. Der Schwung führt, wenn das rechte Bein vorschwebt, vom Kreuze nach dem Halse hin.

57. **Vorschweben zum dritten Aufsitzen und Kreiß mit demselben Beine**: mach rechts das Vorschweben und nach dem Zurückschweben den Kreiß mit dem rechten Beine d. h. von innen nach außen.

58. **Vorschweben zum dritten Aufsitzen und Kreiß mit demselben Beine zwei bis drei mal (Hexensprung vorwärts)**: aus dem Vorschweben mach den Kreiß mit demselben Beine im Schwebestütze wenigstens zweimal hintereinander, so rasch als möglich.

59. **Vorschweben zum dritten Aufsitzen und Kreiß mit dem entgegengesetzten Beine**: nach dem Vorschweben rechts mach den Kreiß mit dem linken Beine d. h. von außen nach innen.

60. **Vorschweben zum dritten Aufsitzen und Kreißwechsel**: an das Vorschweben hängt man Üb. 8. an und zwar so, daß anfangs nur mit demselben Kreiße (von innen nach außen oder von außen nach innen) gewechselt wird; später aber mit beiden Arten, so daß entweder die eine Art voran geht oder von einem Beine gleich beide Kreiße hinter einander gemacht werden.

61. **Vorschweben zum dritten Aufsitzen und Kreiß mit dem entgegengesetzten Beine in rückgängiger Bewegung**: nachdem beide Beine sich nach dem Vorschweben, recht weit vom Pferde gehoben, vereinigt haben, laß das linke Bein schnell unter dem rechten fort über beide Pauschen gehen und komm so in den Stand neben dem Pferde nieder oder bleib im Stütze.

62. **Vorschweben zum Kehraufsitzen und Hexensprung rückwärts**: nach dem Vorschweben macht man mit dem rechten Beine über den Hals zurückgehend den Kreiß nach hinten zweimal hinter einander, wobei man ebenfalls in dem Schwebestütze bleibt, mit dem Gesichte nach vorn gerichtet.

63—70. **Vorschweben auf Einer Pausche mit seinen Zusammenstellungen**, die aus ihren Namen verständlich sind; nur ist zu bemerken, daß die Übungen mit Wendebewegung leichter werden, wenn man beim Vorschweben rechts die linke Hand über die rechte im

Zwiegriffe stellt, obgleich dann das Vorschweben wieder schwerer wird. Bei den Übungen mit Kehrbewegung gewöhnlicher Zwiegriff.

71. **Vorschweben auf Einer Pausche rechts und Scheere nach hinten links:** während das rechte Bein über Kreuz zurückschwebt, geht das linke Bein über dem rechten fort und man kommt so in den Sitz auf dem Kreuze, das Gesicht vom Sattel abgewendet.

72. **Vorschweben auf beiden Pauschen hintereinander und Kehre:** mach das Vorschweben auf der Hinterpausche, nachdem beim Aufsprunge die linke Hand auf dieser, die rechte auf dem Kreuze gestanden. Während des Vorschwebens greift die rechte Hand auch auf die Hinterpausche und nach dem Zurückschweben wird der Niedersprung gemacht und zugleich die linke Hand auf die Vorderpausche gesetzt; beim neuen Aufsprunge geht die rechte Hand zum Vorschweben auf die Vorderpausche rc., dann erfolgt abermals der Niedersprung und das Vorsetzen der linken Hand auf den Hals; eine Kehre rechts (oder Hocke, Wende, Wolfsprung, Todtensprung) endet das Ganze.

73. **Scheere rück- und vorwärts aus dem Sitze und Abschwingen.** Es kommt nur darauf an, beide Übungen so schnell als möglich zu verbinden; die Hände müßen also sehr schnell die Pauschen wieder ergreifen.

74. **Wendeschwung in den Quersitz auf Einem Schenkel und Nadel:** mach die Wende in jenen und hänge sogleich die Nadel rechts an. Bei sicherer Ausführung kann man auch vorher links vorschweben.

75. **Wendeschwung und Spreize vorwärts:** setze an wie zum Wendeaufsitzen; anstatt dich aber aufs Kreuz zu setzen, laß, während der Körper nach vorn schwingt, das rechte Bein unter der gelüfteten schnell wieder hingreifenden rechten Hand durch, spreiz mit demselben über die Vorderpausche mit Loslaßung der linken Hand fort und komm so in den Querstand neben dem Pferde, während die rechte Hand auf die Vorderpausche vorgreift.

76. **Wende und Spreizaufsitzen in den Sattel.**
77. „ „ **Wendeaufsitzen.**
78. **Doppelwende.**

Die Bewegung der Hände ist genau wie bei der Wende in den Stütz (Üb. 83. S. 191); doch müßen die Aufsitzen oder die Wende, ohne in jenen zu kommen, gemacht werden. Wegen des sicheren Pauschengriffes am Ende des Sprunges setzt man die Hände zuerst am besten auf Kreuz (die rechte) und Hinterpausche (die linke); da aber bei der Doppelwende eine starke Verdrehung der linken Hand eintreten würde, so ist es am besten diese nur flach aufzusetzen, damit sie dem Schwunge des Leibes folgen kann.

79. **Wende und Kehraufsitzen.**
80. „ „ **Kehre.**

Nach rechts die Wende und, indem die linke Hand

in unveränderter Stellung bleibt, vor dieser das Kehraufsitzen auf den Hals oder die Kehre über denselben fort. Etwas leichter wird die Bewegung, wenn man anfangs mit den Händen Hinterpausche und Kreuz ergreift und die Wende über dieses fort macht, wobei das Aufsetzen im Sattel erfolgt.

81. **Wende und Hocke.**
82. " " **Wolfsprung.**
83. " " **Todtensprung.**

} Anfang wie zu Üb. 76. und Ende nach den benannten Sprüngen aus dem Stütze.

84—94. **Wendeschwung in den Quersitz auf Einem Schenkel mit seinen Zusammenstellungen** (Finte mit Kehre ꝛc.). Die Übungen selbst sind aus ihren Namen verständlich und kommt es besonders darauf an, den ersten Rückschwung der Beine zu dem verlangten Sprunge zu benützen, der auch in der Regel der kräftigste ist.

95. **Kehre und Wendeaufsitzen.**
96. " " **Wende.**

} Mach die Kehre rechts über den Hals und, indem das Gesicht nach vorn gewendet bleibt, laß die Füße nach hinten schwingen und mach, ohne aber in den Stütz zu kommen, das Wendeaufsitzen und Wende wie aus dem Stütze rücklings (Üb. 32. 87.).

97. **Kehre und Kehraufsitzen.**
98. **Doppelkehre.**
99. " **mit Affensprung.**

} Mach die Kehre rechts, wende aber nach dem Niedersetzen der linken Hand Brust und Füße nach dem Kreuze des Pferdes und mach das Kehraufsitzen in den Sattel oder die Kehre über die Hinterpausche fort, oder hänge an letztere noch einen Affensprung.

Man vermeide bei diesen Sprüngen das hohe Aufschwingen der Füße, bleibe mit dem Gesäße über dem Sattel und suche den Schwerpunkt rasch von einer Pausche auf die andere zu schieben.

100. **Kehre in den Stütz rücklings und Kehre zurück.**
101. " " " " " " **Hocke** "
102. " " " " " " **Rückwärtsabburzeln.**

Diese Geschwünge bedürfen ebenfalls keiner Erklärung und muß nur bemerkt werden, daß das Verweilen im Stütze so kurz als möglich sei.

103. **Kehre und Wendeaffensprung und Abfroschen:** Anfang wie zu Üb. 95., statt des Aufsitzens aber mach den Affensprung und dann das Abfroschen nach Üb. 36. Hintersp.

104. **Zwittersprung und Spille um das Pferd und Kehre:** mach rechts den Zwittersprung über das Kreuz, wende dich aber in den Seitsitz auf dem linken Schenkel und laß, während die rechte Hand auf die Hinterpausche neben die linke, Daumen nach dem Kreuze, ge-

setzt wird, das rechte Bein aufsitzen oder vielmehr rechts vorschweben; setze auch die rechte Hand sogleich auf die Vorderpausche und mach ungesäumt das zweite Absitzen rechts, so ist das Geschwünge halb gemacht. Ganz wird es ausgeführt, wenn man nach dem Absitzen nicht niederspringt, sondern im Stütze bleibt, den Zwitterschwung über Hals macht, Alles an der linken Seite des Pferdes wie vorher an der rechten wiederholt und an das zweite Absitzen in den Stütz die Kehre rechts anhängt. Gut ausgeführt muß das Ganze ohne Unterbrechung der Bewegung, also in Einem Zuge gemacht werden. Auch mit drittem Vorschweben kann man die Übung anfangen.

105. Hocke halb und zweites Aufsitzen } Halbkreis } Aus den
106. " " " Kehrabsitzen } } einfachen
Seitensprüngen verständlich.

107. Hocke in den Stütz rückl. u. Spreizaufsitzen auf Hals. }
108. " " " " " " " in den Sattel. }
109. " " " " " " " rückw. }

Hiebei ist nur zu bemerken, daß wenn man auf den Hals aufsitzt, links gedreht wird und das rechte Bein bei Loslaßen der rechten Hand aufsitzt. Sitzt man in den Sattel auf, so laßen die Hände beinahe zu gleicher Zeit los. Das Spreizaufsitzen rückwärts wird ähnlich dem Wendeaufsitzen aus dem Stütze rücklings gemacht.

110 — 125. Alle diese Geschwünge sind aus ihrer Benennung verständlich.

126. **Anfang zum Uhrwerke, halbe Hocke rückwärts und Rückwärtsabwippen**: mach den Zwitterschwung über Kreuz, so daß das linke Bein unter der rechten Hand durchgeht, greif mit der rechten Hand schnell wieder zwischen den Oberschenkeln auf die Pausche und halt dich in der Schwebe über derselben. Aus dieser Stellung wird nun das linke Bein in Hockbewegung durch den Sattel gebracht und rückwärts abgewippt. (Abb. 73. a.)

127. **Anfang zum Uhrwerke, halbe Hocke rückwärts und Wage**: Anfang wie zur vorigen Übung; nachdem aber das Bein zurückgehockt hat, geht man in die Wage längs dem Pferde auf den rechten Ellenbogen über und schiebt sich dann rückwärts ab.

128. **Anfang zum Uhrwerke, halbe Hocke rückwärts, Vorschweben und mit Spille hinten abspringen**: mach den Anfang zum Uhrwerke, aber über den Hals, hocke rechts zurück, schwebe mit dem linken Beine vor und geh mit Spillbewegung bis zum Niedersprunge hinter dem Pferde.

129. Anfang zum **Uhrwerke** und **Grätschhocke rückwärts**.
130. = = = = = = = **Querwage auf 1 Arm**.

Fang an wie bei Üb. 126.; anstatt aber nur das linke Bein durch den Sattel zurück zu nehmen, laß auch das rechte gleichzeitig über Kreuz gehen und spring ab oder geh um Üb. 130. zu machen, in die Querwage (S. 229) über.

131. Anfang zum **Uhrwerke** und **Wolfsprung rückwärts**: unterscheidet sich von der vorigen Übung nur dadurch, daß das rechte Bein über das Kreuz fortspreizt.

132. **Uhrwerk mit Kehre**: Anfang wie zu Üb. 126., das linke Bein setzt aber die Bewegung fort, geht unter der linken Hand durch, legt sich auf der linken Seite in der Gegend der Hinterpausche an, während das rechte Bein vorschwebt und das Rad mit Kehre oder einer anderen aus dem dritten Vorschweben sich ergebenden Übung vollführt wird.

133. **Uhrwerk mit Doppelkehre**: statt der einfachen Kehre endet das Geschwünge mit Doppelkehre auf der linken Seite des Pferdes.

2. Hintersprünge.

1. Wippe auf HP., Scheere rückw. u. Vorwärtsabgrätschen über das Schwanzende.
2. = = VP. = = in den Stand auf dem Pferde u. Vorwärtsabgrätschen über das Schwanzende.
3. = = HP. od. VP., Wage u. Abschieben über das Schwanzende.
4. = = = , Wage, Scheere rückw. u. Abgrätschen.
5. = = = od. VP. in den Stand auf dem Pferde und Abfroschen über das KopfEnde.
6. = = = mit Überschlagen in den Sitz und Abgrätschen.
7. = = = Überschlagen mit Scheerdrehung in den Sitz und Rückwärtsabgrätschen über das KopfEnde.

Bei diesen beiden Übungen 6. und 7. muß die Vorderpausche abgenommen werden.

8. Wippe auf HP. mit Kopfstehen und Abstoßen (aus den Armen).
9. = = = = = = Hockwippen in den S. und Abfroschen.
10. = = beiden Pauschen und Bärensprung.

11. Wippe auf HP. und alle Übungen, die aus dem Vorschweben auf 1 P. bei den Seitenspr. zu machen sind. Die Hände stehen im Zwiegriffe.
12. „ auf beiden Pauschen u. allen Übungen, die aus dem 3ten Vorschweben der Seitenspr. zu machen sind.
13. Katzensprung mit Abwippen.
    Entweder mit feststehenden Händen oder schöner mit Loslaßen derselben und Aufrichten, wobei dann die Hände zwischen den Beinen durch nach der Hinter- oder Vorderpausche greifen können.
14. Katzensprung, Drehsprung, Scheere u. Abwippen.
15. Hocke und Scheeraufsitzen.
16. Längensprung vorw. auf den Hals, Scheere vorw. und Rückwärtsabschwingen.
17. „ rückw. in den Sattel, Scheere rückw. u. Rad.
18. Kopfstehen, Scheeraufsitzen u. Vorwärtsabgrätschen.
19. „ , Wage und Abschieben.
20. Halbe Spreize und Aufsitzen.
21. Wendeschwung in die Schwebe hinter den Armen, Scheere rückw. in den Sattel und Abwippen.
22. „ in die Schwebe hinter den Armen und alle Übungen, die aus dem Vorschweben zum 3ten Aufsitzen bei den Seitensprüngen zu machen sind.
23. Wendeschwung in die Schwebe zwischen den Armen und Kehrabsitzen oder Scheere vorwärts (oder rückw.).
24. Wendeschwung und Kreiß von außen nach innen.
25. Kehrschwung und Kreiß von innen nach außen.
26. „ „ „ „ „ „ „ in den Stütz u. Kehraufsitzen rückw.
27. „ „ „ „ innen nach außen in den Stütz und Kehre rückw.
28. Kehre und Kehraufsitzen.
29. „ „ Kehre (Doppelkehre).
30. „ „ Spreizaufsitzen mit dem linken Beine.
31. „ in den Stütz vorlings und Hocke vorwärts.
32. „ „ „ „ „ „ Rad mit Kehre.
33. Überschlagen mit Scheerdrehung in den Sitz.
34. Kopfstehen mit Überschlagen und Scheerdrehung in den Sitz.
35. Spillbewegung und alle Übungen, die aus dem dritten Vorschweben bei den Seitensprüngen zu machen sind.

Unterscheidet sich von Üb. 22. nur dadurch, daß hier das Schwungbein gleich spreizend vorangeht.

Hieran reihen sich Doppelsprünge und Dreisprünge.

Doppelsprünge.

1. **Beide Schwinger machen dieselbe Übung, einer auf Kreuz, der andere auf Hals, von der Seite anlaufend.**

1. Spreizaufsitzen als 1stes Aufsitzen.
2. 〃 〃 2tes 〃
3. Wendeaufsitzen.
4. Kehraufsitzen.
5. 〃 rückwärts.
6. 〃 Scheere vorwärts und Rückwärtsabschwingen.
7. Zwitteraufsitzen.
8. Spreizaufsitzen mit beiden Händen auf Einer Pausche.
9. Kehraufsitzen 〃 〃 〃 〃 〃 〃
10. Wendeaufsitzen aus dem Stütze rücklings.
11. Kehraufsitzen 〃 〃 〃 〃
12. Vorschweben zum Kehraufsitzen rückwärts.
13. 〃 aus dem Stütze rücklings.
14. Wende.
15. 〃 in den Quersitz auf Einem Schenkel und aus demselben zurück.
16. Zwittersprung in den Stütz rücklings und Zurückhocken oder Kehre.
17. Kehre.
18. 〃 in den Stütz rücklings und Kehre oder Hocke zurück, oder Spreizaufsitzen vorw. oder rückw. und Rückwärtsabschwingen oder Vorwärtsabgrätschen.
19. 〃 aus dem Stütze rücklings.
20. Wendeaffensprung und Rückärtsabgrätschen, oder Einer Abgrätschen, der Andere Abfroschen, oder einer über den anderen Bockspringen, der andere Abfroschen.
21. Affenwende.
22. Kehraffensprung und Vorwärtsabgrätschen.
23. Affenkehre.
24. Halbe Hocke und Zurück- oder mit dem anderen Beine Nachhocken.

25. Hocke in den Stand auf dem Pferde und Abhüpfen oder Drehsprung, Scheere vorwärts aus dem Sitze und Abgrätschen.
26. " in den Stütz rücklings und Hocke oder Kehre zurück oder Spreizaufsitzen rückwärts oder vorwärts und Rückwärtsabschwingen.
27. " in den Stütz rücklings und Rückwärtsüberschlagen oder Kehraufsitzen u. Vorwärtsabgrätschen.
28. " ganz hinüber.
29. Gaffel und Vorwärtsabhocken.
30. Wolfsprung.
31. Kniesprung; auch in den Stand auf dem Pferde.
32. " mit Einem Beine.
33. Halber Diebsprung und Durchhocken mit dem anderen Beine.
34. Ganzer Diebsprung.
35. Todtensprung.
36. Halbkreiß mit halber Hocke und 2tem Absitzen
37. " " " " " Kehrabsitzen
38. " " 2tem Aufsitzen und Abhocken
39. " " Kehraufsitzen " "

(36.–39.: nach Schwanz- u. Kopf-Ende).

2. **Beide Schwinger machen verschiedene Übungen, von der Seite anlaufend.**

1. A. Wendeaufsitzen, B. Kehraufsitzen.
2. A. " u. Rückwärtsabwippen, B. Kehraufsitzen und Vorwärtsabgrätschen oder Scheere vorwärts und Rückwärtsabschwingen.
3. A. Kehraufsitzen, B. Wendeaffensprung und über A. Bocksprung oder B. Rückwärtsabgrätschen und A. Vorwärtsabgrätschen.
4. A. Kehraufsitzen vorw., B. Kehraufsitzen rückwärts und Beide Absitzen oder Abgrätschen oder Scheere vorw. und Abschwingen.
5. A. Kehre, B. Wende.
6. A. " B. Hocke.
7. A. " B. Wolfsprung.
8. A. " in den Stütz rücklings, B. Hocke in den Stütz rücklings und Beide zurück mit Kehre oder Hocke oder Aufsitzen.
9. A. Kehre, B. Todtensprung.
10. A. Hocke in den Stand auf dem Pferde, B. Kniesprung.

11. A. Hocke in den Stand auf dem Pferde, B. Affensprung und Beide Abhüpfen oder B. Abfroschen.
12. A. " in den Stand auf dem Pferde, B. Schneidersprung, A. Drehsprung in den Sitz und Rückwärtsabgrätschen.
13. A. Halbe Hocke, B. Halber Diebsprung u. Beide Nachhocken mit dem anderen Beine.
14. A. " " , B. Zwitteraufsitzen und Beide Drehen und Abgrätschen.
15. A. Hocke, B. Wolfsprung.
16. A. " , B. Diebsprung } A. Wolfsprung,
17. A. " , B. Todtensprung. } B. dasselbe.
18. A. " mit Rückwärtsüberschlagen, B. Todtenspr.
19. A. Diebsprung, B. Todtensprung.

3. Beide Schwinger verschiedene Übungen: A. von der Seite anlaufend, B. von hinten.

1. A. Spreizaufsitzen, Wendeaufsitzen oder Kehraufsitzen (auf Hals) und Abgrätschen, B. Wippe mit feststehenden oder springenden Händen auf Kreuz od. Hinterpausche.
2. A. Kehraufsitzen vorw. oder rückw. (auf Hals) und Abgrätschen, B. Katzensprung und Rückwärtsabgrätschen oder Abwippen.
3. A. Kehraufsitzen (in den Sattel), B. Katzensprung und Wippe oder Abwippen von den Schultern des A.
4. A. Kehraufsitzen über beide Pauschen fort und B. Bocksprung über A. in den Sattel; A. Abwippen, B. Bärensprung.
5. A. Kehraufsitzen (im Sattel), B. Katzensprung auf das Kreuz und von den Schultern des A. Abschieben und B. Absitzen.
6. A. Kehraufsitzen (auf Hals), B. Sprung rückw. (auf Kreuz) und Beide Abgrätschen.
7. A. Wendeschwung (auf Hals) mit Rückwärtsabschieben, B. Wippe (auf Kreuz).
8. A. Kehre, Wende, Hocke oder Wolfsprung (über Hals), B. Wippe auf Hinterpausche oder Katzensprung und Abgrätschen oder Abfroschen (vorwärts) oder halbe Hocke oder ganze Hocke mit Wendeschwung.
9. A. Kehre oder Wendeaffensprung (über Hals), B. Katzensprung und Abfroschen.

4. **Beide Springer denselben Sprung, vom KopfEnde und vom SchwanzEnde anlaufend.**

1. Wippe auf Kreuz und Hals, auch mit Umdrehen.
2. " " " " " Scheere rückwärts und Vorwärtsabgrätschen.
3. Katzensprung auf Kreuz und Hals und Abgrätschen von Hinter- u. Vorderpausche.
4. " Drehsprung, Scheere vorwärts und Abgrätschen.
5. Halbe Hocke aus Wendeschwung.
6. Hocke aus Wendeschwung.
7. " in den Stand und Rückwärtsabgrätschen.
8. " " " in den Stütz rückl. u. Hocke, Kehre, Aufsitzen od. Rückwärtsüberschlagen zurück.
9. Sprung rückw. auf Kreuz und Hals und Abgrätschen.

5. **Beide Schwinger verschiedene Übungen: A. vom Kopf-, B. vom SchwanzEnde anlaufend.**

1. A. Wippe, B. Katzensprung u. Abgrätschen od. Abwippen.
2. A. Affensprung, B. Katzensprung und Bocksprung über A. und dieser Vorwärtsabgrätschen.
3. A. Katzensprung, Drehsprung, Scheere vorw. und Abgrätschen, B. Schneidersprung, Drehen in den Schluß, Scheere und Abgrätschen.
4. A. Hocke in den Stand, B. Katzensprung und Beide Rückwärtsabhüpfen.

Dreisprünge.

(Sprünge von Dreien zugleich.)

1. Alle Schwinger von der Seite anlaufend.

1. A. und B. Spreizaufsitzen auf Kreuz u. Hals, C. Hocke in den Stand auf d. Sattel, A. u. B. Absitzen, C. Abhüpfen.
2. A. B. C. Hocke über Kreuz, Sattel und Hals.
3. A. u. B. " " " und Hals, C. Hocke in den Stütz und Rückwärtsüberschlagen.
4. A. u. B. " " " und Hals, C. Diebsprung durch den Sattel.
5. A. u. B. " " " und Hals, C. Todtensprung über den Sattel.

6. A. u. B. Kehraufsitzen auf Kreuz und Hals, C. Hocke durch den Sattel.
7. A. u. B. Kehre über Kreuz u. Hals, C. Hocke durch den Sattel.
8. A. u. B. = = = = = C. = = = = und Rückwärtsüberschlagen.
9. A. u. B. Kehre über Kreuz u. Hals, C. Diebsprung durch den Sattel.
10. A. u. B. Kehre über Kreuz und Hals, C. Todtensprung über den Sattel.
11. Wende über Kreuz und Hals von A. u. B., u. C. Todtensprung, oder Hocke durch d. Sattel u. Rückwärtsüberschlagen.
12. A. u. B. Kehre über Hals u. Kreuz, und C. Diebsprung über den Sattel.
13. A. u. B. Diebsprung über Kreuz und Hals, C. Hocke und Rückwärtsüberschlagen oder Diebsprung oder Freisprung durch den Sattel.
14. A. n. B. Todtensprung über Kreuz u. Hals, u. C. Hocke oder Diebsprung oder Freisprung durch den Sattel.

2. Zwei Schwinger laufen von hinten und vorn an, Einer von der Seite.

1. A. u. B. Katzensprung auf Kreuz und Hals und Rückwärtsabgrätschen, und C. Hocke, Freisprung oder Todtensprung durch den Sattel.

3. Alle Drei von hinten.

1. A. Katzensprung auf Hals, B. Katzensprung in Sattel, C. Katzensprung auf Kreuz (rasch hintereinander); A. u. C. froschen ab und B. Drehsprung, Scheere rückwärts und Abwippen u. s. w.

Eine Menge Schwingübungen laßen sich auch am Recke und am Barren ausführen. Das Reckschwingen ist dem Pferdeschwingen am ähnlichsten, wegen der schmalen Unterlage aber ein treffliches Mittel an sich halten zu lernen. Kehr- und Wendeauf- und Absitzen, Kehren und Wenden, Hocksprünge, Grätsche, Scheere, Überschlagen, Wolfsprünge, Wagen 2c. sind hier möglich. Das Barrenschwingen von der Außenseite des Barren (hinein und hinüber) ist beengter, der Körper auch gehemmter wegen des vielfach ungleichen Aufsetzens. Beide Schwingarten werden an Ort und Stelle (bei den Barren- und Reckübungen) abgehandelt werden.

VI. Die Barrenübungen.

Der Barren (S. 44), nächst dem Reck eine der einfachsten Vorrichtungen, ist durch die Mannigfaltigkeit seiner auch dem männlichen Alter noch gerechten Übungen, durch den Reichthum an Biegungen und Schmiegungen, Windungen und Wendungen des Leibes, einer der größten Schätze des Turnplatzes geworden: in ihm liegt eine Welt der Vorübung für unendlich viele Vorkommnisse der Schöpfung, eine Vorschule des wirklichen und werklichen Lebens. Nirgends wird der Leib, besonders der Oberleib, so nach allen Richtungen durchgearbeitet; nirgends so vorzüglich Arme und Kreuz gekräftigt und geschmeidigt: keine Übung wirkt zugleich so kräftig und wohlthätig auf die Stärkung der Brustmuskeln und die Erweiterung des Brustkastens.

Diese Kräftigung läßt sich aber nur sehr allmälig erzielen und wer sie übereilen wollte, würde leicht das Gegentheil bewirken. Schwächung der Bänder und Hervortreten einzelner Rippen wie der Schulterblätter würden die Folgen sein, wenn die Barrenübungen von Kindern und Schwachen ohne die richtige Vorbereitung (namentlich in den allgemeinen Vorübungen), außer der gehörigen Stufenfolge und Aufsicht getrieben würden. Wer sich im Stütze nicht ohne Schwanken und Zittern der Arme, mit frei aus den Schultern gehobenem Kopfe halten kann, der ist entweder noch gar nicht reif zu den Barrenübungen oder er muß doch nur mit Hüpfen, den leichtesten Sitzwechseln und einigen Hangübungen innerhalb des Barrens, wo der Stütz nur als Durchgangspunkt dient, beschäftigt werden.

Wer diese Regel beobachtet, kann schon zarte Kinder am Barren beschäftigen, wenn dieser niedrig und eng genug ist, d. h. etwa die Brusthöhe und im Lichten die Weite von der Schulterbreite der Übenden hat (s. S. 44). Kindern und Schwachen muß man aber nicht bloß die später genauer beschriebenen Hülfen geben, sondern sie mitunter, indem man sie an beiden Oberarmen ergreift oder sie auch wohl am Leibe selbst unterstützt, durch Anlegung der Hände von den entgegensetzten Seiten beinahe tragen.

Alle **Barrenübungen** laßen sich unter folgende drei Hauptabtheilungen bringen.

A. **Stütz- und Stemmübungen.** Bei diesen kommt es besonders auf eine kräftige Stützung der Arme an, durch welche der ganze Leib ohne Beihülfe des Schwunges nicht nur getragen, sondern auch in verschiedenen Richtungen gehoben wird. Diese Übungen werden ausgeführt:

a. im reinen Stütze, in welchem der Leib auf den gestreckten oder gebogenen Armen (Streckstütz und Knickstütz) oder auf den Unterarmen allein (Unterarmstütz) ruht:

b. im gemischten Stütze (Liegestütz), bei welchem die Unterstützung durch Arme und Beine bewirkt wird.

B. **Schwungübungen**, wobei die stützenden Arme nur Mittel zum Zwecke, der geregelte Schwung hingegen und die künstliche Bewegung des Leibes Hauptsache sind.

C. **Hangübungen**, welche im Hange an Händen, Armen und Beinen, theils ohne, theils mit Schwung ausgeführt werden.

Es sind jedoch nur hier die Hangübungen aufgeführt; welche ohne daß man sich zu großen Zwang anthut, an einem schulter- oder mundhohen Barren ausgeführt werden können. Eine andere Reihe von Übungen, die manches Neue geben, zu denen aber ein sogenannter Hangelbarren gehört, der über reichhoch und 10—14 Fuß lang sein muß, ist hier, theils um die Masse der Übungen nicht zu sehr zu steigern, theils weil viele derselben auch an der, in ihren Leiterbäumen freilich dickeren, Hangelleiter ausgeführt werden können, ganz weggelaßen.

D. Außer diesen eigentlichen Barrenübungen laßen sich noch von der Langseite des Barrens her eine Anzahl Schwingübungen vornehmen, wobei derselbe mehr als Schwingel behandelt wird (daher Barrenschwingen), die aber eigentlich zu den unter B. aufgeführten Schwungübungen gehören.

A. Stütz- und Stemmübungen.

Übersicht.

a. Im reinen Stütze.

1. Stütz mit gestreckten Armen (Streckstütz).
2. " " gebogenen " (Knickstütz).
3. " " aufgelegten Armen (Unterarmstütz):
   a. Unterarme mit den Holmen gleichlaufend.
   b. " " " " querlaufend.

4. Hüpfen in den Stütz.
5. = = = = fortgesetzt.
6. Vor= und Rückschultern.
7. Beinübungen im Stütze.
8. Heben der gestreckten Beine.
9. Rumpfübungen im Stütze:
   a. Rumpfheben.
   b. Rumpfdrehen.
10. Schwebe mit 1 Beine über dem gleichnamigen Holme } nach vorn.
11. = = = = = = entgegengesetzten = } nach vorn.
12. = grätschend über beiden Holmen } nach vorn.
13. = beide Beine geschloßen über 1 Holme } nach vorn.
14. = grätschend über Einem Holme } nach hinten.
15. = = = beiden Holmen } nach hinten.
16. = nach außen.
17. Bratenwender.
18. Wage (hohe) aus dem Stütze.
19. = (niedrige) aus dem Knickstütze.
20. = aus dem Stütze mit beiden untergesetzten Ellenbogen.
21. = = = = einem = = (als Querwage und längs dem Barren).
22. Niederlaßen und Erheben.
23. = bis zum Barrenanmunden vor der Hand.
24. = = = = hinter = =
25. = = = Daumenanmunden.
26. = in den Unterarmstütz und Aufkippen: wechselarmig.
27. = = = = = Aufkippen: gleicharmig.
28. Ellenbogenwippen.
29. Stützkehre wechselhandig.
30. = gleichhandig.
31. Knickstützkehre wechselhandig.
32. = gleichhandig.
33. Stützkehre aus dem Seitstütze auf 1 Holme wechselhandig.
34. = = = = = = = gleichhandig.
35. Kehre aus dem Heben.
36. Wende = = =
37. Überheben vorw. mit nachgebenden Armen.
38. = = = gestreckten =
39. = = aus der Grätschschwebe nach hinten über beide Holme mit nachgebenden Armen.

40\. Überheben vorw. aus der Grätschschwebe nach hinten über beide Holme mit gestreckten Armen.

41\. = = aus dem Knickstütze.

42\. = = mit Durchgang durch die Wage aus dem Stütze.

43\. = = aus dem Unterarmstütze.

44\. = rückw. durch Fallen aus dem Streckstütze in den Hang.

45\. = = = = = = Unterarmstütze in den Hang.

46\. = = = = = = Knickstütze in den Hang.

47\. Genickstehen, Kopf außerhalb des Barrens.

48\. = = innerhalb = =

49\. Armstehen.

50\. Schulterstehen.

51\. Kopfstehen.

52\. Handstehen: a. mit gebogenen Armen.

53\. = : b. = gestreckten =

54\. Handschnellen: a. wechselhandig.

55\. = : b. gleichhandig.

56\. Handeln im Stütze: a. wechselhandig

57\. = = = : b. gleichhandig

58\. = = Knickstütze: a. wechselhandig

59\. = = = : b. gleichhandig

} vor- und rückwärts.

60\. = = Knickstütze mit Armschwung (Riesengriff).

61\. = = Stütze u. Knickstütze abwechselnd a. wechselhandig

62\. = = = = Knickstütze abwechselnd b. gleichhandig

} vor- u. rückw.

63\. = = Unterarmstütze wechselhandig vor- u. rückw.

64\. = = = durch Aufkippen: a. wechselhandig

65\. = = = durch Aufkippen: b. gleichhandig

66\. = mit nach vorn rechtwinklig gehobenen Beinen: a. wechselhandig

67\. = = = = rechtwinklig gehobenen Beinen: b. gleichhandig

68\. = in der Grätschschwebe nach vorn: a. wechselhandig

69\. = = = = nach vorn: b. gleichhandig

} vor- und rückwärts.

70. Handeln in der Grätschschwebe nach hinten über beide Holme: a. wechselhandig
71. = = = Grätschschwebe nach hinten über beide Holme: b. gleichhandig
(vor- und rückwärts.)

72. Hockhandeln im Stütze: a. wechselhandig
73. = = = : b. gleichhandig
74. = = Knickstütze: a. wechselhandig
75. = = = : b. gleichhandig
76. Handeln mit Handschnellen: a. wechselhandig
77. = = = : b. gleichhandig
(vor- und rückwärts.)

78. Walzhandeln.
79. Armgehen.
80. Handgehen mit gebogenen Armen.
81. = = gestreckten =

b. Im gemischten Stütze (Liegestütz).

82. Liegestütz mit gestreckten Armen.
83. = = gebogenen =
84. = = aufgelegten =
85. Niederlaßen in den Knickstütz und Erheben.
86. = zum Barrenanmunden: vor der Hand.
87. = = = hinter = =
88. = = Daumenanmunden.
89. = in den Unterarmstütz und Aufkippen: a. wechselhandig.
90. = = = = = Aufkippen: b. gleichhandig.
91. Liegestütz mit Handheben: a. wechselhandig.
92. = = = : b. gleichhandig.

93. Handeln im Liegestütze mit gestreckt. Armen: wechselh.
94. = = = = = = : gleichh.
95. = = = = gebogenen = : wechselh.
96. = = = = = = : gleichh.
97. = = = u. Knickstütz abwechselnd: wechselh.
98. = = = = = = : gleichh.
99. = = = mit aufgelegt. Unterarmen: wechselh.
100. = = = = = = u. Aufkippen: wechselh.
101. = = = = = = u. Aufkippen: gleichh.
102. = = = = Handschnellen: wechselhandig
103. = = = = = : gleichhandig
(vorwärts und rückwärts.)

Beschreibung.

a. Im reinen Stütze.

1. **Stütz** mit gestreckten Armen (Streckstütz, vorzugsweise nur Stütz genannt): Hände auf den Holmen, Daumen nach innen, die vier Finger nach außen gekehrt (Aufgriff, Querstütz); der Kopf frei und hoch aus den Schultern gehoben, das Kreuz eingezogen, wodurch die geschloßenen Füße etwas nach hinten steigen; Fußspitzen gestreckt (Abb. 112.).

2. **Stütz** mit gebogenen Armen (Knickstütz): bei gewöhnlicher Haltung der Hände werden die Ellenbogen bis zum spitzen Winkel gebogen; die übrige Haltung wie bei Üb. 1. (Abb. 113.)

3. **Stütz** mit aufgelegten Unterarmen (Armstütz, Unterarmstütz): bei diesem faßen entweder die Hände die Holme und die Unterarme liegen ihrer ganzen Länge nach auf denselben, mit den Ellenbogen etwas nach innen (wie bei Abb. 146.): dieß ist der gewöhnliche Armstütz; oder die Unterarme ruhen (quer) nur mit ihrer Mitte auf den Holmen, Ellenbogen nach außen, Hände nach innen gerichtet. Haltung des Oberleibes senkrecht.

4. **Hüpfen** in den Stütz: die Hände faßen die Enden der Holme Aufgriffs, mit gehobenen Ellenbogen; das Gesicht dem Barren zugewendet, Füße im Zehenstande (Abb. 111.). Aus dieser Stellung hüpf mit Hülfe der nach unten drückenden Hände in den Stütz (Üb. 1.), halt dich in demselben einige Zeit und laß dich wieder nieder.

5. **Hüpfen** in den Stütz, fortgesetzt: die vorige Übung einige Male hintereinander. Alles Vorschwingen der Beine dabei muß durch starkes Einziehen des Kreuzes vermieden werden. Der Niedersprung geschieht immer etwas hinter, nicht in dem Barren, der für Anfänger brust-, für Geübte scheitelhoch sein kann (Abb. 111.). Wie bei allem fortgesetzten Hüpfen muß der Niedersprung im Zehenstande geschehen und aus ihm augenblicklich wieder der Aufsprung gemacht werden.

6. **Vor- und Rückschultern**: im Stütz am Ende des Barren mach die genannte Ubung (Vorüb. 49. 50. auf S. 88), vermeid aber das Senken und Vorfallen des Kopfes, so wie das Heben der Schultern. Das Kreuz bleibt dabei immer möglichst eingezogen.

7. **Beinübungen** im Stütze. Diese sind besonders: Wechselschlag, Wechselschnellen, Doppelschlag, Doppelschnellen, Spreizen vorw.,

Spreizen rückwärts, Spreizen gegenseitig, Beinstoßen, Beinschnellen (S. 80. 81. u. 134. 135.).

8. Heben der gestreckten Beine (Abb. 118. u. 119.): im Stütze (ganz ruhig, ohne Ruck und Schwung oder Kniebeugen), wechsel- und gleichbeinig, vorwärts und rückwärts. Das letztere mit eingezogenem Kreuze (Abb. 121.) und gleichbeinig gehört streng genommen zur vorigen Übung, muß aber als nothwendige Vorbereitung zur Schwebe (Üb. 14.) besonders geübt werden.

9. **Rumpfübungen** im Stütze:

a. Rumpfheben: das Gesäß wird nach hinten wo möglich mit dem Rücken bis zur wagerechten Lage gehoben, während die Hüften sich biegen und die Beine etwas nach vorn gehen (Abb. 120.);

b. Rumpfdrehen: die Hüften werden nach rechts und links wenigstens bis in die Richtung der Holme gedreht, wobei es möglich ist, die Schultern fast ganz fest zu stellen. Bewegt man diese mit, so kann man sich beinahe ganz wenden.

10. **Schwebe** mit einem Beine über den gleichnamigen Holm nach vorn: setze das Heben mit einem Beine (Üb. 8.) so lange fort, bis dasselbe über dem gleichnamigen Holme frei schwebt.

11. **Schwebe** mit einem Beine über den entgegengesetzten Holm nach vorn: eine Erschwerung der vorigen Übung, indem hier noch die Drehung des Rumpfes hinzukommt und so das rechte Bein über den linken Holm schwebt.

12. **Schwebe** nach vorn, grätschend über beide Holme: mach das gleichbeinige Heben der Beine nach vorn so hoch, daß die Fersen höher liegen als die Holme sind, und öffne nun die Beine so breit als möglich (Abb. 122.).

13. **Schwebe** nach vorn, beide Beine geschloßen, über einen Holm: die vorige Übung mit geschloßenen Beinen nach rechts und links.

14. **Schwebe** grätschend über einen Holm nach hinten: mach das Rumpfheben (Üb. 9. a.) und bring das eine Bein über den Holm fort, so daß dasselbe nach außen, das andere nach innen herabhängt; der Schwerpunkt wird dabei mehr über den einen Holm geschoben. Je höher der Leib gehoben wird, desto beßer die Schwebe.

15. **Schwebe** grätschend über beide Holme nach hinten (Grätschschwebe nach hinten). Wie die vorige Übung, beide Beine aber fallen stark grätschend nach außen herab, haben also den Barren zwischen sich. Der Leib wird bis zur Wage gehoben (Abb. 123.).

16. **Schwebe** nach außen: geh wie bei Üb. 14. mit dem rechten Beine nach hinten über den Holm und um den rechten Arm herum, noch einmal über denselben wieder nach vorn und innen, so daß das

Gesicht sich der linken Hand zuwendet, und suche dich so mit dem Leibe über der rechten Hand schwebend zu erhalten, ohne den rechten Unterarm oder die Holme mit Leib und Beinen zu berühren (wie Abb. 124., aber höher).

Die einfache sich gleichbleibende Hülfe bei allen bis hieher aufgeführten Übungen (1—16) ist das ruhige Begleiten und Greifen des Oberarmes, je nach der Übung von hinten oder vorn, abwechselnd rechts oder links.

17. **Bratenwender**: mach die Schwebe nach hinten über einen Holm (Üb. 14.), setze aber die linke Hand auf demselben (rechten) Holme hinter die rechte, geh mit dem rechten Beine über den Holm nach innen in die Stellung der Schwebe nach außen (Üb. 16.), wende die rechte Hand in den Aufgriff, nimm das linke Bein rückwärts über den Holm und dreh die linke Hand, daß der Daumen nach innen kommt; setzt man die Bewegung nun fort, so greift, indem das rechte Bein wieder über den Holm nach außen zurück geht, die rechte Hand über die linke fort mit Aufgriff (Daumen nach innen), und so fort ein paarmal im Kreiße. Bei rechter Gewandtheit werden die Füße immer schwebend über den Holmen gehalten. Die Hülfe, anfangs am rechten (linken) Arme, muß hier bald ablaßen und kann nur hinter dem Kreuze wachen.

18. **Hohe Wage** aus dem Stütze und aus dem Heben rückwärts (Abb. 175.). In diese Wage kommt man, wenn man das Heben rückwärts (Üb. 8. Abb. 121.) so weit fortsetzt, daß die Fersen beinahe in gleiche Höhe mit den Schultern kommen, wobei aber der ganze Leib etwas über der Holmhöhe schwebt. Die Hülfe, an dem einen Oberarme (oder von Zweien gegeben, an beiden), hat zugleich das Überschlagen wie das rasche Rückfallen der Beine und Einknicken der Arme hiebei zu verhüten.

19. **Niedrige Wage** aus dem Knickstütze: Anfang wie bei der vorigen Übung; sobald sich aber die Füße den Holmen nähern, lüften sich die Hände nach hinten und der Leib ruht dann allein in der Gabel der Hände, d. h. auf Daumen und Zeigefinger, und senkt sich so tief, daß die Schultern zwischen den Holmen stehen (etwa wie bei Abb. 176.). Die Arme sind dabei nur wenig gekrümmt. Viele bewerkstelligen diese Übung auch mit Festhalten der Finger. — Hülfe unter dem Oberarme.

20. **Wage** aus dem Stütze mit beiden untergesetzten Ellenbogen: aus dem Stütze mach das Rumpfheben (Üb. 9.), so hoch daß es möglich wird, beide Ellenbogen unter den Leib zu bringen; und wenn dieß geschehen, geh durch Hebung der Beine und Senkung des Oberleibes, doch aber mit gehobenem Kopfe, in die wagerechte

Lage. — Hülfe an den Unter- und Oberarmen oder auch hinter den Armen unter den Oberschenkeln, und das Vorfallen des Oberleibes verhütend.

21. **Wage mit einem untergesetzten Ellenbogen** (als Querwage und längs dem Barren). Aus dem Stütze geh rechts rückwärts in den Quersitz auf dem linken Schenkel (Wendesitz), suche dann durch eine rasche Wendung den gekrümmten rechten Ellenbogen unter den Leib zu bringen und, indem die Füße sich heben, geht der Leib quer über den Barren oder längs desselben in die wagerechte Lage, zu deren Herstellung die auf ihrer Stelle bleibende linke Hand beiträgt (Abb. 174.).

Die Hülfe wird bei der Querwage innerhalb des Barren gegeben, indem eine Hand den das Gleichgewicht haltenden (linken) Unterarm, die andre den Leib oder die Brust des Turnenden unterstützt; längs dem Barren wird die Hülfe außerhalb des Barren gegeben: Haltung der Hände wie bei der vorigen Übung.

22. **Niederlaßen und Erheben** (Abb. 113.): besteht in einem Biegen und Strecken der Arme. Anfangs laße man die Arme kaum merklich biegen und gleich wieder strecken, dann allmälig immer tiefer. Da das Niederlaßen ein Hauptkennzeichen für die Stützkraft der Anfänger und deren Zunahme ist, so wird dasselbe nach den Winkeln, welche Ober- und Unterarme bilden, gemeßen und man sagt in der Turnsprache: er läßt sich ein achtel, ein viertel, ein halbes oder ein ganzes Mal nieder, je nachdem er den Arm sehr wenig biegt und anderthalb rechte, einen rechten oder spitzen Winkel durch die Biegung angiebt. Bevor der spitze Winkel erreicht ist, darf man nicht zur folgenden Übung zum Anmunden übergehen. Auf sehr Schwache muß man ein wachsames Auge haben, damit sie nicht durch plötzliches Einknicken sich wehe thun. Für Solche ist das Niederlaßen in der Strecklage (sieh dort) oder zu noch größerer Erleichterung mit den Füßen auf einer Erhöhung, 1—2 Fuß unter der Holmhöhe, eine nothwendige Vorübung und der Lehrer hat stets auf rechtzeitige Unterstützung des Oberarmes zu achten.

Die Hülfe (bei Abb. 113. gezeichnet) stützt den Oberarm mit der einen und faßt den Unterarm über der Handwurzel mit der anderen Hand.

23. **Niederlaßen** bis zum Barrenanmunden vor der Hand (Abb. 114.). Dieß geschieht aus dem ganzen Niederlaßen durch Berührung der Holme mit dem Munde. Es ist darauf zu halten, daß einmal rechts, einmal links, nicht zu weit vor der Hand angemundet werde oder dieß wohl gar durch Zurückwerfen der Beine, also mit Schwung ausgeführt wird. Statt des Anmundens kann man auch

ein Anschultern nach derselben Seite machen. Macht man das letztere mit der rechten Schulter nach der linken Seite, so hat es mehr Ähnlichkeit mit dem Daumenanmunden (s. Üb. 24.). — Hülfe wie bei der vorigen Übung.

24. **Niederlaßen zum Daumenanmunden.** Ganz wie das Barrenanmunden vor der Hand, aber bis zur Berührung des Daumen, wobei man, wenn es sehr schwer werden sollte, Anfängern denselben zu heben erlaubt.

25. **Niederlaßen zum Barrenanmunden hinter der Hand** (Abb. 115.). In den Kniestütz angekommen, wird der eine Ellenbogen in den Barren gesenkt und dann durch Drehung des Kopfes und Leibes hinter der Hand desselben angemundet.

26. **Niederlaßen in den Unterarmstütz und Aufkippen wechselarmig:** geh aus dem Streckstütze durch Senken der Arme nach einander in den Unterarmstütz (Üb. 3.); aus diesem hebe, den Kopf dabei links drehend, den rechten Ellenbogen so hoch, daß der Unterarm senkrecht steht, desgleichen den linken, worauf die vollkommene Streckung beider Arme erfolgt (Abb. 161.).

27. **Niederlaßen in den Unterarmstütz und Aufkippen gleicharmig:** aus dem Unterarmstütze nimm durch einen kurzen Ruck aus dem Kreuze mit Hebung des Gesäßes, Kopf und Schultern nach vorn, wobei die Beine sich etwas nach hinten bewegen, hebe zugleich beide Ellenbogen und strecke die Arme vollkommen aus. Beim Niederlaßen ist ein ähnliches Vorschieben des Kopfes nothwendig, um das starke Niederfallen zu vermeiden. Anfänger ziehen auch wohl die Unterarme beim Auflegen um eine Spanne rückwärts; Geübte dagegen heben das Gesäß gar nicht.

28. **Ellenbogenwippen:** ist das mehrmals fortgesetzte Niederlaßen und Erheben (Üb. 22.) mit beschleunigter Bewegung. Wo schon einige Übung im Niederlaßen vorhanden ist, ohne welche es gar nicht gemacht werden kann, wird dasselbe gewöhnlich bis zum rechten Winkel ausgeführt. Bis zum spitzen Winkel fortgesetzt ist es eine bedeutende Erschwerung.

29. **Stützkehre wechselhandig:** aus dem gewöhnlichen Stütze geh durch Abstoß einer Hand und Körperwendung in den Seitstütz auf einem Holme; hier angekommen setze sogleich die andere Hand auf den anderen Holm der stehenbleibenden gegenüber und wende auch den Leib, wodurch du wieder in den Stütz auf beiden Holmen kommst, und wiederhole nun dieselbe Übung einige Male.

30. **Stützkehre gleichhandig:** durch eine kurze Biegung und Streckung der Arme suche den Körper so hoch zu schnellen, daß es dir

möglich wird Kehrt zu machen und so in den umgekehrten Stütz zu kommen, wie bei Üb. 29. wechselhandig.

31. **Knickstützkehre** wechselhandig. } Ganz nach Üb. 29. u.
32. = gleichhandig. } 30., aber aus dem Knickstütze. Da der Entschluß die Hände zu gleicher Zeit loszulaßen immer schwer wird, so muß man die wechselhandige Stützkehre so schnell machen, daß die Hände fast zugleich loslaßen, wodurch dann die gleichhandige von selbst entsteht. Man muß bei den Stützkehren einen nur mäßig hohen Barren wählen, damit bei einem möglichen Fehlgriffe die Füße gleich den Boden finden.

33. **Stützkehre** aus dem Seitstütze auf einem Holme wechselhandig. Sie wird in ihrem Fortgange fast ganz wie Üb. 29. ausgeführt, nur fällt der Ruhepunkt hier in den Seitstütz, wodurch es nöthig wird, den Oberleib mehr vorzulegen.

34. **Stützkehre** aus dem Seitstütze auf einem Holme, gleichhandig: entsteht aus der vorigen Übung, wie Übung 30. aus Übung 29.

35. **Kehre** aus dem Heben: mach das Heben (Üb. 13.) mit geschloßenen Beinen nach vorn bis zur Schwebe über einem Holme (Üb. 13.); hier angekommen schieb durch einen starken Druck mit der entgegengesetzten Hand den Leib in dieser Kehrstellung (Abb. 133.) nach außen. Niedersprung auf der Erde im Querstande mit der abstoßenden linken (rechten) Hand auf der Stelle der loßlaßenden rechten (linken).

36. **Wende** aus dem Heben. Durch das Heben der gestreckten und geschloßenen Beine rückwärts (Üb. 8. Abb. 121.) suche die Füße bis über einen Holm zu bringen und mach dann in dieser Wendelage ganz wie bei der Kehre aus dem Heben den Niedersprung; doch kann diese Wende nie die Höhe der mit Schwung (Abb. 134.) erhalten.

37. **Überheben** vorwärts mit nachgebenden Armen. Unter Überheben verstehen wir das langsame Heben der Beine über die Kopfhöhe und das Senken derselben in entgegengesetzter Richtung, also ein Überschlagen (Kopfübern) ohne Schwung. — Im Stütze am Ende des Barren, Gesicht nach außen, mach das Rumpfheben (Üb. 9.), geh aber in den Knickstütz über, während sich die Kniee biegen (Abbild. 172.); wenn der Leib das Übergewicht bekommt, strecke die Kniee aus und bieg bei zurückgelegtem Kopfe das Kreuz so stark ein, daß du überschlagend den Niedersprung machst, wobei die Arme sich wieder strecken. Bei großer Übung wird es auch möglich die Kniee immer gestreckt zu laßen.

38. **Überheben vorwärts mit gestreckten Armen:** Anfang wie bei der vorigen Übung, die Arme biegen sich jedoch nicht, die

Schultern werden aber nach vorn gehoben, wodurch es möglich wird, das Gesäß höher als sie selbst zu bringen; durch Einziehen des Kreuzes geht jenes dann in die senkrechte Lage über, die Hüften strecken sich ebenfalls und der Niedersprung erfolgt nach der vorigen Übung (Abb. 173.).

39. **Überheben vorwärts aus der Grätschschwebe nach hinten über beide Holme mit nachgebenden Armen.** Mach zuerst die Grätschschwebe nach hinten (Üb. 15.) und aus dieser das Überheben (ganz nach Üb. 37.), doch mit geschloßenen Füßen.

40. **Überheben vorwärts aus der Grätschschwebe nach hinten über beide Holme mit gestreckten Armen.** Nach der vorigen Übung und Üb. 38.

41. **Überheben vorwärts aus dem Knickstütze.** Ganz wie Üb. 37., nur daß von vorn herein beide Arme gebogen sind und die Übung dadurch weit schwerer wird.

42. **Überheben vorwärts mit Durchgang durch die Wage aus dem Stütze:** mach die niedrige Wage (Üb. 19.), geh aus ihr in den Knickstütz und mach das Überheben ohne Biegung der Hüften.

43. **Überheben vorwärts aus dem Unterarmstütze.** Ganz wie Üb. 37., die Ellenbogen müßen aber so lange liegen bleiben, bis der Leib zum Überschlagen übergeht. Eine bedeutende Erschwerung dieser Übung ist es, wenn die Ellenbogen sich während des Hebens der Beine von den Holmen heben und strecken.

Bei allen Überheben (und Überschlagen) vorwärts muß das Vorschieben des Kopfes vermieden werden. Zur Hülfe legt man am besten, auf der rechten Seite des Turners stehend, die linke Hand mit Untergriff (Daumen nach außen und unten) an den Unterarm, die rechte Hand mit verkehrtem Untergriffe an den Oberarm, um bei Vollendung der Drehung dieser folgen zu können (Abb. 169. a. b.); doch kann man, wo die Drehung langsam von Statten geht, und beim Unterarmstütze, wo es nicht anders möglich ist, die linke Hand umgekehrt stellen.

44. **Überheben rückwärts durch Fallen aus dem Streckstütze in den Hang.** Hebe die Füße bei starker Biegung der Hüften vorwärts, senke den Oberleib zugleich nach hinten, laß dich, wenn dieser das Übergewicht nach hinten bekommt, in den Barren fallen und mach mit Durchgang durch den Schwebehang (also mit umgekehrter Handstellung) die ganze Drehung.

45.	**Überheben rückwärts durch Fallen aus dem Unterarmstütze in den Hang.**	Ganz nach Üb. 44., nur mit dem
46.	= **rückwärts durch Fallen aus dem Knickstütze in den Hang.**	

Unterschiede, daß man bei 45. aus dem Unterarmstütze und bei 46. aus dem Knickstütze das Heben macht.

Zur Hülfe bei Üb. 44—46. legt man die linke Hand auf die linke des Turners, um das Abgleiten beim Rückfallen zu verhindern, folgt aber der Hand, damit das Gelenk nicht verbogen wird; die rechte Hand greift dann unter dem Holme durch nach dem gesunkenen Oberarme und die linke unter die Brust; dieß geschieht, wenn man auf der linken Seite des Turners die Hülfe giebt.

47. **Genickstehen**, Kopf außerhalb des Barren: aus dem Stütze hebe beide Beine über einen Holm nach außen und wende dich in den Seitsitz bei Aufgriff beider Hände; lege dich nun rückwärts bei festhaltenden Händen mit dem Genicke auf den anderen Holm, senke den Kopf nach unten und hebe und strecke den ganzen Leib nach oben, so daß er senkrecht auf dem Genicke oder eigentlich auf den oberen Theilen beider Schulterblätter ruht (Abb. 166.); dabei gehen aber die Füße anfangs bei gebogenen Hüften voran. Gewöhnlich macht man als Schluß dieser Übung das Abburzeln (Abb. 165.; s. Schwungübungen).

Hülfe: an der linken Seite des Turners außerhalb des Barren stehend ergreif dessen linken Arm und lege deinen rechten auf seine Brust; welche Hülfe, indem die Hände der Bewegung folgen, auch beim Abburzeln angewendet wird. Sollte Anfängern der Übergang aus der Lage auf dem Barren zum Genickstehen schwer werden, so greift man, statt des linken Armes, unter Gesäß oder Rücken und hilft durch kräftigen Druck nach oben nach.

48. **Genickstehen**, Kopf innerhalb des Barren. Aus dem Seitstütze vorlings mit Untergriff an der äußeren Seite eines Holmes führe die Kniee auf denselben, senke den Oberleib und den Kopf innerhalb des Barren nach unten und drücke das Genick und die Schultern auf den andern Holm und richte dich auf, wie bei der vorigen Übung. Der beste Niedersprung geschieht mit Überschlagen oder Zurückschieben nach außen. Der innerhalb des Barren stehende Vorturner oder Lehrer legt die eine Hand unter den Oberarm, die andere gegen den Leib des Übenden.

49. **Armstehen**: im Barren stehend strecke die Arme nach hinten, lege die Unterarme von oben auf die Holme mit den Daumen nach außen und unten und hebe dich nun in die senkrechte Lage mit den Füßen nach oben, beinahe wie Abb. 167. Auch aus dem Unterarmstütze kann man die Übung mit Schwunge ausführen, wobei dann die Hände aber abgleiten und beim Aufschwunge der Beine nach hinten greifen müßen. Zur Hülfe an der rechten Seite des Turners stehend ergreif mit deiner linken Hand dessen Unterarm, um das Glei-

ten zu verhindern: die rechte erleichtert nfängern das Halten des Gleichgewichtes.

50. **Schulterstehen**: Hebe die Füße wie beim Überheben (Üb. 41.) oder noch leichter mit Schwung, und indem du die eine Schulter auf den Holm stützest, halt das Gleichgewicht mit nach oben gerichteten Füßen. Man kann auch im Schulterstande nach rechts uud links, von einem Holme auf den anderen gehend, wechseln.

51. **Kopfstehen.** Ganz wie die vorige Übung, nur daß man statt der Schulter den Kopf, d. h. mehr den oberen Theil der Stirn aufstellt.

52. **Handstehen**: a. mit gebogenen Armen. Statt wie beim Überheben aus dem Knickstütze (Üb. 41.) zu überschlagen, bleib auf den gebogenen Armen stehen, etwa wie bei Abb. 168., aber in mehr senkrechter Richtung. Hülfe wie bei Üb. 43.

53. **Handstehen**: b. mit gestreckten Armen. Aus dem Überheben mit gestreckten Armen oder, wenn dieß zu schwer werden sollte, durch Wippen rückwärts (s. Schwungübungen). Man kann auch die vorige Übung machen und aus dieser die Arme strecken. Ähnlich Abb. 104. Hülfe wie bei Üb. 43.

54. **Handschnellen**: a. wechselhandig. Im Stütze suche, indem du das Gewicht des Körpers etwas auf die andere Seite bringst, die eine Hand ein wenig vom Holme zu heben; allmälig geschieht dieß immer höher, so daß man die gleichliegende Brustseite, die entgegensetzte Schulter oder auch den Kopf mit der Hand berührt.

55. **Handschnellen**: b. gleichhandig (Handheben mit Abschnellen). Bieg die Arme und schnelle dich, ohne die Hüften zu biegen, durch rasches Strecken derselben vom Barren ab, wobei zugleich beide Arme vom Barren erhoben werden.

56. **Handeln im Stütze**: a. wechselhandig vor- und rückwärts. Im Stütze lüfte wie bei Übung 54. die eine Hand, aber nur sehr wenig und setze sie etwas vorwärts, dann mach dieselbe Bewegung mit der anderen, aber so daß sie der ersten etwas voransteht u. s. f. Die Griffe dürfen, besonders beim Rückwärtshandeln, im Anfange nur sehr klein sein, Kniee und Hüften nicht gebogen werden und der Leib darf nie seine senkrechte Stellung verlaßen. Beim Handeln rückwärts muß das Kreuz gut eingezogen werden.

Die Hülfe bei allen Handeln besteht im Nachgehen oder Unterlegen der Hand unter den Oberarm, um vornehmlich das schnelle Einknicken der Arme und Vor- oder Rückfallen des Oberleibes zu verhüten.

57. **Handeln im Stütze**: b. gleichhandig, vor- und rückwärts. Dieß wird vermittelst des gleichhandigen Handhebens (Üb. 55.)

ausgeführt, also nicht durch ein Zucken der Kniee und ein Beugen der Hüftgelenke, sondern einzig durch Armkraft, nicht durch Schwung.

58. **Handeln im Knickstütz:** a. wechselhandig } vor= und
59. = = = b. gleichhandig } rückwärts.

Ganz nach Üb. 56. u. 57., aber mit gebogenen Armen.

60. **Handeln** im Knickstütze mit Armschwung (Riesengriff). Aus dem Knickstütze, der gleich schräg oder überecks genommen werden kann, wird die rückstehende Hand losgelaßen; der sich herabsenkende Arm, gestreckt nach vorn aufgeschwungen, geht nach Ergreifen des Holmes wieder in den Knickstütz und nun wiederholt die andere Hand die Bewegung u. s. f.

61. **Handeln** im Stütze und Knickstütze abwechselnd: a. wechselhandig vor= und rückwärts. Aus dem Streckstütze greif mit der rechten Hand vorwärts in den Knickstütz, wobei die linke sich natürlich auch biegen muß; diese greift nun weiter ebenfalls im Knickstütze, bei den beiden folgenden Griffen strecken sich die Arme wieder aus und so abwechselnd. Man kann jedoch auch ebenso anfangend beim zweiten Griffe den schon gebogenen linken Arm und gleich darauf auch den rechten Arm ausstrecken und beim dritten Griffe mit dem letzteren in den Knickstütz gehen. Bei beiden Arten, aber besonders bei der letzteren ist es nothwendig, abwechselnd rechts und links anzufangen, damit beide Arme gleichmäßig angestrengt werden.

62. **Handeln** im Stütze und Knickstütze abwechselnd: b. gleichhandig, vor= und rückwärts. Ähnlich der vorigen Übung; dabei kann man entweder erst einen vollen Griff im Streckstütze thun, beim zweiten in den Knickstütz übergehen, in diesem weiter hüpfen, beim vierten wieder strecken u. s. f., oder man kann bei jedem Griffe mit Streck= und Knickstütze wechseln.

63. **Handeln** im Unterarmstütze wechselhandig vor= und rückwärts. Dieß ist mehr ein Fortgleiten auf den Unterarmen; macht man die Griffe aber lang, so werden die Ellenbogen vom Barren etwas gehoben.

64. **Handeln** im Unterarmstütze durch **Aufkippen**: a. wechselhandig vor= und rückwärts. Der rechte Arm kippt auf nach Üb. 26. und greift so weit als möglich vor; während er sich wieder auf den Holm senkt, hebt sich der linke und macht dieselbe Bewegung u. s. f. Ebenso rückwärts.

65. **Handeln** im Unterarmstütze durch **Aufkippen**: b. gleichhandig vor= und rückwärts: mach das gleicharmige Aufkippen nach Üb. 27. und hüpf, wenn die Arme noch nicht ganz gestreckt sind, durch schnelle vollkommene Streckung derselben mit den Händen weiter, geh aber auch sogleich wieder in den Unterarmstütz u. s. f.

66. Handeln mit rechtwinklig nach vorn gehobenen Beinen: a. wechselhandig
67. = = = nach vorn gehobenen Beinen: b. gleichhandig
68. = in der Grätschschwebe nach vorn: a. wechselhandig
69. = = = = nach vorn: b. gleichhandig
70. = = = = nach hinten über beide Holme: a. wechselhandig
71. = = = Grätschschwebe nach hinten über beide Holme: b. gleichhandig

} vor- und rückwärts.

Alle diese Handelarten werden nach den Übungen 56. u. 57., und 8., 12. u. 15. ausgeführt.

72. Hockhandeln im Stütze: a. wechselhandig
73. = = = : b. gleichhandig
74. = = Knickstütze: a. wechselhandig
75. = = = : b. gleichhandig
76. Handeln mit Handschnellen: a. wechselhandig
77. = = = : b. gleichhandig

} vor- und rückwärts.

Bei Üb. 72—75. sind die Oberschenkel wagerecht gehoben, die Kniee scharf gebogen. Die Übungen 76. u. 77. werden nach Üb. 54. u. 55. ausgeführt.

78. **Walzhandeln**: Nach die beiden ersten Griffe wie bei der Stützkehre wechselhandig (Üb. 29.); der dritte Griff geschieht abermals mit der linken Hand, aber nach hinten in den Seitstütz rücklings und der vierte wieder mit der rechten nach vorn, so daß du nach viermaligem Linksummachen dich ungefähr um zwei Barrenbreiten vorwärts bewegt hast. Man kann jedoch auch den dritten Griff mit der rechten Hand rückwärts machen, wobei dann die dritte Bewegung jedesmal eine entgegengesetzte ist. Mit gebogenen Armen wird die Übung wegen Verschiebung des Schwerpunktes bedeutend schwerer. Man kann dieselbe Übung auch rückwärts anfangend ausführen, wo denn der erste Griff rückwärts in den Seitstütz, der zweite vorwärts in den Querstütz, der dritte mit derselben Hand vorwärts und der vierte rückwärts in den Querstütz, oder der dritte mit der ersten Hand vorwärts in den Seitstütz und der vierte mit der zweiten Hand rückwärts in den Querstütz geschieht.

79. **Armgehen**: in der Stellung von Üb. 49. suche dich durch wechselweises Lüften des rechten oder linken Armes fortzubewegen, was mehr ein Schieben wird. Auch gleicharmig, dann aber mehr ruckweise.

80. **Handgehen mit gebogenen Armen**: im Handstehen (Üb. 52.) suche dich durch wechselhandige Griffe vor- oder rückwärts zu bewegen. Auch dieses (nach längerer Übung) gleichhandig.

81. **Handgehen mit gestreckten Armen.** Nach Üb. 53. und der vorigen Übung.

b. Im gemischten Stütze (Liegestütz).

Im **Liegestütze** ruhen die Füße, während sich die Arme im Stütze befinden, mit ihrer Einbiegung ganz auswärts auf den Holmen; der Leib aber bildet von den Schultern bis zu den Fersen eine gerade Linie; der Kopf ist frei gehoben und weder Schienbeine noch Kniee dürfen den Barren berühren. Zur Hülfe ergreif auf der rechten (linken) Seite des Turners mit der rechten (linken) Hand dessen Oberarm von vorn, während der linke (rechte) unter den Holmen quer mit denselben ausgestreckt wird, um bei etwaigem Durchknicken des Übenden denselben aufzufangen.

82. **Liegestütz mit gestreckten Armen.**
83. " " **gebogenen** "
84. " " **aufgelegten** "
} Leib wie eben beschrieben, Arme bei Üb. 82. senkrecht, bei Üb. 84. wie bei Üb. 3.

85. **Niederlaßen bis zum Knickstütze und Erheben.** Geschieht ganz nach Üb. 22., wodurch die Schultern aber über die Hände hinaus treten (Abb. 117.). Doch muß man sich vor dem starken Biegen des Kreuzes hüten, wozu besonders Schwache immer große Neigung haben. Weit schwerer wird diese Übung, wenn man die Arme so weit vorstreckt, daß beim Niederlaßen die Schultern senkrecht über den Händen stehen.

Für Schwächere dient zur Vorübung von Üb. 85. Niederlaßen und Erheben, Füße auf der Erde. Die Füße werden auf den Boden oder auf eine Erhöhung (Stuhl) gestellt. Den Stuhl kann man auch statt des Barren gebrauchen und die Hände auf seine beiden Ecken stützen laßen, was besonders für Kinder gut ist, da die Füße auf dem Erdboden weniger als auf den Holmen ausgleiten.

Zur Hülfe ergreif, auf der rechten (linken) Seite des Turners stehend, mit deiner linken (rechten) Hand seinen rechten Unterarm von hinten dicht über der Handwurzel, Daumen nach oben; die rechte (linke) ergreift den Oberarm von vorn, Daumen nach oben. Bei sehr Schwachen müßen immer Zwei, jeder auf einer Seite stehend, Hülfe geben.

86. **Niederlaßen zum Barrenanmunden: vor der Hand.** Nach der vorigen Übung und Üb. 23. Geübtere machen daraus auch

ein Anschultern abwechselnd des rechten und linken Holmes. Hülfe wie bei Üb. 85.

87. **Niederlaßen zum Barrenanmunden hinter der Hand.** Hülfe wie bei Üb. 85.
88. = = Daumenanmunden.

Beide Übungen werden nach Üb. 24. und 25. ausgeführt, die Arme müßen aber bei ihnen schon im Stütze etwas schräg nach vorn stehen. Hülfe wie bei Üb. 85.

89. **Niederlaßen in den Unterarmstütz und Aufkippen:** a. wechselhandig.
90. = = = = = Aufkippen: b. gleichhandig.

Ganz nach Üb. 26. u. 27., die Arme müßen aber vor dem Niederlaßen schräg nach vorn gestellt werden, weil man sonst mit den Ellenbogen die Holme nicht erreichen kann, ohne die Füße zurückzuschieben, oder man schiebt diese zurück und läßt die Arme senkrecht stehen.

Zur Hülfe für Üb. 89. 90. ergreif an der rechten (linken) Seite des Turners stehend mit der rechten (linken) Hand seinen Oberarm von oben wie bei Üb. 82., während die linke (rechte) beim Niederlaßen den Ellenbogen des Turners von hinten umfaßt, um das Abgleiten desselben zu verhindern.

91. **Liegestütz mit Handheben:** a. wechselhandig. } Nach
92. = = = : b. gleichhandig. } Üb. 54. u. 55.

vorwärts und rückwärts.

93. **Handeln im Liegestütze mit gestreckten Armen:** wechselh.
94. = = = = = = : gleichh.
95. = = = = gebogenen = : wechselh.
96. = = = = = = : gleichh.
97. = = = u. Knickstütz abwechselnd: wechselh.
98. = = = = = = : gleichh.
99. = = = mit aufgelegt. Unterarmen: wechselh.
100. = = = = = = u. Aufkippen: wechselh.
101. = = = = = = u. Aufkippen: gleichh.
102. = = = = Handschnellen: wechselhandig
103. = = = = = : gleichhandig

Alle diese Übungen werden nach den gleichnamigen im Stütze, also nach 56—65. und 76. u. 77. ausgeführt.

B. Schwungübungen.

Übersicht.

1. Hüpfen mit Vorschwung der Beine.
2. Wippen im Streckstütze (Querstütze, Stütze) mit Biegung der Hüftgelenke:
   a. Kurzwippen.
   b. Hochwippen.
3. Wippen im Streckstütze (Querstütze, Stütze) ohne Biegung der Hüftgelenke (Steifwippen).
4. Grätschwippen im Streckstütze.
5. Stoßwippen " "
6. Hockwippen " "
7. Winkelwippen " "
8. Wippen im Streckstütze mit Handschnellen: wechselhdg.
9. " " " " " gleichhandig beim Vorschwunge.
10. " " " " Handschnellen: gleichhandig beim Rückschwunge.
11. Fliegewippen.
12. Wippen im Seitstütze auf beiden Holmen (Seitwippen).
13. Anschulterwippe aus dem Stütze mit nachgebenden Armen.
14. " " " " " gestreckten "
15. Wippen im Knickstütze.
16. Grätschwippen im Knickstütze.
17. Stoßwippen " "
18. Hockwippen " "
19. Knickwippen am Ende des Vorschwunges.
20. " " " " Rückschwunges.
21. " (doppelt) am Ende des Vor- u. Rückschwunges.
22. " in der Mitte des Vorschwunges.
23. " " " " " Rückschwunges.
24. " (doppelt) in der Mitte des Vor- u. Rückschwunges.
25. Wippen im Unterarmstütze mit Biegung der Hüftgelenke.
26. " " " ohne " " " (Steifwippen).
27. Grätschwippen im Unterarmstütze.
28. Stoßwippen " "
29. Hockwippen " "
30. Anschulterwippe aus dem Unterarmstütze rückwärts.

31. Aufkippen beim Rückschwunge u. Niederlaßen beim Vorschwunge.
32. = = Vorschwunge = = beim Rückschwunge.
33. = und Niederlaßen (doppelt) beim Vor= u. Rückschwunge.
34. Wipphandeln im Streckstütze beim Vorschwunge vorwärts:
35. = = = = Rückschwunge rückwärts:
36. = = = = Vorschwunge rückwärts:
37. = = = = Rückschwunge vorwärts:
38. = = = = Vor= u. Rückschwunge vorwärts:
39. = = = beim Vor= u. Rückschwunge rückwärts:
40. = = = beim Vor= u. Rückschwunge vor= u. rückwärts:
41. = = Streckstütze beim Vor= u. Rückschwunge rück= u. vorwärts:

(34.–41.: wechsel u. gleichhandig, im Streck u. Knickstütze, mit Grätschen und Handschnellen.)

42. = mit Knicken am Ende des Vorschwunges vorwärts:
43. = = = = = = Rückschwunges rückwärts:
44. = = = = = = Vorschwunges rückwärts:
45. = = = = = = Rückschwunges vorwärts:
46. = = = = = = Vor= u. Rückschwunges vor= u. rückwärts:
47. = mit Knicken in der Mitte des Vorschwunges vorwärts:
48. = = = in der Mitte des Rückschwunges rückwärts:
49. = = = in der Mitte des Vorschwunges rückwärts:
50. = = = in der Mitte des Rückschwunges vorwärts:
51. = = = in der Mitte des Vor= u. Rückschwunges vor= u. rückwärts:

(42.–51.: wechsel= und gleichhandig.)

52. Wipphandeln im Unterarmstütze beim Vorschwunge vorwärts:
53. = = = = Rückschwunge rückwärts:
54. = = = mit Aufkippen beim Vorschwunge vorwärts:
55. = = Unterarmstütze mit Aufkippen beim Rückschwunge rückwärts:
56. = = Unterarmstütze mit Aufkippen beim Vorschwunge rückwärts:
57. = = Unterarmstütze mit Aufkippen beim Rückschwunge vorwärts:
58. = = Unterarmstütze mit Aufkippen beim Rückschwunge vorw. und Weitergreifen beim Vorschwunge vorw.:
59. = = Unterarmstütze mit Aufkippen beim Vorschwunge u. Weitergreifen beim Rückschwunge rückwärts:
60. = = Unterarmstütze mit Aufkippen beim Rückschwunge u. Weitergreifen beim Vorschwunge rückwärts:
61. = = Unterarmstütze mit Aufkippen beim Vorschwunge u. Weitergreifen beim Rückschwunge vorwärts:

} wechsel- und gleichhandig.

62. Abwippen aus dem Streckstütze rückwärts:
63. = = = = vorwärts:
64. = = = Knickstütze vorwärts:
65. = = = = rückwärts:

} auch mit Umdrehen.

66. Stützkehre im Streckstütze mit Schwung.
67. = = Knickstütze = =
68. Sitzwechsel innerhalb des Barren hinter der Hand:
69. = = = = vor = = :
70. = = = = hinter = = : mit Fortbewegung vorwärts:
71. = = des Barren hinter der Hand mit Fortbewegung rückwärts:
72. = = des Barren vor der Hand mit Fortbewegung vorwärts:
73. = = des Barren vor der Hand mit Fortbewegung rückwärts:

} mit und ohne Niedersprung.

74. = mit 1 Beine nach vorn } mit u. ohne Zwischenschw.
75. = = 1 = = hinten } auf u. von der Stelle.

76. Sitzwechsel mit 1 Beine nach vorn u. hinten verbunden als Halbmond:
77. = = 1 Beine nach vorn u. hinten verbunden als Schlange:
} auf u. von der Stelle.
78. = = 1 Beine nach vorn in Wendedrehung.
79. = = 1 = = hinten = Kehrdrehung.
80. = = 1 = = vorn in Wende= und hinten in Kehrdrehung, verbunden als Halbmond.
81. = = 1 = = vorn in Wende= und hinten in Kehrdrehung, verbunden als Schlange.
82. = = beiden Beinen nach vorn (zur Kehre):
83. = = beiden Beinen nach hinten (zur Wende):
} mit u. ohne Zwischenschwung auf u. von d. Stelle; vor= u. rückwärts.
84. = = beiden Beinen nach vorn u. hinten verbund. als Halbmond:
85. = mit beiden Beinen nach vorn u. hinten verbund. als Schlange:
} auf u. von der Stelle; vor= und rückwärts.
86. = zur Kehre mit Umdrehen.
87. = = Wende = =
88. = mit einer Hand und Umdrehen.
89. = = = = ohne =
90. = = Grätschsitze vor und hinter der Hand.
91. = = = = den Händen u. Fortbewegung vorwärts.
92. = = = hinter den Händen u. Fortbewegung rückwärts.
93. Scheere aus dem Streckstütze.
94. = = = Knickstütze.
95. = = = Unterarmstütze.
96. Kehre aus dem Streckstütze oder Stande.
97. Drehkehre aus dem Streckstütze oder Stande.
98. Wendekehre aus dem Streckstütze.
99. Kehre aus dem Sitze (Kehrsitz).
100. Drehkehre aus dem Sitze (Kehrsitz).
101. Kehre aus dem Knickstütze:
102. Drehkehre aus dem Knickstütze:
103. Wendekehre aus dem Knickstütze:
} auch mit Knicken in der Mitte des Vorschwunges.
104. Kehre aus dem Unterarmstütze.
105. Wende aus dem Streckstütze.

106. Drehwende aus dem Streckstütze.
107. Kehrwende = = =
108. Wende aus dem Sitze (Wendesitz).
109. Drehwende aus dem Sitze (Wendesitz).
110. Wende aus dem Knickstütze
111. Drehwende aus dem Knickstütze
112. Kehrwende = = =
} oder mit Knicken in der Mitte des Schwunges.
113. Wende aus dem Unterarmstütze.
114. Überschlagwende.
115. = aus dem Stütze in den Knickstütz.
116. Winkelwende.
117. Hockwende.
118. Zwittersprung vorwärts.
119. = rückwärts.
120. Halbmond vorwärts
121. = rückwärts
122. Schlange vorwärts
123. = rückwärts
} auch mit Knicken in der Mitte des Schwunges.
124. Halbkreiß mit 1 Beine über 1 Holm von außen nach innen
125. = mit 1 Beine über 1 Holm von innen nach außen
} am Ende und in der Mitte des Barren:
126. = mit dem r. Beine über den l. Holm von außen nach innen
127. = mit dem r. Beine über den l. Holm von innen nach außen
} nur am Ende des Barren:
}} aus dem Stütze oder Stande.
128. Kreiß mit 1 Beine über beide Holme fort von außen nach innen
129. = = 1 = = beide Holme fort von innen nach außen
} am Ende des Barren aus d. Stütze od. Stande.
130. Vorschweben und Halbkreiß von innen nach außen mit demselben Beine.
131. = = = von innen nach außen mit dem entgegengesetzten Beine.
132. = = = von außen nach innen mit dem entgegengesetzten Beine.
133. Halbkreiß in der Mitte des Barren, Hangbein außen.
134. = mit 1 Beine aus dem Wendesitze.
135. = = bdn Beinen über 1 Holm von außen nach innen
136. = = bdn Beinen über 1 Holm von innen nach außen
} am Ende u. in der Mitte des Barren, aus dem Stütze oder Stande.

137. Kreiß mit beiden Beinen über beide Holme fort, aus dem dem Stütze oder Stande.
138. Halbkreiß mit beiden Händen aus dem Wendesitze.
139. Kreiß mit beiden Händen aus dem Wendesitze in denselben.
140. Grätsche vorwärts aus dem Stütze in den Stand auf der Erde.
141. " rückwärts " " Stütze in den Stand auf der Erde.
142. " vorwärts " " Stütze in den Stütz in der Mitte des Barren.
143. " " " " Stütze in den Stand auf der Erde mit Knicken in der Mitte des Rückschwunges.
144. Grätsche rückwärts aus dem Stütze in den Stand auf der Erde mit Knicken in der Mitte des Vorschwunges.
145. Grätsche vorwärts aus dem Knickstütze in den Stand auf der Erde.
146. " rückwärts " " " in den Stand auf der Erde.
147. " vorwärts " " " in denselben oder in den Streckstütz in der Mitte des Barren.
148. " vorwärts aus dem Unterarmstütze.
149. " " " " Stande vor dem Barren in den Stütz oder Stand.
150. Überschlagen vorwärts aus dem Stütze durch Fallen in die Oberarme.
151. " " " " " mit nachgebenden Armen.
152. " " " " " mit gestreckten Armen.
153. " " " " " nach außen.
154. " rückwärts " " " durch Fallen in die Oberarme.
155. " vorwärts " " " mit Knicken in der Mitte des Rückschwunges.
156. " " " dem Knickstütze.
157. " " " " " nach außen.
158. " rückwärts " " " durch Fallen in die Oberarme.
159. " vorwärts " dem Unterarmstütze durch Fallen in die Oberarme.
160. " " " dem Unterarmstütze durch Aufkippen.

161. Überschlagen vorwärts aus dem Unterarmstütze nach außen.
162. = rückwärts = = Unterarmstütze durch Fallen in die Oberarme.
163. = vorwärts = = dem Grätschsitze mit nachgebenden Armen.
164. = = = = Grätschsitze mit Untendurchgreifen der Hände.
165. = rückwärts = dem Grätschsitze mit Untendurchgreifen der Hände.
166. Rolle aus dem Grätschsitze vorwärtts.
167. = = = = rückwärts.
168. = = = Stande vorwärts.
169. = = = = rückwärts.
170. = rückwärts aus dem Knick= oder Unterarmstütze.
171. Abburzeln.
172. Wagewechsel.
173. = mit Fortbewegung.

Beschreibung.

1. Hüpfen mit Vorschwung der Beine: Stellung wie bei A. 4., doch etwas weiter vom Barren; nach dem Absprunge biegen sich aber die Hüftgelenke und die Füße werden bis zur Holmhöhe aufgeschwungen; nach dem Niedersprunge, der nicht zu weit nach hinten und ohne Zurückdrängen des Gesäßes geschehen muß, folgt sogleich wieder der Aufsprung.

2. Wippen im Streckstütze (Querstütze, Stütze) mit Biegung der Hüftgelenke.

a. Kurzwippen: Aus dem Stütze schwing die gestreckten Beine durch Biegung der Hüftgelenke vorwärts bis zur Holmhöhe und rückwärts durch Einziehen des Kreuzes eben so hoch. Die Hülfe wird hier, wie bei allen Wipp= und Schwungübungen, bei Anfängern, die man nicht sorgsam genug vor dem Einknicken hüten kann, so gegeben daß man rechts (links) stehend mit der rechten (linken) Hand den rechten (linken) Oberarm von vorne und mit der linken (rechten) Hand von hinten den Ellenbogen umfaßt. (Abb. 140.) Bei Kindern, die sehr wenig Haltung haben und oft sogar mit den Händen ausgleiten, ist es mitunter beßer die linke (rechte) Hand an das linke (rechte) Handgelenk zu legen, oder man umfaßt auch wohl den linken (rechten) Oberarm über die Brust von vorn mit der rechten (linken) Hand, und den rechten (linken) Arm mit der linken (rechten) Hand.

b. Hochwippen: ganz wie a., nur so hoch als möglich, was erst allmälig zu erreichen ist. Beim Rückschwunge muß, um das Überschlagen zu vermeiden, der Kopf sehr stark gehoben werden. Hülfe wie bei a. Anfängern erlaube man nie zu hoch und zu lange zu wippen und laße sogleich aufhören, wenn ein Zittern oder Schwanken der Arme bemerklich wird.

3. **Wippen im Streckstütze (Querstütze, Stütze) ohne Biegung der Hüftgelenke (Steifwippen).** Ein Wippen, bei dem sowohl beim Vor- als beim Rückschwunge die Hüftgelenke vollkommen gestreckt sind und auch das Kreuz nur so viel eingezogen wird, daß die gerade Linie von den Schultern bis zu den Fersen nicht verloren geht. Die Bewegung geschieht also rein aus den Schultern.

4. **Grätschwippen im Stütze:** Ein Hochwippen in der Mitte des Barren, wobei aber die Füße, wenn sie über die Holmhöhe gelangt sind, hinten und vorn so weit als möglich grätschen.

5. **Stoßwippen im Stütze:** Beim Hochwippen zieh die Kniee beim Vor- und beim Rückschwunge nach der Brust und strecke sie durch Stoßen sogleich wieder kräftig aus. Hülfe s. Üb. 2.

6. **Hockwippen im Stütze:** Ein Wippen in der Hockstellung der Beine.

7. **Winkelwippen im Stütze:** Ein Wippen, wobei die gestreckten Beine mit dem Oberkörper immer einen rechten Winkel bilden, auch sind die Fußspitzen hiebei angezogen.

8. **Wippen im Stütze mit Handschnellen wechselhandig.** Dieß Wippen kann so ausgeführt werden, daß man beim Vorschwunge die rechte und beim Rückschwunge dieselbe oder die entgegengesetzte Hand hebt, ganz nach Üb. 44. A.

9. **Wippen im Stütze mit Handschnellen gleichhandig beim Vorschwunge.**

10. " " " " **Handschnellen gleichhandig beim Rückschwunge.**

Beide Übungen werden nach Üb. B. 2. u. A. 55. ausgeführt.

11. **Fliegewippen.** Dieß ist ebenfalls ein Wippen mit Handschnellen beim Rückschwunge, aber so stark daß nicht bloß die Hände, sondern die ganzen Arme gestreckt aufgeschnellt werden und Leib und Arme ziemlich die gerade Linie erreichen.

12. **Wippen im Seitstütze auf beiden Holmen (Seitwippen).** Während der Leib sich nach links in die Richtung der Holme dreht, greift die rechte Hand etwa um eine Barrenbreite vorwärts und die Beine schwingen nun nach rechts und links mit starkem Nachgeben der Seiten, wobei jedoch die Schultern möglichst gleichlaufend

mit den Holmen stehen bleiben (Abb. 141.). Läßt sich auch im Knickstütze ausführen. Vgl. Üb. 16—18.

13. **Anschulterwippe aus dem Streckstütze mit nachgebenden Armen.** Wenn beim Wippen sich die Füße nach hinten sehr hoch, beinahe bis zum Überschlagen, gehoben haben, knicken beide Arme so weit ein, daß die Schultern den Holm berühren; ehe aber noch die Füße sich zum Vorschwunge senken, strecken sich die Arme rasch aus und die Bewegung beginnt von neuem.

14. **Anschulterwippe aus dem Stütze mit gestreckten Armen.** Bei dieser nimmt man nur einen mäßigen Schwung und geht mit demselben durch die niedrige Wage (Üb. 19. A.) bis zur Berührung des Holmes mit der Schulter (Abb. 145.).

Beide Anschulterwippen werden rechts und links gemacht, nur bei sehr engem Barren ist es möglich, mit beiden Schultern zugleich die Holme zu berühren. Die Hülfe wird am besten von Zweien zu beiden Seiten des Turners stehend gegeben: der an seiner rechten Seite Stehende ergreift mit seiner linken Hand Jenes Unterarm von hinten nahe dem Handgelenke (Daumen nach oben) und mit der rechten im Augenblicke des Anschulterns unter den Holmen durch vor die Brust des Wippenden, nm ihn vor einem Durchfallen in den Barren zu bewahren; wobei jedoch bei jedesmaligem Vorschwunge der Arm wieder weggenommen werden muß.

Auch kann zur Hülfe der Haltegurt (S. 43.) quer und nach innen bogig über die Holme gelegt und an beiden außen liegenden Griffen gefaßt (doch nicht straff gezogen) werden, so daß bei jedesmaligem Anschultern die Brust des Wippenden auf den Gurt fällt.

15. **Wippen im Knickstütze:** Ganz nach Üb. 2., aber im Knickstütze. Vgl. Üb. 12.

16. **Grätschwippen im Knickstütze.**
17. **Stoßwippen** „ „
18. **Hockwippen** „ „

} Ganz nach den gleichnamigen Übungen im Stütze (Üb. 4—6.), aber im Knickstütze.

19. **Knickwippen am Ende des Vorschwunges.** Wenn beim Wippen die Füße sich nach vorn über den Barren gehoben haben, biegt man schnell die Arme, aber nicht bis zum rechten Winkel; sobald die Beine sich senken und ehe sie die senkrechte Linie erreicht haben, strecken sich auch die Arme vollkommen. (Abb. 143.)

20. **Knickwippen am Ende des Rückschwunges.** Hier biegen sich die Arme aber bis zum spitzen Winkel, wenn die Beine sich nach hinten der größten Höhe nähern; die Unterarme bleiben dabei senkrecht stehen. Starkes Heben des Kopfes ist nothwendig, um sich

gegen Überschlagen zu sichern (Abb. 144.). Wieder Streckung der Arme wie bei der vorigen Übung.

21. **Knickwippen** (doppelt) am Ende des Vor- und Rückschwunges. Eine Verbindung der beiden vorigen Übungen, so daß bei jedem Schwunge geknickt wird, welches aber kurz und schnell ausgeführt werden muß.

22. **Knickwippen** in der Mitte des Vorschwunges. Mit dem Senken der Füße zum Vorschwunge knick beide Arme so stark daß, während die Füße der Erde am nächsten sind, die Schultern sich in der Nähe der Holme befinden; während des Aufschwunges strecke die Arme vollkommen, behalt sie so beim Rückschwunge der Beine und beginn die Übung von neuem.

23. **Knickwippen** in der Mitte des Rückschwunges. Diese Übung ist der vorigen gerade entgegengesetzt.

24. **Knickwippen** (doppelt) in der Mitte des Vor- und Rückschwunges: Eine Verbindung der beiden vorigen Übungen, so daß also bei jedem Schwunge geknickt wird.

25. **Wippen** im Unterarmstütze mit Biegung der Hüftgelenke. Nach Üb. B. 2. u. A. 3. (Abb. 146. u. 147.).

26. **Wippen** im Unterarmstütze ohne Biegung der Hüftgelenke (Steifwippen). Wie Üb. B. 3., aber im Unterarmstütze.

27. **Grätschwippen** im Unterarmstütze. } Ganz nach den
28. **Stoßwippen** " " } gleichnamigen
29. **Hockwippen** " " } Übungen im Stütze
(Üb. B. 4—6.), aber im Unterarmstütze.

30. **Anschulterwippe** aus dem Unterarmstütze rückwärts. Beim Steifwippen im Unterarmstütze (Üb. 26.) senke bei jedem Vorschwunge den Oberleib so weit rückwärts, daß die Oberarme und, wenn der Barren eng genug ist, die Schultern die Holme berühren; mit dem Fallen der Beine hebt sich der Oberleib wieder. Zur Hülfe auf der rechten (linken) Seite des Wippenden stehend, ergreif mit deiner rechten (linken) Hand dessen Unterarm, mit der linken (rechten) aber im Augenblicke des Anschulterns unter den Holmen durch nach dem Rükken des Turners, oder Zweie (wie bei Üb. 14.) halten den Haltegurt unter dem Rücken desselben.

31. **Aufkippen** beim Rückschwunge und **Niederlaßen** beim Vorschwunge. In der Mitte des Barren im Unterarmstütze wippend, kipp nach Üb. A. 27. bei jedem Rückschwunge auf und laß dich bei jedem Vorschwunge wieder in den Unterarmstütz nieder.

32. **Aufkippen** beim Vorschwunge und **Niederlaßen** beim Rückschwunge: die vorige Übung umgekehrt.

33. **Aufkippen** und **Niederlaßen** (doppelt) beim Vor- und

Rückschwunge. Eine Zusammensetzung der beiden vorigen Übungen, deren Ausführung aber schwer ist, nicht nur weil die Arme nur immer einen Augenblick gestreckt sind, sondern vorzüglich wegen der Schwierigkeit mit den Ellenbogen gleich wieder in die sichere Lage auf den Holmen zu kommen.

34. **Wipphandeln** im Streckstütze beim Vorschwunge vorwärts:
35. „ „ „ „ Rückschwunge rückwärts:
36. „ „ „ „ Vorschwunge rückwärts:
37. „ „ „ „ Rückschwunge vorwärts:
38. „ „ „ „ Vor- u. Rückschwunge vorwärts:
39. „ „ „ beim Vor- u. Rückschwunge rückwärts:
40. „ „ „ beim Vor- u. Rückschwunge vor- u. rückwärts:
41. „ „ Streckstütze beim Vor- u. Rückschwunge rück- u. vorwärts:

(wechsel- u. gleichhandig, im Streck- u. Knickstütze, mit Grätschen und Handschnellen.)

Das Wippen beim wechselhandigen Handeln muß schwächer sein als beim gleichhandigen, bei welchem auch der Vorschwung gemäßigt werden muß', der Rückschwung aber bis zur wagerechten Linie geht. Beim wechselhandigen Handeln, wenn bei jedem Schwunge ein Griff gemacht wird, muß auch die Anfangshand gewechselt werden.

Bei Üb. 40. u. 41. bleibt man auf der Stelle, indem beim Rückgriffe die Hände so weit zurückspringen, als sie beim Vorgriffe vorgegangen sind. Im Knickstütze laßen sich alle acht Arten durchführen; mit Grätschen macht man dagegen nur das gleichhandige Wipphandeln. Das Handschnellen läßt sich zwar überall, bei den zusammengesetzten Übungen aber und besonders bei dem Handeln gegen den Schwung nur sehr unvollkommen ausführen.

42. **Wipphandeln** mit Knicken am Ende des Vorschwunges vorwärts:
43. „ „ „ „ „ „ Rückschwunges rückwärts:
44. „ „ „ „ „ „ Vorschwunges rückwärts:
45. „ „ „ „ „ „ Rückschwunges vorwärts:

(wechsel- u. gleichhandig.)

46. **Wipphandeln** mit Knicken am Ende des Vor- u. Rückschwunges vor- u. rückwärts:
47. 〃 mit Knicken in der Mitte des Vorschwunges vorwärts:
48. 〃 〃 〃 in der Mitte des Rückschwunges rückwärts:
49. 〃 〃 〃 in der Mitte des Vorschwunges rückwärts:
50. 〃 〃 〃 in der Mitte des Rückschwunges vorwärts:
51. 〃 〃 〃 in der Mitte des Vor- u. Rückschwunges vor- u. rückwärts:

wechsel- und gleichhandig.

Das Knickwipphandeln wechselhandig ist von wenigerer Bedeutung aber doch schwierig, da bei der schrägen Richtung, welche der Leib leicht durch Vorgreifen einer Hand bekommt, das Aufschwingen der Füße sehr beschränkt wird; das gleichhandige dagegen entwickelt Kraft und Geschick auf außerordentliche Weise; bei ihm geschieht der Griff jedesmal, wenn die Arme sich nach dem Einknicken strecken: derselbe ist nach vorn beim Vorschwunge kleiner als nach hinten beim Rückschwunge, mit Ausnahme des Knickens durch die Mitte, und wenn er gegen den Schwung geschieht, wieder kleiner als mit dem Schwunge.

52. **Wipphandeln** im Unterarmstütze beim Vorschwunge vorwärts:
53. 〃 〃 Unterarmstütze beim Rückschwunge rückwärts:

wechsel- und gleicharmig.

Dieß Wipphandeln ist eigentlich nur ein Fortgleiten im Unterarmstütze. Beim gleicharmigen durchmißt man einen größeren Raum. Das wechselarmige ist wieder beschränkter wegen der schiefen Richtung, welche der Leib erhält; dieses kann aber auch gegen den Schwung ausgeführt werden.

54. **Wipphandeln** im Unterarmstütze mit Aufkippen beim Vorschwunge vorwärts:
55. 〃 〃 Unterarmstütze mit Aufkippen beim Rückschwunge rückwärts:
56. 〃 〃 Unterarmstütze mit Aufkippen beim Vorschwunge rückwärts:
57. 〃 〃 Unterarmstütze mit Aufkippen beim Rückschwunge vorwärts:

wechsel- u. gleicharmig.

Das Aufkippen und Weitergreifen geschieht hier immer mit einem Schwunge und das Niederlaßen mit dem darauf folgenden, wenn die Beine vor dem Rückschwunge die höchste Höhe erreicht haben.

58. **Wipphandeln** im **Unterarmstütze** mit Aufkippen beim Rückschwunge vorw. und Weitergreifen beim Vorschwunge vorw.:
59. " " **Unterarmstütze** mit Aufkippen beim Vorschwunge u. Weitergreifen beim Rückschwunge rückwärts:
60. " " **Unterarmstütze** mit Aufkippen beim Rückschwunge u. Weitergreifen beim Vorschwunge rückwärts:
61. " " **Unterarmstütze** mit Aufkippen beim Vorschwunge u. Weitergreifen beim Rückschwunge vorwärts:

} gleicharmig.

Ähnlich den vorigen Übungen und nur dadurch unterschieden, daß das Wipphandeln nicht zu gleicher Zeit mit dem Aufkippen, sondern mit einem neuen Schwunge und schon gestreckten Armen geschieht. Das Niederlaßen auf die Ellenbogen geschieht natürlich zugleich mit dem Weitergreifen.

62. **Abwippen** aus dem **Streckstütze** rückwärts:
63. " " " " vorwärts:
64. " " " **Knickstütze** vorwärts:
65. " " " " rückwärts:

} auch mit Umdrehen.

Man wippt wie gewöhnlich, aber höchstens bis zur wagerechten Lage und giebt sich einen kräftigen Abstoß mit den Armen, um möglichst weit vom Barren zur Erde zu kommen. Beim Abwippen vorwärts muß man, um nicht auf den Rücken zu fallen, den Schwung sehr mäßigen. Beides kann mit Umdrehen nach rechts nnd links verbunden werden.

66. **Stützkehre** im **Streckstütze mit Schwung**:
67. " " **Knickstütze mit Schwung**:

} Wipp in der Mitte des Barren, stoß beim Vorschwunge der Beine mit den Händen kräftig ab und kehr dich um, wie bei der Stützkehre ohne Schwung (Üb. A. 34.). Bei einiger Übung muß mit jedem Schwunge eine Umdrehung erfolgen.

68. **Sitzwechsel innerhalb** des Barren hinter der Hand:
69. " " " " vor " ":
70. " " " " hinter " ": mit Fortbewegung vorwärts:
71. " " des Barren hinter der Hand mit Fortbewegung rückwärts:
72. " " des Barren vor der Hand mit Fortbewegung vorwärts:
73. " " des Barren vor der Hand mit Fortbewegung rückwärts:

} mit und ohne Niedersprung.

Beim Sitzwechsel hinter der Hand setzt man sich in den Seitsitz auf beiden Schenkeln, mit dem Rücken nach außen, während die Hände fest halten; macht man ihn von der Stelle, so greift die Hand vor, nach deren Seite er hin gemacht wird (Abb. 125. a. u. b. und 126.). Ist der Niedersprung damit verbunden, so kann das Weitergreifen vor oder nach demselben geschehen. Bei der Fortbewegung rückwärts kann man auch beide Hände zugleich zurücksetzen, wodurch die eine hinter dem Leibe zu stehen kommt und dieser sich dann mehr in den Quersitz auf einem Schenkel dreht.

Der Sitzwechsel vor der Hand geschieht wie eben beschrieben, aber im Quersitze auf einem Schenkel, nicht im Seitsitze; bei der Fortbewegung in demselben vorwärts kann man ebenfalls die Hände an der Seite des Leibes über diesen fort setzen oder stehen laßen.

74. **Sitzwechsel** mit 1 Beine nach vorn } mit u. ohne Zwischenschw.
75. = = 1 = = hinten } auf u. von der Stelle.

Aus dem Stütze schwing beide Beine geschloßen über einen Holm und setze dich sacht auf diesen in den Spalt, indem die Beine sich öffnen. Ohne den Schwung zu unterbrechen hebe die weit vor- oder zurückschwingenden Beine, vereinige sie wieder über dem Holme und mach den Vor- oder Rückschwung in der Mitte des Barren, worauf man den Sitz anfangs immer wieder auf derselben Seite (einseitig), später wechselnd rechts und links (wechselseitig) macht. Bei einiger Übung wird der Schwung sogleich von einem Holme auf den anderen geführt. (Abb. 127. u. 128.). Auch mit Fortbewegung vor- u. rückw.

76. **Sitzwechsel** mit 1 Beine nach vorn u. hinten verbunden als Halbmond: } auf u. von der Stelle.
77. = = 1 Beine nach vorn u. hinten verbunden als Schlange: }

Eine Verbindung der beiden vorigen Übungen und zwar so, daß man beim Halbmonde aus dem Sitzwechsel nach vorn gleich in den nach hinten auf demselben Holme übergeht und aus diesem gleich wieder zurück nach vorn u. s. f. Beim Sitzwechsel zur Schlange geht man immer, ganz nach der vorigen Übung, von einem Holme zum anderen über. Beide Übungen können auch mit Fortbewegung von einem Ende des Barren nach dem anderen hin gemacht werden, indem man die Hand über den eben auf den Holm fallenden Schenkel nach hinten oder vorn fort setzt und die andere ebenfalls in gleicher Richtung folgen läßt; oder beim Sitzwechsel zur Schlange auch so, daß nur die dem Sitze entgegengesetzte Hand weiter greift, wo dann aber immer eine rückgängige Bewegung erfolgt.

78. **Sitzwechsel mit einem Beine nach vorn in Wendedrehung:** Wipp, wende beim Vorschwunge das Gesicht und die rechte

Schulter bei feststehenden Händen nach der linken Seite, schwing das rechte Bein über den linken Holm und setze dich in den Spalt vor der linken Hand, wobei die Brust so weit als möglich herumgedreht wird. (Abb. 130.)

79. Sitzwichsel mit einem Beine nach hinten in Kehrdrehung. Beim Rückschwunge wende das Gesicht und die rechte Schulter nach hinten, ohne die rechte Hand loszulaßen, schwing das rechte Bein über den linken Holm und setze dich in den Spalt hinter der linken Hand; beim Rückschwunge heben sich wieder beide Beine zugleich. (Abb. 129.)

80. Sitzwechsel mit 1 Beine nach vorn in Wende- und hinten in Kehrdrehung, verbunden als Halbmond:
81. „ mit 1 Beine nach vorn in Wende- und hinten in Kehrdrehung, verbunden als Schlange:

Die beiden vorigen Übungen so verbunden, wie Üb. 76. u. 77.

82. Sitzwechsel mit beiden Beinen nach vorn (zur Kehre) mit und ohne Zwischenschwung, auf und von der Stelle. Schwing beide geschloßene Beine über den rechten Holm, wende dabei die Brust halblinks (so daß dabei die Schwere des Körpers mehr auf dem oberen Theile des linken Schenkels ruht und die rechte Gesäßseite die rechte Hand berührt), schwing die geschloßenen Beine sogleich wieder auf und in den Barren zurück und wieder über denselben Holm oder über den entgegengesetzten; bei mehr Übung aber ohne Rückschwung sogleich über den letzteren. Macht man diesen Sitzwechsel mit Fortbewegung, so muß die Hand, nach deren Seite der Schwung gehen soll, vorgesetzt werden. (Abb. 131.)

83. Sitzwechsel mit beiden Beinen nach hinten (zur Wende) mit und ohne Zwischenschwung, auf und von der Stelle. Schwing beide Beine geschloßen bei wohl eingezogenem Kreuze und gestreckten Hüft- und Kniegelenken über einen Holm nach hinten in den Seitsitz auf einem Schenkel (Wendesitz) dicht unter dem Hüftgelenke, geh durch gehöriges Vor- und Rückschwingen der gestreckt bleibenden Beine im Halbkreiße, durch rasches Wenden des Oberleibes und Einziehen des Kreuzes über den Holm in den Barren zurück und wiederhol die Bewegung nach außen über denselben oder den entgegengesetzten Holm oder nach den Rückschwung sogleich über beide Holme, wie in der vorigen Übung. (Abb. 132.)

84. Sitzwechsel	mit beiden Beinen nach vorn u. hinten verbund. als Halbmond:	auf u. von der Stelle; vor- und rückwärts.
85. „	mit beiden Beinen nach vorn u. hinten verbund. als Schlange:	

Übung 84. ist eine Verbindung der Übungen 82. u. 83., aber auf

demselben Holme, Üb. 85. von einem Holme auf den anderen; beide können wieder verbunden und auch von der Stelle gemacht werden, und zwar auf mannigfache Weise. Hier ein paar Beispiele.. Aus dem Kehrsitze links in den Kehrsitz rechts, von da in den Wendesitz rechts, wieder in den Kehrsitz links, zurück in den Wendesitz links und in den Kehrsitz rechts; oder von der Stelle: Wendesitz links, Kehrsitz rechts, Kehrsitz links, Übergriff der Hände, Kehrsitz links, Kehrsitz rechts, Wendesitz rechts, Übergriff der Hände nach hinten und Wendesitz links auf den Anfangspunkt.

86. Sitzwechsel zur Kehre mit Umdrehen. Im Kehrsitze auf dem linken (rechten) Holme schwing die Füße über den rechten (linken) fort, wie bei Üb. 82.; aber noch über diesem schwebend stoß mit beiden Händen kräftig ab, mach rechts (links) Kehrt und fall durch Zurückgreifen der Hände wieder in dem Sitz auf dem rechten (linken) Schenkel (Kehrsitz).

87. Sitzwechsel zur Wende mit Umdrehen. Ähnlich der vorigen Übung, nur mit dem Wendesitze auf dem rechten Schenkel anfangend: mach, während die Füße über den anderen Holm geschwungen, links Kehrt, indem die Hände loslaßen und wieder vorgreifen u. s. f.

88. Sitzwechsel mit einer Hand und Umdrehen: Schwung wie beim Sitzwechsel zur Kehre mit Umdrehen (Üb. 86.), doch stützt nur die rechte (linke) Hand auf den entgegengesetzten Holm und greift schon beim Kehrtmachen auf den anderen über.

89. Sitzwechsel mit einer Hand ohne Umdrehen. Anfang wie bei der vorigen Übung, aber ohne Umdrehen: während du auf den linken Schenkel niederfällst, greif mit der linken Hand auf den linken Holm, die rechte läßt los und macht nun die Übung links.

90. Sitzwechsel aus dem Grätschsitze auf der Stelle: vor- und rückwärts. Wipp nach vorn, grätsch und fall mit beiden Schenkeln in den Sitz (Quersitz) auf beiden Holmen, strecke die zum Schwunge etwas nachgegeben habenden Kniee sogleich wieder kräftig und wipp mit geschloßenen Beinen und eingezogenem Kreuze nach hinten in den Grätschsitz, der aber nicht zu nahe an den Händen genommen werden darf. Ebenso nach vorn.

91. Sitzwechsel aus dem Grätschsitze von der Stelle, vorwärts, fortgesetzt.
92. " " " " von der Stelle, rückwärts, fortgesetzt.

Beide Übungen sind aus den vorigen verständlich.

Alle Sitzwechsel zum Halbmonde und zur Schlange, mit Ausnahme der in Kehr- und Wendedrehung, eben so auch die mit Grätschsitz, können auch mit Durchgang durch den Knickstütz gemacht werden. Hülfe zu den Sitzwechseln: au der Seite des Turners stehend ergreif dessen Unterarm nahe am Handgelenke, ohne sich von den hinüberschwingenden Füßen treffen zu laßen, was man durch starkes Einziehen des Unterleibes unter Ausstrecken des Hülfe gebenden Armes und gehörigem Abstande vom Barren vermeidet.

Beim Sitzwechsel zum Halbmonde steht man daher beßer auf der entgegengesetzten Seite; bei dem zur Kehre greif, an der rechten Seite des Turners stehend, mit deiner linken Hand dessen rechten Oberarm von hinten, bei dem zur Wende mit deiner rechten Hand des Turners rechten Oberarm von vorn.

93. Scheere aus dem Streckstütze.
94. " " " Knickstütze.
95. " " " Unterarmstütze.
} Beim Rückwärtswippen kreuzt man die Beine über den Holmen, macht aber auch zugleich rechts oder links Kehrt und fällt, indem die Hände rasch ihre Stellung wechseln, in den Grätschsitz hinter der Hand (Abb. 138.); aus diesem wird dann die Bewegung fortgesetzt, bei einiger Übung mit regelmäßigem Wechsel von Rechts- und Linksdrehung. Bei Üb. 95. kippen die Arme vor dem Grätschsitzen auf. Aus dem Knickstütze gemacht, bleiben die Arme bei der Umwendung gebogen, doch kann man dieselben auch jedesmal kräftig strecken, was dann freilich nicht mehr eine Scheere im Knickstütze, sondern eine mit Knickwippen durch die Mitte ist.

96. Kehre aus dem Streckstütze oder Stande. Im Stütze wipp einige Mal (später nur einmal), schwing die gestreckten Beine bei stark gebogenen Hüftgelenken und etwas zurückgeneigtem Oberleibe über den rechten (linken) Holm nach vorn, mach den Niedersprung außerhalb, die linke (rechte) Seite gegen den Barren gerichtet, und indem die rechte Hand losläßt, setze die linke Hand ablösend auf denselben Holm, um das Berühren desselben mit dem Leibe und durch Stützung das mögliche Taumeln bei unsenkrechtem Niedersprunge zu vermeiden (Abb. 133.). Später macht man sie gleich von der Erde aus über den Holm fort, wobei man das zu schräge Rückstellen des Körpers zu meiden hat. Der Vorturner steht rechts (links) rückwärts vom Turner und greift am besten mit einer Hand nach dem rechten (linken) Oberarme.

97. Drehkehre aus dem Streckstütze oder Stande. Hat nach der vorigen Übung die rechte (linke) Hand losgelaßen und die linke (rechte) einen kräftigen Abstoß gegeben, so wende rasch Brust und Gesicht links (rechts), erst gegen den Barren, dann rückwärts, so daß, nachdem die rechte Hand den Holm wieder ergriffen hat, der Niedersprung in der umgekehrten Richtung des Stützes erfolgt. Die halbe Wendung

müßen die Beine noch über der Holmhöhe vollendet haben. — Wird auch mit Abstoß von der Erde gemacht.

98. **Wendekehre aus dem Streckstütze**: schwing die Füße nach hinten links auf, so daß der Leib sich wagerecht ausstreckt, stoß mit der rechten Hand rasch ab, wende die Brust nach oben und komm mit Kehrbewegung rechts zur Erde, indem die linke Hand sich schnell umdreht. Ganz scharf jedoch prägt sich die Kehrbewegung nicht aus.

99. **Kehre aus dem Sitze** (Kehrsitze): Anfang wie zum Sitzwechsel nach rechts (Üb. 82.), Schluß wie bei der Kehre (Üb. 96.).

100. **Drehkehre aus dem Sitze** (Kehrsitze): nach Üb. 82. u. 97.

101. **Kehre aus dem Knickstütze**: } auch mit Knicken in
102. **Drehkehre aus dem Knickstütze**: } der Mitte des Vor-
103. **Wendekehre aus dem Knickstütze**: } schwunges.

Ganz wie Üb. 96—98., nur mit ein- oder mehrmaligem Wippen im Knickstütze, oder auch aus dem Streckstütze mit Knicken durch die Mitte.

104. **Kehre aus dem Unterarmstütze**: wipp, kipp auf und mach die Kehre nach Üb. 96.

105. **Wende aus dem Stütze**: wipp (später nur einmal) nach vorn, schwing die Füße rückwärts in die Höhe, so daß die Kniee gestreckt, das Kreuz hohl und der Kopf zurückgebogen sind, und mach den Niedersprung über den rechten (linken) Holm fort in den Querstand, wobei die linke (rechte) Hand, während die rechte (linke) losläßt, den rechten (linken) Holm ergreift (Abb. 134.). Hülfe mit der rechten (linken) Hand am rechten (linken) Oberarme.

106. **Drehwende aus dem Stütze**: setze an wie zur vorigen Übung, stoß aber, wenn der Leib über die wagerechte Lage hinausgegangen ist, mit der linken (rechten) Hand kräftig ab, wende das Gesicht nach oben, wobei Leib und Arme wo möglich einen rechten Winkel bilden, und mach den Niedersprung in den Querstand, rechte (linke) Seite gegen den Holm gewendet. Hülfe wie bei Üb. 105., doch mit hochgehobenem anderen Arme, zur Vorsorge gegen mögliches Überschlagen.

107. **Kehrwende aus dem Stütze**: schwing die Beine auf wie zur Kehre links (rechts); über dem linken (rechten) Holme angekommen aber stoß mit der rechten (linken) Hand stark ab und geh durch rasche Links(Rechts)drehung des Leibes und plötzliche Ausstreckung der Hüften in die Wende rechts (links) über.

108. **Wende aus dem Sitze** (Wendesitze).

109. **Drehwende aus dem Sitze** (Wendesitze).

110. **Wende aus dem Knickstütze** } oder mit Knicken
111. **Drehwende aus dem Knickstütze** } in der Mitte des
112. **Kehrwende** = = = } Schwunges.

Ganz wie die Übungen 99—104., nur daß für Kehre -- Wende und umgekehrt, und für Kehrsitz — Wendesitz zu setzen ist.

113. **Wende aus dem Unterarmstütze.** Eine gewöhnliche Wende ohne oder mit Aufkippen beim Rückschwunge.

114. **Überschlagwende:** im Stütze am Ende des Barren, Gesicht nach außen, wipp stark bis zum Überschlagen, mach aber dann eine Drehung mit der rechten Schulter nach vorn oder links, laß die rechte Hand los (Abb. 135.), so daß die Beine beim Ende des rechten Holmes vorbeifallen, und komm durch rasches Wenden des Oberleibes in den Stand auf der Erde, mit der linken Seite dem BarrenEnde zugekehrt. Durch rasches Loslaßen der linken Hand beim Niedersprunge kann man auch das Gesicht weiter nach dem Barren hinein wenden und beide Holme wieder ergreifen. Hülfe wie bei Üb. 106.

115. **Überschlagwende** aus dem Streckstütze in den Knickstütz. Mach die in der vorigen Übung zuletzt beschriebene volle Wendung und suche dabei die Holme noch vor der Senkung der Füße in die wagerechte Lage im Knickstütze zu erreichen.

116. **Winkelwende.** Eine durch Winkelwippen (sieh Üb. B. 7.) hervorgebrachte Wende, bei welcher also Leib und Beine einen rechten Winkel bilden.

117. **Hockwende.** Eine Wende aus dem Hockwippen (Üb. B. 18.) hervorgehend.

118. **Zwitterschwung** vorwärts: } Durch Seitwippen (Üb.
119. = rückwärts: } 12.) schwing Leib und Füße über die Holmhöhe und nun in der angenommenen Stellung, also mit der linken oder rechten Seite nach unten (je nachdem man den Schwung links oder rechts macht), vorwärts oder rückwärts über den Holm in den Seitstand, mit Rücken oder Gesicht nach dem Barren.

120. **Halbmond** vorwärts: } auch mit Knicken in der Mitte
121. = rückwärts: } des Schwunges.

Üb. 120. beginnt mit dem Wendesitze und geht aus diesem mit der Kehre über denselben Holm; Üb. 121. fängt mit dem Kehrsitze an und geht mit der Wende über denselben Holm (Abb. 137.). Beide können, sobald der Sitz verlaßen ist, auch durch den Knickstütz gehen.

122. **Schlange** vorwärts: } auch mit Knicken in der Mitte
123. = rückwärts: } des Schwunges.

Ganz wie die vorigen Übungen, nur daß man hier von einem Holme über den entgegengesetzten fortgeht. (Abb. 136.)

124. **Halbkreiß** mit Einem Beine über einen Holm, von außen nach innen, am Ende und in der Mitte des Barren: faß die HolmEnden ganz knapp, mach das Bogenspreizen von außen nach in-

nen wohl gestreckt, mit dem rechten Beine unter der rechten Hand durch, welche sich nur so viel als nothwendig ist lüftet (wobei der Leib sich etwas nach der linken Seite neigt, ohne aber das nicht zu krümmende Hangbein gegen den Holm zu legen) und komm so wieder in die alte Lage. Erst einseitig, dann wechselseitig; und später auch in der Mitte des Barren geübt. Hülfe mit der linken Hand am feststehenden linken Oberarme.

125. **Halbkreiß mit Einem Beine über einen Holm von innen nach außen, am Ende und in der Mitte des Barren.** Unterscheidet sich von dem vorigen Halbkreiße nur dadurch, daß man erst das Bogenspreizen von innen nach außen macht und so das Bein rückwärts gehend unter der Hand durchläßt.

Üb. 124. u. 125. aus dem Stütze und aus dem Stande.

126. **Halbkreiß mit dem rechten Beine über den linken Holm von außen nach innen:**	nur am Ende des Barren.
127. = **mit dem rechten Beine über den linken Holm von innen nach außen:**	

Beide Übungen aus ihrer Bezeichnung und den vorhergehenden Übungen 124 u. 125. verständlich.

128. **Kreiß mit 1 Beine über beide Holme fort, von außen nach innen:**	am Ende des Barren aus d. Stütze oder Stande.
129. = = **1 Beine über beide Holme fort, von innen nach außen:**	

Bei Üb. 128. fang mit Üb. 124. an und, wenn das rechte (linke) Bein unter der rechten (linken) Hand durchgegangen ist, wende rasch die Brust nach der linken (rechten) Seite, lüfte die linke (rechte) Hand und laß das rechte (linke) Bein auch unter ihr durchgehen, wobei die Schwere des Körpers mehr auf dem rechten (linken) Arme ruht. Von innen nach außen geht zuerst das rechte (linke) Bein unter der linken (rechten), danach unter der rechten (linken) Hand durch. Bei erlangter Sicherheit folgen die Kreiße so auf einander: rechts von außen, links von außen; rechts von innen, links von innen.

130. **Vorschweben und Halbkreiß von innen nach außen mit demselben Beine in der Mitte des Barren:** schwing das eine Bein rückwärts über den Holm, laß es weit nach vorn vorschweben, geh ohne Aufenthalt wieder zurück und mach den Halbkreiß mit dem zurückkehrenden Beine nach Üb. 125.

131. **Vorschweben und Halbkreiß von innen nach außen mit entgegengesetztem Beine:**	in der Mitte des Barren.
132. **Vorschweben und Halbkreiß von außen nach innen mit entgegengesetztem Beine:**	

Anfang wie zur vorigen Übung, sobald aber das Bein in den

Barren zurückgekehrt ist, macht das andere den Halbkreiß von hinten nach vorn oder umgekehrt.

133. **Halbkreiß in der Mitte des Barren, Hangbein außen:** mach die Schwebe nach hinten über einen Holm und während das Schwebebein hier als Hangbein verbleibt, beschreibt das andere den Halbkreiß von hinten nach vorn oder umgekehrt. Man kann auch zuerst den Halbkreiß von vorn nach hinten in die Schwebe machen und dann die Übung schnell anhängen.

134. **Halbkreiß mit Einem Beine aus dem Wendesitze:** geh in den Wendesitz, schwing gleich zurück in den Barren und mach den Halbkreiß von innen nach außen mit dem rechten Beine rechts oder dem linken Beine links oder mit dem letzteren auch den von außen nach innen.

135. **Halbkreiß mit beiden Beinen über einen Holm von außen nach innen:**
136. = = **beiden Beinen über einen Holm von innen nach außen:**
} am Ende und in der Mitte des Barren.

Verfahr wie bei der Üb. 124. u. 125., aber mit geschloßenen Beinen, fang also bei 135. mit Wendebewegung an und ende mit Kehrbewegung; bei 136. umgekehrt.

137. **Kreiß mit beiden Beinen über beide Holme fort:** mach den Halbkreiß mit beiden Beinen (Üb. 135.), setze aber, wenn die Beine vorn (hinten) über den Holm gegangen sind, die Kehr-(Wende)bewegung sogleich auch über den anderen Holm, unter der anderen Hand durch, fort und geh dann erst in den Stütz oder in den Stand zurück. In der Mitte des Barren ist dieser Kreiß bei weitem schwerer.

138. **Halbkreiß mit beiden Beinen aus dem Wendesitze in den Stütz:** fang an wie zur Wende aus dem Sitze (Üb. 108.), geh aber, über dem anderen Holme angekommen, sogleich in die Kehrlage über, laß die Beine unter der Hand nach vorn durchgehen und komm so in den Stütz.

139. **Kreiß mit beiden Beinen aus dem Wendesitze in denselben.** Ganz wie die vorige Übung; anstatt aber von dort wieder in den Stütz zu gehen, setze die Kehrbewegung über den anderen Holm fort und komm durch den Kehrschwung in den Wendesitz, von dem du ausgegangen.

Alle Kreiße und Halbkreiße, wenn sie am Ende des Barren (Gesicht nach innen) ausgeführt werden, kann man aus dem Stütze in den Stütz, aus dem Stütze in den Stand (auf der Erde) und aus dem Stande in den Stütz oder Stand machen. Die meisten derselben werden, besonders wenn der Barren niedrig ist, von der Erde, also aus dem Stande, leichter. Wendet man am Ende des Barren das Gesicht nach außen, so kann man aus dieser Stellung einen Halbkreiß mit Einem und beiden Beinen machen; in den Stütz nicht, weil dabei leicht ein heftiges Anstoßen gegen das HolmEnde und Fehlgreifen stattfindet.

140. **Grätsche vorwärts aus dem Stütze in den Stand auf der Erde**: aus dem Stütze am Ende des Barren, Gesicht nach außen, wipp nach hinten, grätsch stark, aber anfangs nicht hoch, über die Holme auf, stoß, indem du den Oberleib stark vorlegst, mit den Händen kräftig ab (Abb. 150. u. 151.) und mach den Niedersprung, den Rücken gegen den Barren gerichtet. Manchem wird sie aus dem Liegestütze leichter. Die Hülfe giebt der Vorturner, schräg vor dem Grätschenden stehend, indem er dessen Jacke vor der Brust mit der Hand ergreift (Abb. 150.).

141. **Grätsche rückwärts aus dem Stütze in den Stand**: im Stütze am Ende des Barren, Rücken nach außen, wipp, beim Vorschwunge der Füße grätsch und stoß mit den Händen nach hinten kräftig ab, so daß die Füße über die Holme nach hinten fortgehen und der Niedersprung hinter dem Barren erfolgt. Dabei muß der Oberleib wohl aufgerichtet werden und die Hände ergreifen die Holme wieder, bevor die Füße den Erdboden berühren. Der Vorturner steht hinter dem Turner zur Hülfe bereit (Abb. 152.).

142. **Grätsche vorwärts aus dem Stütze in den Stütz in der Mitte des Barren**: grätsch beim Rückschwunge, aber gut gestreckt und nur ganz knapp über den Holmen fort, laß die Beine schnell unter den gelüfteten Händen durch, greif mit diesen schnell wieder hin, schließ die Beine und geh mit ihnen in den Barren.

Auch von vorn nach hinten läßt sich die Grätsche machen, wird aber so leicht nicht ohne starke Berührung der Holme ausgeführt werden können.

143. **Grätsche vorwärts aus dem Stütze in den Stand mit Knicken in der Mitte des Rückschwunges, am Ende des Barren, Gesicht nach außen**: mach das Knickwippen in der Mitte des Rückschwunges (Üb. 23.) und, wenn die Beine hinten über den Holm hoch gegangen sind, grätsch und mach den Niedersprung nach Üb. 140.

144. **Grätsche rückwärts aus dem Stütze in den Stand mit Knicken in der Mitte des Vorschwunges, am Ende des Barren, Rücken nach außen**: ganz nach voriger Übung, aber umgekehrt, also nach Üb. 22. u. 141.

145. **Grätsche vorwärts** } **aus dem Knickstütze in den**
146. „ **rückwärts** } **Stand auf der Erde.**

Beide Übungen sind aus den früheren Üb. 15., 143. u. 144. verständlich.

147. **Grätsche vorwärts aus dem Knickstütze in denselben oder in den Streckstütz, in der Mitte des Barren**: wipp

im Knickstütze (Üb. 15.), strecke beim Rückschwunge die Arme beinahe aus und fahr fort nach Üb. 142.

Bei allen Grätschen aus dem Knickstütze oder mit Knicken in der Mitte des Schwunges müßen am Ende des Schwunges, also kurz vor dem Loslaßen der Hände, die Arme so viel als möglich wieder gestreckt sein.

148. **Grätsche vorwärts aus dem Unterarmstütze in den Stand auf der Erde:** wenn die Beine beim Rückschwunge in die Höhe gehen, kipp auf, strecke die Arme möglichst aus und mach die Grätsche nach Üb. 140.

149. **Grätsche vorwärts aus dem Stande vor dem Barren in den Stütz oder Stand:** im Stande vor dem Barren faß beide HolmEnden, hüpf, grätsch und laß die Beine unter den sogleich wieder hingreifenden Händen durchgehen, spring nieder und wiederhol die Bewegung. Nach ein- oder mehrmaligem Grätschen kann man auch zum Schluße mit nachgebenden Armen in den Stand oder Grätschsitz überschlagen, bei großer Sicherheit auch mit gestreckten Armen. Anlauf und Vorsprung werden gewöhnlich angewendet, wenn man einen Überschlag machen oder nach der Grätsche weit abwippen will.

Die Hülfen von Üb. **140.** u. **141.** sind auch zu Üb. **142—148.** anwendbar.

150. **Überschlagen vorwärts aus dem Stütze durch Fallen in den Oberarm:** in der Mitte des Barren wipp hoch, knick, wenn die Beine rückwärts beinahe die senkrechte Linie erreicht haben, mit den Armen etwas ein, laß die Hände entschloßen nach außen gleiten, fall in die Oberarme und überschlag nun vollständig (Abb. 167.). Zur Hülfe faßt der Vorturner mit seiner rechten Hand den linken Unterarm des Überschlagenden und legt seine linke Hand, unter dem Holme durchgreifend, gegen das Kreuz des Turners.

Bei diesem und ähnlichen Überschlägen, Rollen u. s. w. in der Mitte des Barren muß der Vorturner sich wohl hüten, zur Hülfe von oben, zwischen Holm und Leib durchzugreifen, weil dabei sein Arm leicht beschädigt, ja wohl gar gebrochen werden kann.

151. **Überschlagen vorwärts aus dem Stütze mit nachgebenden Armen:** mach das Hochwippen (Üb. B. 2.) am Ende des Barren, Gesicht nach außen, knick, wenn die Beine beinahe senkrecht stehen, stark ein, worauf der Überschlag sehr leicht erfolgt. Um sicher in den Stand zu kommen ist es nöthig, das Kreuz stark einzuziehen, den Kopf recht hinten über zu nehmen (nicht vorzuschieben) und mit den Händen einen Abstoß zu geben. Der Vorturner steht zur Hülfe an der rechten (linken) Seite, faßt mit der linken (rechten) umgekehrten Hand, Handfläche nach oben und Daumen nach außen gewendet, den rechten (linken) Unterarm des Turners von vorn und mit der rechten (linken) denselben Arm, aber mehr von hinten, Daumen nach unten und Hand-

fläche nach der inneren Seite gerichtet (Abb. 168., 169.). Bei Anfängern ist es gut, wenn Zwei zu beiden Seiten halten (s. Abb. 104. Hülfe 151.).

152. **Überschlagen** vorwärts aus dem Stütze mit gestreckten Armen: Nur dadurch von der vorigen Übung unterschieden, daß die Arme ganz gestreckt sind.

153. **Überschlagen** vorwärts aus dem Stütze nach außen. Dieser Überschlag wird aus der Mitte des Barren über einen Holm fort mit gestreckten oder nachgebenden Armen gemacht, indem man die Hand, nach deren Seite hin der Überschlag erfolgen soll, etwas zurückstellt und mit der anderen kräftig abstößt, wenn die Beine das Übergewicht zum Überschlagen bekommen. Hülfe am Arme der Überschlagsseite.

154. **Überschlagen** rückwärts aus dem Stütze durch Fallen in die Oberarme: Beim Vorschwunge der Beine bieg die Hüften stark, lege den Oberleib hintenüber und, wenn du so das Übergewicht bekommst, breite die Arme aus und mach vollends den Überschlag auf den Oberarmen. Hülfe wie beim Überheben rückwärts. (Üb. 44. A.).

155. **Überschlagen** vorwärts aus dem Stütze mit Knicken in der Mitte des Rückschwunges: wenn die Arme nach dem Knicken sich zu strecken anfangen, erfolgt das Überschlagen wie bei Üb. 151. oder 152.

156. **Überschlagen** vorwärts aus dem Knickstütze: wipp im Knickstütze so stark, daß die Beine das Übergewicht beim Rückschwunge bekommen und schlag über nach Üb. 151. Hülfe wie bei Üb. 151.

157. **Überschlagen** vorwärts aus dem Knickstütze nach außen. Ganz nach Üb. 153. Hülfe wie bei Üb. 153.

158. **Überschlagen** rückwärts aus dem Knickstütze durch Fallen in die Oberarme. Wie Üb. 154., nur daß der Schwung hier stärker sein muß, weil der Oberleib durch sein Gewicht den Fall nicht verstärken kann. Wenn die Füße sich senken, kann man auch die Holme mit den Händen ergreifen und so wieder in den Knickstütz übergehen, oder in Streckstütz aufstemmen oder in die Grätsche kommen. Hülfe wie bei Üb. 154.

159. **Überschlagen** vorwärts aus dem Unterarmstütze durch Fallen in die Oberarme: wenn die Füße rückwärts aufschwingen, breite die Arme aus und mach das Überschlagen nach Üb. 150.

160. **Überschlagen** vorwärts aus dem Unterarmstütze durch Aufkippen: kipp wie bei Üb. B. 31. auf, jedoch nur bis in den Knickstütz, und überschlag dann in diesem.

161. **Überschlagen** vorwärts aus dem Unterarmstütze nach außen: geschieht hauptsächlich dadurch, daß der Arm, nach dessen Seite das Überschlagen erfolgt, sich weniger stark streckt als der andere; im Übrigen ist die Bewegung wie bei Üb. 153.

162. Überschlagen rückwärts aus dem Unterarmstütze durch Fallen in die Oberarme. Nach Üb. 154. u. 158.

163. Überschlagen vorwärts aus dem Grätschsitze mit nachgebenden Armen: aus dem Grätschsitze am Ende des Barren, Gesicht nach außen, wirf den Oberleib mit auf die Brust gesenktem Kopfe nach vorn über, während die Beine stark zurückschwingend sich über dem Barren schließen und mit dem Gesäße nach oben gehen, und mach nun, indem die stützenden Arme nachgeben, den Überschlag nach Üb. 151. oder, wer sich sehr starken Schwung geben kann, auch mit gestreckten Armen (Üb. 152.). Hülfe wie bei Üb. 151.

164. Überschlagen vorwärts aus dem Grätschsitze mit Untendurchgreifen der Hände (der Taucher genannt): aus dem Grätschsitze in der Mitte des Barren lege dich vorn über, faß beide Holme mit den Händen zwischen dem Spalte durch dicht hinter den Schenkeln von unten und außen, die Daumen also nach hinten gerichtet, laß den Leib ganz fallen, schließ die Füße und komm so überschlagend in den Stand auf der Erde oder in den Grätschsitz. Zur Hülfe legt man nach der Senkung eine Hand unter den Rücken des Überschlagenden.

165. Überschlagen rückwärts aus dem Grätschsitze mit Untendurchgreifen der Hände: Sitz wie bei der vorigen Übung, senke aber beide Hände dicht hinter dem Leibe in den Barren hinein und umfaß die Holme, während der Oberleib zurückfällt, ebenfalls von unten und außen, wonach die Drehung sehr leicht erfolgt. Der Helfende legt, wenn er links steht, die linke Hand von unten gegen den Rücken des Zurückfallenden, sobald aber die Füße den Überschlag beginnen, die rechte Hand gegen die Brust.

166. Rolle aus dem Grätschsitze vorwärts: im Grätschsitze am Ende des Barren hebe beide Arme und wirf dich mit auf die Brust gesenktem Kopfe vorn über, so daß beide Oberarme dicht vor den Schenkeln auf die Holme zu liegen kommen, schwing dann zugleich die Beine kräftig in die Höhe und mach den Überschlag wieder in den Grätschsitz u. s. f. bis an das andere Ende des Barren, indem du dich immer so rasch als möglich aufrichtest (Abb. 170. a. b. u. 171.).

167. Rolle aus dem Grätschsitze rückwärts: Aus der vorigen Anfangsstellung, Gesicht aber nach außen, senke dich mit dem Gesäße zwischen die Holme, zu gleicher Zeit schwing die Beine vorn aufwärts und überschlag durch Fallen in die Oberarme wieder in den Sitz. Anfängern, welchen der rechte Entschluß fehlt, erlaube man sich rückwärts auf die Oberarme zu legen, mit den Händen, dicht am Gesäße, die Holme zu faßen und so die Bewegung langsamer auszuführen. Sobald der wirkliche Überschlag erfolgt, geben die Hände der Bewegung nach und die Arme breiten sich ganz aus. Eine Abart, aber keine Er-

leichterung ist es, wenn man sich zwar auf den Barren legt, aber die Holme hinter dem Kopfe mit den Händen ergreift. Hülfe von unten, um das Durchfallen zu verhüten.

168. Rolle aus dem Stande vorwärts: im Stande zwischen den Holmen am Anfange des Barren, Gesicht nach innen, lege die Oberarme auf diesen und ergreif die Holme von außen mit den Händen, hüpf kräftig bei auf die Brust gesenktem Kopfe und gehobenem Gesäße und strecke erst dann die Hüftgelenke aus, wenn der Leib das Übergewicht bekommt. Gleich bei Hebung des Gesäßes laßen die Hände los und ergreifen die Holme hinten von unten, daß die Umdrehung mehr in den Ellenbogengelenken geschieht. Schwieriger ist die Rolle, wenn man die Arme nach Loslaßung der Hände ausstreckt und nur auf den Oberarmen fortrollt. Man kann auch gleich die Arme nach hinten auflegen, was bei einem niedrigen Barren die leichteste Art ist, an einem hohen aber schwerer wird. Nach der Umdrehung berühren die Füße kaum die Erde, stoßen ab und die Umdrehung erfolgt von Neuem.

169. Rolle aus dem Stande rückwärts: Stellung wie zur vorigen Übung, aber Gesicht nach außen; hüpf auf und hebe die Beine schnell mit starker Biegung der Hüftgelenke und zurückgelegtem Kopfe, breite die Arme aus und roll auf ihnen hinten über, mit geschloßenen Beinen, bis wieder in den Stand u. s. f., oder grätsch und geh in den Grätschsitz über und wechsle so ab. Ähnlich wie bei Abb. 171.

170. Rolle rückwärts aus dem Knickstütze oder Unterarmstütze: wipp vorwärts wie zum Überschlagen rückwärts, breite aber, sobald die Füße das Übergewicht bekommen, die Arme aus und roll wie bei Üb. 169., setze die Bewegung wie dort fort oder ergreif, indem die Füße sich senken, die Holme, geh wieder in den Knickstütz über u. s. f.

171. Abburzeln: Querlage (s. Üb. 47. Genickstehen) auf dem Barren, Schultern auf dem einen, Gesäß und Hände auf dem anderen Holme; die Beine werden mit stark gebogenen Hüftgelenken aufwärts geschwungen, bis der Überschlag erfolgt; die Hände halten so lange als möglich fest. Der Vorturner legt zur Hülfe die eine Hand auf die Brust des Turners und ergreift mit der anderen desselben Unterarm (Abb. 165.).

172. Wagewechsel: ein Übergang aus der Querwage auf einem Arme (Üb. A. 21.) in die auf dem anderen. Sollte es zu schwer werden, sich dabei in der ganz regelmäßigen Stellung zu halten, so kann man die Beine etwas senken und öffnen. Wird mehrmals wiederholt.

173. **Wagewechsel mit Fortbewegung.** Die vorige Übung, aber so daß die Hand, welche den Leib tragen soll, wenn die Beine den Schwung beginnen, ein wenig vorgesetzt wird.

C. Hangübungen.

a. Ohne Schwung.

Übersicht.

1. Hangen mit aufgelegten Ober- und Unterarmen.
2. Niederlaßen aus dem Liegestütze, Füße auf der Erde, in den Hang u. Aufstemmen.
3. = = = = Füße auf der Erde, in d. Hang mit Hangwechsel.
4. Schwimmhang aus dem Liegestütze.
5. = = = Überschlagen.
6. = = = Seitstütze.
7. Schwebehang mit gebogenen Hüftgelenken.
8. = = gestreckten =
9. Ziehklimmen im Schwebehange bis zum Anmunden.
10. Aufstemmen aus dem Ober- und Unterarmhange gleicharmig.
11. = = = Hange.
12. Wage mit aufgelegten Armen, Gesicht nach unten.
13. = = = = = = oben.
14. = nach dem Überschlagen (oder aus dem Heben rückw.).
15. = aus dem Heben nach vorn.
16. Hangwage mit Gabelgriff.
17. Überheben aus dem Hange mit gebogenen Armen.
18. = = = = = gestreckten =
19. = = der Wage nach dem Überschlagen.
20. = = der durch das Heben nach vorn entstandenen Hangwage.
21. = = = Wage mit Gabelgriff.
22. Kniehang.
23. Oberschenkelhang.
24. Abhang nach der Seite.
25. Hangeln mit aufgelegten Ober- u. Unterarmen:
26. = im Schwebehange mit gebogenen Hüftgelenken:
27. = = = = gestreckten Hüftgelenken:

(25.–27.: vor- u. rückw., wechsel- und gleichhandig.)

b. Mit Schwung.

28. Überschlagen aus dem Hange mit Abstoß von der Erde: } rück- und vorwärts.
29. " " " Hange ohne Abstoß von der Erde: } rück- und vorwärts.
30. Schwungstemmen aus dem Hange.
31. Wippen mit aufgelegten Ober- und Unterarmen.
32. Fortgleiten mit aufgelegten Ober- und Unterarmen, gleicharmig, vor- und rückwärts.
33. Rolle rückwärts mit Armausbreiten.
34. Überschub.
35. Durchschub.

Anhang.

1. Reiteln.
2. Sitzsprung.
3. Spreizen im Barren.

Beschreibung.

1. **Hangen mit aufgelegten Ober- und Unterarmen:** in der Mitte eines schulterhohen Barren stehend, lege die Arme bei scharf gebogenen Ellenbogen quer über die Holme so auf, daß jene nach außen gerichtet sind, du aber im Hange auf Ober- und Unterarmen ruhest (Abb. 163.).

2. **Niederlaßen aus dem Liegestütze, Füße auf der Erde, in den Hang und Aufstemmen:** beide HolmEnden oder eine Seite des Barren mit beiden Händen ergreifend, tritt mit den Füßen allmälig so weit zurück, bis der ganze Körper bei gestreckten Armen und eingebogenem Kreuze in schräge Strecklage oder Hang kommt. Zum Wiederaufstemmen muß man mit den Händen anziehen, nicht mit den Füßen vorschreiten. Der Vorturner hält die Hand unter der Brust.

3. **Niederlaßen aus dem Liegestütze, Füße auf der Erde, in den Hang und Hangwechsel:** aus dem Hange laß wechselnd die rechte und linke Hand los, welche dann auch im Wiederaufgriffe kreuzen können.

4. **Schwimmhang aus dem Liegestütze:** im Liegestütze (Üb. 82, a.) ruhend senke, während die Füße auf den Holmen bleiben, den Leib nach unten hinab, so daß derselbe einen langen Bogen mit gehobenem Kopfe und stark gebogenem Kreuze macht. Beim Zurückgehen in den Liegestütz schieb den Kopf vor und hebe (wechsel- oder gleicharmig) die Ellenbogen und den Leib zu gleicher Zeit. Kräftigen wird es auch möglich mit mehr gestreckten Armen aufzustemmen.

Der Vorturner legt zur Hülfe die eine Hand unter den Leib, um ein leicht mögliches Abgleiten der Füße und Fallen auf die Kniee zu vermeiden, und hält mit der anderen das Handgelenk.

5. Schwimmhang aus dem Überschlagen: überschlag aus dem Hange (Üb. C. 28.); sobald dabei die Füße bei den Händen vorbeigegangen sind, legen sich jene, Fußspitzen auswärts, auf beide Holme und der Leib nimmt nun eine ähnliche Stellung wie in der vorigen Übung an. Beim Zurückgehen wird das Gesäß zuerst gehoben. Die Hülfe ist gleichfalls wie bei der vorigen Üb. (Abb. 154.). Beide Schwimmhänge sind um so schöner, je mehr sich die Füße den Händen nähern, ohne aber die Kniee zu stark zu biegen.

6. Schwimmhang aus dem Seitstütze: im Seitstütz auf einem Holme (innerhalb des Barren) lege die Füße mit dem Riste auf den entgegengesetzten Holm und laß dich nun in den Schwimmhang wie bei Üb. 4. nieder, was jedoch nur sehr geschmeidigen Turnern und an einem breiten Barren gelingt.

7. Schwebehang mit gebogenen Hüftgelenken: in der Mitte des Barren stehend, der für Anfänger noch nicht schulterhoch sein darf, ergreif beide Holme von unten und außen und, indem du dir gerade unter den Händen mit beiden Füßen einen starken Abstoß vom Boden giebst, schwing die Beine vorwärts in die Höhe und suche die Füße nun dem Gesichte zu, bei stark gebogenen Hüften, über die Hände hinaus zu bringen und dich in dieser Stellung zu halten. Der Rücken ist dabei gekrümmt, das Gesäß liegt beinahe so hoch wie der Kopf, mit welchem die Fußspitzen ziemlich senkrecht abschneiden. Die anfangs stark gekrümmten Arme strecken sich erst, wenn die Füße schon zwischen den Holmen durchgegangen sind. (Abb. 156.).

8. Schwebehang mit gestreckten Hüftgelenken: Anfang wie zur vorigen Übung; wenn die Füße aber den Aufschwung genommen haben, strecken sich die Hüften aus, das Kreuz wird stark gebogen und der Kopf zurück genommen, so daß die Fersen etwa senkrecht über dem Hinterkopfe stehen (Abb. 155.).

In beiden Schwebehängen muß der Turner sich eine kurze Zeit ohne Schwanken zu erhalten wißen.

9. Ziehklimmen im Schwebehange bis zum Anmunden: im Schwebehange mit gebogenen Hüftgelenken (Üb. 7.) suche die Arme anzuziehen und so stark zu krümmen, daß der Mund den unteren Theil des Holmes berührt: abwechselnd rechts und links. Anfangs zieht man sich nur gerade auf, ohne anzumunden.

10. Aufstemmen aus dem Ober- und Unterarmhange, gleicharmig: aus dem Ober- und Unterarmhange (Üb. 1.) geh durch rasches Vorbringen des Kopfes in den Unterarmstütz (mit verquerten

Unterarmen (Üb. A. 3. b.), aber sogleich, ohne in jenem zu verweilen, durch Ergreifen der Holme mit den Händen in den gewöhnlichen Unterarmstütz und mach aus diesem das gleicharmige Aufkippen. (Üb. A. 27.). Alles in Einem Zuge.

11. Aufstemmen aus dem Hange: ergreif die Enden der Holme von oben mit den Daumen nach innen, geh in den Hang und suche dann durch kräftiges Ziehen und rasches Aufkippen der Ellenbogen in den Stütz zu kommen. Anfangs wechselarmig, später gleicharmig.

In der Mitte des Barren hangend und die Holme von außen Untergriffs faßend, wird die Übung besonders durch den dem Aufstemmen vorhergehenden Griffwechsel aus Unter- in Aufgriff schwer und kann daher auch nur wechselarmig gemacht werden; aber auch fortgesetzt. Da die Barren selten höher als mundhoch sind, so müßen die Arme im Hange, sowie die Hüften schon etwas gebogen und die Füße vorgestreckt werden. (Abb. 162. a. u. b.)

12. Wage mit aufgelegten Armen, Gesicht nach unten: im Stande auf der Erde ergreif bei zurückgestreckten Armen die Holme mit den Daumen nach außen, lege die Unterarme auf, senke den Oberleib so weit, daß auch die Ellenbogengelenke mit einem Theile der Oberarme auf den Holmen zu ruhen kommen (bei einem engen Barren auch die Schultern), hebe nun die geschloßenen Füße und Beine durch Einziehen des Kreuzes bis zur Höhe der Holme. (Abb. 176.)

13. Wage mit aufgelegten Armen, Gesicht nach oben: im Unterarmstütze hebe mit gestreckten Hüften die Beine nach vorn, während sich der Oberleib rückwärts senkt, und geh so in die wagerechte Lage über, wobei die Oberarme, wenn der Barren eng ist, die Holme berühren.

Auch bei einem breiteren Barren ist dieß möglich, wo die Ellenbogen etwas nach innen rücken und nach außen drängen müßen. (Abb. 177.).

14. Wage nach dem Überschlagen oder aus dem Heben rückwärts. Mach entweder das Überschlagen aus dem Hange (Üb. 28.) und, wenn die Beine sich senken, zieh das Kreuz stark ein und hebe den Kopf zurück, so daß die Füße beinahe in der Schulterhöhe schweben, oder ergreif aus dem Stande sogleich die Holme von außen und unten, Daumen nach hinten, und suche nun durch langsames Heben in diese Lage zu kommen. Man kann auch das Überschlagen beinahe bis zur Erde machen und dann durch Einziehen des Kreuzes in die Wage zurückgehen. (Abb. 178.)

15. Wage aus dem Heben nach vorn: aus dem Hange zum Überschlagen (Übung 28.) hebe dich vorwärts mit gebogenen Armen, aber möglichst gestreckten Hüften und zurückgelegtem Kopfe und

suche so in eine wagerechte Lage unter den Holmen, Gesicht nach oben, zu kommen. Meist sind die Hüften dabei etwas gebogen (wie in Abb. 179.), doch ist diese Wage auch schon gestreckt gemacht worden. Nach hinten (Üb. 14.) viel leichter.

16. Hangwage mit Gabelgriff: aus dem Stütze am Ende des Barren, Gesicht nach außen, senke den Oberleib vorwärts wie zur niedrigen Wage (Üb. A. 19.), die Schultern aber bis zur Holmhöhe und hebe die Handflächen (zum Gabelgriffe), so daß du wie dort mit hohlem Kreuze wagerecht schwebst. — Auch aus dem Stande auf der Erde, also mit Hebung der Füße von unten, kann diese Wage ausgeführt werden.

Die Hülfe bei allen Wagen nach vorn durch Unterstützung des Kreuzes, nach hinten durch Unterstützung des Oberschenkels.

17. Überheben aus dem Hange mit gebogenen Armen: Griff und Stellung wie beim Schwimmhange von unten (Üb. 5.), die geschloßenen Beine verlaßen aber den Boden ohne allen Abstoß und werden langsam und ohne Schwung, gestreckt gehoben. Wenn sie über den Kopf fortgegangen sind, strecken sich allmälig die gebogenen Arme; die Füße suchen sich dem Erdboden so viel als möglich zu nähern und gehen auf demselben Wege zurück. Durch das allmälige Strecken der Arme beim Heben sucht man die folgende Übung vorzubereiten.

18. Überheben aus dem Hange mit gestreckten Armen: Fang an wie zur Wage aus dem Heben nach vorn (Üb. 15.), nur mit dem Unterschiede daß die Hüften sich sogleich biegen, die Arme aber gestreckt bleiben, und laß nun die Füße langsam über den Kopf fort bis zur Erde oder, wenn der Barren hoch, doch bis beinahe senkrecht unter die Hände gehen und dann eben so zurück.

19. Überheben aus der Wage nach dem Überschlagen. Aus Üb. 14. oder aus dem Schluße der vorigen Üb. 18., doch mit gestreckten Beinen (durch Einziehen des Kreuzes) und ohne Heben des Gesäßes.

20. Überheben aus der durch das Heben nach vorn entstandenen Hangwage: mach die Hangwage nach vorn (Üb. 15.) und suche durch noch stärkeres Anziehen der Arme, bei Streckung des ganzen Leibes, das Überheben zu vollbringen. Auf der anderen Seite geh dann in die Wage aus dem Heben nach hinten (vgl. Üb. 15.) über und mach aus dieser das in der vorigen Üb. 19. oder, wenn dazu die Kräfte nicht mehr ausreichen, das bei Übung 17. beschriebene Überheben.

21. Überheben aus der Wage mit Gabelgriff: Anfang wie zur Wage (Üb. 16.); in der Wagelage angekommen, setze das Heben der Beine fort, suche aber die Schultern so viel als möglich fest

stehen zu laßen und überschlag wie gewöhnlich. Hülfe bei allen Überheben am besten am Oberarme.

22. **Kniehang**: aus dem Grätschsitze vor den Händen senke, bei stark gebogenen Kniegelenken, Gesäß und Oberkörper in den Barren hinein, greif, wenn die Schultern sich in der Holmhöhe befinden, mit den Händen wechselhandig die Holme von unten und außen, laß später auch diese los und bleib in den Kniegelenken hangen.

23. **Oberschenkelhang**: im Schwebehange mit gestreckten Hüften (Übung 8.) grätsch mit den Beinen so stark als möglich, drück die Oberschenkel fest gegen die Holme, laß mit den Händen los und suche dich in dieser Lage eine Zeit lang zu erhalten. Je schmaler der Barren ist, desto leichter wird die Übung. Die Hände dürfen sich nicht weit von den Holmen entfernen, um im Falle des Nachgebens der Schenkel sogleich zugreifen zu können. Hülfe unter der Schulter oder am Unterarme.

24. **Abhang nach der Seite**: im Seitsitze auf einem Holme innerhalb des Barren lege die Füße mit den Risten unter den anderen Holm und laß dich nun, indem die Kniegelenke auf dem ersteren ruhen, mit rückwärts gesenktem Kopfe und mit über denselben in gleicher Linie mit dem Leibe ausgestreckten Armen langsam, aber mit gut eingezogenem Kreuze nieder und erhebe dich ebenso wieder mit rückgehobenen Armen. Geübte können beim Niederlaßen Gewichte von der Erde aufnehmen. Das Ruhen in der wagerechten Lage wird am schwersten (Abb. 164.). Will man nach dem Niederlaßen auf den Händen überschlagen, so muß der Barren so niedrig sein, daß jene dicht an demselben auf die Erde gesetzt werden können, läßt dann mit den Füßen los und überschlägt auf den gestreckten Armen. Hülfe beim Abhange unter dem sich senkenden Kreuze; auch auf dem Schienbeine oder über dem Knie, beim Überschlagen unter der Brust.

25. **Hangeln mit aufgelegten Ober- und Unterarmen**: wechsel- und gleicharmig, vor- und rückwärts. Ein Fortbewegen im Hange (Üb. 1.) in den bezeichneten Arten.

26. **Hangeln** im Schwebehange mit gebogenen Hüftgelenken:	vor- u. rückwärts, wechsel- u. gleichhandig.
27. " " Schwebehange mit gestreckten Hüftgelenken:	

Ein Fortbewegen in den Schwebehängen (Üb. 7. u. 8.): wechselhandig, gleichhandig, vor- und rückwärts. Gleichhandig mit gestreckten Hüftgelenken zu hangeln ist schwer, weil der Schwerpunkt sich sehr leicht verschiebt. Hülfe als mitschreitende Fürsorge am Unter- oder Oberarme.

b. Mit Schwunge.

28. **Überschlagen** aus dem Hange mit Abstoß von der Erde: } rück- und
29. = = = Hange ohne Abstoß von der Erde: } vorwärts.

Anfang wie zum Schwebehange mit gebogenen Hüftgelenken (Üb. 7.), die Beine setzen aber die Bewegung nach hinten fort bis zur Stelle, wo sie abstießen; hier wird der Abstoß wiederholt und der Rückweg erfolgt in derselben Haltung. Bei Anfängern muß man durch Unterlegen der Hand den Schwung mäßigen, um ein plötzliches Ausdehnen der Schultergelenke zu vermeiden. Am Ende des Rückschwunges müßen die Beine ganz gestreckt sein. (Abb. 157.)

30. **Schwungstemmen aus dem Hange:** Hang wie zum Aufstemmen aus dem Hange (Üb. 11.), in diesem schwing kräftig vor- und rückwärts und, wenn die Beine hinten hoch sind, zieh die Arme rasch an und kipp mit beiden Armen in den Stütz auf. Natürlich nur an einem hohen Barren möglich.

31. **Wippen mit aufgelegten Ober- und Unterarmen**, d. i. Wippen im Hange (Üb. 1.). Hülfe am Oberarme.

32. **Fortgleiten** mit aufgelegten Ober- und Unterarmen gleicharmig, vor- und rückwärts. Mach die vorige Übung und, wenn der Schwung stark genug ist, gleit beim Vorschwunge vorwärts, beim Rückschwunge rückwärts oder auch nach Einer Richtung allein ꝛc., indem man bei dem schwächeren Schwunge nach der entgegengesetzten Richtung auf der Stelle zu bleiben sucht. Man kann auch, wenn man fortgleiten will, die Arme seitwärts ausstrecken und so rein auf den Oberarmen entlang rutschen. Bei der letzteren Art, besonders vorwärts, wird es möglich von einem Ende des Barren bis zum anderen mit einem Schwunge zu gelangen.

33. **Rolle** rückwärts mit Armausbreiten. Ganz wie die Rolle rückwärts aus dem Stande (Üb. B. 169.), hier aber aus dem Hange wieder in denselben; setze also, ohne die Erde zu berühren, die Bewegung fort. Die Arme jedesmal ganz gestreckt ausgebreitet. (Abb. 171.) Die Hülfe hält die Hände unter den Holmen.

34. **Überschub:** aus dem Stande in der Mitte des Barren wirf durch einen kräftigen Abstoß die Beine senkrecht nach oben in die Höhe und durch gleichzeitiges kräftiges Anziehen (Aufgriffs) der Arme über einen Holm, so daß wenigstens das Gesäß auf demselben zu liegen kommt, und schieb dich dann über den Holm fort. Später gelingt es, gleich mit dem

Kreuze auf den Holm zu kommen oder denselben nur ein wenig mit den Schultern zu berühren, welches aber nur möglich wird, wenn die Beine senkrecht in die Höhe gehen und zugleich der Schwung derselben durch einen kräftigen Zug mit den Armen unterstützt wird. Der Arm der Seite, wohin der Schwung führt, bleibt bis zum Schluße am Holme, der andere folgt der Bewegung. (Abb. 185.)

35. **Durchschub**: im Seitstande außerhalb des Barren ergreif den zunächststehenden Holm mit Aufgriff, stoß mit den Füßen kräftig ab und schnelle sie unter dem Holme, auf welchem die Hände stehen, durch über den anderen so fort, daß durch kräftiges und gleichzeitiges Zugstemmen der Arme jener nur mit dem Kreuze berührt wird. Recht geschmeidigen Turnern wird es möglich, den Holm fast gar nicht zu berühren und durch rechtzeitiges Loslaßen der Hände nach dem Abstemmen der Arme in den Stand außerhalb des Barren rücklings zu kommen. — Hülfe an den Schultern. (Abb. 159.)

Anhang.

1. **Reiteln**: im Grätschsitze auf beiden Holmen schnellt man durch einen Schwung oder Ruck den ganzen Körper in die Höhe und durch Vorlegen des Rumpfes und Vorschnellen der Arme vorwärts allmälig von einem Ende des Barren zum anderen (Abb. 153.). Die frei gehaltenen Hände und gebogenen Arme tragen viel zum Schwunge und zur Erhaltung des Gleichgewichtes bei.

2. **Sitzsprung**: an der Außenseite des Barren seitlings stehend hüpf ohne Gebrauch der Hände in den Quersitz auf Einem Schenkel, halt dich im Gleichgewichte (wozu die eine Hand den anderen Holm augenblicklich berühren darf), schnelle dich frei wieder in den Stand u. s. f. Rechts und links.

3. **Spreizen im Barren**: mitten im Barren, der nur hüfthoch sein darf, stehend spreizen Anfänger anfangs mit Auflegen oder Anhalten der Hände, von hinten nach vorn, von vorn nach hinten über einen Holm; eben so von vorn nach hinten und von hinten nach vorn über beide Holme fort bis wieder in den geschloßenen Stand im Barren.

D. Barrenschwingen.

Hierunter versteht man die Ausführung von Schwingstücken vorzugsweise auf der langen Seite des Barren mit einem Vorsprunge oder Anlaufe, theils einfach, theils in Verbindung mit den schon abgehandelten Barrenübungen. Man kann solcher Verbindungen eine große Menge aufstellen; doch haben wir uns, um den Stoff nicht übermäßig auszudehnen, hier nur auf eine geringe Anzahl beschränkt.

Die einzelnen Stücke werden auch nicht näher beschrieben und ist nur zu bemerken, daß manche derselben, besonders die, welche über den ganzen Barren fortführen, auch mit einem schrägen Anlaufe und, wie die Fechtsprünge, mit einem abstoßenden Fuße und einer zuerst aufsetzenden Hand ausgeführt werden. In der Regel ergreift man sogleich beide Holme; Manchem wird es jedoch leichter, besonders wenn der Barren etwas hoch ist, zuerst beide Hände auf den vorderen Holm zu setzen und nach dem Aufschwunge schnell überzugreifen. Bei den Zusammensetzungen ist auf die zum Vorsprungsorte zurückführenden Sprünge nicht besonders Rücksicht genommen worden, weil sie, wenn man sich eines Sprungbrettes bedient, durch den Niedersprung auf die Kante desselben hier leichter als beim Schwingen gefährlich werden können; wo jenes nicht vorhanden, kann man sie auch mit aufnehmen.

Übersicht.

a. An der Langseite des Barren.

1. Wendeaufsitzen auf den vorderen Holm.
2. " " " hinteren "
3. Wende zwischen beiden Holmen in den Stand auf der Erde.
4. " " " " " " Stütz.
5. " in den Wendesitz (Quersitz auf 1 Schenkel) auf dem hinteren Holme.
6. Wendeschwung mit Grätschsitz.
7. Wende über beide Holme fort.
8. Kehraufsitzen auf den vorderen Holm.
9. " " " hinteren "
10. Kehrschwung mit Grätschsitz.
11. Kehre zwischen beiden Holmen in den Stand auf der Erde.
12. " " " " " " Stütz.
13. " in den Kehrsitz (Quersitz auf 1 Schenkel) auf dem hinteren Holme.
14. " über beide Holme fort.
15. Wendeaufsitzen auf den vorderen Holm und Kehre über den anderen Holm.
16. " " " hinteren Holm u. Kehre über ihn.
17. Wende zwischen beiden Holmen in den Stütz und Kehre hinaus (Halbmond oder Schlange); auch mit Knikken in der Mitte des Vorschwunges.
18. " in den Wendesitz und Kehre über denselben Holm.
19. " zwischen beide Holme, Knicken in der Mitte des Vorschwunges und Rolle rückwärts in den Stand oder Sitz.

20. Kehraufsitzen auf den vorderen Holm u. Wende über den anderen Holm.

31. = = = hinteren = u. Wende über denselben Holm.

22. Kehre zwischen beide Holme und Wende hinaus (Schlange):

23. = = = = = Scheere:

24. = = = = = Überschlagen in den Barren od. nach außen hinaus:

25. = = = = = Überschlagen in den Sitz, Rolle vorw. u. Überschlagen aus dem Sitze:

26. = = = = = Kopfstehen, Schulterstehen od. nach außen Überschlagen:

(22.–26.: auch mit Knicken in der Mitte des Rückschwunges.)

27. Hocke in den Sitz auf den vorderen Holm und aus demselben über den anderen fort.

28. = über beide Holme fort mit Griff auf den vorderen oder hinteren Holm.

29. Todtensprung mit Griff auf den vorderen oder hinteren Holm.

30. Wende in den Liegestütz.

31. = = = Schwimmhang.

32. Wendeschwung und Grätsche in den Stütz.

33. = in den Grätschsitz und Rolle vorwärts.

34. Kehrschwung = = = = = rückwärts.

b. Am Ende des Barren (Gesicht in den Barren, Hände auf den HolmEnden).

35. Kehraufsitzen auf einem Holme.

36. Kehrschwung in den Grätschsitz.

37. = = = Stütz od. Stand zwischen den Holmen.

38. = (Kehre) über beide Holme fort.

39. Wendeschwung in den Grätschsitz.

40. = = = Stütz od. Stand zwischen den Holmen.

41. = (Wende) über beide Holme fort.

VII. Die Reckübungen.

Das runde Reck (s. S. 45), eine noch einfachere Vorrichtung als der Barren (S. 251), vielleicht die einfachste, dem Zweige des Baumes entnommen, trägt wie dieser eine Welt von Arm-, Brust-, Kreuz- und Schenkel-stärkenden Übungen mit sich, deren Bereich dem jüngsten Knaben wie dem gereiften Manne das geeignete Maß für Muskelkraft und Muth darbietet: es beschäftigt und führt von den einfachsten Hebungen und Schwingungen durch nahe liegende Auf- und Umschwünge zu schwereren, vom Durchbildeten angestrebten Kraftverbindungen und zu den kühnsten Umschwungszusammensetzungen.

Letztre Leistungen vom Anfänger fordern wollen, wäre thöricht; sie der durchgebildeten rastlosen Strebekraft versagen, die nie stehen bleibt, sondern sich Schwierigkeiten schafft, um sie zu überwinden, wäre ein Unrecht, eine Unwissenheit: man achte auf Einhalten stufengerechter Kraftentwickelung, gebe aber auch dem erwachenden Wagemuthe rechtzeitig Raum.

Eine vortreffliche Erschwerung und selbständige Erweiterung der Reckübungen tritt am beweglichen Schwebereck e ein, dessen Übungen deshalb auch besonders behandelt werden.

Welchen Werth die Reckübungen, außer den oben angegebenen Vortheilen, auch unmittelbar für das Leben haben, zeigt sich lebhaft, wenn man an weit von und über einander stehenden Zweigen eines starkstämmigen Baumes bloß durch Hebel der Reckübungen — Ziehklimmen, Zehenhänge, Kniehänge, Kreuz- und Felgaufschwünge 2c., sich immer weiter hinaufzuarbeiten sucht.

Die Reck- (wie die Barren-) Übungen, besonders die vom Seitstande ausgehenden Auf- und Umschwünge (aber auch Umschwünge im Quersitze), Aufstemmen 2c. erlauben auch an gleichen und an verschiedenen Reckhöhen die gleichzeitige Beschäftigung Vieler mit derselben Übung auf's Wort, auf den Ruf, wodurch rascher Entschluß befördert, jeder Fehler an ihrer gerundeten Ausführung sogleich erkannt wird.

Bei Vollblütigen und solchen, die über Schwindel und Augenreizbarkeit 2c. klagen, besonders älteren Leuten, die durch ihr Sitz-

und Stillleben natürlichen Biegens, Bückens und Kopfunterns entwöhnt sind, gehe man mit Umschwüngen und besonders ihrer länger anhaltenden Wiederholung oder Fortsetzung behutsam zu Werke, während solche grade dem wähligen Knaben eine wahre Lust sind.

Alle Reckübungen laßen sich nach den dabei vorkommenden Zuständen in vier Abtheilungen zusammenfaßen:

A. **Hangübungen**: wobei sich der Turner in alle Arten des Hanges zu kommen, sich darin zu erhalten und zu bewegen bemüht;

B. **Stütz- und Stemmübungen**: wobei sich der Turner, auch durch Stemmen, in jede Art des Stützes zu kommen und sich darin zu bewegen bemüht;

C. **Schwungübungen**: wobei sich der Turner alle Arten des Schwunges in seine Gewalt zu bekommen bemüht;

D. **Sitz- und Liegeübungen**: bei denen Erhaltung und Veränderung des Sitzes und der Lage auf dem Recke Zweck ist.

Eine fünfte und sechste Abtheilung:

E. **Zusammengesetzte Reckübungen**: eine Verbindung der vier ersten Arten, und

F. **Reckschwingen**: in welchem die eigentlichen Schwingübungen auf das Reck angewandt werden, sind nur besondere Zusammenstellungen von Hang-, Stütz- und Schwungübungen rc. und beziehen sich nicht auf neue Zustände.

Die beiden ersten Arten haben noch zwei Unterabtheilungen, welche die Übungen des reinen und gemischten Hanges und Stützes abhandeln. Der Hang ist rein, wenn der Turner nur mit den Händen oder Armen (Anhang) oder nur mit den Beinen, d. h. Zehen, Fersen, gekreuzten Füßen, Kniegelenken (also im Abhange) das Reck berührt; gemischt, wenn beiderlei Glieder im Hange mitwirken. Der Stütz ist rein, wenn der Leib nur auf den Händen bei gestreckten oder gebogenen Armen oder auf den Unterarmen ruht; gemischt, wenn der Turner entweder auf dem Bauche oder in den verschiedenen Arten des Sitzes ruht, dabei aber durch die Hände oder Arme gestützt wird. Die dritte Art hat vier Unterabtheilungen, weil die Schwungübungen im reinen oder gemischten Hange oder Stütze ausgeführt werden können.

Der Griff am Recke kann sein a) im Seithange: Aufgriff (S. 69), Untergriff (S. 73), Zwiegriff (S. 74); b) im Querhange: Querauf(Speich-)griff und Querunter(Ell-)griff.

A. Hangübungen.

Übersicht.

a. Im reinen Hange.

1. Seithang vorlings mit Aufgriff.
2. = = = Untergriff.
3. = = = Zwiegriff.
4. = = = verkehrtem Untergriff.
5. Gekreuzter Seithang mit Auf=, Unter od. Zwiegriff.
6. Querhang vorlings mit Queraufgriff.
7. = = = Queruntergriff.
8. = = = Zwiegriff.
9. Seithang rücklings im Auf=, Unter= od. Zwiegriff.
10. Querhang rücklings mit Queraufgriff.
11. Seithang vorlings im Unterarmhange.
12. = = = Oberarmhange.
13. = rücklings = Unterarmhange.
14. = = = Oberarmhange.
15. Querhang vorlings im Unterarmhange.
16. Seit= u. Querhang vorlings in Verbindung mit Bein= und Kopfbewegungen und in verschiedenen Griff= und Hangarten.
17. Klimmhang in verschiedenen Griff= u. Hangarten.
18. = an einem Arme.
19. Niederlaßen aus dem Klimmhange seithangs an beiden Armen: } in verschiedenen Griffarten.
20. Niederlaßen aus dem Klimmhange seithangs an einem Arme: } in verschiedenen Griffarten.
21. Ziehklimmen im Seithange: } in verschiedenen Griffarten.
22. = = Querhange: } in verschiedenen Griffarten.
23. = mit einer Hand und Faßung des Armes.
24. = = = = ohne = = =
25. Ellenbogenwippen im Hange in verschiedenen Griffarten.
26. Wechselhang am gestreckten Arme.
27. = = gebogenen =
28. = im Unterarmhange vorlings seit= und querhangs.
29. = = Oberarmhange = } seithangs.
30. = = Unterarmhange rücklings } seithangs.
31. = = Oberarmhange = } seithangs.

32.	Hangwechsel	im Seithange vorlings aus dem Handhange mit Auf- oder Untergriff in den Unterarmhang wechsel- und gleicharmig, und umgekehrt.
33.	=	im Seithange vorlings in den Oberarmhang wechsel- und gleicharmig, und umgekehrt.
34.	=	im Seithange vorlings aus Unter- in Oberarmhang wechsel- und gleicharmig, und umgekehrt.
35.	=	im Seithange rücklings aus Unter- in Oberarmhang wechsel- und gleicharmig, und umgekehrt.
36.	=	im Seithange rücklings aus Unterarmhang in den Handhang wechsel- und gleicharmig, und umgekehrt.
37.	=	im Seithange rücklings aus Oberarmhang in den Handhang wechsel- u. gleicharmig, und umgekehrt.
38.	=	im Querhange aus Handhang vorlings in Unterarmhang wechsel- und gleicharmig, und umgekehrt.
39.	=	im Querhange aus Handhang rücklings in Seithang aufgriffs.
40.	Griffwechsel	aus Auf- in Aufgriff mit Umdrehung auf die andere Reckseite; wechsel- u. gleichhdg.
41.	=	aus Auf- in Aufgriff mit ganzer Drehung um die Axe auf derselben Reckseite, wechselhandig.
42.	=	aus Auf- in Untergriff ohne Umdredrehung wechsel- und gleichhandig.
43.	=	aus Auf- in Untergriff mit Umdrehung wechsel- und gleichhandig.
44.	=	aus Auf- in verkehrten Untergriff ohne Umdrehung oder mit Rückwärtsdrehung wechselhandig.
45.	=	aus Auf- in Zwiegriff ohne oder mit Umdrehung (2 Arten) wechselhandig.
46.	=	aus Unter- in Untergriff mit Umdrehung auf die andere Reckseite wechsel- u. gleichhandig.
47.	=	aus Unter- in Aufgriff ohne Umdrehung wechsel- und gleichhandig.

48. Griffwechsel aus Unter= in Aufgriff mit Umdrehung wechsel= und gleichhandig.
49. = aus Unter= in verkehrten Untergriff mit Umwendung der Hände oder mit ganzer Rückwärtsdrehung um die Axe wechselhandig.
50. = aus Unter= in Zwiegriff ohne Umdrehung oder mit halber oder ganzer Drehung wechselhandig.
51. = aus Querauf= in Queraufgriff mit Umdrehung wechsel= und gleichhandig.
52. = aus Querauf= in Queruntergriff mit oder ohne Umdrehung wechselhandig.
53. = Querunter= in Queruntergriff mit Umdrehung wechselhandig.
54. = aus Querunter= in Queraufgriff mit Umdrehung wechselhandig.
55. = aus Querunter= in Queraufgriff ohne Umdrehung wechsel= und gleichhandig.
56. = aus Querauf= oder Queruntergriff ebenso in alle Seitgriffe, und umgekehrt.
57. = mit einer Hand und Faßung des Handgelenkes.
58. Aufstemmen aus dem Handhange mit Aufgriff wechsel= und gleicharmig.
59. = aus dem Handhange mit Untergriff wechsel= und gleicharmig.
60. = aus dem Querhange vorlings.
61. = = = = rücklings.
62. = = = Unterarmhange vorlings.
63. = = den aufgelegten Unterarmen in den Handstütz wechsel= und gleicharmig.
64. = aus den aufgelegten Unterarmen in den Unterarmstütz wechsel= und gleicharmig.
65. Seitliegehang.
66. Seitschwebehang.
67. = mit Quergrätschen.
68. = = Seitgrätschen.
69. Querschwebehang.
70. Seitschwebehang rücklings.
71. Bratenwender im Hange.
72. Felgeaufzug.
73. Felgeüberhub.

74. Kreißdrehen der Beine.
75. Durchzug.
76. Kreuzaufzug gerade auf.
77. = seitwäts.
78. Wage aus dem Seithange vorlings.
79. = = = Querhange =
80. = = = Seithange rücklings mit Aufgriff.
81. = = = = = Untergriff.
82. = = = Querhange = = Queraufgriff rücklings.
83. Kniehang in beiden Kniegelenken.
84. = = einem Kniegelenke.
85. Wechselhang in einem Kniegelenke.
86. Wage in einem Kniegelenke mit untergesetzter Fußspitze.
87. Kniehang in einem Kniegelenke mit überhängtem anderen.
88. = = beiden Kniegelenken mit Faßen und Festhalten der Fußspitzen.
89. = = = Kniegelenken mit Rumpfheben und Rumpfstrecken.
90. Zehenhang.
91. Fersenhang.
92. Fußhang.
93. Hangeln im Seithange vorlings mit Unter=, Auf= oder Zwiegriff wechsel= u. gleichhandig.
94. = = = mit verkehrtem Untergriff wechselhandig.
95. = = = mit Kehr= oder Rückwärtsdrehung.
96. = = = mit Wende= od. Vorwärtsdrehung.
97. = = = mit Kehr= (Rück=) u. Wende= (Vorwärts=) Drehung (Walzhangeln).
98. = Querhange vorlings mit Aufgriff wechsel= und gleichhandig.
99. = = = vorlings mit Untergriff wechselhandig.
100. = = Klimmhange vorlings in verschiedenen Griff= und Hangarten.

101. Hangeln im Unterarmhange vorlings wechsel= und gleicharmig.
102. = = Oberarmhange = wechsel= und gleicharmig.
103. = = Handhange rücklings mit Auf= und Untergriff wechselhandig.
104. = = Unterarmhange rücklings wechsel= und gleicharmig.
105. = = Oberarmhange = wechsel= und gleicharmig.
106. = = Unterarmhange vorlings mit Kehr= (Rück=) u. Wende(Vorwärts=)drehung.
107. = = Oberarmhange vorlings mit Kehr= (Rück=) u. Wende(Vorwärts=)drehung.
108. = = Unterarmhange querhangs wechsel= u. gleicharmig.
109. = = Seithange vorlings mit Griffwechsel aus Auf= in Untergriff.
110. = = = vorlings mit Griffwechsel in wechselndem Zwiegriffe.
111. = = abwechselnden Klimm= u. Streckhange.
112. = = Seithange vorlings mit Hangwechsel aus Handhang mit Aufgriff in den Unterarmhang wechsel= und gleichhandig.
113. = = Seithange mit Hangwechsel aus Handhang mit Aufgriff in den Oberarmhang wechsel= und gleichhandig.
114. = = Seithange mit Hangwechsel aus Unter= in Oberarmhang vorlings wechsel= und gleichhandig.
115. = = Seithange mit Hangwechsel aus Unter= in Oberarmhang rücklings wechsel= und gleichhandig.
116. = = Seitschwebehange, wechsel= u. gleichhandig.
117. = = Seitliegehange, wechsel= und gleichhandig.
118. = = Seitschwebehange mit Quergrätschen, wechsel= und gleichhandig.
119. = = Seitschwebehange mit Seitgrätschen, wechsel= und gleichhandig.

120. Hangeln im Querschwebehange wechsel- u. gleichhandig.
121. " " Seitschwebehange rücklings.
122. " " Kniehange.

b. Im gemischten Hange.

123. Querliegehang in einem Kniegelenke und mit beiden Händen.
124. " mit beiden aufgelegten Füßen und beiden Händen.
125. Schwimmhang.
126. Querliegehang in einem Kniegelenke und mit einer Hand.
127. Querliegehangwechsel in einem Kniegelenke und mit einer Hand.
128. Querliegehang in einem Kniegelenke und mit einem Unterarme.
129. Querliegehangwechsel in einem Kniegelenke und mit einem Unterarme.
130. Nest: a. Füße innerhalb der Hände.
131. " b. " außerhalb " "
132. " aus dem Stütze.
133. Knoten.
134. Kniehangwechsel an der zugewandten (vorderen) Reckseite.
135. " " " abgewandten (hinteren) Reckseite.
136. " von der vorderen nach der hinteren Reckseite, und umgekehrt.

Beschreibung.

a. Im reinen Hange.

1. Seithang vorlings mit Aufgriff (s. S. 69): dicht vor dem Recke stehend hüpf in den Hang, beide Hände in der Entfernung der Schulterbreite von oben auflegend und so weit als möglich überschiebend (Knöchel und Rist nach oben, Daumen wie bei allen Hangarten an den Zeigefinger angeschloßen oder auch bei dünnen Recken untergreifend), Kopf frei gehoben, Leib ganz gestreckt, Beine geschloßen, Fußspitzen gesenkt. Hülfe bei Schwachen und Kleinen wird mit beiden Händen über den Hüften oder an den nach oben ge-

streckten Oberarmen beim Aufhüpfen gegeben und hat man darauf zu achten, daß sowohl das Ergreifen wie das Loslaßen des Reckes vor dem Niedersprunge (auf Zehen und Ballen, mit Kniebeugung) mit beiden Händen gleichzeitig geschieht. (Abb. 180.)

2. **Seithang vorlings mit Untergriff** (s. S. 73): Hüpf mit beiden Händen, Handflächen nach oben, unter dem Recke durchgehend in den Hang, Daumen nach außen, kleine Finger einander zugekehrt (Abb. 181.). Das Übrige wie bei Üb. 1.

3. **Seithang vorlings mit Zwiegriff**: eine Hand im Auf-, die andere im Untergriffe (Abb. 182.); das Übrige wie bei Üb. 1.

4. **Seithang vorlings mit verkehrtem Untergriff**: bei Drehung der Arme werden die Hände so gewendet, daß die Daumen nach außen und die kleinen Finger nach innen zu stehen kommen, und in dieser Lage die Hände von vorn nach hinten unter dem Recke durchgreifend auf das Reck gelegt, wobei sie jedoch immer um mehr als die Schulterbreite von einander entfernt sind.

5. **Gekreuzter Seithang mit Auf-, Unter- oder Zwiegriff**: Die unter 1.– 3. beschriebenen Hänge, aber so daß die Arme, welche dabei etwas gebogen werden müßen, sich kreuzen; die Schulterlinie muß aber in der Richtung des Reckes bleiben.

6. **Querhang vorlings mit Queraufgriff**: im Querstande spring an das Reck, von jeder Seite eine Hand auflegend, beide dicht nebeneinander (Abb. 183); die Entfernung beider Hände führt in den Seithang mit Zwiegriff. (Abb. 182.)

7. **Querhang vorlings mit Queruntergriff**: der vorige Hang, die Hände aber verkehrt, d. h. die Daumen nach vorn gerichtet.

8. **Querhang vorlings mit Zwiegriff**: die eine Hand im Querauf- die andere im Queruntergriff.

9. **Seithang rücklings im Auf-, Unter- oder Zwiegriff**: mit dem Rücken gegen das Reck stehend ergreif dasselbe rücklings mit den Händen in den angegebenen Griffen und verbleib im Hange.

10. **Querhang rücklings mit Queraufgriff**: im Querstande den Oberleib vorneigend ergreif mit nach hinten gestreckten Armen das Reck so, daß die kleinen Finger gegen den Leib zu-, die Daumen von demselben abgewendet sind.

11. **Seithang vorlings im Unterarmhange**: aus dem Seitstande lege beide Unterarme in den Armgelenken auf's Reck, so daß die Handflächen (Daumen nach unten) sich nach außen wenden, und zieh das Kreuz wohl ein. (Abb. 184.)

12. **Seithang vorlings im Oberarmhange**: Brust dicht am Recke, Arme auf demselben nach vorn ausgestreckt, Hände und Schultern fast in gleicher Höhe, Daumen nach innen (Abb. 185.),

das Kreuz nicht eingezogen; die Füße fallen zur Erhaltung des Gleichgewichtes etwas nach vorn.

13. **Seithang** rücklings im Unterarmhange: umgekehrter Armhang vorlings (Üb. 11.).

14. **Seithang** rücklings im Oberarmhange: die vorige Übung, nur berührt das Reck die Schulterblätter und der Turner hangt mit flach auf dem Unterleibe aufliegenden Händen an den Oberarmen (Abb. 186.). Beide Übungen (13. u. 14.) übe der Turner auch mit Ansprung aus dem Seitstande rücklings durch rasches gleichzeitiges Überwerfen beider Arme am scheitelhohen Recke. Der Rückgang entweder nach Loslaßen eines Armes und Umwenden in den Seithang vorlings oder Absprung durch gleichzeitiges Rückheben der Arme und sauberen Niedersprung.

15. **Querhang** im Unterarmhange: der gewöhnliche Querhang (Üb. 6.), aber mit Auflegung der Unterarme statt der Hände.

Die Hülfe bei allen diesen Seit- und Querhängen für Kleine und Schwache wie bei Üb. 1. Achte dabei auf sauberen Niedersprung.

16. Seit- und **Querhang** in Verbindung mit Bein- und Kopfbewegungen und in verschiedenen Griff- und Hangarten.

Wie im Stütze am Barren (s. S. 256), so kann man auch im Hange am Recke verschiedene allgemeine Vor- oder Gelenkübungen ausführen, die dazu dienen, den Hang auf die Dauer und die Willensrichtung auf Doppelthätigkeit zu üben. Es versteht sich von selbst, daß man auf einmal immer nur eine kleine Reihe der angegebenen Übungen durchmacht. Besonders führt man diese Übungen im Seithange mit Aufgriff und im Armhange vorlings aus. Die Übungen selbst sind: Kopflegen vor- und rückwärts (S. 89, 90), Anfersen und Knieschnellen wechsel- und gleichbeinig (S. 80), Beinschnellen (S. 80), Beinstoßen (S. 80), Spreizen vor- und rückwärts wechsel- und gegenseitig und nach allen Richtungen (S. 81), Grätschen (S. 82) und Beinheben.

17. **Klimmhang** in verschiedenen Griff- und Hangarten: der Hang an den gebogenen Armen, besonders wenn sie einen spitzen Winkel bilden; am leichtesten im Untergriffe; im Querhange kann die Schulter der hinteren Hand das Reck berühren.

18. **Klimmhang** an einem Arme. Zu ihm gelangt man am besten, indem man aus dem Klimmhange mit beiden Händen eine Hand erst wenig und dann immer länger und länger losläßt. Wird die Übung rein ausgeführt, so darf weder der Unterarm die Brust noch der Oberarm die Seite berühren; im Anfange wird dieß als Übergang gestattet. Vorübung Hangen an einem gebogenen Arme und Faßen von dessen Handwurzel mit der anderen Hand. (Vgl. Üb. 23. 24.)

19. **Niederlaßen** aus dem Klimmhange seithangs an beiden Armen in verschiedenen Griffarten.

20. " aus dem Klimmhange seithangs an einem Arme:

Langsames und gleichmäßiges Niederlaßen aus dem Klimmhange bis die Arme ausgestreckt sind, was besonders mit einem Arme schwer wird. Anfänger müßen dabei (an den Hüften) unterstützt werden. Um das Niederlaßen an Einem Arme zu erleichtern, ergreift man anfangs mit der Hand des Hangarmes den Unterarm (auch den Oberarm) des Reckarmes.

21. **Ziehklimmen** im Seithange, in verschiedenen Griffarten. Ziehklimmen ist die Übung, bei welcher man die im Hange gestreckten Arme durch Anziehen bis zum spitzen Winkel biegt, so daß das Kinn bis über's Reck kommt; steht dem Niederlaßen und Erheben am Barren entgegen, übt, wie jenes die Stützkraft, so die Zugkraft der Arme und ist daher die Grundlage aller Kraftübungen am Recke. Wer Fertigkeit im langsamen Niederlaßen aus dem Klimmhange erlangt hat, wird auch leicht ziehklimmen. Schwachen giebt man dabei eine leichte oder starke Hülfe über den Hüften nach aufwärts, sehe aber strenge darauf, daß sie den Kopf nicht auf die Seite legen und mit einer Hand mehr ziehen als mit der anderen. Ein achtelmal ziehklimmt man, wenn die Arme sich nur wenig biegen; ein viertelmal, wenn der Winkel, den sie bilden, $1\frac{1}{2}$ rechter ist; ein halbmal, wenn dieser Winkel sich bis zum rechten verkleinert, und ein ganzesmal, wenn man den spitzen Winkel erreicht. Bei diesem müßen die Augen wenigstens in der Reckhöhe sein und dasselbe überschauen; später muß man das Reck anmunden und endlich überkinnen. Vorzüglich wichtig ist die Übung im Aufgriffe und nur nach diesem wird der Grad der Leistung gemeßen; im Untergriffe wird sie etwas leichter.

22. **Ziehklimmen** im Querhange, in verschiedenen Griffarten. Dieß geschieht bis zum Anschultern, anfangs nur mit der Schulter der hinteren Hand, später wechselschultrig.

23. **Ziehklimmen** mit einer Hand und Faßung des Armes.

24. " mit einer Hand ohne Faßung des Armes.

Bei Üb. 23. ergreift man das Handgelenk des Reckarmes oder den Unterarm etwas tiefer mit der anderen Hand (vgl. Üb. 18.); bei Üb. 24. hangt man durchaus nur an einer Hand, dreht sich aber dadurch auch mehr in den Querhang. Die letztere Übung gehört zu den schwersten und wird nur von Wenigen ausgeführt. Man gelangt zu derselben nur, wenn man das Niederlaßen (Üb. 20.) ganz langsam macht und sich im Klimmhange in jedem Winkel halten kann. Eine gute Vorübung ist, wenn man Üb. 23. so macht, daß die untere Hand immer tiefer und endlich an der Schulter des Reckarmes angelegt wird.

25. Ziehklimmwippen im Hange, in verschiedenen Griffarten: ein fortgesetztes kurzes und rasches Ziehklimmen im Seit- oder Querhange, bei welchem die Arme nicht ganz bis zum spitzen Winkel gebogen und auch nicht vollkommen gestreckt werden.

26. Wechselhang am gestreckten Arme.
27. " " gebogenen "
28. " im Unterarmhange vorlings seit- und querhangs.
29. " " Oberarmhange " : } seithangs.
30. " " Unterarmhange rücklings: } seithangs.
31. " " Oberarmhange " : } seithangs.

Unter Wechselhang versteht man das Wechseln des Hanges von einer Hand oder einem Arme (auch Fuß und Knie) zum anderen (S. 74). Anfangs wird die Bewegung ganz kurz gemacht, so daß z. B. die eine loslaßende Hand kaum gelüftet wird; später berührt man mit derselben den Schenkel und noch später läßt man den nicht tragenden Arm ruhig eine Weile herabhangen. Der Anfang geschieht immer aus dem Hange an beiden Händen oder Armen; beim Handhange übt man den Wechselhang hauptsächlich im Auf- und Quergriffe, im Untergriffe ist er schwerer; im Klimmhange umgekehrt. Beim Ober- und Unterarmhange, besonders bei jenem, wird die Übung durch das Abdrehen des Leibes vom Recke schwierig und kann dieß nur durch Schnelligkeit der Bewegung gemindert werden.

32. Hangwechsel im Seithange vorlings aus dem Handhange mit Auf- oder Untergriff in den Unterarmhang wechsel- und gleicharmig, und umgekehrt.
33. " im Seithange vorlings 2c. in den Oberarmhang, wechsel- und gleichhandig, und umgekehrt.
34. " im Seithange vorlings aus Unter- in Oberarmhang wechsel- und gleicharmig, und umgekehrt.
35. " im Seithange rücklings aus Unter- in Oberarmhang, wechsel- und gleicharmig, und umgekehrt.
36. " im Seithange rücklings aus Unterarmhang in den Handhang wechsel- und gleicharmig.

37. Hangwechsel im Seithange rücklings aus Oberarmhang in den Handhang wechsel- und gleicharmig.

38. " im Querhange vorlings aus Handhang in Unterarmhang wechsel- u. gleicharmig, und umgekehrt.

39. " im Querhange aus Handhang rücklings in Seithang aufgriffs.

Hangwechsel (S. 74) ist der Übergang aus einer Hangart in die andere. Diese Übung erfordert, wo sie gleicharmig ausgeführt werden muß, oft große Kraft und Sicherheit.

40. Griffwechsel aus Auf- in Aufgriff mit Umdrehung auf die andere Reckseite wechsel- und gleichhandig.

41. " aus Auf- in Aufgriff mit ganzer Drehung um die Axe auf derselben Reckseite wechselhandig.

42. " aus Auf- in Untergriff ohne Umdrehung wechsel- und gleichhandig.

43. " aus Auf- in Untergriff mit Umdrehung wechsel- und gleichhandig.

44. " aus Auf- in verkehrten Untergriff ohne Umdrehung oder mit Rückwärtsdrehung wechselhandig.

45. " aus Auf- in Zwiegriff ohne oder mit Umdrehung (2 Arten) wechselhandig.

46. " aus Unter- in Untergriff mit Umdrehung auf die andere Reckseite wechsel- und gleichhandig.

47. " aus Unter- in Aufgriff ohne Umdrehung wechsel- und gleichhandig.

48. " aus Unter- in Aufgriff mit Umdrehung wechsel- und gleichhandig.

49. " aus Unter- in verkehrten Untergriff mit Umwendung der Hände oder mit ganzer Rückwärtsdrehung um die Axe wechselhandig.

50. " aus Unter- in Zwiegriff ohne Umdrehung oder mit halber od. ganzer Drehung wechselhandig.

51. " aus Querauf- in Queraufgriff mit Umdrehung wechsel- und gleichhandig.

52. **Griffwechsel** aus Querauf- in Queruntergriff mit oder ohne Umdrehung wechselhandig.
53. " aus Queruntet- in Queruntergriff mit Umdrehung wechselhandig.
54. " aus Queruntet- in Queraufgriff mit Umdrehung wechselhandig.
55. " aus Queruntet- in Queraufgriff ohne Umdrehung wechsel- und gleichhandig.
56. " aus Querauf- od. Queruntergriff ebenso in alle Seitgriffe, und umgekehrt.
57. " mit einer Hand und Faßung des Handgelenkes.

Wie man unter Hangwechsel den Übergang aus einer Hangart in die andere versteht, so ist auch Griffwechsel (S. 73) der Übergang aus einem Handgriffe in den anderen. Die vorzüglichsten Griffwechsel sind hier aufgeführt und nur wenige weggelaßen, die unbedeutende Veränderungen gewähren. Die meisten, wenn man sie wechselhandig macht, werden mit zwei Griffen ausgeführt und sind aus der Übersicht verständlich. Mit Einem Griffe wird gemacht Üb. 43. u. 44. nur mit Rückwärtsdrehung, und 45.; bei letzterer Übung steht bei der Umdrehung die eine Hand im verkehrten Untergriff. Üb. 48. ist mit halber Drehung durch einen Griff, mit ganzer Drehung durch zwei Griffe zu vollführen. Üb. 49. kann bei ganzer Rückwärtsdrehung mit einem Griffe, mit halber aber nur in zwei Griffen gemacht werden. Bei Üb. 50—54. findet nur ein Griff statt und bei der ersteren kommt bei der ganzen Umdrehung die eine Hand in den verkehrten Untergriff. Bei Üb. 57. wird die Hand des Hangarmes an das Handgelenk des Reckarmes gelegt; nur wer mit Leichtigkeit mit einer Hand ziehklimmen kann, kann den Griffwechsel ohne diese Hülfe machen.

Sonstige Hülfe bei den Griffwechseln am besten von hinten über den Hüften, während der Wechselbewegung.

58. **Aufstemmen** aus dem Handhange mit Aufgriff: } wechsel- und gleicharmig.
59. " " " Handhange mit Untergriff: } wechsel- und gleicharmig.
60. " " " Querhange vorlings.
61. " " " " rücklings.
62. " " " Unterarmhange vorlings.

Aufstemmen heißt in der Turnsprache der Übergang aus dem Hand- oder Armhange in den Stütz, durch alleinige Anwendung der Armkraft; wird der Schwung der Beine mit zu Hülfe genommen, so heißt die Bewegung Schwungstemmen.

Bei Üb. 58. faßen die Hände das Reck in Schulterbreite mit Aufgriff, dabei so weit als möglich hinüber; soll der rechte Arm gehoben werden, so muß nach dem Ziehklimmen der Leib mehr links auf die linke Hand geneigt und der rechte Ellenbogen rasch empor gebracht werden, worauf der linke folgt. In dem Knickstütz angekommen läßt man beide Ellenbogen wieder fallen und macht die Bewegung umgekehrt; später geht man aus dem Knickstütze in den Streckstütz über. Beim gleicharmigen (schwereren) Aufstemmen stehen die Hände etwas enger, Geübte machen dasselbe langsam drückend ohne allen Ruck, so wie mit dicht bei einander stehenden Händen.

Üb. 59. ist noch schwerer, weil zu gleicher Zeit ein Wechsel des Griffes stattfindet, indem die Hände aus Unter- in Aufgriff übergehen müßen; wird dieß gleicharmig gemacht, so muß ein sehr kräftiges Ziehklimmen und eine springende Bewegung der Hände vorangehen.

Bei Üb. 60. (dem Aufstemmen aus dem Querhange vorlings) findet eine Drehung in den Seitstütz und bei Üb. 61. (dem Aufstemmen aus dem Querhange rücklings), welches immer mit Queruntergriff geschieht, eine Wendung nach der entgegengesetzten Seite Statt: beide kann man nur mit Einem Arme ausführen. Macht man beide Übungen w e c h s e l s e i t i g, so wird ein Stützwechsel daraus, als welche sie unter den Stützübungen aufgeführt sind; als solcher ist auch Üb. 61. weit leichter.

Bei Üb. 60. geht man entweder nur mit dem vorangehenden Arme in den Knickstütz oder durch (auch ohne) Umwendung der anderen Hand aus Unter- in Aufgriff und stemmt mit beiden in den Streckstütz.

Bei Üb. 61. bleibt man auf ähnliche Weise entweder im Knickstütze auf Einem Arme oder man geht mit Umwendung und durch Rückgriff der anderen Hand und Stemmen in den Streckstütz rücklings.

Üb. 62. (das Aufstemmen aus dem Unterarmhange vorlings) ist besonders gleicharmig eine schöne Übung, bei der die Hände einen raschen Griff und Sprung thun müßen, nachdem man vorher durch kräftigen Druck der Arme ein paarmal gewippt hat. Wechselarmig ist diese Übung leichter als das Aufstemmen aus dem Handhange.

63. **Aufstemmen** a u s d e n a u f g e l e g t e n U n t e r a r m e n i n d e n H a n d s t ü t z w e c h s e l - u n d g l e i c h a r m i g.

64. " a u s d e n a u f g e l e g t e n U n t e r a r m e n i n d e n U n t e r a r m s t ü t z w e c h s e l - u. g l e i c h a r m i g.

Bei Üb. 63. (der Üb. 58. ganz ähnlich und leichter) stehen beide Hände dicht beisammen und die Unterarme liegen ihrer ganzen Länge nach auf; bei Üb. 64. ist der Anfang wie bei der vorigen, wenn aber das Aufstemmen beginnen soll, läßt man die Hände los und schiebt sie ein wenig nach vorn und die Ellenbogen sehr wenig nach hinten und übt mit beiden Unterarmen einen gleichmäßigen Druck aus, der in den Unterarmstütz führt, bei welchem die Ellenbogen dicht am Leibe liegen und die Hände nach vorn ausgestreckt sind.

Bei allen Aufstemmen hilft der Vorturner, wie bei den Griffwechseln und Hängen, über den Hüften.

65. **Seitliegehang**: Seitstand, Hände Aufgriffs, Arme gebogen, Füße einen kleinen Schritt auseinander, der vordere Fuß, gerade unter dem Recke, gehoben und, um sich einen Abstoß zu geben, kräftig niedergesetzt; das andere Bein vorgeworfen, das abstoßende sich ihm sogleich anschließend und beide mit gebogenen Kniegelenken zwischen den Händen durchgehend, bis der Rist beider Füße das Reck berührt. Die Arme bleiben etwas gebogen; beim Niedergehen müßen die Füße den Boden geschloßen berühren (Abb. 203.). Hülfe oder Unterstützung im Kreuze und durch leichten Hebedruck hinter den Schenkeln.

66. **Seitschwebehang**: Anfang wie zur vorigen Übung, die Beine aber gestreckt und mit gestreckten Fußspitzen gegen das Reck geworfen, ohne dasselbe jedoch zu berühren. Die Beine stehen dabei senkrecht und bilden mit dem Oberleibe ziemlich einen rechten Winkel; die Arme bleiben gebogen (Abb. 207.). Bei einiger Übung versuche man in dieser Stellung abwechselnd den Leib sinken zu laßen und wieder zu erheben, so daß man wechselweise mit den Fußspitzen und Hüftgelenken das Reck berührt. Anfängern erlaubt man beim Seitschwebehang den Leib mehr zu heben, wenn auch anfangs dabei die Oberschenkel das Reck berühren sollten. Hülfe wie bei Üb. 65.

67. **Seitschwebehang mit Quergrätschen**: fang an wie bei Üb. 66., vereinige aber die Beine nicht, sondern bieg, am besten das zuerst vorgeworfene, Bein stark und führe es mit recht angezogener Fußspitze zwischen den Armen durch auf die andere Reckseite, strecke es sogleich wieder aus und erhalt dich in dieser Schwebe mit möglichst weit gegrätschten Beinen. (Ähnlich der Abb. 225.)

68. **Seitschwebehang mit Seitgrätschen**: Anfang wie zur vorigen Übung, die Beine werden jedoch, sobald sie sich vereinigt haben, gleichmäßig auseinander gegrätscht unter dem Recke durchgeführt und in dieselbe Höhe gebracht wie in der vorigen Übung, wobei natürlich der Winkel etwas kleiner wird.

69. **Querschwebehang**: aus dem Querstande schnelle mit angezogenen Armen die Beine grätschend dem Recke zu, so daß das Ende des Spaltes (der Unterleib) sich dicht am Recke befindet, doch ohne das Reck zu berühren (Abb. 228); die Beine gestreckt.

70. **Seitschwebehang rücklings**. Aus der Üb. 65. geh in die Üb. 75. (vgl Abb. 203—205.) über und hebe aus dieser mit hohlem Kreuze und nach hinten gehaltenem Kopfe die Beine gestreckt nach oben

(Abb. 217.). Schwerer ist es, wenn man aus dieser Stellung die Hüften streckt, das Kreuz einzieht, den Kopf und die Fersen bei gestreckten Hüftgelenken nach hinten bringt.

71. **Bratenwender im Hange.** Aus dem Querschwebehange (Üb. 69. Abb. 228.) bei vorstehender rechter (linker) Hand, greif mit dieser unter dem Recke durch in Aufgriff und laß gleichzeitig den Körper in derselben Richtung folgen, wonach die linke (rechte) Hand in den Quergriff auf der anderen Reckseite übergeht u. s. f. Auch mit Vorwärtsdrehung, doch schwerer.

72. **Felgaufzug.** Mit ziehklimmenden Armen geh aus dem Seithange (mit Unter- oder Aufgriff) durch den Seitschwebehang bis in den Seitstütz vorlings. (Ganz ähnlich der Abb. 209.)

73. **Felgüberhub**: der vorigen Übung ganz ähnlich; die kräftig ziehenden und, wenn die Beine das Übergewicht bekommen sollen, aufstemmenden Arme, laßen aber den Körper das Reck nicht berühren, sondern führen ihn über dasselbe fort wieder in den Hang oder Stand zurück.

74. **Kreißdrehen der Beine.** Aus dem Seitschwebehange (Üb. 66.) laß die geschloßenen Beine nach der rechten (linken) Seite fallen, geh durch den Klimmhang mit gestrecktem Leibe und führe die Beine nach der linken (rechten) Seite zur Vollendung der Kreißdrehung wieder in den Schwebehang hinauf u. s. f.

75. **Durchzug**: hebe die hangenden Beine wie zum Seitliegehange (Üb. 65.), aber ohne allen Schwung, geh zwischen den Armen hockend, mit stark angezogenen Fußspitzen, unter dem Recke durch, senke die Beine so viel als möglich nach hinten und unten und geh auf demselben Wege wieder zurück. (Vgl. Abb. 204. u. 205.)

76. **Kreuzaufzug gerade auf.** Aus dem Seitschwebehange rücklings (Üb. 70.) zieh den Leib so hoch, bis das Gesäß beinahe über das Reck kommt, lege den bisher hinten über gehaltenen Kopf schnell auf die Brust, senke die gestreckten Beine, bring, dich hebend, den Oberleib in den Seitsitz auf beiden Schenkeln und mach den Abschwung rückwärts.

77. **Kreuzaufzug seitwärts.** Aus dem Seithange mit Aufgriff wirf, während der Oberleib sich hinten über senkt, die Beine gestreckt nach der einen Seite unter dem Recke durchgehend auf dieses und versuche so den Kreuzaufzug. Man kann auch die Hände im Zwiegriffe halten und zwar so, daß die Füße rechts liegen und die linke Hand im Unterarmgriffe steht.

78. **Wage aus dem Seithange vorlings mit gebogenen Armen.** Aus dem Seithange mit Aufgriff hebt man die Beine bis zur wagerechten Lage und sucht hier angekommen die Hüftgelenke ganz

zu strecken; die Arme sind in der Wagenlage stark gebogen. Eine der schwersten Übungen. Leichter wird sie aus dem Seitschwebehange, also mit Senkung der Beine von oben nach unten.

79. **Wage aus dem Querhange vorlings, aufgriffs:** ganz wie die vorige Übung, aber im Querhange. (Abb. 255.)

80. **Wage aus dem Seithange rücklings mit Aufgriff.**
81. = = = = = **Untergriff.**

Im Stande rücklings gegen das Reck ergreif dasselbe rückwärts mit Aufgriff, hebe, indem du den Oberleib stark vorschiebst und mit den Armen kräftig unterstützest, die Beine, bei stark eingezogenem Kreuze und gehobenem Kopfe, in die wagerechte Lage rückwärts auf und suche dich eine Zeitlang darin zu erhalten.

Man kann diese Wage auch aus dem Anschultern machen (Abbild. 254.), wobei man demnach aus dem Stütze mit Untergriff in den Hang übergeht. Durch den Durchzug mit Untergriff (Üb. 75.) kommt man auch in diese Lage. Aber auch mit umgekehrter Handstellung läßt sich die Wage ausführen, so daß man also im Stande rücklings das Reck mit Untergriff oder vor dem Durchzuge mit Aufgriff erfaßt. (Abb. 253.)

82. **Wage aus dem Querhange rücklings mit Queraufgriff rücklings.** Im Querstande unter einem niedrigen Recke stehend ergreif dasselbe, indem du die Arme nach hinten hebst, im Queraufgriffe rücklings und suche dich durch Einziehen des Kreuzes und Hebung des Kopfes in die wagerechte Lage zu heben.

83. **Kniehang in beiden Kniegelenken.** Im Seitschwebehange rücklings (Üb. 70.) mit gebogenen Hüftgelenken (oder geh aus dem Schwebehange vorlings (Üb. 66.) mit beiden eingezogenen Beinen durch die gestreckten Arme durch) lege bei möglichst gekrümmten Kniegelenken die Kniekehlen so fest auf, daß du nach Loslaßen der Hände allein an ihnen hangst, wobei aber die Hüftgelenke ganz gestreckt, das Kreuz eingezogen, der Kopf hinten über und die nach unten herabfallenden Arme so im Handgelenke gebogen sein müßen, daß die Handflächen dem Boden zugekehrt sind, um sich beim möglichen Herabrutschen auf sie stützen zu können (Abb. 230.); weshalb man den Kniehang anfangs auch nur an einem dem Turner angemeßenen Recke versuchen läßt. Um wieder herabzukommen, ergreift man durch Rumpfheben vorwärts mit den Händen das Reck wieder und läßt sich rückwärts hinunter oder, ist das Reck so niedrig daß man mit den flachen Händen den Boden berührt und sind die Arme kräftig genug den Leib zu tragen, so läßt man (eine gute Übung) auch im Hange die Beine los und, bei Unterstützung der Arme, zur Erde fallen. Der Lehrer

ergreift zur Hülfe mit der einen Hand das eine Fußgelenk des Turners, während die andere die Brust desselben hält. Anfänger läßt man den Kniehang entweder aus dem Querliegehange mit einem Beine oder, nach dem Wellaufschwunge, aus dem Seitsitze auf beiden Schenkeln machen.

84. **Kniehang in einem Kniegelenke.** Mach den Kniehang in beiden Kniegelenken (Üb. 83.) und, wenn du sicher hangst, lüfte das eine Bein durch Strecken, so daß du nur in einem Kniegelenke hangst. Später läßt man das Bein ganz hinunterfallen und streckt es unter dem Recke durch wieder wagerecht oder senkrecht aus. (Abbild. 231.). Zum Schluße bringt man das Bein wieder, unter dem Recke durch zurück, auf dasselbe hinauf und geht wie bei der vorigen Übung ab.

85. **Wechselhang in einem Kniegelenke:** die vorige Übung (84.); doch laß, sobald du das Hangbein wieder hinaufgebracht hast, schnell das andere hinunterfallen, bring dieses wieder hinauf u. s. f. Mehrere Male wiederholt.

86. **Wage in einem Kniegelenke mit untergesetzter Fußspitze.** Aus dem Querstande ergreif das Reck mit vorstehender rechter Hand, stelle die Beine in einer Schrittstellung so, daß das linke Bein gerade unter der rechten Hand steht, hebe es, stoß mit demselben ab und wirf das rechte Bein auf's Reck; setze nun, bei angezogenen Fußspitzen und gestreckten Beinen, die Fußspitze des linken Beines unter das Reck, laß mit den Händen los und suche dich, bei rückwärts gestreckten Armen, in der wagerechten Lage zu erhalten. (Abb. 252.)

87. **Kniehang in einem Kniegelenke mit übergehängtem anderen.** Nachdem du wie beim Hange in einem Kniegelenke (Üb. 84.) das losgelaßene Bein unter dem Recke durchgeführt hast, suche dasselbe auf den aufliegenden Unterschenkel zu bringen oder laß, was fester hält, das Kniegelenk des linken (rechten) Beines auf dem Riste des rechten (linken) Fußes ruhen.

88. **Kniehang in beiden Kniegelenken mit Faßen und Festhalten der Fußspitzen.** Mach den Kniehang (Üb. 83.) und ergreif die Fußspitzen bei stark rückwärts gelegtem Kopfe und eingezogenem Kreuze.

89. **Kniehang in beiden Kniegelenken mit Rumpfstrecken.** Im Kniehange (Üb. 83.) suche durch Biegung der Hüftgelenke den Rumpf so hoch als möglich zu heben und dann wieder langsam zu senken. Mehrere Male wiederholt.

90. **Zehenhang:** Im Seitschwebehange (Üb. 66.) laß den Oberleib so weit sinken, daß zuletzt nur die Zehen bei stark angezo-

genen Fuß- und Zehengelenken aufliegen; suche nun, anfänglich erst wenig, die Hände zu lüften, dann den Oberleib mehr sinken zu laßen, bis derselbe zuletzt ganz ausgestreckt ist. Um wieder in die Höhe zu kommen, macht man entweder das Rumpfbeugen vorwärts und ergreift das Reck wieder, oder man klimmt mit den Händen an den Beinen auf. Diesen und die beiden nächsten Hänge übt man immer an so niedrigen Recken, daß man mit ausgestreckten Armen die Erde berührt, und anfänglich nie ohne Aufsicht.

91. **Fersenhang.** Aus dem Seitschwebehange rücklings (Üb. 70.) lege bei Krümmung der Kniegelenke die Fersen so auf, daß sie ein wenig nach der anderen Reckseite überstehen und suche nun die Hände wie bei der vorigen Übung loszulaßen. Die Beine bleiben hiebei immer gebogen.

Beim Zehen- und Fersenhange kann man zur Sicherung so wie zum Ersatze fremder Hülfe an das Reck Bügelgriffe schnallen, wie die beim Ringschwebel (S. 58. oben) und Rundlaufe (S. 59 — T. IV. Z. 24. d.) beschriebenen. Sie dienen natürlich zum schützenden, schnellen Hingreifen.

92. **Fußhang.** Mach den Querliegehang mit beiden Beinen (Üb. 124. Abb. 221.), rück mit den Händen nahe an die Füße heran, lege diese, einer über den anderen greifend, fest auf das Reck und laß jene dann, eine nach der anderen langsam los, so daß du mit gestreckten Beinen allein an den Füßen hangst. Um loszulaßen geht man wieder in den Liegehang und öffnet dann die Füße.

93.	**Hangeln** im	Seithange	vorlings mit Unter-, Auf- oder Zwiegriff wechsel- u. gleichhandig.
94.	=	=	= mit verkehrtem Untergriff wechselhandig.
95.	=	=	= mit Kehr- oder Rückwärtsdrehung.
96.	=	=	= mit Wende- od. Vorwärtsdrehung.
97.	=	=	= mit Kehr- (Rück-) u. Wende- (Vorwärts-) Drehung (Walzhangeln).
98.	=	Querhange	vorlings mit Aufgriff wechsel- und gleichhandig.
99.	=	=	= vorlings mit Untergriff wechselhandig.
100.	=	Klimmhange	vorlings in verschiedenen Griff- und Hangarten.

101. Hangeln im Unterarmhange vorlings wechsel- und gleicharmig.

102. = = Oberarmhange = wechsel- und gleicharmig.

103. = = Handhange rücklings mit Auf- und Untergriff wechselhandig.

104. = = Unterarmhange rücklings wechsel- und gleicharmig.

105. = = Oberarmhange = wechsel- und gleicharmig.

106. = = Unterarmhange vorlings mit Kehr- (Rück-) u. Wende (Vorwärts-) drehung.

107. = = Oberarmhange vorlings mit Kehr- (Rück-) u. Wende (Vorwärts-) drehung.

108. = = Unterarmhange querhangs wechsel- u. gleicharmig.

109. = = Seithange vorlings mit Griffwechsel aus Auf- in Untergriff.

110. = = = vorlings mit Griffwechsel in wechselndem Zwiegriffe.

111. = = abwechselnden Klimm- u. Streckhange.

112. = = Seithange vorlings mit Hangwechsel aus Handhang mit Aufgriff in den Unterarmhang wechsel- und gleichhandig.

113. = = Seithange mit Hangwechsel aus Handhang mit Aufgriff in den Oberarmhang wechsel- und gleichhandig.

114. = = Seithange mit Hangwechsel aus Unter- in Oberarmhang vorlings wechsel- und gleichhandig.

115. = = Seithange mit Hangwechsel aus Unter- in Oberarmhang rücklings wechsel- und gleichhandig.

116. = = Seitschwebehange, wechsel- u. gleichhandig.

117. = = Seitliegehange, wechsel- und gleichhandig.

118. = = Seitschwebehange mit Quergrätschen, wechsel- und gleichhandig.

119. = = Seitschwebehange mit Seitgrätschen, wechsel- und gleichhandig.

120. Hangeln im Querschwebehange wechsel- u. gleichhandig.

121. " " Seitschwebehange rücklings.

122. " " Kniehange.

Hangeln (Fortbewegung im Hange) kann wechsel- und gleichhandig oder -armig, aber nur wechselbeinig ausgeführt werden; das wechselhandige entweder mit Vor- und Nach- oder Vor- und Übergriff: bei dem ersteren sind die Hände immer nach dem zweiten Griffe in der ursprünglichen Stellung und Entfernung; der Übergriff aber, bei dem die Arme nach dem zweiten Griffe gekreuzt sind (mit Ausnahme des Querhanges), kann so vollführt werden, daß der Arm der nachgreifenden Hand über oder unter dem der vorgreifenden liegt. Die Arme können gestreckt oder gebogen sein. Beim gleichhandigen Hangeln sind die Arme entweder gleich gekrümmt und bleiben immer so, oder sie werden nur beim Aufschnellen und Weitergreifen der Hände angezogen und strecken sich beim Wiedergreifen des Reckes.

Es giebt zwar noch eine dritte Art des gleichhandigen Hangelns, — bei der die Arme gestreckt bleiben und das Fortbewegen nur durch Anziehen der Beine geschieht — das Zuckhangeln; doch läßt sich dasselbe am besten an der Hangelleiter ausführen, wo es daher auch beschrieben wird.

Die Übungen unter 93. können auf alle oben angegebene Arten ausgeführt werden, Üb. 94. aber, wo die Hände im verkehrten Untergriffe stehen, wegen der Spannung der Unterarme nur wechselhandig und mit Nachgriff.

Bei Üb. 95. macht der Leib eine Rückwärtsdrehung, es muß aber, wenn z. B. die rechte Hand bei zurückgenommener rechter Schulter nach hinten greift, dieser Griff aus Auf- in Untergriff geschehen (weil sonst keine weitere Kehr- oder Rückwärtsdrehung möglich ist), dann geht die linke Hand zurück und greift mit Aufgriff auf u. s. w. Fängt man auf dieselbe Art mit Untergriff an, so muß man in Zwiegriff und dann beim zweiten Griffe entweder wieder in Zwiegriff oder in Aufgriff 2c. übergehen.

Bei Üb. 96. wird die Drehung umgekehrt, doch nach vorn gemacht und man hangelt hier immer am besten im Zwiegriffe; doch kann man auch abwechselnd den verkehrten Untergriff anwenden.

Üb. 97. (Walzhangeln) ist eine Verbindung der beiden vorhergehenden, so daß die Drehung immer nach einer Richtung fortgesetzt, also mit Kehr- und Wendedrehung, so wie mit Unter- und Aufgriff abgewechselt wird, wobei die Hände immer an einer Seite des Reckes bleiben.

Üb. 98. geschieht mit Übergriff; nur bei Anfängern darf man

den Nachgriff gestatten, die Hände müßen aber immer nahe bei einander bleiben. Ebenso bei Üb. 99.

Bei Üb. 100. ist die eine Hand im Querauf=, die andere im Queruntergriffe.

Üb. 101. kann in allen Griffarten und im Seit= und Querhange mit gebogenen Armen ausgeführt werden.

Üb. 102—109. sind verständlich, es ist nur zu bemerken daß, wie beim Walzhangeln im Handgriffe (Üb. 97.) die Hände immer auf einer Seite des Reckes bleiben, so im Walzhangeln im Unter= oder Oberarmhange (Üb. 106. u. 107.) der Leib immer an einer Seite des Reckes bleibt.

Bei dem Hangeln mit Griff= und Hangwechseln (Üb. 109—115.), welche nach dem, was über diese Wechsel früher gesagt worden, leicht zu verstehen sind, hangt die Größe der Griffe von dem Grade der Kraft und Gewandtheit des Turners ab; das wechselhandige Hangeln wird hier mehr als eine Vorbereitung zum gleichhandigen betrachtet und daher nicht in gleichem Zeitmaße, sondern mehr springend ausgeführt, so daß der Übergang zum gleichhandigen sich dadurch von selbst bildet.

Bei Üb. 116—122. muß man, besonders bei den schwierigeren derselben, genaue Aufsicht führen, damit nicht etwa ein Fehlgreifen und Fallen vorkomme; so wie bei allen Hangelarten der saubre Niedersprung im Auge behalten und durch nachgehendes Bereitsein zur Unterstützung unter Armen oder Hüften befördert werden muß.

b. Im gemischten Hange.

123. **Querliegehang in einem Kniegelenke und mit beiden Händen:** Anfang wie bei Üb. 85.; nachdem du aber das rechte Bein aufs Reck geworfen hast, suche dich eine Zeitlang in dieser Lage zu erhalten und wiederhole diese Übung mehrere Male (an beiden Beinen).

124. **Querliegehang mit beiden aufgelegten Füßen und beiden Händen.** Aus dem Querstande wie in den Querschwebehang (Üb. 69.) gehend lege die Füße verschränkt so auf das Reck, daß die Ferse des rechten Beines links, die des linken Beines rechts auf das Reck zu liegen kommt (Abb. 221.). Beide Beine gestreckt.

125. **Schwimmhang,** das Gegenstück zur vorigen Übung, aus ihr auch ausführbar; doch leichter so: aus dem Querstande wirf das rechte Bein an die linke Seite des Reckes so, daß der Rist auf die Stange zu liegen kommt; geh, während die rechte Hand gleichzeitig unter dem Recke durchgehend vor die linke greift, mit dem linken

Beine zur rechten Reckseite, umspann mit dem linken Riste die Ferse des rechten Beines und greif mit der linken Hand unter der Reckstange durch wieder in Aufgriff (Abb. 222. 223.). Man kann auch damit beginnen, daß beide Beine nach einer und derselben Seite hinauf geworfen werden. Das **Kreuz** muß im Schwimmhange stets gut eingezogen sein. — **Hülfe** an den Händen und unter dem Leibe.

Auch ein Fortbewegen im Schwimmhange vor- und rückwärts ist möglich, wird hier aber nicht besonders aufgeführt, da es bei der Kürze des Reckes zu unbedeutend wird.

126. **Querliegehang in einem Kniegelenke und mit einer Hand.**

127. **Querliegehangwechsel mit einem Kniegelenke und mit einer Hand.**

128. **Querliegehang in einem Kniegelenke und mit einem Unterarme.**

129. **Querliegehangwechsel in einem Kniegelenke und mit einem Unterame.**

Bei allen diesen Übungen fängt man mit dem Hinaufwerfen des rechten (linken) Beines aus dem Querstande an; das entgegengesetzte Bein (Hangbein) hangt, im Hüftgelenke ganz lose gehalten, gestreckt herunter und der Hang selbst erfolgt bei Üb. 126. an einem gestreckten, bei Üb. 128. an dem im Ellenbogengelenke aufliegenden Arme (Abb. 220.). Will man diese Hänge auf die andere Reckseite wechseln (Üb. 127. u. 129.), so wirft man anfänglich die herunterhangende Hand und dann mit Schwung auch das Hangbein auf die andere Reckseite; später vereinigt man beides mehr und wechselt mit den Hängen schnell hintereinander *).

130. **Nest: a. Füße innerhalb der Hände.** Bei etwas weiter als schulterbreit von einander im Auf- oder auch Untergriffe stehenden Händen mach den Seitliegehang (Üb. 65.) so, daß die Füße sich öffnen und dicht neben den Händen liegen; dränge nun den ganzen Leib zwischen den Armen durch, zieh das Kreuz stark ein und hebe den Kopf ebenfalls. Das Zurückgehen wird durch schnelles Heben des Gesäßes und Legen des Kopfes auf die Brust sehr erleichtert (Abb. 206.). Geschmeidigen Turnern wird es auch möglich den Rist der Füße an die Handgelenke (Handwurzel) zu legen und so den Hang zu machen.

131. **Nest: b. Füße außerhalb der Hände.** Ganz ähnlich der vorigen Übung; doch werden die Füße zwischen den Armen und

*) Hieher würden die bei den Well-, Sitz- und Burzelaufschwüngen vorkommenden Hänge gehören, doch sind diese zu eng mit den Aufschwüngen verbunden, als daß sie von denselben getrennt werden könnten.

dann nach außen neben denselben wieder unter dem Recke durch geführt und mit dem Riste gegen dasselbe gelegt, worauf das Einbiegen des Kreuzes und wieder Zurückgehen, nach der vorigen Übung, erfolgt.

132. Nest aus dem Stütze: Hände im Untergriffe, hebe beide Beine langsam so hoch, daß neben jeder Hand ein Fußgelenk fest gegen das Reck anliegt und bei stark hinten über gehaltenem Kopfe, den Oberleib nach vorn senkend, geh in den Hang (Üb. 130.) über.

Geübte können das Anziehen der Beine und Senken des Oberleibes in den Hang in Einem Schwunge machen.

Da bei diesen drei Übungen (130—132.) die Hände leicht loslaßen, so muß der Vorturner durch Ergreifen der Handgelenke des Turners einem Falle desselben vorbeugen.

133. **Knoten.** Mach den Seitschwebehang mit Seitgrätschen (Üb. 68.), bring die Füße von außen um die Arme herum, zwischen diesen durch auf die andere Seite des Reckes mit dem Riste der Füße gegen dasselbe; der Kopf wird möglichst weit nach vorn geschoben. Hülfe wie beim Neste.

134. **Kniehangwechsel** an der zugewandten (vorderen) Reckseite.

135. " " " abgewandten (hinteren) Reckseite.

136. " von der vorderen nach der hinteren Reckseite, und umgekehrt.

Üb. 134. Aus dem Seitstande, mit nahe bei einander gehaltenen Händen (aufgriffs) geh mit Ziehklimmen ohne Loslaßen der Hände in den Kniehang neben den Händen über, und so abwechselnd von einer Seite zur anderen.

Üb. 135. Aus dem Seitstande, Hände auf- oder untergriffs, schnelle die Beine wie zum Felgaufschwunge auf, durch Rumpfdrehung und Biegung der Seiten, mach den Kniehang, ohne Loslaßen der Hände, an der hinteren Seite des Reckes. Abwechselnd.

Üb. 136. entsteht durch Verbindung von Üb. 134. u. 135.

B. Stütz- und Stemmübungen.

Übersicht.

a. Im reinen Stütze.

1. Seitstütz vorlings mit Aufgriff.
2. " " " Untergriff.
3. " " " Zwiegriff.

4. Querstütz mit Quergriff.
5. Stütz rücklings mit Auf-, Unter- und Zwiegriff.
6. Unterarmstütz.
7. Knickstütz vorlings.
8. " rücklings mit Auf-, Unter- oder Zwiegriff.
9. " seitlings auf einem Arme.
10. Niederlaßen und Erheben im Seitstütze vorlings.
11. " " " " " rücklings.
12. Aumunden im Seitstütze vorlings.
13. Anschultern im Seitstütze rücklings.
14. Armabstrecken im Seitstütze vorl.: } mit Unter-, Auf-
15. " " " rückl.: } und Zwiegriff.
16. Stützwechsel aus dem Seitstütze vorlings in den rücklings, und umgekehrt.
17. " " " Knickstütze vorlings in denselben rücklings, u. umgekehrt.
18. " " " Knickstütze auf einem Arme in denselben auf derselben Reckseite bleibend.
19. " " " Knickstütze auf einem Arme in denselben auf der anderen Reckseite mit Durchgang durch den Querhang vorlings.
20. " " " Knickstütze auf einem Arme in denselben auf der anderen Reckseite mit Durchgang durch den Querhang rücklings.
21. Griffwechsel im Seitstütze vorlings.
22. " " " rücklings.
23. " " Knickstütze rücklings.
24. Seitschwebe aus dem Stütze vorlings.
25. " " " " rücklings mit gebogenen Hüftgelenken.
26. " " " " " mit gestreckten Hüftgelenken.
27. " mit Quergrätschen über das Reck.
28. Querschwebe aus dem Querstütze.
29. " auf einem Arme.
30. Bratenwender im Stütze.
31. Wage aus dem Seitstütze mit einem untergesetzten Ellenbogen.

32. Wage aus dem Seitstütze mit beiden untergesetzten Ellenbogen.
33. = = = = auf einem Arme.
34. = = = = zwischen beiden Armen.
35. = = = Querstütze auf beiden Armen.
36. Handeln im Seitstütze vorlings.
37. = = = rücklings.
38. = = Knickstütze vorlings.
39. = = = rücklings.
40. = in der Seitschwebe vorlings.
41. = = = = rücklings mit gebogenen Hüftgelenken.
42. = = = = = mit gestreckten Hüftgelenken.
43. = = = = = mit Quergrätschen.
44. = in der Querschwebe oder aus dem Querstütze vor- und rückwärts.
45. = im Knickstütze auf einem Arme.
46. = = Seitstütze mit Vor- u. Rückwärts(Kehr- und Wende-)drehung.
47. = = Knickstütze mit Vor- und Rückwärts- (Kehr- und Wende-)drehung.
48. Handstehen mit gebogenen Armen.
49. = = gestreckten =

b. Im gemischten Stütze.

50. Überrutschen des Reckes im Stütze.
51. = = = = Seitsitze auf 1 Schenkel.
52. = = = = = = bdn Schenkeln.
53. = = = = Reitsitze vor- u. rückwärts.

Beschreibung.

a. Im reinen Stütze.

1. Seitstütz vorlings: mit Aufgriff. Aus dem Seitstande hüpf in den Stütz; Schwache und Unbeholfene (am scheitelhohen Recke) durch Hülfe des Lehrers an den Hüften (Abb. 180.); entweder mit Gabelgriff (Daumen nach hinten) oder Daumenschluß (Daumen neben den Fingern). Arme und Leib von Kopf bis zu den Fußspitzen

gestreckt (Abb. 188.), Beine geschloßen. — Zur Übung auch Stützen auf Einem Arme.

2. **Seitstütz** vorlings: mit Untergriff. Das Aufhüpfen in diesen Stütz ist schwerer, weil die Hände in dieser Haltung weniger Stemmkraft üben können; man geht daher gewöhnlich erst mit Aufgriff auf und wechselt dann in Untergriff.

3. **Seitstütz** vorlings: mit Zwiegriff. Gewöhnlich im Gabelgriffe, eine Hand im Auf-, die andere im Untergriffe.

Die Hände stehen bei allen diesen Stützen immer schulterbreit auseinander.

4. **Querstütz**: mit Quergriff. Nach Üb. 3., die Hände dicht an einander, und wirf das rechte Bein wie zum Aufsitzen hinüber. Der Körper kann hiebei an den ihm zunächst stehenden Arm anliegen, darf aber das Reck nicht mit dem Spalte berühren.

5. **Stütz** rücklings: mit Auf-, Unter- und Zwiegriff. In diesen kommt man am besten aus dem Seitstütze (aufgriffs) durch Umdrehen in den Sitz, Ergreifen des Reckes mit Gabelgriff und Ausstrecken des Leibes. Das Kreuz dabei eingezogen. (Abb. 190.)

6. **Unterarmstütz**. Im Seitstütze vorlings (Üb. B. 1.) legt man erst den einen, dann den anderen Unterarm nach vorn quer auf's Reck oder man legt bei nahe zusammengerückten Händen den Unterarm der Länge nach auf.

7. **Knickstütz** vorlings. Aus dem Seitstütze vorlings die Hände etwa schulterbreit von einander, mit Aufgriff (Gabelgriff 2c.) laß durch Biegung der Arme den Körper so weit sinken, bis diese mit Ober- und Unterarmen einen spitzen Winkel bilden, ohne mit der Brust das Reck zu berühren. (Abb. 249.)

8. **Knickstütz** rücklings: mit Auf-, Unter- oder Zwiegriff. Ganz wie bei der vorigen Übung: aus dem Stütze rücklings (Üb. B. 5.). (Ähnlich Abb. 246.)

9. **Knickstütz** seitlings auf einem Arme: aus der vorigen Übung mit Untergriff laß eine Hand los und erhalt dich im Stütze auf einem Arme, wobei der Körper sich so dreht, daß nur eine Seite dem Recke zugekehrt wird. (Abb. 248.)

10. **Niederlaßen und Erheben** im Seitstütze vorlings. }
11. = = = = = rücklings. }

Nach Üb. B. 7. u. 8. suche dich aus dieser Lage wieder durch Stemmen zu erheben und setze diese Übung mehrere Male fort. Anfängern erlaubt man auch die Arme weniger zu biegen.

12. **Anmunden** im Seitstütze vorlings. Setze das Niederlaßen (Üb. B. 10.) Aufgriffs (Gabelgriff 2c.) fort, bis du bei stark gesenktem Kopfe mit dem Munde das Reck berührst und erhebe dich dann

wieder. Man kann sich diese Übung durch immer näheres Zusammenrücken der Hände bis zum Berühren derselben erschweren. (Abb. 250.)

13. **Anschultern im Seitstütze rücklings.** Setze das Niederlaßen nach Üb. 11. Auf- oder Untergriffs (Gabelgriff ꝛc.) so lange fort, bis die Schulterblätter das Reck berühren und erhebe dich dann wieder (Abb. 246.). Mit und ohne Ruck (dieses bedeutend schwerer).

14. **Armabstrecken im Seitstütze vorl.:** } mit Unter-, Auf-
15. „ „ „ **rückl.:** } und Zwiegriff.

Im Knickstütze (Üb. B. 7. u. 8.) bei in doppelter Schulterbreite auseinander stehenden Händen, schieb die ganze Last des Körpers abwechselnd auf einen Arm und streck den anderen ganz aus. Üb. 14. ist nur mit Aufgriff gut möglich, hingegen Üb. 15. in allen angeführten Griffarten. (Abb. 247.)

16. **Stützwechsel aus dem Seitstütze vorlings in den rücklings und umgekehrt.** Im Stütze vorlings (Üb. B. 1.) mach durch Loslaßen der rechten (linken) Hand schnell das Rechts (Links)-Kehrt rücklings in den Stütz, dann Links(Rechts)um in den Stütz vorlings. In allen Griffarten ausführbar.

17. **Stützwechsel aus dem Knickstütze vorlings in denselben rücklings, und umgekehrt.** Ganz die vorige Übung, aber im Knickstütze, und wird nur ausführbar, wenn man aus dem Knickstütze vorlings mit Aufgriff in den Stütz rücklings mit Untergriff übergeht.

18. **Stützwechsel aus dem Knickstütze auf einem Arme in denselben rücklings, auf derselben Reckseite bleibend.** Geh in den Knickstütz auf dem rechten (linken) Arme (Üb. B. 9.), mach eine Rückwärtsdrehung auf dem linken (rechten) Arme u. s. f. Bei Vorwärtsdrehung wird die Übung schwerer.

19. **Stützwechsel aus dem Knickstütze auf einem Arme in denselben auf die andere Reckseite mit Durchgang durch den Querhang vorlings.** Aus dem Querhange vorlings, bring bei vorstehender rechter Hand durch Ziehklimmen und Aufstemmen den rechten Arm in den Knickstütz, laß dich wieder nieder, geh mit gebogenen Armen unter dem Recke durch und stemme auf der anderen Seite mit dem linken Arme auf, und so mehrere Male fort.

20. **Stützwechsel aus dem Knickstütze auf einem Arme in denselben rücklings auf die andere Reckseite mit Durchgang durch den Querhang rücklings.** Aus dem Stütze rücklings, Hände nahe bei einander zwiegriffs, geh in den Knickstütz, aus diesem Arme auf durch den Querhang rücklings, von dem bis jetzt rechts stemmenden die andere Seite des Recks und auf den links stemmenden Arm über ꝛc. Wird ebenfalls mehrmals hintereinander gemacht. Die sonst schwere Übung wird leichter, wenn es einem gelingt den geringen

Schwung, den man beim Durchgange durch den Hang bekommt, zum Hinaufbringen des Armes zu benützen.

21. Griffwechsel im Seitstütze vorlings.
22. = = = rücklings.
23. = = Knickstütze rücklings.

Bei diesen drei Übungen wechselt man immer aus Auf- in Untergriff und umgekehrt, oder aus Zwie- in Zwiegriff, und zwar anfänglich wechselhandig, später gleichhandig. Geübte durch ein schwächeres, Ungeübte durch ein stärkeres Abstoßen.

24. Seitschwebe aus dem Stütze vorlings. Im Stütze vorlings bring den Körper durch Einbiegen der Hüftgelenke und Heben des Gesäßes ganz vom Recke ab und erhalt dich, wie bei allen Schweben, eine Zeitlang in dieser Lage.

25. Seitschwebe aus dem Stütze rücklings, mit gebogenen Hüftgelenken. Bieg im Stütze rücklings mit Aufgriff die Hüftgelenke und anfangs auch die Kniegelenke so stark, daß du in einer sitzenden Stellung über dem Recke schwebest; später wird es möglich, die Kniegelenke ganz zu strecken.

26. Seitschwebe aus dem Stütze rücklings mit gestreckten Hüftgelenken. Durch starkes Vorschieben der Brust, Einziehung des Kreuzes und geringe Biegung der Arme hält man sich aus dem Stütze rücklings mit Auf- oder Untergriff in dieser Schwebe.

27. Seitschwebe mit Quergrätschen. Aus dem Stütze vorlings (Hände aufgriffs) nimm das rechte (linke) Bein unter der zu lüftenden rechten (linken) Hand durch, greif schnell wieder auf die verlaßene Stelle hin und halt dich nun bei breit gegrätschten Beinen in dieser Schwebe.

28. Querschwebe aus dem Querstütze. Hebe aus dem Querstütze (Üb. B. 4.) den Körper so weit von den Armen ab, daß die Oberarme so wenig als möglich gegen jenen liegen und die Beine das Reck nicht berühren. (Abb. 244.)

29. Querschwebe auf einem Arme. Mach die vorige Übung, laß mit der vorstehenden Hand los und erhalt dich nun in der Schwebe auf einem Arme, wobei natürlich der Körper mehr gegen den Arm liegen wird. Ein breites Grätschen erleichtert diese Übung. (Abb. 245.)

30. Bratenwender im Stütze. Ganz wie der Bratenwender am Barren (S. 258.).

31. Wage aus dem Seitstütze mit einem untergesetzten Ellenbogen.
32. = = = = = beiden untergesetzten Ellenbogen.
33. = = = = auf einem Arme.
34. = = = = zwischen beiden Armen.
35. = = = Querstütze auf beiden Armen.

Wie bei allen Wagen, muß auch hier der Körper in eine ganz wagerechte Lage gebracht werden, in der der Kopf stark zurückgenommen, das Kreuz eingezogen wird und Beine und Fußgelenke recht gestreckt sind.

Bei Üb. 31—34. fängt man aus dem Seitstütze vorlings mit Untergriff (auch Zwiegriff, wo dann der unterstützende Arm Untergriff hat) an und bringt bei Üb. 31. nur einen Ellenbogen so weit als möglich unter den Leib, indem der andere Arm in der Schulterbreite von jenem entfernt frei stützt (ähnlich wie Abb. 108., vgl. Abb. 174.); bei Üb. 32. ruht der Körper auf beiden untergeschobenen Ellenbogen (ähnlich wie Abb. 110.); Üb. 33. vollführt man am besten so, daß man mit Üb. 31. anfangend die ganze Körperlast auf den untergeschobenen Arm bringt und die andere Hand ganz losläßt (ähnlich wie Abb. 109.); Üb. 34., bei der der Körper frei zwischen beiden in Schulterbreite auseinander stehenden Armen schwebt, bewirkt man durch starkes Einziehen des Kreuzes und Vorschieben der Schultern.

Üb. 35. macht man aus dem Querstütze so, daß wenn der rechte Ellenbogen unter den Leib geschoben ist, der linke, etwa um die Schulterbreite vorstehende Arm frei stützt und der Körper der Länge nach über dem Recke ruht. Man fängt immer erst mit dem Senken der Ellenbogen an und biegt dann die Arme beinahe zum rechten Winkel, wenn sich die Beine heben.

36. Handeln im Seitstütze vorlings.
37. = = = rücklings.
38. = = Knickstütze vorlings.
39. = = = rücklings.
40. = in der Seitschwebe vorlings.
41. = = = = rücklings mit gebogenen Hüftgelenken.
42. = = = = rücklings mit gestreckten Hüftgelenken.
43. = = = = mit Quergrätschen.
44. = = = Querschwebe od. aus dem Querstütze vor- und rückwärts.
45. = im Knickstütze auf einem Arme.
46. = = Seitstütze mit Vor- und Rückwärts- (Kehr- und Wende-)drehung.
47. = = Knickstütze mit Vor- und Rückwärts- (Kehr- und Wende-)drehung.

Alle diese Handelarten sind aus den bezeichneten Stützen, also 36—39. u. 45. aus Üb. B. 1. 3. 5. 7. 8. u. 29. und Üb. 40—44. aus den bezeichneten Schweben, also aus Üb. B. 24—28. verständlich.

Bei dem Handeln mit Vor- und Rückwärts-(Kehr- und Wende-) drehung (Walzhandeln, Üb. 46. u. 47.) setzt man die Stützwechsel Üb. B. 16. u. 17. nach einer Richtung so fort, daß man aus dem Stütze oder Knickstütze vorlings in den rücklings und aus diesem wieder in jenen übergeht u. s. f. Sämmtliche Handelarten können, mit Ausnahme von 46. u. 47., welche nur wechselhandig auszuführen sind, wechsel- und gleichhandig, und Üb. 44., die wohl immer mehr im Stütz als in der Schwebe geschehen wird, auch vor- und rückwärts ausgeführt werden.

Die meisten dieser Übungen können auch mit Wippen verbunden werden und gehören dann zu den Schwungübungen; da diese Handelart aber nur sehr unvollkommen ist, so wird dieselbe nicht weitläufiger ausgeführt.

48. Handstehen mit gebogenen Armen. } In dieses kommt
49. " " gestreckten " } man am besten durch Schwung, welchen man im Stütze vorlings durch Biegung und Streckung der Hüftgelenke und starken Druck gegen das Reck bewirkt. Die Arme biegen sich, wenn die Beine sich der senkrechten Lage nähern. Wie bei allen Handstehen ist auch hier das Heben des Kopfes und Einziehen des Kreuzes ein Hauptmittel, um sich vor dem Überschlagen zu sichern. Mit gebogenen Armen kann man es Auf- und Untergriffs, mit gestreckten Armen aber nur Aufgriffs ausführen.

Die Hülfe wird, wie gewöhnlich, am Handgelenke und Oberarme gegeben. (Ähnlich Abb. 103. 104.).

b. Im gemischten Stütze.

50. Überrutschen des Reckes im Seitstütze.
51. " " " " Seitsitze auf einem Schenkel.
52. " " " " " auf beiden Schenkeln.
53. " " " " Reitsitze vor- u. rückwärts.

Bei Üb. 50. ruht der Körper auf dem Bauche und den etwas gebogenen Armen und wird durch Weitergreifen der Hände mehr nachgezogen (Abb. 189.). Wirft man aus dem Seitstütze ein Bein auf die andere Reckseite und greift dann mit der Hand über dasselbe fort, so hat man den Seitsitz auf einem Schenkel, in welchem man sich nach der vorigen Art fortschiebt (Üb. 51. Abb. 191.). Um Üb. 52. zu machen, wirft man auch das andere Bein hinüber, greift mit der Hand wieder über dieses fort und bewegt sich in diesem Sitze (Abb. 192.)

nach rechts und links. Im Reitsitze befindet man sich, wenn man sich aus dem Querstütze (Üb. B. 4.) in den Sitz sinken läßt (Abb. 193.), und bewegt sich nun, um Üb. 53. zu machen, in diesem vor- und rückwärts fort. — Die Hände bei Üb. 50—52., wegen der Wahrung nach rückwärts, aufgriffs, bei Üb. 52. quergriffs. Hülfe bei Üb. 50—53. durch Ergreifen des Handgelenkes und Unterschenkels vom Turner.

C. Schwungübungen.

Übersicht.

a. Aus dem reinen Hange oder Stande.

1. Handhangschwingen.
2. Griffwechsel aus dem Seithange mit Schwung, wechsel- und gleichhandig.
3. Durchschwung vor- und rückwärts, mit Auf-, Unter- und Zwiegriff.
4. Felgaufschwung mit Auf-, Unter- oder Zwiegriff.
5. " " einer Hand und Faßen des Handgelenkes mit der anderen.
6. " aus dem Querstande.
7. Riesenaufschwung.
8. Felgüberschwung.
9. Unterschwung.
10. Aufstemmen mit Abstoß von der Erde, wechsel- und gleicharmig.
11. Schwungstemmen.
12. Mühlaufschwung aus dem Seitstande od. Seithange.
13. " aus dem Seitschwebehange mit Quergrätschen vorwärts.
14. " aus dem Seitschwebehange mit Quergrätschen rückwärts.
15. " aus dem Querschwebehange seitwärts.
16. Kreuzaufschwung rückwärts.
17. " seitwärts.
18. " " mit Drehung.
19. Kreuzüberschwung.
20. Kreuzbiege aus dem Oberarmhange vorwärts.
21. " " " " rückwärts.
22. " mit gestreckten Armen vorwärts.

23. Speiche mit beiden Armen.
24. = = einem Arme und einer Hand.
25. Überschlagen aus dem Querstande oder Hange.
26. Schwingen im Kniehange.
27. Kniehangsaufschwung vorwärts.
28. = rückwärts.
29. = in einem Knie u. übergehängtem anderen.
30. Stehschwung aus dem Kniehange.

b. Aus dem gemischten Hange.

31. Wellaufschwung mit einem aufgelegten Arme:
32. = Knie zwischen den Händen:
33. Wellaufschwung, Hände außerhalb des Kniees:
34. = = innerhalb des Kniees:

(31.–34.: vor- und rückwärts.)

35. = mit einer Hand, nur vorwärts.
36. = = Umfaßen des Kniees vor- und rückwärts.
37. Sitzaufschwung, Hände außerhalb neben den Knieen:
38. = = innerhalb der Kniee:
39. = mit 1 Hand innerhalb, die andere außerhalb der Kniee:
40. = mit 1 Hand innerhalb der Kniee:

(37.–40.: vor- und rückwärts.)

41. Burzelaufschwung vor- und rückwärts.

c. Aus dem reinen Stütze.

42. Abschwung vorwärts mit gestreckten Hüftgelenken.
43. = rückwärts = = =
44. Rückwärtsabschnellen.
45. Felge rückwärts.
46. Felgüberschwung aus dem Stütze.
47. Felge rückwärts ohne Berührung des Reckes.
48. = vorwärts.
49. = rücklings vorwärts mit gebogenen Armen.

50. Felge rücklings vorwärts mit gestreckten Armen.
51. = = rückwärts.
52. Kreuzüberschwung aus dem Stütze rücklings.
53. Halber Riesenschwung aus dem Stütze rückl. rückw.
54. = = = = = = vorw.
55. Ganzer Riesenschwung aus dem Stütze vorlings.
56. Riesenwelle.
57. Unterschwung aus dem Streckstütze.
58. Wagefelge.

d. Aus dem gemischten Stütze *).

59. Abschwung vorwärts mit gebogenen Hüftgelenken.
60. = rückwärts = = =
61. Burzelfall vorwärts.
62. = rückwärts.
63. Hockabschwung wechselbeinig.
64. = gleichbeinig.
65. Ristabschwung grätschend.
66. = spreizend.
67. = geschloßen.
68. Welle mit aufgelegten Armen rückwärts.
69. = Knie zwischen den Händen rückwärts.
70. = = = = = vorwärts.
71. = = außerhalb neben den Händen rückwärts.
72. = = = = = = vorwärts.
73. = = innerhalb = = = rückwärts.
74. = = = = = = vorwärts.
75. = mit einer Hand an der inneren Seite des Kniees rückwärts.
76. = = = = = = äußeren Seite des Kniees rückwärts.
77. Kniewelle mit Umfaßen beider Hände vorwärts.
78. = = = = = rückwärts.
79. = = = einer Hand vorwärts.
80. = = = = = rückwärts.

*) Wir bemerken hier, in Betreff der Aufnahme der Übungen 61. 62. 68. 77—80. 89. 90. 98. und einiger anderen, daß diese vielleicht eher theils zu den Hang-, theils zu den Sitzübungen gerechnet werden dürften; in so fern sie aber als Schwungübungen, wenn auch nur augenblicklich, theils zum theils durch den Sitz oder Stütz führen, haben wir sie doch lieber hier untergeordnet. Eben so mochten wir Üb. 132. S. 312 nicht von 130. u. 131. trennen.

81. Sitzwelle, Knie innerhalb der Hände rückwärts.
82. = = = = = vorwärts.
83. = = außerhalb = = rückwärts.
84. = = = = = vorwärts.
85. = eine Hand außerhalb, die andere zwischen den Knieen rückwärts.
86. = = = außerhalb, die andere zwischen den Knieen vorwärts.
87. = Hände rechts (links) außerhalb der Kniee rückwärts.
88. = mit einer Hand rückwärts.
89. Burzelwelle vorwärts.
90. = rückwärts.
91. Mühle vorwärts.
92. = rückwärts.
93. = seitwärts, beide Hände vor dem Leibe.
94. = = , eine Hand vor dem Leibe.
95. = = = = = = = , die andere hinter demselben.
96. = vorwärts, beide Hände hinter dem Leibe.
97. = = eine Hand = = =
98. Schwimmhangswelle.
99. Ristwelle bei gegrätschten Beinen.
100. = = Spreizen eines Beines.
101. = = gestreckten und geschloßenen Beinen.
102. Bauchfelge vorwärts.
103. = rückwärts.
104. Kreuzbiege, ein Arm im Knickstütze, der andere im Armhange.

Beschreibung.

a. Aus dem reinen Hange oder Stande auf der Erde.

1. **Handhangschwingen**: im Seit- oder Querhange, entweder vor- und rücklings oder seitlings. Bei jenem dürfen vorwärts nur die Hüften gebogen, rückwärts muß der ganze Leib gestreckt, der Kopf gut nach hinten gebogen werden; seitlings werden die Beine gestreckt und so hoch wie möglich gehoben, die Seiten stets eingebogen. Hieraus kann ein Fortbewegen mit Schwingung (Schwunghangeln) gemacht werden, welches, weil es sich an der Hangelleiter vollständiger ausführen läßt, dort auch weitläufiger beschrieben werden wird.

Da das Schwingen im Seithange zu mehreren ferneren Übungen gebraucht wird, so ist solches besonders zu üben.

2. **Griffwechsel** aus dem Seithange mit Schwunge, wechsel- und gleichhandig: schwing im Seithange mit Aufgriff kräftig vor- und rückwärts und greif, wenn der Schwung nach vorn geht, bei einer Linkswendung anfänglich erst mit der rechten und darauf schnell mit der linken Hand auf die andere Reckseite; später mach diesen Griff ganz gleichhandig und mit jedem Schwunge. Schön ist, wenn der Leib jedesmal bis zur wagerechten Lage schwingt. Der Vorturner steht zur Hülfe mit geöffneten Armen im Querstande unter dem Recke und folgt der Schwingung des Turnenden.

3. **Durchschwung** vor- und rückwärts, mit Auf-, Unter- und Zwiegriff, aus dem Stande und aus dem Hange: Ganz wie Üb. A. 75., doch hier viel leichter, da das Abstoßen von der Erde oder das Schwingen im Hange die Beine leicht in die Höhe führt. Das Zurückkommen geschieht entweder ebenfalls mit Abstoß von der Erde an einem niedrigen, oder durch schnelles Zurückschwingen der Beine an einem hohen Recke. (Abb. 204. u. 205.)

Der Durchschwung kann in allen oben angeführten Griffarten ausgeführt werden; doch von Anfängern nur mit Aufgriff, da er im Untergriffe schwerer ist und man leichter losläßt. Hülfe am Handgelenke.

4. **Felgaufschwung**: wie Übung A. 71., doch mit Abstoß von der Erde und in den bei der vorigen Übung angeführten Handgriffen (Abb. 209.). Zu beachten ist hier wie auch bei der vorigen Übung, daß das abstoßende Bein gerade unter dem Recke stehe und die Arme von vorn herein stark gebogen sind. (Abb. 208.)

Die Hülfe giebt man durch Anfaßen des Handgelenkes des Turners mit der linken und einen Druck mit der an den unteren Kreuzwirbeln ruhenden rechten Hand (ähnlich der Abb. 196.).

5. **Felgaufschwung** mit einer Hand und Faßen des Handgelenkes mit der anderen: Stellung wie zur vorigen Übung, die rechte (linke) Hand ergreift das Reck mit Untergriff, die linke (rechte) das Handgelenk des rechten (linken) Armes (Abb. 212.) und der Turner macht nun den Aufschwung wie dort durch einen kräftigen Abstoß. Auch mit Aufgriff.

6. **Felgaufschwung** aus dem Querstande: Im Querstaude unter dem Recke mit vorstehendem rechten (linken) Beine dich befindend, ergreif jenes mit vorstehender rechter (linker) Hand, gieb mit ersterem einen tüchtigen Abstoß und schwing den Körper nach der linken (rechten) Seite des Reckes auf daßelbe.

7. **Riesenaufschwung**: Setze durch ein kräftiges Seitschwingen

im Seithange vor- und rückwärts mit Aufgriff (Üb. C. 1.) den Leib in eine so starke Schwingung, daß es dir durch diese gelingt wie beim Felgaufschwunge auf das Reck zu kommen, wobei du aber erst dann die Arme biegst, wenn der Körper sich der wagerechten Lage nach vorn nähert. Zur Hülfe faßt der Vorturner, im Querstande stehend, während des Aufschwunges nach dem Unterarme des Turners. (Abb. 242.)

8. **Felgüberschwung**: fang an wie zum Felgaufschwunge (Üb. C. 4.), anfangs also aus dem Stande, an etwas über Scheitel hohem Recke; laß aber den Körper nicht das Reck berühren, schnelle ihn vielmehr durch Zuck, Druck und Stemmen der Arme, bei eingezogenem Kreuze in wagerechter Lage zu möglichst weitem Niedersprunge über das Reck fort. Zur Hülfe steht der Vorturner im Querstande, um nach dem Abstoßen mit einer Hand ein Handgelenk des Turners zu ergreifen oder an einer Schulter etwas nachzuschieben; die andere Hand wird nach dem Übergange des Körpers über das Reck unter den Bauch gehalten, um den weiteren, anfangs schweren Niedersprung zu unterstützen. (Abb. 240.)

Schöner, aber weit schwerer wird dieser Überschwung, wenn man ihn durch Absprung aus einem Abstande von etwa 4—5 Fuß vom Recke macht und auf dieselbe Stelle wieder nieder zu kommen sucht. Ebenso, wenn man ihn aus dem Hange mit Schwingung macht.

9. **Unterschwung**: aus dem Stande (an mindestens scheitelhohem Recke) oder mit Anlaufe schnelle oder auch aus dem Hange hebe die Beine wie zum Felgaufschwunge hoch, zieh dann aber die Arme rasch an, das Kreuz bei rückgelegtem Kopfe stark ein und beschreib bei schnellem Loslaßen der Hände einen hohen Bogen, der dich weit vor dem Recke zur Erde führt.

Man lernt diesen Schwung am besten, wenn man eine auf Freispringeln (Springpfeilern) ruhende Schnur etwa 2 Fuß jenseits vom Recke abstellt und über diese den Schwung fortführt. Geübte Turner bringen es so weit, daß sie über eine Schnur hinüberschwingen, welche höher liegt als das Reck hoch ist.

Hülfe mit einer Hand am Handgelenke des Turners, um beim zu frühen oder zu späten Loslaßen der Hände einen Fall auf den Rücken zu verhüten. (Abb. 239.)

10. **Aufstemmen mit Abstoß von der Erde, wechsel- und gleicharmig**: Reck reichhoch, Hände aufgriffs. Im Zehenstande unter dem Recke mach mit dem Leibe durch Biegen und Strecken der Hüftgelenke so wie Einbiegen des Kreuzes mehrere kurze Schwingungen nach vorn und hinten und gieb dir dann aus dem Vorschwunge, wobei Arme und Beine gestreckt und das Kreuz hohl sind, schnell in

den Rückschwung übergehend einen kräftigen Abstoß, nach welchem der Leib durch einen tüchtigen Zuck beider Arme, erst wechsel- dann gleicharmig, in den Stütz aufstemmt.

11. **Schwungstemmen:** aus dem Hange, mit Auf- oder Untergriff, mach mit den Beinen einen Vorschwung und gleich darauf einen recht kräftigen Rückschwung, zieh hienach den gehobenen Leib schnell an das Reck und stemme gleichzeitig in den Stütz auf. Ein starkes Vorschieben der Brust erleichtert die Übung sehr. (Abbildung 241. a. u. b.)

12. **Mühlaufschwung** aus dem Seitstande oder Seithange, vor- und rückwärts: wirf beide Beine wie zum Felgaufschwunge gerade aus in die Höhe; mit dem Hüftgelenke in der Nähe des Reckes angekommen, beweg das rechte Bein rasch zurück unter dem Recke durch; indem auch das linke Bein der Bewegung des rechten seitwärts folgt, wirf das rechte über das Reck, schwing das linke nach hinten und geh in den Reitsitz auf das Reck. Mit der Vollendung dieses schönen Aufschwunges muß der Oberleib vollkommen aufgerichtet sein. Die Kniee dürfen sich gar nicht biegen, das Kniegelenk darf das Reck durchaus nicht berühren, sondern nur das gestreckte Bein wird nahe dem Spalte aufgeworfen. Aus dem Hange ist die Übung wieder weit schwerer (Abb. 229. a. u. b.). In den Aufschwung rückwärts geh aus dem beinahe vollendeten Aufschwunge vorwärts mit dem Oberleibe in einem Rückschwunge dich rückwärts werfend über.

13. **Mühlaufschwung** aus dem Seitschwebehange mit Quergrätschen vorwärts.
14. " " dem Seitschwebehange mit Quergrätschen rückwärts.

Im Seitschwebehange mit Quergrätschen (Üb. A. 67.) setze den Körper durch Vor- und Rückbewegung der Beine so wie durch kräftiges Ziehen mit den Armen in Schwung, lege dann, um nach Üb. 13. aufs Reck zu kommen, das auf der Vorderseite liegende Bein fest an das Reck und gieb den Hauptschwung mit dem entgegengesetzten. Bei Üb. 14. geschieht die Bewegung umgekehrt. (Abb. 225.)

15. **Mühlaufschwung** aus dem Querschwebehange seitwärts: nach Üb. A. 69. (Abb. 228.) und der vorigen Übung verständlich. Laß das Bein im Augenblicke des Aufschwunges gegen die Aufschwungseite des Reckes fallen und gieb mit dem anderen Beine den Hauptschwung und zwar am besten nach der Seite hinauf, nach welcher die während des Aufschwunges auch vorzugsweise anziehende Hand vorsteht. Bei allen Mühlaufschwüngen muß der Spalt möglichst nahe dem Recke liegen.

16. **Kreuzaufschwung** rückwärts. Ganz ähnlich dem Kreuzaufzuge (Üb. A. 76.); doch fängt man hier mit dem Schwebehange mit gebogenen Hüftgelenken an und geht aus dieser Lage, durch plötzliches Einziehen des Kreuzes und gleichzeitigen kräftigen Zuck mit den Armen, in einem Zuge aufs Reck. Man kann auch die Bewegung aus dem Stande (auf der Erde) oder dem Seithange beginnen, wie zum Durchschwunge zwischen den Armen durchgehen und so die Übung fortsetzen. Auch mit Untergriff wird dieser Aufschwung möglich, aber sehr schwer der Aufzug; etwas leichter mit Zwiegriff.

17. **Kreuzaufschwung** seitwärts (vgl. Üb. A. 77.): aus dem Seithange oder Seitstande aufgriffs wirf, während der Oberleib hintenüber geht, die Füße gestreckt nach der einen Seite unter dem Recke zurückgehend auf dieses und mach, die Bewegung gleich fortsetzend, den Aufschwung. Man kann auch die Hände im Zwiegriffe halten und zwar so daß, wenn die Beine rechts aufschwingen, die linke Hand im Untergriffe steht.

18. **Kreuzaufschwung** seitwärts mit Drehung. Im Zwiegriffe der Hände führe, wenn die rechte Hand untergriffs steht, die Beine wie zum Felgaufschwunge vorwärts in die Höhe; dreh dann aber, indem sich die linke Hüfte nach der rechten Hand zu wendet, den Leib und suche so mit dem Rücken schräg liegend auf das Reck zu kommen. — Aus diesem Kreuzaufschwunge kann auch ein Überschwung gemacht werden.

19. **Kreuzüberschwung** aus dem Hange oder Stande: Üb. 16. mit einem so starken Schwunge gemacht, daß derselbe dich, ohne mit dem Kreuze das Reck zu berühren, in den Knickstütz rücklings, den Armhang rücklings oder den Stand auf der Erde führt. Anfangs an niedrigem Recke. Der Vorturner im Querstande stehend achte auf den Niedersprung.

20. **Kreuzbiege** vorwärts aus dem Oberarmhange } rück-
21. " rückwärts " " " } lings.

Rücklings gegen das Reck, etwa einen Fuß von demselben, stehend spring in den Oberarmhang rücklings (Üb. A. 14.) und suche den Körper, durch starkes Heben der Beine nach vorn, Wiederstrecken der Hüftgelenke nach hinten und gleichzeitig starkes Einziehen des Kreuzes, so in Schwung zu versetzen, daß du das Reck nach hinten umschwingest. Anfänger erlangen den neuen Schwung, wenn die Füße nach oben stehen, gewöhnlich erst durch erneute Biegung der Hüftgelenke. Bei Üb. 20. geht das Gesicht, bei Üb. 21. der Hinterkopf voran, was weit schwerer ist und darum anfänglich mit stark gebogenen Hüft- und Kniegelenken gemacht werden darf; doch ist damit dann erschwert, die Übung fortgesetzt zu vollführen. Geübte machen sie mit ganz gestrecktem Körper, indem sie den Kopf stark hintenüber werfen und das Kreuz ganz hohl halten (Abb. 219.). Auch machen solche die Übung einmal vorwärts, einmal rückwärts.

22. Kreuzbiege mit gestreckten Armen vorwärts. Die Arme werden möglichst gestreckt aus dem Stande oder aus dem Armhange rücklings der Länge nach auf das Reck gelegt, doch so daß die Daumen oben und die Finger unten sind, und in dieser Lage wird der Umschwung, aber nur vorwärts, gemacht. (Abb. 216.)

23. Speiche mit beiden Armen.
24. " " einem Arme und einer Hand.

Bei Üb. 23. greift man, im Oberarmhange (Üb. A. 12.) ruhend, so das Reck, daß die rechte Hand unweit vom linken, die linke Hand unweit vom rechten Oberarme zu stehen kommt, also über Kreuz oder auch ohne Kreuzung der Hände, die dann dicht neben einander stehen und, mit den Daumen nach oben und den Fingern nach unten, dasselbe umfaßen, und schwingt so stark vor- und rückwärts, bis der Körper beim Vorschwunge das Reck umfliegt. Durch jedesmaliges Einziehen des Kreuzes, wenn die Beine auf der anderen Seite herabzufallen beginnen, wird es leicht möglich, diese Übung (23.) wie auch Üb. 24. fortgesetzt zu machen (Abb. 214.). Bei Üb. 24. hängt der Leib nur an einem aufliegenden Arme, während der andere gebogen im Handhange daneben ruht, und umschwingt in dieser Lage das Reck wie vorhin. (Abb. 215.)

Bei Üb. 20 – 24. folgt der hülfebereite Vorturner, im Querstande stehend und mit einer Hand einen Oberarm des Turners faßend, seinem Umschwunge.

25. Überschlagen aus dem Querstande oder Hange: aus dem Querstande, Hände queraufgriffs, schwing rasch beide Beine grätschend an beiden Seiten des Reckes in die Höhe; sobald sie bei den Händen vorbeigegangen sind und der Spalt sich den Armen nähert, laß entschloßen los, wodurch du wieder in den Querstand kommst.

Der Vorturner hält, rechts vom Turner stehend, wenn die Beine sich gehoben haben, die linke Hand auf Jenes Brust, die rechte an dessen Rücken und folgt der Bewegung, um bei zu langem Festhalten kräftig unterstützen zu können. (Abb. 243.)

26. Schwingen im Kniehange. Im Kniehange, bei zur Erde herabhangenden gestreckten Armen, suche durch Schwingen des Oberleibes den Kopf beim Vorschwunge vorwärts, beim Rückschwunge rückwärts zu schnellen, um möglichst starken Schwung zu bekommen. Die Hüften werden unbedeutend gebogen, die Arme bleiben mit dem Schwunge in der Richtung des Oberleibes. Beim Schwunge nach hinten werden die inneren Handflächen zur Erde gerichtet und der Vorturner folgt jenem

im Querstande mit vor der Brust des Turners gelegtem rechten und über die Unterschenkel gelegtem linken Arme. (Abb. 230.)

27. **Kniehangsaufschwung** vorwärts.
28. " rückwärts.
29. " in einem Kniegelenke mit übergehängtem anderen.

Schwing nach Üb. 26. so stark, daß dich der Schwung bei Üb. 27. mit dem Gesichte, bei Üb. 28. mit dem Rücken voran aufs Reck führt. Bei Üb. 29. hängt der Turner in dem (bei Üb. A. 87.) beschriebenen Hange und schwingt sich wie in den beiden vorhergehenden Übungen aufs Reck. Der Vorturner im Querstande stehend folgt wie bei Üb. 26. mit geöffneten Armen der Schwingung des Oberleibes.

30. **Stehschwung** aus dem Kniehange. Wenn der Rückschwung (nach Üb. 26.) so hoch geführt ist, daß der Körper sich in der Reckhöhe und darüber befindet, so laßen die Kniee, wie von selbst, ganz gleichmäßig und rasch los, wodurch man ganz sicher auf den Beinen zu stehen kommt. (Abb. 232.).

Hülfe recht bestimmt im Querstande mit dem Arme vor der Brust des Abschwingenden; bei Ungleichschwingenden durch Erfaßen ihrer Turnjacke hinten am Kragen.

b. Aus dem gemischten Hange.

31. **Wellaufschwung** mit einem aufgelegten Arme: (vor- und rückwärts.)
32. " , Knie zwischen den Händen: (vor- und rückwärts.)
33. " , Hände außerhalb des Kniees: (vor- und rückwärts.)
34. " , Hände innerhalb der Kniee: (vor- und rückwärts.)
35. " mit einer Hand, nur vorwärts.
36. " " Umfaßen des Kniees vor- und rückwärts *).

Bei diesen Aufschwüngen schwingt der in einem Kniegelenke und an beiden Händen oder einer Hand hangende Leib entweder mit dem Gesichte voran (vorwärts) oder dem Rücken voran (rückwärts) auf das Reck.

Da die meisten dieser Wellaufschwünge leicht werden, wenn es gelungen ist einen ordentlichen Schwung zu gewinnen, so läßt man

*) Sieh die Bemerkung S. 339.

diesen von Anfängern erst ganz allein üben und erlaubt erst dann zum Aufschwunge überzugehen, wenn jener ganz regelmäßig gemacht wird. Zu dem Ende läßt man den Turner die Stellung zu Üb. 31. so nehmen, daß er aus dem Querliegehange mit dem rechten Beine (Üb. A. 123.) die linke Hand losläßt, sie unter dem Recke durchführt, den Oberarm von dieser Seite ganz in die Achselhöhle auf dasselbe legt und mit der Hand so umgreift, daß der Daumen auf, die Finger unter dem Recke mehr vor der rechten Seite der Brust liegen; die andere Hand bleibt in ihrer Lage stehen (Abb. 195.). Nun bewirke, wie bei allen Aufschwüngen, allein durch Heben des Hangbeines nach vorn und allmäliges Strecken nach hinten einen so starken Schwung, daß derselbe beim Rückfliegen des Beines den Oberkörper aufs Reck in den Seitsitz auf einem Schenkel führt. Die Arme stemmen ganz leicht in den Streckstütz auf.

Die Stellungen zu den übrigen Übungen sind aus ihren Benennungen leicht verständlich und ist nur noch zu bemerken, daß diese sehr erleichtert werden, wenn man die Arme während des Schwingens stark biegt. — Üb. 32. kann mit Unter-, Auf- und Zwiegriff, vor- und rückwärts ausgeführt und kann auch so in den Hang dazu übergegangen werden, daß man aus dem Seitliegehange (Üb. A. 65.) ein Bein zwischen den Händen durchsteckt und aufs Reck legt. — Bei Üb. 33. legt man beide Hände mit Aufgriff aufs Reck, dreht sich etwas dem Seitstande zu, stößt, wenn die rechte Hand vorsteht, mit dem rechten Beine ab und wirft das linke Bein auf derselben Seite auf (Abbild. 201.). — Üb. 34. wird aus der eben erwähnten Stellung, aber so ausgeführt daß das linke Bein den Abstoß giebt und das rechte Bein aufgeworfen wird (Abb. 202.). Kann mit Auf- und Untergriff und vorwärts nnd rückwärts geschehen. — Zu Üb. 35. geht man wie zur vorigen auf und läßt dann die rechte Hand los. Wird den meisten Turnern leichter, wenn sie das Reck im Querstande mit der rechten Hand faßen, mit dem rechten Beine einen kräftigen Abstoß geben, das linke Bein hinauf werfen und den zurückkehrenden Schwung gleich zum Aufschwunge benützen. — Bei Üb. 36 fang an wie bei Üb. 32., ergreif, unter dem Recke mit beiden Armen nach der anderen Seite durchgehend, mit verschränkten oder nahe über einander gehaltenen Händen den oberen Theil des Schienbeines oder die Kniee und mach den Aufschwung vor- oder rückwärts. Die Hände müßen natürlich, oben angekommen, schnell wieder in den Aufgriff übergehen (vergl. Abb. 200.).

Anfängern gegenüber übe der Vorturner bei Wellaufschwüngen rückwärts gute Aufsicht.

37. **Sitzaufschwung**, Hände außerhalb neben den Knieen:
38. " Hände innerhalb der Kniee:
39. " mit einer Hand innerhalb, die andere außerhalb der Kniee:
40. " mit einer Hand innerhalb der Kniee:

} vor- und rückwärts.

Bei diesen Übungen hängt der Leib an beiden Kniegelenken und an beiden Händen oder einer Hand. Der Schwung wird durch starkes Rückwerfen und Wiedergegenschleudern gegen das Reck bewirkt. Der Aufschwung vorwärts geschieht durch starkes Ziehstemmen der Arme und Vorwerfen des Kopfes, sowie, wenn er sich der Vollendung naht, durch Öffnen der Kniee und Heben der Beine unten; der Rückschwung durch festes Gegenlegen der Oberwaden gegen das Reck und Zurückwerfen des Kopfes. Gewöhnlich geht man in diese Lage wie zum Durchschwunge auf, legt die Beine, wenn sie zwischen den Armen durchgegangen sind, aufs Reck und wechselt aus dieser in die übrigen Lagen. Des festen Griffes wegen werden diese Aufschwünge nur mit Aufgriff, aber vor- und rückwärts ausgeführt (Abb. 235. zu Üb. 37.).

41. **Burzelaufschwung** vor- und rückwärts *): fang an wie zur vorigen Üb., greif aber erst mit der rechten, dann mit der linken Hand oder mit beiden Händen unter dem Recke durch und umfaß mit jeder Hand das Schienbein unter dem Kniee (ähnl. d. Abb. 234.). Durch starkes Vorlegen und Zurückwerfen des Kopfes bewirke einen so starken Schwung, daß du dadurch vor- oder rückwärts aufschwingst.

Die Hülfe bei Üb. 37—41. faßt, im Querstande stehend, am Oberarme.

c. Aus dem reinen Stütze.

42. **Abschwung** vorwärts mit gestreckten Hüftgelenken.
43. " rückwärts " " "

Bei Üb. 42. läßt der Turner aus dem Seitstütze vorlings auf- oder untergriffs (Üb. B. 1. u. 2.) bei Vorlegen der Brust den Körper gestreckt nach vorn fallen, zieht aber, um ein starkes Aufschlagen der Beine auf den Boden zu vermeiden, die Arme vor der senkrechten Lage stark an und macht so den Niedersprung mehr aus dem Hange. Nur Geübte machen diesen Abschwung mit Aufgriff, Anfänger immer mit Untergriff. Der Vorturner legt, um das eben ange-

*) Sieh die Bemerkung S. 339.

führte Aufschlagen zu verhüten, die eine Hand an des Turners Handgelenk, die andere unter dessen Gesäß. (Abb. 196.)

Bei Üb. 43. mach den Abschwung aus dem Stütze rücklings, nur mit Aufgriff (Üb. B. 5.), indem der Rücken mit stark hinten über gehaltenem Kopfe vorangeht, und laß mit den Händen los, bevor die Füße sich der senkrechten Lage nähern. (Abb. 211.)

44. **Rückwärtsabschnellen**: aus dem Stütze vorlings durch Aufgriff gieb dir, durch Einbiegen der Hüftgelenke, festes Gegenlegen gegen das Reck und Wiederzurückwerfen der Beine, einen so starken Abstoß, daß diese wo möglich bis zur wagerechten Lage fliegen, und stoß, wenn die Beine sich jener Lage nähern, mit den Händen kräftig ab, wodurch du weit vom Recke zur Erde kommst. Der Vorturner erfaßt, auf der Seite des Abschwunges stehend, des Turners Handgelenk und folgt der Bewegung.

45. **Felge rückwärts.** Durch Felgaufschwung aufgriffs (Üb. C. 4.) in den Stütz gekommen biegt man die Arme so stark, daß die Hüftgelenke unter dem Recke liegen, holt mit den Beinen von hinten aus und schwingt dieselben, indem Kopf und Oberleib zu gleicher Zeit rückwärts gehen, stark vorwärts. Die Arme bleiben gekrümmt und der Leib wird fest am Recke gehalten. Die anfängliche starke Biegung der Hüftgelenke muß später fortfallen und bei Fortsetzung dieses Umschwunges das Kreuz beim Durchgange durch den Stütz eingezogen werden. Zuerst macht man nur Einen Umschwung bis in den Stütz, später setzt man denselben fort.

46. **Felgüberschwung aus dem Stütze**: ganz wie der Felgüberschwung aus dem Stande (Üb. C. 8.), nur hier aus dem Stütze durch ähnliches Abschnellen wie in der vorigen Übung. Man lernt ihn am besten dadurch, daß man beim Vorschwunge der Beine den Leib nicht gegen das Reck fliegen läßt, sondern schon kurz vorher den Oberleib hintenüber legt und mit den Armen einen kräftigen Zuck giebt.

47. **Felge rückwärts, ohne Berührung des Reckes**: eine der schönsten aber auch der schwierigsten Übungen, die in einem fortgesetzten Überschwunge (vgl. Üb. C. 8. u. 46.), ohne das Reck zu berühren, besteht. Sehr geschickten Turnern gelingt es auch mit eingezogenem Kreuze und stets einen halben Fuß vom Recke entfernt dasselbe zu umschwingen.

48. **Felge vorwärts**: im Stütze vorlings mit Unter- oder Aufgriff hebe das Gesäß so hoch, daß die Mitte der Oberschenkel gegen das Reck liegt; laß den Oberleib bei gesenktem Kopfe nach vorn fallen, bleib aber, durch kräftiges Gegenhalten mit den Händen, fest daran liegen und geh erst dann von demselben ab, wenn Brust und Kopf zum Hinaufkommen sich stark vorschieben (Abb. 213. a. u. b.).

Erst nach langer Übung gelingt es, diesen Umschwung fortgesetzt zu machen und zwar nur dann, wenn man immerwährend mit den Oberschenkeln fest am Recke liegen bleiben kann. Wichtig ist, sobald der Oberkörper unter dem Recke durchgegangen sich zum Aufschwunge anschickt, Kopf und Brust vorwärts über das Reck zu schieben.

Während des Umschwunges folgt der Vorturner mit einer Hand unter dem Gesäße, mit der anderen das Handgelenk des Turners faßend und unterstützt den Aufschwung, bei dem anfangs die Brust leicht etwas anstößt.

49. **Felge rücklings vorwärts, mit gebogenen Armen:** aus dem Stütze rücklings mit Untergriff wirf die Beine, bei zurückgelegtem Oberleibe und Kopfe, nach vorn in die Höhe und geh beim Rückschwunge derselben in den Knickstütz über, wobei du mit dem Rücken stark das Reck berührst, der Oberleib der Bewegung folgt, und du so wieder in den Stütz rücklings kommst, welche Bewegung dadurch fortgesetzt wird, daß du beim jedesmaligen Umschwunge die Hüftgelenke, wenn die Beine den neuen Schwung beginnen, etwas biegst.

50. **Felge rücklings vorwärts, mit gestreckten Armen:** Anfang wie zur vorigen Übung, die Arme werden aber beim Rückschwunge der Beine nicht gebogen, sondern das Gesäß wird fest gegen das Reck gedrückt und bleibt daran liegen, bis der Oberleib vorwärts, die Beine rückwärts gehend den Umschwung bei ganz gestreckten Armen vollbracht haben.

51. **Felge rücklings rückwärts.** Im Stütze rücklings untergriffs lege den Oberleib stark hintenüber, um das Reck recht weit nach vorn umgreifen zu können; laß dann den Leib bei kräftig sich biegenden Armen weiter hinabfallen, geh anfänglich durch die Wage (Üb. A. 80.) und hebe dich aus dieser wieder in den Stütz. Ein sehr schwerer Umschwung, der leichter wird, wenn es gelingt den Schwung der Beine gleich zum Hinaufkommen zu benützen, welchen man obenein dadurch am besten erreicht, daß man erst zur Felge rücklings vorwärts anfangend ihren Rückschwung für rücklings rückwärts (oben) benützt.

Bei Üb. 49—51. hält der Vorturner eine Hand in der Nähe der Brust, die andere am Oberarme des Turners.

52. **Kreuzüberschwung aus dem Stütze rücklings:** Üb. 49. oder 50., doch ohne das Reck zu berühren, aus dem Stütze rücklings (mit gestreckten oder gebogenen Armen) in den Stand rücklings. Der Vorturner hält eine Hand vor der Brust, die andere hinter dem Rükken des Übenden.

53. **Halber Riesenschwung aus dem Stütze rücklings rück-**

wärts: fang (an einem bei ausgestreckten Armen ansprunghohen Recke) an wie zur Üb. 44., streck aber, wenn die Beine sich der wagerechten Lage nähern, die Arme völlig aus, schnelle den Leib dadurch ganz zurück, geh in diesem ausgestreckten Hange durch die senkrechte Lage unter dem Recke durch und mach den Felgaufschwung nach Üb. C. 4. Der Vorturner im Querstande stehend und mit hoch gehobener Hand greift sogleich nach dem Abschwunge aus dem Stütze nach dem Unter- oder Oberarme des Turners. Auch kann man einen Stuhl nehmen. (Abb. 242.)

54. **Halber Riesenschwung** aus dem Stütze rücklings vorwärts: wirf die Beine wie bei Üb. 49. doch mit vermehrtem Schwunge nach vorn in die Höhe, folg mit den Armen der herabgehenden Bewegung bei kräftig festhaltenden Händen und umschwing so das Reck, daß du mit dem Rückgrate auf dasselbe zu liegen kommst: eine schwere, aber sehr schöne Übung. Hülfe wie bei der vorigen Übung, doch mit umgekehrter Handstellung.

55. **Ganzer Riesenschwung** aus dem Stütze vorlings: von Üb. 53. dadurch unterschieden, daß die Arme nicht wie dort zum Aufschwunge gekrümmt werden, sondern wo möglich immer ganz gestreckt bleiben, wodurch der Turner, ohne mit dem Körper das Reck zu berühren, um dasselbe herum in den Hang oder Stand kommt. Anfänglich begnügt man sich mit einem halben Riesenschwunge, der aber nicht mit einem Felgaufschwunge, sondern mit einem Felgüberschwunge in den Hang oder Stand endet. — Hülfe von Einem oder Zweien gegeben, wie bei Üb. 53.

56. **Riesenwelle**: ein fortgesetzter ganzer Riesenschwung, bei dem der Turner 2—3 Mal das Reck hintereinander umschwingt. Hülfe wie bei Üb. 53.

57. **Unterschwung** aus dem Streckstütze: aus Üb. C. 9. u. 46. verständlich und ebenfalls über Erhöhungen gemacht.

58. **Wagefelge**: aus der Wage auf beiden Händen mit Untergriff (Üb. B. 32.) überschlag vorwärts wie zum Todtensprunge (S. 225, 304), geh durch den Hang mit gebogenen Armen und gestrecktem Leibe durch und mit Schwungstemmen sogleich wieder in die Wage. Der Vorturner faßt am Unterarme.

d. Aus dem gemischten Stütze.

59. **Abschwung** vorwärts mit gebogenen Hüftgelenken.
60. „ rückwärts „ „ „

Üb. 59. unterscheidet sich von Üb. C. 42. nur dadurch, daß die in den Hüftgelenken gebogenen Beine in ihnen fest auf dem Recke ruhen und die Arme etwas gebogen sind.

Üb. 60. wird aus dem Seitsitze auf beiden Schenkeln mit Festhalten der Hände im Aufgriffe dadurch ausgeführt, daß Anfänger sich zuerst ganz zusammendrücken d. h. die Brust möglichst nahe den Knieen bringen, die Kniegelenke fest ans Reck legen und sich nun rückwärts fallen laßen. Aus dem gemischten Hange in beiden Kniegelenken läßt man die Beine noch weiter fallen und kommt so überschlagend zur Erde. Hülfe am Handgelenke und unter der Brust. (Abb. 197. a. u. b.)

61. **Burzelfall** vorwärts *). } Aus dem Seitsitze auf beiden
62. = rückwärts. } Schenkeln senke die Brust auf die Kniee, ergreif mit den Händen unter dem Recke durch die Schienbeine, laß dich bei Üb. 61. vorwärts, bei Üb. 62. rückwärts fallen und komm, indem du dann wieder das Reck ergreifst, überschlagend zur Erde. (Abb. 234.)

63. **Hockabschwung** wechselbeinig. } Im Stütze vorlings
64. = gleicharmig. } mit Untergriff zieh ein Bein hockend in die Höhe, lege dasselbe mit dem Schienbeine aufs Reck, während das andere Bein gestreckt herunter hangen bleibt, und laß dich so nach vorn fallen. Bei Üb. 64. bring anfänglich ein Bein nach dem anderen, später aber beide zu gleicher Zeit, durch einen kleinen Rückschwung und gleichzeitiges starkes Heben des Gesäßes, wie vorhin aufs Reck und laß dich dann fallen (Abb. 236.). Wohl zu beachten ist bei diesen Abschwüngen so wie bei den folgenden (Üb. 65—67.) das Anziehen der Arme vor der senkrechten Lage, was, versäumt, ein starkes Aufschlagen auf den Boden herbeiführen würde.

Der Vorturner erfaßt von vorn des Turners Handgelenk mit der einen Hand und hält die andere bereit, um sie, wenn die Arme nicht genug angezogen werden sollten, unter das Gesäß zu legen.

65. **Ristabschwung** grätschend. } Bei diesen Übungen giebt
66. = spreizend. } sich der Turner aus dem
67. = geschloßen. } Stütze vorlings mit Untergriff einen starken Rückschwung und hebt gleichzeitig das Gesäß so stark, daß er bei Üb. 66. (Abb. 237.) mit dem einem Beine spreizend, mit dem anderen hockend, und bei Üb. 67. beide Beine geschloßen und gestreckt haltend, bei Üb. 65. beide Beine grätschend (Abb. 238.), mit dem Riste der Füße gegen das Reck fällt. Der Oberleib muß dabei stark vorgeneigt sein, um den Aufschwung zu beginnen, wenn die Füße das Reck erfaßen, an dem sie so lange als möglich festhalten.

Bei Üb. 65—67. faßt der Vorturner im Querstande stehend, den Kopf nach der Abschwungseite gewendet, den Turner am Unterarme

*) Sieh die Bemerkung S. 339.

(Daumen nach unten, kleiner Finger nach oben) und folgt mit dieser Hülfe dem Abschwingenden, indem man während des Abschwunges, um nicht gestoßen zu werden, mit dem Kopfe nach der anderen Reckseite durchgeht.

68. Welle mit aufgelegten Armen rückwärts *).
69. „ Knie zwischen den Händen rückwärts.
70. „ „ „ „ „ vorwärts.
71. „ „ außerhalb neben den Händen rückwärts.
72. „ „ „ „ „ „ vorwärts.
73. „ „ innerhalb „ „ „ rückwärts.
74. „ „ „ „ „ „ vorwärts.
75. „ mit einer Hand an der inneren Seite des Kniees rückwärts.
76. „ „ „ „ „ „ äußeren Seite des Kniees rückwärts.

Der wiederholte oder fortgesetzte Wellaufschwung wird dadurch herbeigeführt, daß der Turner zu den Wellen rückwärts beim jedesmaligen Hinaufkommen aufs Reck das Schwungbein durch scharfe Streckung des Hüftgelenkes recht hoch hebt und so den Schwung jedesmal erneut. Bei der Welle vorwärts ist dieß schwieriger, doch bewirkt man auch hier durch schnelles Aufrichten des Oberleibes und freies Rückwärtsschnellen des gestreckten Hang- und Schwungbeines einen tüchtigen neuen Schwung. Die Stellungen zu diesen Wellen sind aus den beschriebenen Wellaufschwüngen, also aus Üb. 31—35. verständlich.

Üb. 68. macht man am leichtesten (s. die Anmerkung unten) durch Fortsetzung des Aufschwunges, da es schwer wird, aus dem Stütze den Arm aufzulegen.

Üb. 69. gelingt am ersten, wenn man aus dem Seitsitze auf Einem Schenkel (s. Üb. B. 51.) das Hangbein, bei wohlaufgerichtetem Oberleibe, recht gestreckt nach hinten in die Höhe schwingt, gleichzeitig aber auch den Oberleib zurückwirft, wodurch ein sehr bedeutender Schwung erzeugt wird (Abb. 199.). Wird auch bei einiger Übung leicht durch Fortsetzung des Aufschwunges Üb. 32. zu machen.

*) Diese fortgesetzten Umschwünge um das Reck können theils aus dem Hange, theils aus dem gemischten Stütze gemacht werden und müßten, wenn sie aus ersterem gemacht werden, eigentlich bei den Schwungübungen aus dem gemischten Hange mit aufgeführt sein; da sie aber alle, — vielleicht mit Ausnahme der ersten, — aus dem Stütze viel leichter gemacht werden, einige derselben sogar nur aus demselben gemacht werden können, so wurden sie hier aufgeführt und wird bei jeder Übung angegeben, auf welche Weise sie vollbracht wird. Diese Bemerkung gilt auch für die übrigen Wellen und Mühlen.

Die Welle vorwärts (Üb. 70.) wird aus derselben Stellung, doch mit umgekehrter Handstellung so ausgeführt, daß man entweder den Leib so hoch hebt, daß die Mitte des hinteren Oberschenkels fest gegen das Reck liegt, der Oberleib gestreckt vornüber geworfen wird und man mit dem Kniegelenke so bald als möglich eingreift, oder so daß gleich das Kniegelenk an das Reck geschoben und der Hauptschwung dann durch das kräftig rückwärts schwingende Bein hervorgebracht wird. Auch kann man den Wellaufschwung vorwärts mit Untergriff machen und die Welle gleich anhängen.

Zu Üb. 71. mach den Aufschwung wie bei Üb. 33., wende dann die Hände in Untergriff und mach die Welle vorwärts, indem du jene fest stehen läßest.

Üb. 73. u. 74. sind beide aus dem Hange wie bei Üb. 34. zu machen, indem bei ersterer mit dem Aufschwunge rückwärts aufgriffs, bei letzterer mit demselben vorwärts untergriffs begonnen wird.

Zur Üb. 75. macht man auch gewöhnlich den Aufschwung mit einer Hand (Üb. 35.) und dann, in den Stütz angekommen, die Welle nur rückwärts.

Üb. 76. ist nur aus dem Stütze möglich.

Die Hülfe bei allen Wellen mit einem einhäkelnden Knie giebt der Vorturner im Querstande auf der Seite des Schwungbeines stehend, den Kopf auf der Seite des Reckes haltend, wohin der Schwung nach vorn geht; greift beim Rückwärtsschnellen unter dem Recke durch und beim Vorwärtsschnellen vor dem Recke den Oberarm des Turners. Bei den Sitzwellen ist die Hülfe wie bei jenen gleichfalls im Oberarme, nicht am Handgelenke, was besonders an einem hohen Recke beim Mislingen des Schwunges dem Übenden einen heftigen Ruck in die Schulter verursacht.

77. **Kniewelle mit Umfaßen beider Hände vorwärts.**
78. = = = = = **rückwärts.**
79. = = = **einer Hand vorwärts.**
80. = = = = = **rückwärts.**

Diese Wellen laßen sich eben so gut aus dem gemischten Hange als aus dem gemischten Stütze ausführen und sind aus den Aufschwüngen Üb. 36. hinlänglich verständlich. (Abb. 200.)

81. **Sitzwelle, Kniee innerhalb der Hände rückwärts.**
82. = = = = = **vorwärts.**
83. = = **außerhalb** = = **rückwärts.**
84. = = = = = **vorwärts.**
85. = **eine Hand außerhalb, die andere zwischen den Knieen rückwärts.**

86. Sitzwelle, eine Hand außerhalb, die andere zwischen den Knieen vorwärts.
87. " , Hände rechts (links) außerhalb der Kniee rückwärts.
88. " , mit einer Hand rückwärts.

Alle diese Umschwünge sind aus den Sitzaufschwüngen (Üb. 37. bis 40.) verständlich. Die Wellen vorwärts werden mit Untergriff, die rückwärts mit Aufgriff ausgeführt. Den Schwung erzeugt man bei den Wellen vorwärts durch Heben vom Recke, durch entschloßenes Vornüberwerfen des wohl aufgerichteten Oberleibes und schnelles Eingreifen mit den Kniekehlen; bei denen rückwärts ebenfalls durch Heben vom Recke, Rückwärtsüberwerfen und festes Gegenlegen der Oberwaden gegen das Reck. Das Aufrichten des Oberleibes nach jedem Umschwunge erleichtert sehr die fortzusetzende Bewegung. Da die Sitzaufschwünge immer mit Aufgriff der Hände gemacht werden, so geht daraus hervor, daß nur die Sitzwellen rückwärts, zu denen ein Aufschwung da ist, aus dem Hange ausgeführt werden können. Bei allen diesen Übungen, — die nie ohne Aufsicht gemacht werden sollten, — besonders aber bei der mit einer Hand, hat sich der Vorturner mit der einen Hand des Turners Handgelenk gut zu versichern und mit der anderen der Bewegung zu folgen.

89. Burzelwelle vorwärts. } Laßen sich eben so gut aus dem
90. " rückwärts. } Hange als von oben ausführen

und sind aus den gleichnamigen Aufschwüngen verständlich. Hier kann der Turner auch noch verschiedene Veränderungen anbringen und zwar folgenderweise: erstens, daß er aus dem Sitze beide Arme zwischen Reck und Spalt durchsteckt und mit den Armgelenken einhäkelt; zweitens, daß er nur mit einem Armgelenke faßt, die andere Hand wie gewöhnlich ans Knie legt; drittens, daß er wieder nur mit einem Armgelenke faßt, die andere Hand bei der Welle vorwärts im Untergriffe, bei der rückwärts im Aufgriffe außerhalb neben dem Knie das Reck ergreift. — Hülfe bei Üb. 89. 90. wie bei den Sitzwellen.

91. Mühle vorwärts.
92. " rückwärts.
93. " seitwärts beide Hände vor dem Leibe.
94. " " eine Hand " " "
95. " " " " " " " " , die andere hinter demselben.
96. " vorwärts beide Hände hinter dem Leibe.
97. " " eine Hand " " "

Zu Üb. 91. mach den Aufschwung Üb. C. 13., wechsle nun die Hände in Untergriff, hebe den Leib ein wenig, lege den hinteren

Schenkel fest gegen das Reck und gieb den Hauptschwung mit dem vorderen Beine und dem ganz aufgerichteten vornüberfallenden Oberleibe. (Abb. 227.)

Bei Üb. 92. Hände aufgriffs im Stütze, den Kopf nach der Seite des vornliegenden Beines gewendet (um in grader Richtung, Brust nach vorn, wieder auf das Reck zu gelangen), lege das vornliegende Bein fest an und gieb mit dem hinteren Beine den Schwung. Läßt sich auch aus dem Hange durch den Aufschwung rückwärts (Üb. C. 13.) fortgesetzt ausführen.

Zu den Mühlen seitwärts, die aus dem Reitsitze mit Zwiegriff beginnen, wird auch gewöhnlich mit den Mühlaufschwüngen seitwärts (Üb. 12. u. 15.) aufgegangen und kann Üb. 93. gleich, Üb. 94., indem die eine Hand losläßt, fortgesetzt gemacht werden. Um das leicht mögliche Drücken bei diesen seitlichen Umschwüngen zu vermeiden, ist wohl darauf zu achten, daß der Oberleib recht aufrecht erhalten werde und der Spalt immer fest am Recke bleibe, auch die Hände dicht am Leibe stehen. Üb. 93. 94. wird Vielen leichter, wenn sie den einen Arm hoch heben (strecken) und das Bein, nach der Seite, wohin der Schwung des Oberleibes geführt werden soll, etwas lüften, bei Üb. 93. die Hand, wenn diese unter dem Recke durchgegangen ist, wieder hingreift, bei Übung 94. an der Seite des Schenkels angelegt wird. (Abb. 226.)

Üb. 95—97. sind aus ihren Namen verständlich. Hülfe am Handgelenke.

98. **Schimmhangswelle**: kann sowohl aus dem Stütze als aus dem Hange gemacht werden. Aus dem Stütze vorlings mit Zwiegriff (rechte Hand auf-, linke Hand untergriffs) gieb dir einen kleinen Abschwung vom Recke und benütze diesen, um bei Drehung des Leibes das linke Bein über dem rechten fortgehen zu laßen und mit dem Riste auf dasselbe zu legen. Nun laß den Leib durch Biegung der Arme in die rechte Achselhöhle fallen und benütze dieses Herabfallen gleich zu einem kräftigen Schwunge, der dich mit dem Rücken voran wieder auf und um das Reck bringt. Will man diese Welle aus dem Hange machen, so fängt man den Schwimmhang aus Üb. A. 124. an, legt aber das rechte Bein, wenn es zwischen Bein und Reck durchgegangen ist, nicht aufs Reck, sondern läßt es lose hangen; lege nun den rechten Arm mit der Achselhöhle aufs Reck und erstrebe durch das rechte Bein einen so starken Schwung, daß dich derselbe um das Reck führt. (Abb. 224.)

99. Ristwelle bei gegrätschten Beinen.
100. " " Spreizen eines Beines.
101. " " gestreckten und geschloßenen Beinen.

Der Anfang zu diesen Übungen ist ganz wie bei den gleichnamigen Abschwüngen (Üb. 65—67.); doch muß hier der Schwung bedeutend verstärkt werden und die Füße müßen so lange festhalten, bis die Brust auf der anderen Seite über die Reckhöhe gekommen ist; dann laßen diese los und die kräftig ziehenden und stemmenden Arme bringen den Leib wie beim Schwungstemmen wieder auf das Reck. Der Vorturner steht vor dem Recke, doch mehr auf der einen Seite des Turners, greift nach dessen Handgelenke oder Oberarme und tritt während des Umschwunges nach der anderen Reckseite über, um sich selbst vor einem Schlage zu sichern und jenem das Aufkommen zu erleichtern. (Abb. 237. 238.)

102. **Bauchfelge vorwärts.** } Im Unterarmstütze (Übung
103. „ **rückwärts.** } B. 6.) schwing die Beine nach vorn, und wenn diese beinahe die Reckhöhe erreicht haben, umfaß mit beiden Händen die Oberschenkel möglichst nahe dem Gesäße und mach, indem du nun die Beine wieder rasch rückwärts und den Oberleib vorwärts wirfst, die Felge (Üb. 102.) oder, indem du den Oberleib hintenüber und die Beine noch mehr nach vorn in die Höhe wirfst, Üb. 103. (Abb. 210.)

104. **Kreuzbiege, ein Arm im Knickstütze, der andere im Armhange:** eine Zusammenstellung aus Üb. C. 20. u. 49. und aus diesen und ihren Namen leicht verständlich.

D. Sitz- und Liegeübungen.

Übersicht.

1. Seitsitz auf beiden Schenkeln.
2. „ „ einem Schenkel.
3. Quersitz.
4. Reitsitz.
5. „ mit Auflegen der Füße.
6. Sitzwechsel aus dem Quersitze auf einem Schenkel in den Reitsitz, u. umgekehrt.
7. „ „ „ „ auf einem Schenkel in denselben auf der anderen Reckseite wechselbeinig.
8. „ „ „ „ auf einem Schenkel in denselben auf der anderen Reckseite gleichbeinig.

9. Sitzwechsel aus dem Quersitze auf einem Schenkel in denselben auf derselben Reckseite durch Rechts- oder Linksdrehung.
10. Liegen auf dem Recke vorlings vorlängs.
11. " " " " " verquer.
12. " " " " rücklings vorlängs.
13. " " " " " verquer.
14. Stehschwung aus dem Sitze.
15. Kniehangwelle.
16. Kniefall aus dem Sitze in beide Kniegelenke.
17. " " " " " ein Kniegelenk mit übergehängtem anderen vorwärts.
18. " " " " " ein Kniegelenk mit übergehängtem anderen rückwärts.

Beschreibung.

1. Seitsitz auf beiden Schenkeln (Aufgriffs): in diesen kommt der Turner, wenn er aus dem Seitstütze vorlings sich links drehend erst die rechte Gesäßbacke auf das Reck bringt, dann mit den Händen umwechselt und so in den Sitz auf beiden Schenkeln kommt, daß die Schultern mit dem Recke gleichlaufen; oder auch so, daß derselbe aus jenem Stütze erst ein Bein auf das Reck wirft, mit der ihm zunächst stehenden Hand über dasselbe nach außen greift, die andere Hand näher an das aufliegende Bein stellt und dann auch den anderen Schenkel auflegt. Es versteht sich von selbst, daß im Sitze auch die Hände, wie bei allen Sitzübungen, ihren Stützpunkt verlaßen. Aus dem Seitsitze läßt sich auch das wechselbeinige Spreizen mit schnellem Loslaßen und raschem Wiederhingreifen der Hand machen, wobei auf gestrecktes Vor- und Rückwärtsheben des Beines über das Reck zu achten ist. (Abb. 192.)

2. Seitsitz auf einem Schenkel: aus dem Seitstütze vorlings wird nur ein Schenkel auf das Reck gelegt und der Körper ruht in der vorbeschriebenen Weise nur auf diesem, während das andere Bein gestreckt herunter hängt. (Abb. 191.)

3. Quersitz auf einem Schenkel: lege wie bei Üb. D. 1. die eine Gesäßbacke sammt dem Oberschenkel auf und laß mit den Händen los, wobei die Schultern mit dem Recke queren.

4. Reitsitz: wirf aus dem Seitstütze ein Bein gestreckt bei gleichzeitiger Drehung des Körpers so über das Reck, daß du in dem Spalte aufsitzest, und laß die Hände los. (Abb. 193.)

5. Reitsitz mit Auflegen der Füße: mach die vorige Übung, greif mit den Händen hinter den Leib, bring erst ein Bein mit der Ferse gestreckt auf das Reck, dann das andere mit der Ferse auf den Rist des ersteren, laß mit den Händen los und erhalt in dieser Lage das Gleichgewicht durch die seitwärts gehobenen Arme.

6. Sitzwechsel aus dem Quersitze auf einem Schenkel in den Reitsitz, und umgekehrt.
7. " aus dem Quersitze auf einem Schenkel in denselben auf der anderen Reckseite wechselbeinig.
8. " aus dem Quersitze auf einem Schenkel in denselben auf der anderen Reckseite gleichbeinig.
9. " aus dem Quersitze auf einem Schenkel in denselben auf derselben Reckseite durch Rechts- oder Linksdrehung.

Bei Üb. 6. wechselt man dadurch den Sitz, daß man aus dem bezeichneten Sitze (Üb. D. 3.) das aufliegende Bein über das Reck fortnimmt; bei Üb. 7. läßt man das andere Bein nachfolgen und kommt dadurch auf dem entgegengesetzten Schenkel zu sitzen; bei Üb. 8. nimmt man beide Beine gleichzeitig hinüber und Üb. 9. bewirkt man dadurch, daß man durch eine schnelle Rechts- oder Linksdrehung, auf derselben Reckseite bleibend, auf den entgegengesetzten Schenkel zu sitzen kommt. Sehr schön macht sich die Übung, wenn man mit Üb. 8. u. 9. abwechselt, so daß, nachdem die Beine hinüber genommen sind, Üb. 9. und dann wieder jene u. s. f., der gleichbeinige Sitzwechsel aber immer nach derselben Richtung hin erfolgt. Beim Heben der Beine ist der Kopf gut aufzurichten, indem seine Senkung auf die Brust gewöhnlich Ursache des Anstoßens der Beine wird. Zur Hülfe faßt man anfangs eine Hand des Übenden.

10. Liegen auf dem Recke vorlings vorlängs.
11. " " " " " verquer.
12. " " " " rücklings vorlängs.
13. " " " " " verquer.

Üb. 10. mach aus dem Reitsitze so, daß du das Reck vorlings mit den Händen ergreifst, erst die Brust und dann die Beine mit dem Riste der Füße übereinander auf dasselbe gestreckt auflegst und nun die Hände losläßest; in umgekehrter Weise bewirke Üb. 12. so, daß dort die Hände hinter dem Leibe das Reck faßen, erst der Rücken und dann die Fersen übereinander aufgelegt werden und so das Gleichgewicht bei seitwärts ausgebreiteten Armen erhalten wird. Üb. 11. mach aus dem Stütze vorlings, indem du den Unterleib bei ganz gestreckten Hüftgelenken auf das Reck legst, mit den Händen losläßest, so viel als möglich nach vorn in die Höhe streckst und so das Gleichgewicht hältst. Üb. 13. wird umgekehrt wie Üb. 11. vollführt.

14. **Stehschwung aus dem Sitze.** Im Seitsitze (Üb. D. 1.) erfaß das Reck mit den Händen entweder zwischen den Knieen oder außerhalb derselben, öffne bei nach vorn übergehaltenem Oberleibe die Kniee und schieb zugleich die Schenkel so weit zurück, bis die Kniekehlen bei gestreckten Futzspitzen fest an das Reck einhäkeln. Mit Loslaßen der Hände und schnell nach oben und hinten gestreckten Armen und Oberleibe wirf diesen bei tief bleibendem Gesäße, grade nach hinten (nicht nach unten) fort; indem du gleichzeitig die Hüftgelenke ganz ausstreckst, führe diesen Schwung unter dem Recke durch so weit fort, bis der Kopf auf der anderen Reckseite in der Reckhöhe liegt, und laß dann entschloßen mit den Kniekehlen los, wodurch du in den Rücklingsstand vor dem Recke zu stehen kommst.

Der Vorturner ergreift auf der linken Seite des Turners stehend mit der rechten Hand dessen Brust und legt die linke auf dessen Fuß, folgt dem Schwunge und läßt erst mit der linken Hand los, wenn der Abschwung erfolgen soll. (Abb. 233. a. u. b.)

15. **Kniehangwelle:** ein fortgesetzter Umschwung aus dem Sitze in den Sitz, wobei also die Beine nicht loslaßen, sondern der Oberleib mit stark vermehrtem Schwunge unter dem Recke durch wieder auf dasselbe in den Sitz geführt wird, aus dem der Schwung gleich wieder fortgesetzt wird. Ist auch aus dem Hange möglich. Hülfe wie bei Üb. 14.

16. **Kniefall aus dem Sitze in beide Kniegelenke:** im Seitsitze auf beiden Schenkeln bieg die Hüftgelenke so stark, daß das Gesäß tief unter dem Recke liegt und laß dann auch den Oberleib mit möglichst geringem Schwunge oder Rucke fallen, wodurch du, da die Kniegelenke festhalten, in den Kniehang kömmst.

17. **Kniefall** aus dem Sitze in ein Kniegelenk mit übergehängtem anderen vorwärts.

18. „ aus dem Sitze in ein Kniegelenk mit übergehängtem anderen rückwärts.

Bei beiden Übungen sitzt man im Seitsitze auf einem Schenkel, greift mit dem Hangbeine unter dem Recke durch mit dem Kniegelenke auf den Rist des Sitzbeines über und läßt sich nun vorwärts oder rückwärts fallen, wodurch man in den Hang wie bei Üb. A. 86. kommt.

E. Zusammengesetzte Reckübungen.

Übersicht.

1. Abschwung vorwärts und Schwungstemmen.
2. Anfang zum Riesenschwunge und Schwungstemmen.
3. Ganzer Riesenschwung.
4. Schwungstemmen mit halbem Riesenschwunge.
5. Kreuzaufzug oder Schwung in den Knickstütz und Felge rücklings vorwärts.
6. " oder Schwung in den Armhang rücklings und Kreuzbiege vorwärts.
7. Kreuzüberschwung in den Knickstütz und zurück.
8. Abwechselnd Kreuzbiege vorwärts und Felge rücklings rückwärts.
9. " " vor- und rückwärts.
10. Wellaufschwung vorwärts in den Seitsitz und Sitzwelle rückwärts.
11. " " " " Armhangrücklings und Kreuzbiege vorwärts.
12. Kniewellaufschwung in den Seitsitz und Burzelwelle.
13. Kniefall aus dem Schwebehange rücklings.
14. " " der Felge rücklings vorwärts.
15. Kniehangwelle in den Stütz rücklings.
16. " " " Knickstütz rücklings und Felge rücklings vorwärts.
17. " " " Armhang rücklings u. Kreuzbiege.
18. " " " Stütz vorlings.
19. " " " " " und Unterschwung.
20. " " " " " und Felge vorlings rückwärts.
21. " " " Stütz vorlings und halber Riesenschwung.
22. " " " Stütz vorlings und Umdrehen in den Sitz und Kniehangwelle.
23. " " " Knickstütz vorlings.
24. " " " Seithang vorlings.

Beschreibung.

1. **Abschwung** vorwärts und **Schwungstemmen**: mach den Abschwung vorwärts mit gestreckten Hüftgelenken (Üb. C. 42.) auf- oder untergriffs und benütze diesen Schwung gleich zum Aufstemmen wieder in den Stütz (Üb. C. 11.). Bei sicherem Schwungstemmen wird es nicht schwer auch diese Übung fortgesetzt zu machen.

2. Anfang zum **Riesenschwunge** und **Schwungstemmen**: schnelle dich aus dem Stütze ab wie zum Riesenschwunge (Üb. C. 53.); wenn aber die Beine den Aufschwung machen wollen, unterbrich den Schwung, geh auf demselben Wege wieder zurück und mach das Schwungstemmen wie in der vorigen Übung. Doch nur mit Aufgriff möglich.

3. **Ganzer Riesenschwung** und **Schwungstemmen**: mach den ganzen Riesenschwung nach Üb. C. 55. und hänge dann gleich die vorige Übung an.

4. **Schwungstemmen** mit halbem **Riesenschwunge**: sobald beim Schwungstemmen Üb. C. 11. die Arme kaum das Aufstemmen vollendet haben, wird der Leib gleich wieder zum halben Riesenschwunge (Üb. C. 53.) zurückgeworfen.

5. **Kreuzaufzug** oder Schwung in den Knickstütz und **Felge** rücklings vorwärts.
6. " " Schwung in den Armhang rücklings und **Kreuzbiege** vorwärts.

Üb. 5. ist nach Üb. A. 75. u. C. 49., — und Üb. 6. nach jener und Üb. C. 20. verständlich.

7. **Kreuzüberschwung** in den Knickstütz und zurück in den Hang, von welchem ausgegangen wurde: aus Üb. D. 16. und seiner näheren Bezeichnung verständlich.

8. Abwechselnd **Kreuzbiege** vorwärts und **Felge** rücklings vorwärts: der Wechsel aus Armhang in Handstütz erfolgt, wenn die Beine über die senkrechte Lage hinaus nach vorn herunterfallen, der Armhang aus dem Stütze, bevor die senkrechte Lage erreicht wird; die Übungen selbst sind aus Üb. C. 20. und 49. verständlich.

9. Abwechselnd **Kreuzbiege** vor- und rückwärts: mach die Kreuzbiege vorwärts (Üb. C. 20.), unterbrich aber, wenn der zweite Umschwung erfolgen soll, den Schwung vor der senkrechten Lage, benütze das Niederfallen zur Kreuzbiege rückwärts (Üb. C. 21.), brich beim zweiten Male den Schwung wieder ab und mach die Kreuzbiege vorwärts u. s. f.

10. **Wellaufschwung** vorwärts in den Seitsitz und Sitzwelle rückwärts.
11. " vorwärts in den Armhang rücklings u. Kreuzbiege vorwärts.

Nach Wellaufschwung vorwärts (Üb C. 32-35.) dadurch, daß das Hangbein im Bogenspreizen von außen nach innen auf das Reck geworfen wird, in den Seitsitz auf beiden Schenkeln, geh, wenn der Aufschwung mit Zwiegriff gemacht ward, schnell in Aufgriff über und hänge die Sitzwelle an. Auch so ausführbar, daß im Wellaufschwunge ein Knie zwischen den Händen, das Hangbein durch Bogenspreizen neben der linken Hand auf das Reck geworfen wird und aus diesem Sitze die Sitzwelle rückwärts erfolgt. — Bei Üb. 11. wird ebenfalls ein Wellaufschwung gemacht, der in den Armhang rücklings führt und mit der Kreuzbiege vorwärts endet.

Es können mit diesem Wellauf- oder Überschwunge noch viele andere Übungen verbunden werden, die aber der Erfindungsgabe überlaßen bleiben.

12. **Kniewellaufschwung** in den Seitsitz und **Burzelwelle**: man schwingt wie zum Kniewellaufschwunge (Üb. C. 36.) und, wenn das Aufsitzen erfolgen soll, macht das Hangbein Bogenspreizen von außen nach innen auf das Reck; die innere Hand verläßt schnell ihren Platz und umfaßt das hinaufgeworfene Bein, worauf dann die Burzelwelle vor- oder rückwärts nach Üb. C. 89. u. 90. erfolgen kann.

13. **Kniefall** aus dem Schwebehange rücklings: aus dem Schwebehange mit gestreckten Hüftgelenken (Üb. A. 69.) laß mit den Händen los, bieg gleichzeitig die Kniegelenke scharf und fall in den Hang an beiden Kniegelenken. Je höher der Körper im Schwebehange gehoben wird, desto schwerer die Übung. Wird mehrere Male hintereinander gemacht.

14. **Kniefall** aus der Felge rücklings vorwärts: wenn bei der Felge rücklings vorwärts (Üb. C. 49.) die Beine sich beinahe der senkrechten Lage nähern, laßen die Hände entschloßen los und, indem sich die Kniegelenke wieder gleichzeitig scharf biegen, kommt man wie zuvor in den Hang.

15. **Kniehangwelle** in den Seitstütz rücklings.
16. " " " Knickstütz " und Felge rücklings vorwärts.
17. " " " Armhang rücklings u. Kreuzbiege.
18. " " " Seitstütz vorlings.
19. " " " " " und Unterschwung.

20. Kniehangwelle in den Seitstütz vorlings und Felge vorlings rückwärts.
21. " " " Seitstütz vorlings und halber Riesenschwung.
22. " " " Seitstütz vorlings, Umdrehen in den Sitz und Kniehangswelle.
23. " " " Knickstütz vorlings.
24. " " " Seithang.

Wenn, wie bei der Kniehangwelle, der Leib bis über das Reck geschwungen ist, werden die bezeichneten Übungen so schnell als möglich angehängt.

F. Reckschwingen.

Unter Reckschwingen begreift man diejenigen Schwingübungen, welche am Recke theils für sich, theils in Verbindung mit eigentlichen Reckübungen ausgeführt werden können. Auch hier wie beim Barrenschwingen (s. S. 302) wird nur eine Auswahl aus den vielen möglichen Verbindungen aufgeführt werden.

Da das Reckschwingen nur von Turnern getrieben werden darf, welche in den Reck- und Schwingübungen Sicherheit und Gewandtheit erlangt haben, so werden kurze Andeutungen (über Stellung der Hände ꝛc.) und Verweisungen auf die Beschreibung der Schwingübungen hier völlig genügen. Kreuz bedeutet hier: hinter den Händen, — Sattel: zwischen ihnen, — Hals: vor denselben.

Das Reck steht dabei, je nach den Übungen, brust-, scheitel-, reich- oder sprunghoch. Der gewöhnliche Griff ist, wenn es nicht widerrufen wird, Aufgriff. Bei Zwiegriff befindet sich die Hand, welche am längsten stehen bleibt, im Untergriff; übrigens beziehen sich die hienach folgenden Angaben des Griffes stets nur auf den Anfang der Übung, da derselbe während dieser öfter wechselt. Manche versuchen auch andere als die angegebenen Griffe, immer aber ist Gabelgriff zu beobachten.

Die Hülfe bei nachfolgenden Übungen hat vorzugsweise bei denen mit Anlauf ausgeführten das Vor- und Überschießen des Kopfes wie Oberleibes zu verhüten und daher, wo es die Bewegung zuläßt, die Brust zu unterstützen, bei den meisten Übungen aber das Faustgelenk der geeigneten Hand zu ergreifen, ohne im rechten Augenblicke irgend wie die Bewegung zu hindern.

1. Übungen, welche auf das Reck führen und auf dem brusthohen Recke ausgeführt werden.

1. Hüpfen: S. 174, Üb. 2. a. b. c.
2. Spreizen: S. 174, Üb. 3. a. b. c.
3. Hurten: S. 175, Üb. 4. a. b.
4. Sprung in den Stütz vorlings, rücklings: S. 174 Üb. 2. — S. 183, Üb. 30.
5. Einfache Aufsitzen: S. 176-182, Üb. 4-23. — S. 183, Üb. 31-34.
6. Wippen: S. 185, Üb. 45. a. b. (Quergriffs) — S. 187, Üb. 57. (auch in der Reitschwebe quergriffs, eine Hand vor die andere hinter dem Spalte).
7. Scheeren: S. 188, Üb. 63. 65. 68. 69. (Quergriffs.)
8. Schwebewechsel: S. 219, Üb. 9-16. 20. (Üb. 12. untergriffs.)
9. Sitzwechsel: S. 222, Üb. 23-31. (23. 24. 27. 29. quergriffs, 30. 31. Quergriff hinter dem Gesäße.)
10. Zwittersprung: S. 195, Üb. 114. (linke Hand Unter-, rechte Aufgriff) — S. 242, Üb. 104.
11. Wenden: S. 190, Üb. 82. (linke Hand Unter-, rechte Aufgriff) — S. 191, Üb. 83. 84. 86. (Zwiegriff) — S. 241, Üb. 76-83. (Zwiegriff).
12. Kehren: S. 192, Üb. 94. 95. 98. 99. (99. Quergriff hinter dem Gesäße) — S. 242, Üb. 95-98. 100. 101.
13. Halbe Hocken: S. 197, Üb. 140. — S. 243, Üb. 105. 106.
14. Ganze Hocken: S. 198, Üb. 142. — S. 243, Üb. 107. — S. 236, Üb. 113-115.
15. Gaffel: S. 199, Üb. 157.
16. Kniesprung: S. 232, Üb. 6.
17. Grätschen: S. 200, Üb. 160. a. b. 162-164. — S. 237, Üb. 116. 117.
18. Wendeschwung: S. 236, Üb. 84-89. — S. 237 (Quergriff), Üb. 91-94.
19. Uhrwerk: S. 244, Üb. 132. 133.
20. Vorschweben: S. 183, 184, Üb. 35-42. — S. 234, Üb. 17-22. 27. 29-35. 38-43. — S. 235, Üb. 48. 50-56. — S. 240, Üb. 57-62.
21. Kreiße: S. 238, Üb. 1-10.
22. Wagen: S. 228. 229, Üb. 1-9 (theils Auf-, theils Quergriff).

23. Drehling: S. 237, Üb. 119-125. (Auf=, Unter=, Quergriff).
24. Handstehen: S. 230, Üb. 16. 17. (Auf=, auch Untergriff.)
25. Fechtsprünge (von der Stelle am brusthohen Recke): S. 224, Üb. 4. 6.

2. Übungen, welche über das brust=, schulter= oder scheitelhohe Reck und gleich zum Niedersprunge führen.

1. Zwittersprung: S. 195, Üb. 113. 117. (linke Hand Unter=, rechte Aufgriff).
2. Wenden: S. 190, Üb. 80. 81. — S. 191, Üb. 89. — S. 194, Üb. 109. 110. — S. 196, Üb. 124. 125. (bei allen linke Hand Unter=, rechte Aufgriff).
3. Kehren: S. 192, Üb. 92. 93. — S. 193, Üb. 98. 108. — S. 194, Üb. 111. — S. 242, Üb. 98.
4. Wolfsprung: S. 200, Üb. 159.
5. Hocken: S. 198, Üb. 143. — S. 199, Üb. 150. 153.
6. Grätsche: S. 200, Üb. 163.
7. Todtensprung: S. 226. 227, Üb. 9. 10. (Untergriff sicherer).

3. Schwungübungen mit eigentlichen Reckübungen verbunden.

1. Spreizaufsitzen: S. 177, Üb. 6. mit Welle oder Mühle rückwärts (Abb. 199. 227. umgekehrt). — S. 178, Üb. 9.; mit Mühle seitwärts, Quergriff (Abb. 226.). — S. 179, Üb. 13.
2. Zwittersprung: S. 195, Üb. 114. mit Sitzwelle, Kreuzbiege, Felge rücklings rückwärts (anfangs Zwie=, später Untergriff, Abb. 219.).
3. Wende: S. 191, Üb. 83. mit Felge rückwärts, Speiche (Zwiegriff, Aufgriff, Abb. 211. 214.). — S. 190, Üb. 80. mit halbem Riesenschwunge, Unterschwunge, Mühlaufschwunge seitw., Überschwunge (Zwiegriff, Aufgriff: Abb. 242. 229. a. b. 239. 240.).
4. Kehre: S. 192, Üb. 94.; mit Felgabschwung rückwärts, Sitzwelle, Kreuzbiege, Felge rücklings rückwärts. (Abb. 218. 219.)
5. Halbe und ganze Hocke: S. 197, Üb. 140. mit Welle, Mühle rückwärts (Abb. 199. 227. umgekehrt). — S. 198, Üb. 142. mit Sitzwelle rückwärts, Felg=

abschwung rückwärts, Kreuzbiege, Stehschwung (Abb. 218. 219. 233. a. b.).

6. Grätsche: S. 200, Üb. 104. mit Sitzwelle rückwärts, Kreuzbiege (Abb. 219.).
7. Wendeschwung: S. 222, Üb. 23. mit Mühle seitwärts. — S. 222, Üb. 24. mit Felge rückwärts, Überschwung, Unterschwung.
8. Vorschweben: S. 234, Üb. 19. 21. mit Welle oder Mühle rückwärts, Sitzwelle rückwärts, Felge rücklings rückwärts. — S. 235, Üb. 53. (wie Üb. 21.) Üb. 48., mit Welle rückwärts; Üb. 50., mit Felgabschwung rückwärts, Sitzwelle rückwärts; Üb. 56., mit Felge rücklings rückwärts (Zwiegriff, Aufgriff). — S. 243, Üb. 126., statt halber Hocke, Sitzwelle rückwärts (eine Hand außer, die andere zwischen dem Spalt). — S. 244, Üb. 138. mit Felgabschwung rückwärts, Sitzwelle vorwärts. — S. 240, Üb. 57., hinter den Händen und Welle rückwärts, Hand innerhalb neben dem Knie; Üb. 59., hinter den Händen und Welle rückwärts, Hand außerhalb des Kniees.
9. Todtensprung: S. 226, Üb. 9. 10., mit Schwungstemmen (Untergriff).

VIII. Schwebereckübungen.

Die Übungen am Schwebereck (S. 56) schließen sich ihrer Natur nach eng an die Reckübungen an; die Beweglichkeit der in Seilen hangenden Reckstange *) erschwert aber nicht nur die Stätigkeit und Sicherheit der Ausführung, sondern ruft zugleich dadurch, daß man statt des Reckes mit den Händen auch die Seile ergreifen und z. B. mit einer Hand im Stütze, mit der anderen im Hanggriffe sich befinden kann, eine Menge eigenthümlicher Bewegungen, Biegungen und Schwingungen hervor, die für die gesammte Ausbildung des Leibes von umfaßender Wirkung sind. Zugleich kräftigen die Übungen die diesem Recke (Wellaufschwünge ꝛc.) noch mehr als die auf

*) Der Elias'sche s. g. Triangel ist lange nicht so übungsreich.

dem festen Recke gegen den Schwindel und geben den Armen eine erhöhte Sicherheit und Spannkraft.

Doch würde in großem Irrthume befangen sein, wer das feste Reck durch das Schwebereck für überflüßig gemacht hielte, indem die eigentlichen Recküben an demselben zu große Sicherheit und Vorbildung verlangen, als daß sie von Anfängern ausgeführt werden könnten. Da die Übungen am Schwebereck der gleichen Eintheilung unterfallen wie die am Standrecke, so werden dieselben hier nur einfach (wie beim Reckschwingen rc.) aufgeführt und auf Abschnitt VII. zurückbezogen. Viele Übungen aber wurden hier weggelaßen, die am Ringschwebel und Rundlaufe beßer ausgeführt werden.

Übersicht.

a. An der Reckstange allein.

1. Ziehklimmen im Hange: S. 315, Üb. 21.
2. " im Liegen (Reck hüfthoch).
3. Niederlaßen vor- und rückwärts (Reck schulterhoch): S. 315, Üb. 19. 20.
4. Querliegehang: S. 327, Üb. 123. 124.
5. " mit Einem Beine.
6. Querliegehangwechsel mit Einem Beine: S. 328, Üb. 126. 128.
7. Querschwebehang: S. 320, Üb. 69.
8. Schwimmhang: S. 327, Üb. 125.
9. Wage mit untergesetzter Fußspitze: S. 323. S. 86.
10. Überschlagen aus dem Querstande: S. 345, Üb. 25.
11. Seitliegehang: S. 320, Üb. 65.
12. Seitschwebehang: S. 320, Üb. 66 rc.
13. Kreißschwingen der Beine vor dem Recke: S 321, Üb. 74.
14. Nest: S. 328, Üb. 130.
15. Knoten: S. 329, Üb. 133.
16. Durchschwung: S. 341, Üb. 3.
17. Kniehang: S. 322, Üb. 83 rc.
18. Kniehangwechsel: S. 323, Üb. 85.
19. Wage aus dem Durchschwunge: S. 322, Üb. 80. 81.
20. " " " Seitstande unter dem Recke.
21. " " " Querstande " " "
22. Aufstemmen am durchschwebenden Recke: S. 318, Üb. 58.
23. Sprung in den Stütz: S. 365, Üb. 4.
24. Aufsitzen: S. 365, Üb. 5.

25. Umdrehen aus dem Stütze in den Sitz und umgekehrt zwischen und neben beiden Händen.
26. Burzelfall vor- und rückwärts: S. 352.
27. Abschwung rückwärts mit gebogenen Hüftgelenken aufgriffs: S. 351.
28. " vorwärts mit gebogenen Hüftgelenken untergriffs: S. 351.
29. " rückwärts mit gestreckten Hüftgelenken aufgriffs: Felgabschwung S. 348 (Abb. 218.).
30. Hockabschwung vorwärts mit Einem Knie: S. 352.
31. " " " beiden Knieen: S. 352.
32. Wellaufschwung vor- und rückwärts: S. 346.
33. Welle: S. 353.
34. Felgaufschwung: S. 341.
35. Felge: S. 349.
36. Felgüberschwung: S. 342.
37. Speiche: S. 345.
38. Sitzwelle: S. 354.
39. Mühlaufschwung: S. 343.
40. Mühle: S. 355.
41. Kreuzaufzug: S. 321.
42. Kreuzbiege: S. 344.
43. Knickstütz rücklings: S. 333.
44. Anschultern: S. 333.
45. Aufstemmen: S. 318.
46. Knickstütz vorlings: S. 333.
47. Wage über dem Reck auf beiden, einem und zwischen den Armen: S. 335.
48. " unter dem Reck aus dem Knickstütze rücklings.
49. Anmunden: S. 333.
50. Umgekehrtes Nest.
51. Bratenwender im Hange (unter dem Recke): S. 321.

b. Mit Hülfe der Seile.

(An einem oder beiden Seilen.)

1. Überschieben aus dem Stande, eine Hand am Seile.
2. Felgaufschwung, Hände an den Seilen.
3. Felgaufzug, " " " "
4. Stütz, eine Hand am Seile, die andere (auf- oder untergriffs) am Recke.

5. Aus dem Stütze (Üb. 4.) in den Sitz und umgekehrt.
6. Aus dem Sitze in den Stand auf dem Recke: } Hände an den Seilen.
7. Klimmen bis in den Stand auf dem Recke: } Hände an den Seilen.
8. Aufsitzen aus dem Stütze, eine Hand am Seile.
9. Anschultern, eine oder beide Hände an den Seilen.
10. Abschwung rückwärts, beide Hände an den Seilen.
11. Vorwärtsüberwerfen in den Kniehang, Hände am Recke und Aufrichten an den Seilen.
12. " in den Kniehang und Aufrichten, Hände (in verkehrtem Untergriffe) an den Seilen.
13. Rückwärtsüberwerfen in den Kniehang und Aufrichten, Hände an den Seilen.
14. Aufzug aus dem Kniehange, eine Hand am Seile, die andere zwischen oder außerhalb neben den Knieen.
15. " " dem Kniehange, beide Hände an den Seilen.
16. Nest, Hände und Füße an den Seilen.
17. " " an den Seilen, Füße am Recke.
18. Überschlagen rückwärts aus dem Stande auf dem Recke in den Stand od. Sitz.
19. " " aus dem Sitze auf dem Recke in den Sitz oder Stand.
20. " vorwärts aus dem Stande auf dem Recke in den Stand oder Sitz, Hände in verkehrtem Untergriffe.
21. " " aus dem Sitze auf dem Recke in den Sitz od. Stand, Hände in verkehrtem Untergriffe.
22. Felgaufschwung, beide Hände an den Seilen in verkehrtem Untergriffe.
23. Felgaufzug, beide Hände an den Seilen in verkehrtem Untergriffe.
24. Hocke aus dem Hange oder Sitze, Hände an den Seilen vor- und rückwärts, in den Sitz oder Hang.

25. Hocke aus dem Stütze oder Sitze eine Hand am Seile, die andere am Recke, vor- und rückwärts, in den Sitz oder Hang.
26. Gaffel aus dem Hange an beiden Seilen.
27. = eine Hand am Seile, die andere am Recke.
28. Vorschweben um das Seil und Schraubeaufsitzen rückwärts.
29. Nadel.
30. Sitzwechsel um das Seil vor- und rückwärts.
31. Risthang an den Seilen.
32. = beide Füße an Einem Seile.
33. Kniehang an den Seilen mit dem Riste unter dem Recke.
34. = = = = Sohlen gegen das Reck.
35. Querliegen auf dem Recke vorlings.
36. = = = = rücklings.
37. Abschwung aus dem Wageliegen vorlings.
38. = = = = rücklings.
39. Wage unter dem Recke aus dem Wageliegen rücklings.
40. = = = = = = Sitze auf dem Recke, Hände an den Seilen.
41. Schwebehalten im Sitze (anfangs Reit-, dann Seitsitz).

Beschreibung.

a. An der Reckstange allein.

2. **Ziehklimmen im Liegen, Reck hüfthoch:** Anhang, Rükken der Erde zugekehrt, Leib gestreckt auf den Fersen ruhend. Leichter als Üb. 1.

3. **Niederlaßen vor- und rückwärts, Reck schulterhoch:** Stand unter demselben auf den Fußspitzen. Vorwärts dich niederlaßend senke, bei gebogenen Armen und nachgebendem Kreuze, den Leib so viel als möglich, später suche die Arme vorwärts zu strecken. Durch die erste Stellung zurückgehend laß dich bei ganz gestrecktem Leibe rückwärts nieder, indem die Arme sich strecken und der Leib auf den Fersen ruht.

50. **Umgekehrtes Nest:** aus dem Sitze, Hände aufgriffs, laß den Leib wie zum Abschwunge rückwärts fallen, gleit aber mit den

Beinen am Recke abwärts, bis die Fersen dasselbe berühren und strecke die Kniee und Arme vollkommen aus. Darauf Abschwung rückwärts.

b. Mit Hülfe der Seile.

1. **Überschieben** (oder Aufschwung rückwärts) aus dem Stande in den Sitz oder Stand: aus dem Querstande unter dem Recke, linke (rechte) Hand aufgriffs auf demselben, möglichst nahe am Seile, die rechte (linke) Hand am Seile selbst, wirf die Beine durch kräftigen Abstoß derselben nach der rechten (linken) Seite über das Reck, so daß du, Brust nach oben, auf dasselbe in den Sitz kommst oder über dasselbe, doch ohne jede Berührung desselben durch Rücken oder Seite, wegschwingst und auf der anderen Seite niederspringst. (Abb. 351. a. u. b.)

2. **Felgaufschwung**, beide Hände an den Seilen, so daß das Reck entweder vor oder hinter dem Unterarme liegt; im ersten Falle muß man, um sich aufzurichten, das Reck nach dem Aufschwunge ergreifen, was im zweiten Falle nicht nöthig ist.

3. **Felgeaufzug**, Hände an den Seilen: ganz wie Üb. 2., nur statt des Aufschwunges tritt ein Aufziehen mit den Armen ohne Abstoß der Füße von der Erde ein.

4. **Stütz**, eine Hand am Seile, die andere auf- oder untergriffs am Recke: aus dem gewöhnlichen Stütze, jedoch am Ende des Reckes, greif mit der rechten Hand rasch an das Seil und rücke dieselbe bis zur Schulterhöhe hinauf. Der linke Arm gestreckt.

5. Aus dem Stütze in den Sitz (und umgekehrt) eine Hand am Seile: aus dem Stütze (Üb. 4.) bring durch rasche Wendung mit den Hüften und Hebung des Gesäßes dieses über das Reck in den Sitz. Je nachdem die rechte oder linke Hand das Seil ergreift, ist diese Übung mit Rechts- oder Linksdrehung ausführbar. Der Turner muß sich dabei statt aller Hülfe auf seinen Hangarm verlaßen.

6. Aus dem Sitze in den **Stand** auf dem Recke: aus dem Sitze (Üb. 5.) ergreif die Seile reichhoch, zieh bei Ziehklimmen der Arme die Knie stark nach der Brust und geh so, die Kniee allmälig ausstreckend, in den Stand auf dem Recke.

7. **Klimmen** bis in den Stand auf dem Recke: im Stande auf der Erde ergreif beide Seile und geh durch wechsel- oder gleichhandiges Klimmen mit gebogenen Armen in den Stand auf dem Recke.

8. **Aufsitzen** aus dem Stütze, eine Hand am Seile: aus dem Stütze (Üb. 4.) sitz mit dem linken Beine neben der linken Hand auf, ergreif mit dieser das Seil und hebe das rechte Bein vorwärts

über das Reck, wodurch du in den Seitsitz auf beiden Schenkeln kommst.

9. **Anschultern**, eine oder beide Hände an den Seilen: bei ersterer Art ergreif aus dem Sitze mit der rechten (linken) Hand das Seil etwa scheitelhoch, die linke (rechte) bleibt aufgriffs auf dem Recke; bei der zweiten Art faß mit beiden Händen die Seile scheitelhoch und laß dich (bei beiden Arten) so weit hinunter, bis die Schulterblätter das Reck berühren; dann folgt das Zurückgehen in den Sitz u. s. f. (Abb. 347.)

10. **Abschwung rückwärts**, beide Hände an den Seilen: aus dem Seitsitze auf beiden Schenkeln (S. 358), beide Hände dicht über dem Recke an den Seilen, laß dich wie bei demselben Abschwunge am Recke (Üb. 60. S. 351) rückwärts hinunter.

11. **Vorwärtsüberwerfen** in den Kniehang, Hände am Recke und Aufrichten an den Seilen: aus dem Seitsitze auf beiden Schenkeln (S. 358) Hände untergriffs, wirf dich wie bei der Sitzwelle vorwärts (Üb. 82. S. 354) vorn über in den Kniehang, laß nun mit Vorsicht die Hände los und ergreif die Seile, an welchen du dich klimmend wieder aufrichtest.

12. **Vorwärtsüberwerfen und Aufrichten**, Hände im verkehrten Untergriffe an den Seilen: faß mit verkehrtem Untergriffe zwei Spann hoch vom Recke die Seile und laß dich wie bei der vorigen Übung vorn über fallen, wodurch du in eine Lage kommst, in der die Reckstange in deinen Ellenbogengelenken und Knieen ruht. Das Wiederaufrichten kann nur von Geübten ohne Hülfe gemacht werden.

13. **Rückwärtsüberwerfen** in den Kniehang und **Aufrichten**, Hände an den Seilen: ganz wie bei Üb. 11., aber rückwärts überwerfen und vorwärts aufrichten.

14. **Aufzug** aus dem Kniehange, eine Hand am Seile, die andere zwischen oder außerhalb neben den Knieen: ergreif zuerst das Reck mit beiden Händen und geh in den Kniehang, dann ergreif mit der rechten Hand das Seil und ziehklimm, bis der Sitz erfolgt. Die linke Hand kann dabei auch zwischen den Knieen das Reck ergreifen.

15. **Aufzug** aus dem Kniehange, beide Hände an den Seilen: ganz wie Üb. 14., nur daß beide Hände die Seile ergreifen.

16. **Nest**, Hände und Füße an den Seilen: aus dem Sitze oder Stande auf dem Recke ergreifen die Hände in beiden Zuständen schulterhoch die Seile, der Rist der Füße wird beim Überschla-

gen rückwärts gegen dieselben gelegt, das Kreuz dann gut eingezogen und der Kopf zurückgehalten.

17. **Nest, Hände an den Seilen, Füße am Recke:** aus dem Seitsitze, Hände scheitelhoch, ziehklimm bis du bei angezogenen Knieen die Fußspitzen über das Reck zurück bringst, lege dann den Rist des Fußes gegen dasselbe und laß den Leib vorn über in die Nestlage fallen (Abb. 346.). Schwierig ist dabei das Wiederaufrichten.

18. **Überschlagen rückwärts aus dem Stande auf dem Recke in den Stand oder Sitz:** bei ersterem greifen die Hände schulterhoch, bei letzterem reichhoch. Dann das Überschlagen, wobei man die Hände so fest als möglich hält. (Abb. 344. 345.)

19. **Überschlagen rückwärts aus dem Sitze auf dem Recke in den Sitz oder Stand:** aus dem Sitze, Hände reichhoch, geh durch Überschlagen rückwärts in den Sitz oder Stand auf dem Recke.

20. **Überschlagen vorwärts aus dem Stande auf dem Recke in den Stand od. Sitz, Hände in verkehrtem Untergriffe.**
21. **" vorwärts aus dem Sitze auf dem Recke in den Sitz od. Stand, Hände in verkehrtem Untergriffe.**

Nur der Griff und die Richtung des Überschlages sind von den beiden Übungen (18. 19.) verschieden, Sitz und Stand ist derselbe, durch die Lage der Hände aber weit schwieriger und nur von Geübten ausführbar.

22. **Felgaufschwung, beide Hände in den Seilen in verkehrtem Untergriffe.**
23. **Felgaufzug, beide Hände in den Seilen in verkehrtem Untergriffe.**

Bei ersterer Übung greifen die Hände reich-, bei letzterer nur schulterhoch; darnach Überschlagen rückwärts in den Stand oder Sitz; bei letzterem müßen die Hände, um sicher in den Sitz zu kommen, zuletzt etwas tiefer greifen.

24. **Hocke aus dem Hange oder Sitze, Hände an den Seilen, vor- und rückwärts, über das Reck in den Sitz oder Hang:** ergreif aus dem Sitze beide Seile schulterhoch und zieh dich hockend rückwärts über das Reck zurück, strecke dann, in den Hang gehend, die Beine vollkommen aus und mach die hockende Bewegung wieder nach vorn in den Sitz oder Hang u. s. f. (Abb. 342.).

25. **Hocke aus dem Stütze oder Sitze, eine Hand am Seile, die andere am Recke, vor- und rückwärts über das**

Reck in den Sitz oder Hang: aus dem Sitze oder Stütze (Üb. 4.) mach ganz die vorige Übung. (Abb. 343.)

26. Gaffel aus dem Hange an beiden Seilen: die Hände ergreifen die Seile, wenn der Turner sich im Sitze befindet, schulterhoch, sonst wie Üb. 157. am Schwingel (S. 199).

27. Gaffel, eine Hand am Seile, die andere am Recke: gleich der vorigen Übung.

28. Vorschweben um das Seil und Schraubeaufsitzen rückwärts: aus dem Sitze am Ende des Reckes, linke Hand aufgriffs an demselben, rechte Hand über der linken Schulter am Seile, hebe dich in den Stütz und laß das rechte Bein um das Seil nach der anderen Seite des Reckes vorschweben und dann wieder zurück über das Reck fort, wobei du mit dem Körper rechts Kehrt machst, um in den Reitsitz rückwärts (Schraubeaufsitzen) zu kommen u. s. f. (Abb. 349. 350.)

29. Nadel: Anfang wie bei der vorigen Übung, das rechte Bein aber wird gebogen und geht auf der anderen Seite zwischen Seil und Arm, die hier nicht zu nahe beisammen stehen dürfen, durch in den Sitz. Vgl. S. 199, Üb. 158.

30. Sitzwechsel um das Seil vor- und rückwärts: aus dem Sitze mach die Bewegung wie bei Üb. 28., aber mit beiden geschloßenen und möglichst gestreckten Beinen über die Reckstange fort, in den Seitsitz und bei festhaltenden Händen in den anfänglichen Sitz zurück. (Abb. 348. a. b.)

31. Risthang an den Seilen: aus dem Seitschwebehange bring die Beine grätschend über das Reck hinter die Seile und schling diese von hinten und außen so um die Füße, daß du an den Hacken und Risten dieser, nachdem die Hände das Reck losgelaßen, hängst.

32. Risthang, beide Füße an einem Seile: aus dem Querliegehange mit beiden aufgelegten Füßen (Recküb. 124. S. 328) schieb diese stark auswärts gedreht fest unter das Seil, wo dasselbe an der Reckstange befestigt ist, greif mit beiden aufwärts gezogenen Füßen das Seil und mach so den Risthang.

33. Kniehang in den Seilen mit den Risten unter dem Recke: aus dem Stande auf dem Recke führt man die gegrätschten Beine von hinten und außen um die Seile herum, bringt den Rist der Füße durch Biegung der Kniee hinter das Reck und läßt den Leib langsam in den Hang sinken. Die Kniee dürfen sich dabei nicht zu weit von einander entfernen, weil sonst die nach den Ecken gleitenden Füße an den Knöcheln gedrückt werden. (Abb. 353., aber mit den Sohlen gegen das Reck gezeichnet.)

34. Kniehang in den Seilen, Sohlen gegen das Reck:

Anfang und Fortgang wie bei der vorigen Übung, nur daß die Füße von vorn nach hinten und außen um das Reck genommen und die Sohlen gegen dasselbe gestemmt werden (Abb. 352.). Die Seile drücken hiebei weniger, aber die Gefahr des Abgleitens ist größer als bei der vorigen Üb., weshalb der Hülfegebende gut Acht haben muß.

35. **Querliegen auf dem Recke (Wageliegen) vorlings**: aus dem Stütze lege dich mit dem Leibe auf das Reck, ergreif die Seile fast dicht über der Stange und lege den Körper so weit nach vorn aufs Reck, daß er die Wagelage findet.

36. **Querliegen auf dem Recke (Wageliegen) rücklings**: aus dem Sitze, Hände an den Seilen (höchstens 1 Fuß über dem Recke), laß dich langsam rückwärts hinunter, wobei der Körper ganz gestreckt und der Ruhepunkt dicht über dem Gesäße bleiben muß. (Abb. 354.)

37. **Abschwung aus dem Wageliegen vorlings.** }
38. = = = = **rücklings.** }

Kann gebogen oder gestreckt ausgeführt werden, wie am Recke aus dem Stütze (S. 348, Üb. 42. 43. u. S. 351, Üb. 59. 60.).

39. **Wage unter dem Recke aus dem Wageliegen rücklings**: Üb. 38. ohne Schwung, Kreuz gebogen und langsam bis zur Wagelage herunterlaßen. (Abb. 355.)

40. **Wage unter dem Recke aus dem Sitze auf dem Recke, Hände an den Seilen**: die vor. Üb., nur aus dem Sitze.

41. **Schwebehalten im Sitze**: Anfangs im Reit-, dann im Seitsitze sucht man bei schwingendem Recke, Hände frei, im Gleichgewicht (in der Schwebe) zu bleiben; geht dieß verloren, so greift man nach der Reckstange oder sicherer nach den Seilen.

Auch Übungen von Zweien zu gleicher Zeit laßen sich, bei genügend langer Reckstange, leicht zusammenstellen und ausführen; z. B. zwei **Hocken**, zwei **Umschwünge ums Seil**, zwei **Nester** (eines unter dem Recke, das andere an den Seilen) 2c.

Vorzüglich eignet sich auch das Schwebereck zu ganzen **Reihenfolgen** von Übungen; z. B.:

1. **Felgaufschwung — Stütz, eine Hand am Seile — Hocke in den Sitz — Sitzwechsel um das Seil — Rückschwung und Rückwärtshocken — und Abschwung vorwärts.**
2. **Durchschwung — Kreuzaufzug — Anschultern — Sitz — Überschlagen an den Seilen in den Sitz — Wage unter dem Recke u. s. f.**

IX. Übungen an der Streckschaukel und dem Ringschwebel.

Manche Übungen, die am Recke der Streckschaukel (S. 57) ausgeführt werden können, haben schon beim Schwebereck e ihre Beschreibung gefunden, und da die Übungen an der Streckschaukel ohne Reckstange mit denen am Ringschwebel (S. 57) zusammenfallen, so wird hier vorzugsweise dieser im Auge behalten werden, da, wie schon S. 57 gesagt worden ist, der Ringschwebel seiner Einfachheit wegen vorzuziehen ist. Auch viele Rundlaufübungen können an ihm zur Ausführung kommen, besonders wenn die Ringe des Ringschwebels tief genug (hüfthoch) gestellt werden können, so daß auch Übungen aus dem Stütze mit Abstoß von der Erde ausführbar sind, freilich nur solche ohne Umdrehung, da hier die Kurbel fehlt. Die zweckmäßigste Höhe der Ringe zu Übungen im Hange ist, wenn der Turner jene aus dem Zehenstande, beßer im Sprunge, bequem erreichen kann; zu Übungen im Stütze scheitel- oder stirnhoch. Viele der in der Aufführung beschriebenen Übungen aus dem Hange können auch mit Abstoß von der Erde gemacht werden.

Die Übungen theilen sich in solche, die

1. auf der Stelle } a. im Hange } gemacht werden.
2. von der Stelle } b. im Stütze }

Übersicht und Beschreibung der Übungen.

1. Auf der Stelle.

a. Im Hange:

1. Anhang: a. mit gestreckten } Armen, mit Kopf- u. Fuß-
   b. mit gebogenen } bewegungen: S. 314, Üb. 16. (Abb. 297. 298.)
2. Niederlaßen aus den gebogenen Armen:
   a. gleicharmig,
   b. wechselarmig.

3. **Ziehklimmen:** a. mit beiden Armen
b. mit Faßung einer Hand am ziehklimmenden Arme (am Unter- od. Oberarme).
c. mit Einem Arme.
} S. 315, Üb. 21-24.

4. **Wechselhang:** a. an einem gestreckten
b. „ „ gebogenen
} Arme: S. 316.

5. **Schwebehang:** a. mit gebogenen Hüftgelenken: S. 320, Üb. 66.
b. mit gestreckten Hüftgelenken: S. 297, Üb. 8.; S. 320 (Üb. 70. Abb. 299.).

Bei 5. b. werden die Füße anfangs gegen die Riemen, später zwischen denselben gehalten. Auch kann man bei beiden Arten aus den gestreckten in die gebogenen Arme u. s. f. übergehen (Ziehklimmen).

6. **Armabstrecken:** a. wechselarmig: aus dem Hange mit gebogenen Armen, abwechselnd einen Arm nach vorn, nach hinten und besonders nach den Seiten ausstrecken (Abb. 310.);
b. gleicharmig: nach den Seiten, anfangs durch kurzes, allmälig immer weiteres Abstrecken der Arme suche eine so weit nur immer mögliche Ausbreitung derselben zu erreichen (Abb. 313.). Auch wechselnd Armabstrecken und Wiederanziehen seitwärts, auf die Dauer.
c. aus dem Oberarmhange vorlings, wechsel- und gleicharmig, seitwärts.

7. **Klimmen:** bis zum Stande in den Ringen:
a. wechselarmig
b. gleicharmig
} (Abb. 260.; vergl. Schwebereck S. 372, 7. und Klimmen an den Bäumen oder Wangen der Leiter).

8. **Aufstemmen:** a. wechselarmig
b. gleicharmig
} (S. 318, Üb. 58.; doch hier leichter, da ein starkes Vorschieben der Brust zwischen den Ringen die Übung sehr erleichtert.

9. **Nest:** S. 329, Üb. 130. 131. (Abb. 301.).

10. **Knoten:** S. 329, Üb. 133.

11. **Kreißdrehen der Beine:** S. 321, Üb. 74.

12. **Schwengel:** bei gestreckten oder gebogenen Armen mach kurze schnell auf einander folgende Schwingungen bei stark gebogenen Hüften und gestreckt geschloßenen Beinen, nach vorn (Abb. 324) oder nach den Seiten. Auch in Unter- und Oberarmen, vorlings und rücklings.

13. **Aufschwung** in den Stütz (ähnlich dem Felgaufschwunge: Üb. 4. S. 341): so wie die Beine sich nach hinten senken, der Oberleib sich zum Stütze aufrichten will, machen die Hände eine kurze rasche Drehung, die den Druck zum Stütze giebt.

14. **Aufzug** aus dem Schwebehange bis in den Knickstütz, ähnlich dem Kreuzaufzuge: Üb. 76. S. 321. Vgl. Üb. 13.

15. **Überschlagen** rückwärts und wieder zurück: S. 341, Üb. 3. (Abb. 300.).

16. **Überschlagen** mit gebogenen Hüften: S. 321, Üb. 75.

17. **Überschlagen** bis in den Stand auf der Erde: S. 301, Üb. 28. und S. 342, Üb. 8.; 341, Üb. 3.

18. **Überschlagen** aus dem Schwengel bis in den Stand auf der Erde: vereinige Üb. 12. mit Üb. 17.

19. **Überschlagen** rückwärts, durch Drehung in den Schultern: hast du dich wie bei Üb. 5. der Erde mit den Füßen möglichst genähert, so hebe den Kopf rasch in die Höhe, suche die Hände etwas nach außen zu bringen und mach dadurch mit den Armen eine ganze Drehung in den Schultern, wodurch du in den gewöhnlichen Hang übergehst. Diese Bewegung greift jedoch immer die Schultern an, weshalb sie nicht oft fortgesetzt werden darf. Weit leichter wird die Übung, wenn man, nachdem die Beine stark schwingend durch die senkrechte Lage durchgegangen sind, durch einen kräftigen Ruck die Arme anzieht und ausbreitet, wodurch die Drehung ohne allen Schmerz erfolgt.

20. **Fortgesetztes Überschlagen** durch Drehung in den Schultern: nach dem Schluße der vorigen Übung wiederhol dieselbe einige Male hintereinander.

21. **Überschlagen** vorwärts, durch Drehung in den Schultern: im gewöhnlichen Hange bring, indem du die Hände mit den Nägeln rasch nach außen wendest und etwas ausbreitest, den Kopf nach vorn, das Gesäß etwas in die Höhe, wonach die ganze Drehung in den Schultern folgt, nach welcher der in den Hüften gebogene Leib dann leicht zum Vorwärtsüberschlagen gebracht werden kann.

22. **Überheben**: die Bewegung des Überschlagens (Üb. 15.) durch Ziehklimmen, langsam und ohne allen Schwung.

23. **Wage** aus dem Heben vorwärts: ziehklimmend und die Füße hebend bring allmälig den ganzen Leib in die wagerechte Lage (ähnlich Abb. 179.).

24. **Wage** aus dem Überschlagen:

a. mit Senkung der Beine von oben } S. 298, Üb.
b. mit Hebung " " " unten } 14. (Abb. 253. 319.).

25. **Schwebehang mit gestreckten Hüften, beide Hände an Einem Ringe**: s. Üb. 5. b.

26. **Kreißdrehen der Beine an Einem Ringe**: s. Üb. 11.

27. **Grätschschwebehang an Einem Ringe**: S. 320, Üb. 69.

28. **Grätschüberschlag an Einem Ringe**: S. 345, Üb. 25.

29. **Wage vorlings an Einem Ringe**: S. 322, Üb. 79.

30. **Wage nach dem Durchschwunge zwischen den Armen an Einem Ringe**: mach den Durchschwung zwischen beiden Armen durch, strecke den Körper mit eingezogenem Kreuze nach hinten aus und suche dich in der Wage zu erhalten. (Abb. 253. 319.)

31. **Fahne an Einem Ringe**: eine Hand den Ring faßend bei stark angezogenen Armen; der den Riemen faßende Arm gestreckt. Durch die Zugkraft der Arme suche, Brust gegen den Riemen, rechte oder linke Seite nach unten, in die wagerechte Schwebe zu kommen und dich darin eine zeitlang zu erhalten (ähnlich Abb. 285.).

b. Im Stütze.

1. **Stütz**: a. **verschränkt**: ergreif die Ringe so, daß dieselben sich über dem vorderen Handgelenke anlegen und die Riemen im Stütze mit ausgestreckten Armen über den Hüften fort, unter der Achselhöhlung durch gegen die Schulterblätter anliegen. Die Riste der Hände bleiben entweder nach vorn oder an den Seiten nach außen gerichtet (Abb. 302.);

   b. **halbfrei**: ergreif die Ringe so, daß dieselben über dem inneren Handgelenke sich befinden und die Riemen gegen die vorderen Oberarme ruhen, die Riste nach vorn bleiben (Abb. 303.);

   c. **ganz frei**: Haltung der Hände wie bei a., die Riemen gehen entweder den ganzen Vorderarm entlang oder befinden sich in der Richtung der Armgelenke. (Abb. 304.)

Die Hände werden bei allen drei Arten, besonders beim Wippen im Stütze, immer nach deren Schenkel zu gestemmt.

2. **Sprung in den freien Stütz**: aus dem Zehenstande durch kleine Kniebeugung oder Hüpfen suche in den Stütz zu kommen, so daß die Riemen vor den Armen fort an denselben anliegen (Abb. 304.).

3. **Niederlaßen**: S. 259, Üb. 22. (Abb. 309.).

4. **Anmunden**: S. 260, Üb. 24.

5. **Niederlaßen aus dem Unterarmstütze**:

   a. **ohne Ausbreiten der Arme**: bei nach vorn rechtwinklig gehobenen Beinen geh langsam aus dem Unterarmstütze in den Unterarmhang oder Hang in den Armgelenken und aus diesem wieder in den Unterarmstütz u. s. f. (Abb. 318. a. b.);

b. mit Ausbreiten der Arme: breite die Arme seitwärts aus, geh in den Hang, aus diesem wieder in den Stütz u. s. f.

6. Armabstrecken: a. wechselarmig } nach den Seiten: S. 378, Üb. 6. (Abb. 311. 312.).
b. gleicharmig

7. In den Hang fallen mit Rückwärtsüberschlagen:
a. mit gebogenen } Armen: S. 291. 292, Üb. 151. 152. (Abb. 306.) in den Stand auf der Erde.
b. mit gestreckten

8. In den Hang fallen mit Rückwärtsüberschlagen, mit Drehung in den Schultern: im Stütze zieh die Kniee nach der Brust, geh zugleich in den Knickstütz über und von da in den Hang u. s. f. (Abb. 308.)

9. Stützumschwung (ähnlich der Felge, Üb. 45. S. 349); auch aus dem Hange. Sieh Üb. a. 13. S. 379.

10. Heben vorwärts a. wechselbeinig } S. 256. 257, Üb. 6–13.
b. gleichbeinig

11. Überschlagen vorwärts mit Aufstemmen: Üb. 9. b. mit der im Hange (S. 378, Üb. 8. b.) vereint; auch fortgesetzt.

12. Überheben vorwärts } ohne allen Schwung: S. 261. 262, Üb. 37. 38. 41. 42. 44.
13. " rückwärts

14. Wage aus dem Stütze: S. 258, Üb. 19. (Abb. 340.).

15. Überschlagen mit Wage: S. 298, Üb. 14. (Abb. 319.).

16. Handstehen: a. mit gebogenen } Armen: S. 264, Üb. 52. 53. (Abb. 307.).
b. mit gestreckten
c. mit Auf- und Niederstemmen.

17. Fahne an Einem Riemen: eine Hand im Ringe, die andere am Riemen, suche durch Stemmkraft jener im Ringe und durch Zugkraft der am Riemen den Leib in wagerechte Haltung zu bringen und darin zu erhalten, Brust gegen den Riemen gerichtet (ähnl. Abb. 285.).

18. Querliegen: a. Gesicht nach oben. } Bei dicht zusammengehaltenen Ringen
b. Rücken nach unten.
suche bei a. den Bauch auf dieselben legend und den Oberleib vorneigend in eine wagerechte Schwebe zu kommen; bei b. auf den Ringen sitzend in die entgegengesetzte Schwebe von a. überzugehen.

2. Von der Stelle,

d. h. durch Vor- und Rück- oder Seitschwingen.

a. Im Hange.

1. **Wippen:** a. mit gestreckten } Armen.
b. mit gebogenen }
c. mit Ziehklimmmen beim Vor- oder Rückschwunge oder bei beiden (doppelt).

Ein fortgesetztes Hin- und Herschwingen im Hange (erleichternd mit Abstoß eines Fußes, welcher stets wechseln muß, in der Mitte des Schwunges), also eine Schaukelbewegung mit langen Ausschwingungen. Das Schwunggewinnen und im Schwunge bleiben ist nicht leicht. Das Abspringen aus dem Hange geschieht immer nach hinten, nach ganz vollbrachter Schwingung.

2. **Wippen seitwärts:** ähnlich der vorigen Üb. 1., nur seitwärts. Stoß kräftig mit dem linken (rechten) Fuße ab, spreiz mit dem rechten (linken), zieh mit dem rechten (linken) Arme stark an und schließ den abstoßenden Fuß, um die Schwungkraft zu mehren und die Übung zu vollführen, schnell an den spreizenden an.

3. **Durchschweben mit gestreckten oder hockenden Beinen u. s. f.** Die Ringe faßend tritt so weit wie möglich auf Zehen und Ballen zurück (Abb. 321.), stoß mit den Füßen kräftig ab, durchschwebe mit angezogenen Armen die Mitte in hockender oder rechtwinkliger Haltung der Beine (Abb. 322. 323.). Mit Endung des Schwunges strecke die Beine aus und mach mit geschloßenen Füßen in der immer erreichbarsten Entfernung den Niedersprung; nach Kehrt wechsle die Hände u. s. f.

4. **Baskensprung:**

a. ohne Drehung: ergreif die Riemen etwa schulterhoch, tritt, so weit jene es gestatten, links (rechts) seitwärts (Abb. 341.), stelle den linken (rechten) Fuß auswärts, den rechten (linken) mit der Ferse in seine Ausbiegung, mach, indem die Arme kräftig anziehen und das linke Bein abstößt, mit dem rechten (linken) eine bogenartige Bewegung nach rechts (links) und, an den Riemen dich tragend, so weit als möglich nach der rechten (linken) Seite den Niedersprung und zwar so, daß der rechte (linke) Fuß zuerst niedertritt und der linke (rechte) so weit als möglich über den rechten (linken) weggeschwungen wird und mit ihm stark kreuzend im Abstande eines kleinen Schrittes niedertritt (Abb. 341.).

b. mit Drehung: die vorige Übung, wobei man jedoch bei jedesmaligem rechten oder linken Schwunge schon vor dem Niedersprunge Kehrt macht.

b. Im Stütze.

1. **Stützwippe**: a. mit gestreckten Armen / b. mit gebogenen = } 1. verschränkt. 2. halb frei. 3. ganz frei.

Durch Schwingen der Beine nach vor= und rückwärts suche eine so weit und hoch als möglich gehende Schwungkraft zu erreichen. (Abb. 326.)

Bei allen freien Stützwippen achte streng darauf, daß die Hände während des Schwunges sich nicht nach außen drängen, sondern immer nach den Schenkeln zu stemmen.

2. **Stützwippe** seitwärts. 1. verschränkt. 2. halb frei. 3. ganz frei. } Ein Schwingen der Beine seitwärts, wobei die Nachgiebigkeit der Hüftgelenke und der Druck des entgegengesetzten Armes zur Höhe und Weite viel beitragen muß.

3. **Zwitterwippe**: a. vorwärts. b. seitwärts. } Ein Arm im Stütze, einer im Hange. Wipp nach 2. a., Üb. 2., nur ganz frei (Abb.329).

4. **Knickwippen** hinten und vorn: a. einfach. b. doppelt.

5. **Knickwippen** durch die Mitte: a. einfach. b. doppelt.

} Anfang zu diesen Übungen mit der Stützwippe (Üb. 1. a.); mit dem Schwunge Übergang in das Einknicken (S. 277. 278, Üb. 19—24., Abb. 327. 328.). — Anfängern giebt man zum Wippen eine kleine Hülfe.

X. Die Rundlaufübungen.

Der Rundlauf (wir behalten diesen schlichten Namen der ersten Anwendungszeit bei) ist, wie er hier gemeint und ausgebildet erscheint, ein Zugewinn der jüngeren Turnzeit; die an ihm entwickelten mannigfaltigen Übungen geschmeidigen Kreuz, Seiten, Hüften und Schultern außerordentlich, tragen ebenmäßig ausgeführt sehr viel Schönheit in sich nnd zeigen den männlichen Körper vielfach in eigenthümlicher Schwebehaltung, oft in seiner vollsten Kraftgliederung. Auch als Wettübungen Zweier sind viele derselben von großem Werthe.

Der Lehrer achte bei ihrem Betriebe daher stets auf Ebenmaß der dabei verwendeten Kräfte, auf Gewandtheit, Schönheit und Anstand der Ausführung, eben so streng aber auch auf Abwechselung rechts und links, weil hier noch mehr als anderwärts die eine Seite vorzuherrschen oder vorgehoben zu werden pflegt.

Die Übungen am Rundlaufe (S. 58), deren manche mit denen an der Streckschaukel und am Ringschwebel zusammenfallen, sich hier aber eigenthümlich und bestimmter ausprägen, theilen sich in Übungen A. auf der Stelle und B. von der Stelle. Jene werden theils in der Senkhalte, theils in der Strecklage, die von der Stelle theils durch die Mitte (des durch die Rundlaufriemen bestimmten Kreißes), theils im Kreiße selbst ausgeführt.

Bei allen Rundlaufübungen wird die Stellung der Bügel stets als hüfthoch angenommen.

Übersicht und Beschreibung der Übungen.

A. Auf der Stelle.

1. In der Senkhalte, d. h. Übungen, wobei die Riemen des Rundlaufes vorzugsweise im senkrechten Hange verbleiben.

a. Im Hange (an den Riemengriffen).

1. Anhang: a. mit gestreckten Armen, auch mit Kopf- und Fußbewegungen: S. 114, Üb. 16. (Abb. 279.).
2. " b. mit gebogenen Armen: S. 114, Üb. 17. (Abb. 298.).
3. " c. in den Oberarmen oder der Achselhöh-

lung: hüpf, die Arme (scheitelhoch) durch die Riemen durchsteckend, in den Oberarmhang oder bis zur Achselhöhlung, so daß bei letzterer Art die Handflächen an die Schenkel gelegt werden können; Kopf gerade, Kreuz hohl. Auch in hockender Haltung mit unter den Schenkeln verschränkten Händen ausführbar und, als Kreißschweben vollführt, der **Plumpsack** genannt.

4. **Schwebehang**: a. mit gebogenen } Hüftgelenken: S.
5. b. mit gestreckten } 378, Üb. 5. (Abb. 299.).

6. **Nest**: S. 378, Üb. 9. (Abb. 301.).

7. **Überschlagen aus dem Stande (auf der Erde) od. Hange rückwärts**: S. 321, Üb. 75. (Abb. 300.).

8. **Der Schwengel aus dem Hange mit gebogenen Armen**: S. 378, Üb. 12. (Abb. 324.).

b. Im Stütze.

1. **Stütz**: a. verschränkt, b. halb frei, c. ganz frei } s. S. 380, Üb. 1. a. b. c.

2. **Knickstütz**: a. verschränkt, b. halb frei, c. ganz frei } s. vor. Üb. u. vgl. Üb. 7. S. 332 u. Üb. 2. S. 256.

3. **Unterarmstütz in den Bügeln**, s. Barrenüb. S. 256, Abb. 318. a.

4. **Niederlaßen**: a. verschränkt, b. halb frei, c. ganz frei } s. Barrenüb. 22. S. 259. (Abb. 113.).

5. **Niederlaßen aus dem Unterarmstütze**:
   a. ohne } Ausbreiten der Arme: S. 380, Üb. 5.
   b. mit } (Abb. 318. a. b.).

2. In der Strecklage,

d. i. aus der Faßung der Bügel (aufgriffs) zum freien Stütze und aus dem Zehenstande in der Mitte bei gerade aufgerichtetem Kopfe und hohlem Kreuze im Stütze mit gebogenen Armen oder im Hange mit gebogenen oder gestreckten Armen a. vorwärts, b. mit den Fersen auf der Mitte bleibend, bei ganz gestrecktem Körper, im Stütze mit gebogenen Armen oder im Hange mit gebogenen oder gestreckten Armen rückwärts so tief als möglich dich niederlaßend.

a. Aus dem Stütze mit gestreckten Armen.

1. **Niederlaßen in den Knickstütz**: a. vorwärts, b. rückwärts } und Aufrichten.

2. Niederlaßen mit Einem gebogenen Arme (den anderen nach vorn, nach der Seite, nach hinten gestreckt im Bügel):
   a. vorwärts } und Aufrichten (mit beiden Armen).
   b. rückwärts }
3. " in den Hang mit gebogenen Armen:
   a. vorwärts } und Aufrichten.
   b. rückwärts }
4. " in den Hang mit gestreckten Armen vorwärts (Abb. 316.) und Aufrichten.
5. " in den Hang mit nach der Seite ausgebreiteten Armen:
   a. vorwärts } und Aufrichten (Abb. 317.).
   b. rückwärts }
6. Niederlaßen in den Hang vorwärts, in den rückwärts und umgekehrt.
7. " seitwärts mit gebogenen Armen.
8. " seitwärts rechts (links) mit gebogenem oder gestrecktem rechten (linken) Arme und gestrecktem oder gebogenem linken (rechten) Arme.

b. Aus dem Stütze mit gebogenen Armen.

1. Armabstrecken aus dem Stütze mit gebogenen Armen rücklings, seitwärts und vorwärts (wechselarmig).

2. Aus dem Stütze mit gebogenen Armen vorlings in den Hang mit gebogenen Armen rücklings gehen und wieder in jenen Aufstemmen; auch mit Umwendung in der Längenachse (Rükken zur Erde gewendet).

3. Aus dem Stütze mit gebogenen Armen rücklings in denselben vorlings wechseln.

4. Aus dem Stütze mit gebogenen Armen vorlings **Durchschweben** mit rechtwinklig gestreckten hockenden oder grätschenden Beinen, auch Wolfsprung (S. 200), in den **Hang** mit gebogenen Armen rücklings, mit Überschlagen rückwärts in den Hang mit gebogenen Armen rücklings und Strecklage vorlings.

5. **Überschlagen** vorwärts in den **Hang** mit gebogenen Armen rücklings und zurück.

6. **Durchschweben** aus dem Stütze mit gebogenen Armen vorlings und wieder **Zurückschweben** aus dem Stütze mit gebogenen Armen rücklings mit rechtwinklig vorwärts gestreckten

Beinen und rückwärts zurückhocken, vor- und rückwärts mit hokkenden oder grätschenden Beinen oder Wolfsprung (S. 200).

7. **Kreiß** mit dem rechten (linken) Beine von außen nach innen und umgekehrt. Im Stütze mit gebogenen Armen und Strecklage verbleibend mach mit deinem rechten (linken) Beine eine bogenspreizende Bewegung unter dem andren Beine weg bis wieder in die Strecklage.

8. **Kreiß** mit beiden Beinen. Durch einen Druck der Arme und Ruck des Kreuzes mach aus der Strecklage und im Stütze mit gebogenen Armen schwebend mit geschloßenen Beinen eine Kreißbewegung bis wieder zur Strecklage.

c. Aus dem Hange.

1. **Ziehklimmen:**
   a. mit beiden Armen } vorlings.
   b. mit Einem Arme } rücklings.
2. **Armabstrecken** mit gestreckten Armen:
   a. vorlings } vorzugsweise nach den Seiten, wech-
   b. rücklings } sel- und gleicharmig.
3. **Aufrichten** aus dem Hange mit gestreckten Armen vorlings durch den Stand in den Hang mit gestreckten Armen rücklings u. s. f.
4. Aus dem Hange mit gestreckten Armen vorlings **Umwenden** in der Längenachse (Rücken zur Erde gewendet) wieder vorlings u. s. f.
5. **Armabstrecken** aus dem Hange mit gebogenen Armen vorlings:
   a. wechselarmig: nach den Seiten, nach vorn, nach oben; nach hinten weniger rein ausführbar;
   b. gleicharmig: nach vorn, nach den Seiten.
6. **Armabstrecken** aus dem Hange mit gebogenen Armen rücklings:
   a. wechselarmig: nach den Seiten, nach vorn, nach oben;
   b. gleicharmig: nach den Seiten; nach unten gienge aus dem Hange in den Stütz rücklings über.
7. Aus dem Hange mit gebogenen Armen vorlings **Umwenden** in den Hang mit gebogenen Armen rücklings u. s. f.
8. Aus dem Hange mit gebogenen Armen vorlings **Überschlagen** vorwärts in den Hang mit gebogenen Armen rücklings und **Überschlagen** rückwärts in die Strecklage vorlings.
9. Aus dem Hange mit gebogenen Armen vorlings

Durch- und Zurückschweben mit hockenden oder grätschenden Beinen oder Wolfsprung (S. 200).

10. Aus dem Hange mit gebogenen Armen vorlings Durchschweben, darnach aus dem Hange mit gebogenen Armen rücklings Überschlagen rückwärts.

11. Aus dem Hange mit gebogenen Armen vorlings Kreiß:

a. mit Einem Beine } s. Üb. 7. 8. S. 387, doch mit
b. mit beiden Beinen } Zug der Arme.

B. Von der Stelle.

I. Durch die Mitte (des Kreißes).

a. Im Hange.

1. Hangwippen:

a. ohne Umdrehen: ergreif die Riemen etwa schulterhoch, geh so weit zurück, daß bei etwas nach vorn vorgelegtem Oberleibe die Arme sich strecken und du in den Zehenstand kommst (Abb. 321.), schreit oder lauf nun zur Mitte des Kreißes vorwärts und in derselben mit gestreckten oder gebogenen Armen angelangt, stoß mit einem (abwechselnden) Fuße kräftig aber leicht ab, erstreb möglichst weiten und hohen Schwung nach vorn, bei gestreckten Beinen und gebogenen Hüften; nach hinten mit hohlem Kreuze und zurückgelegtem Kopfe (ähnlich Abb. 324.).

b. mit Umdrehen: stößt der rechte (linke) Fuß ab, so geht der linke (rechte) stark vor und die rasche Drehung im höchsten Schwunge geschieht mit der linken (rechten) Schulter nach rechts (links).

2. Unterarmhangwippe: a. ohne } Umdrehung: Üb. 1. a. b.,
b. mit } nur im Unterarmhange.
(Ähnlich Abb. 318.)

3. Oberarmhangwippe (s. Üb. 3., S. 384. 385): an den seitwärts ausgestreckten Armen hangend oder die Hände an den Schenkeln herabhängend (dann Achselwippe) oder auch die Riemen nahe über den Schultern ergreifend, verbind damit das Wippen (Üb. 1. a. oben).

4. Durchschweben vorwärts mit gestreckten Beinen und Niedersprung: in der Stellung der Üb. 1. a. stoß mit den Füßen kräftig ab, durchschweb mit gebogenen Armen die Mitte und mach, bei gestreckten Armen, den Niedersprung auf Zehen und Ballen so weit als möglich; mach hienach Kehrt u. s. f.

5. **Durchschweben**	vorwärts mit rechtwinklig nach vorn gehobenen Beinen		und Niedersprung S. 382, Üb. 3.
6. =	vorwärts mit hockenden Beinen		
7. =	Üb. 4.	mit Zurückschweben und Niedersprung.	
8. =	Üb. 5.		
9. =	Üb. 6.		

Der Niedersprung vorwärts (s. Üb. 4.) muß zugleich Abstoß zum Zurückschweben und Niedersprunge rückwärts werden.

10. **Durchschweben**	Üb. 4.	mit Umdrehung vor dem Niedersprunge.
11. =	Üb. 5.	
12. =	Üb. 6.	

Bei der Senkung der Beine zum Niedersprunge zieh (zur Linksdrehung) den rechten Arm kräftig an, laß den linken Arm nach, dreh die Brust schnell und mach links Kehrt, Niedersprung und Abstoß 2c.

Üb. 10—12. können auch mit Umdrehung im Galoppniedersprunge und Abstoße gemacht werden. Wenn die Beine zum Niedersprunge sich senken, öffne dieselben, den rechten Fuß um einen kleinen Schritt vorgestreckt, mach auf beiden Füßen (Abb. 325.) den Niedersprung; aber auch auf dem rechten (linken) allein, ohne den linken (rechten) anzuziehen, mach auf Zehen und Ballen desselben links (rechts) Kehrt, tritt mit dem linken (rechten) Fuße nieder, mach rechts (links) Kehrt 2c. Auch das Durchschweben rückwärts bei gestreckten Beinen mit Galoppniedersprung (Abb. 325.) läßt sich ausführen; ebenso das Durchlaufen nach vorn und Rückwärtszurückschweben in den angegebenen Haltungen der Beine (Üb. 4—6.).

13. **Überschwung**: Anfänger und Schwache faßen die Riemen nach Üb. 1., Geübtere, welche während des Durchschwebens der sicheren Haltung mit gebogenen Armen gewiß sind, greifen über oder in die etwa hüfthoch von der Erde entfernten Bügel, treten zurück bis zum Abstoße, wie bei Üb. 1. beschrieben ist (Abb. 321.), senken beim Abstoße den Kopf nach hinten und unten, schnellen die gestreckten Beine nach oben so hoch als möglich und senken dieselben nach dem Durchgange durch die Mitte (d. i. nach senkrechtem Hange der Riemen) mit hohlbehaltenem Kreuze zum Niedersprunge (ähnlich Abb. 239.), der nach Üb. 10—12. mit Umdrehen und Galopp geschehen kann oder mit rechtzeitigem Loslaßen der Hände über ein in der Mitte höher oder niedriger gehaltenes Rohr (wie S. 342, Üb. 9.).

14. **Hangwippe** seitwärts:

a. ohne } Umdrehung: s. S. 382, Üb. 2.
b. mit }

15. **Durchlaufen und zurückschwebend Überschlagen**: ergreif die Griffe des Rundlaufes etwa in Brusthöhe (tiefer als in Abb. 321.), lauf durch die Mitte und überschlag zurückschwebend, so daß der Niedersprung auf der Absprungstelle geschieht.

16. **Der Unband**: ergreif die Bügel nach Üb. 1. (Abb. 321.), lauf mit kräftigem Anlaufe durch die Mitte, stoß mit einem Beine stark ab, schnelle den Körper mit gestreckten Armen so hoch, daß Kopf und Fersen in wagerechte Lage kommen, mach mit kräftigem Rucke des Kreuzes und Zucke der Arme, Bauch nach unten, Kehrt (Abb. 330.), lauf wieder durch die Mitte, stoß lebhaft ab u. s. f. Anfänger erreichen die angegebene Höhe des Mittelschwunges nicht sogleich; Geübte erreichen fast die Decke oder die Querbalken, in welchen der Rundlaufbeschlag befestigt ist.

17. **Der Baskensprung**:
a. ohne } Drehung: S. 384, Üb. 4.
b. mit }

b. Im Stütze.

1. **Stützwippe** a. verschränkt / b. halb frei / c. ganz frei } a. ohne / b. mit } Umdrehung: S. 383, Üb. 1.

2. " mit gebogenen Armen:
a. verschränkt / b. halb frei / c. ganz frei } a. ohne / b. mit } Umdrehung: die Arme so tief als möglich gebogen (Abb. 327. 328.).

3. **Sprung in den Stütz**, Durchschweben und Niedersprung.
4. " " " " Durchschweben mit Umdrehen vor dem Niedersprunge.
5. " " " " Durchschweben mit Niedersprung und rückwärts Zurückschweben.
6. " " " " Durchschweben ohne Niedersprung und rückwärts Zurückschweben.
7. " " " " Durchschweben ohne Niedersprung mit Umdrehen und vorwärs Zurückschweben.
8. " " " " und Durchschweben mit Galoppniedersprung.

9. **Sprung in den Stütz** und Durchschweben mit Umdrehen und Galoppniedersprung.

Bei diesen Übungen (3—9.) ist die Stellung zum Sprunge in den Stütz wie B. 1. Üb. 4., nur daß die Hände in die Bügel greifen. Stoß mit den Füßen ab, zuck mit den Armen kräftig an, hebe dich dadurch in den ganz freien Stütz, schweb durch und mach Niedersprung, Zurückschweben oder Drehung u. s. f. Vgl. S. 388—389, Üb. 4—12.

10. **Knickwippen:**

a. beim Rückschwunge;	S. 383, Üb. 4. 5.
b. „ Vorschwunge;	
c. „ Vor- und Rückschwunge;	
d. durch die Mitte beim Vorschwunge;	
e. „ „ „ „ Rückschwunge;	
f. „ „ „ „ Vor- u. Rückschwunge (doppelt);	

11. **Aus dem Stütze** in den Hang fallen und Zurückschweben: aus der freien Stützwippe (Üb. 1. c.) laß dich, wenn der Schwung die höchste Höhe erreicht hat, bei stark nach vorn gehobenen Beinen, entschloßen in den Hang mit stark gebogenen Armen fallen und schweb so nach vorn oder hinten durch, wobei du aber das Aufschlagen des Gesäßes auf die Erde, bei etwa hüfthoch stehenden Riemen, nur durch starkes Ziehklimmen vermeiden kannst.

12. **Stützwippe** seitwärts: S. 383, Üb. 2.

13. **Zwitterwippe:** a. ohne / b. mit } Umdrehung: S. 383, Üb. 3.

II. Im Kreiße.

1. An beiden Riemen.

a. Im Hange.

1. **Übertreten:**

a. vorwärts: greif in die Bügel (Anfänger 1—2 Fuß über dieselben), tritt aus der Mitte zurück bis in den Zehenstand (bei straff angezogenen Riemen und gebogenen Armen (Abb. 337. a.): Kopf gerade, Blick nach der Kurbel, darnach mit dem linken (rechten) Fuße vorwärts über den rechten (linken), stoß mit dem linken (rechten) kräftig ab, spreiz mit dem rechten (linken) Beine seitwärts in den Kreißschwung nach vorn, tritt mit demselben, kaum die

Erde berührend, nieder, stoß während dessen mit dem linken (rechten) Fuße kräftig ab, tritt mit dem rechten (linken) nieder, mit dem linken (rechten) wieder über den rechten (linken) Fuß und setze so spreizend und übertretend die Übung im Kreißschwunge fort.

2. **Übertreten:**

b. rückwärts: wie Üb. 1., nur wird rückwärts hinter dem spreizenden Fuß niedergetreten und der Oberleib etwas nach vorn übergehalten.

Beide Übertreten erfolgen immer vorlings, sind aber auch rücklings möglich.

3. **Grätschschwebe:** a. Beine nach vorn. } Nach jedem Ab-
4. = b. = = hinten. } stoße so wie Spreizen (nach Üb. 1. u. 2.) suche dich in der Schwebe mit gestreckt grätschenden Beinen zu erhalten und in solcher Grätschschwebe mehrmals im Kreißschwunge ohne erneuten Abstoß herumzuschweben (Abb. 337. b.), wobei die Arme stets gleichmäßig sowohl auseinandergehalten als angezogen werden müßen und der Kopf (Blick nach oben) nicht gedreht werden darf. Will sich während des Kreißschwunges Eine Seite aus der Schwebe neigen, so hat der andere Arm, um das Gleichgewicht wieder herzustellen, desto kräftiger anzuziehen.

Wer beide Übungen gesondert gut eingeübt hat, kann auch während des Kreißschwunges abwechselnd mit den Beinen von vorn nach hinten und umgekehrt übergehen.

Auch kann man ein bis zwei Mal im Schnelllaufe (S. 395) umkreißend, die Brust dem Kreiße zugewandt, in das Grätschschweben übergehen. Auch die Grätschschwebe kann vorlings und rücklings gemacht werden.

5. **Kreißschweben** mit nach vorn gestreckten, rechtwinklig gehobenen oder hockend angezogenen Beinen, Gesicht der Mitte zugekehrt: im Schnelllaufe (S. 395) dreh den Körper nach dem Schluße der vorigen Übung und geh, statt in die Grätschschwebe, in die bezeichnete Haltung der Beine über, die aber auch bei aufgerichtetem Kopfe und hohlem Kreuze nach hinten gehalten werden können.

6. **Kreißschweben** mit nach vorn gestreckten rc. Beinen, Gesicht der Mitte abgewendet (rücklings).

7. **Umfallen** aus dem Stande, mit gestreckten oder gebogenen Armen: bei gestreckten Armen mit den Händen brust- oder schulterhoch über, bei gebogenen Armen in die Bügel greifend, tritt auf dem ganzen Fuße so weit als möglich rückwärts, lege den Oberleib hinten über (Abb. 339.) und laß, auf die Absätze dich hebend,

den Körper rechts (links) seitwärts fallen, wonach dann die Füße, schnell gehoben, den Kreiß durchschweben. Während des Schwunges macht der Leib eine Drehung um seine Längenachse, schwingt nach der anderen Seite der Durchschnittslinie des Kreißes wieder auf den Absprungsort. (Abb. 323.)

8. **Schleudern**: Anfang wie zur vorigen Übung, nach dem Umfallen aber suche durch Schwung der geschloßen und gestreckt dicht über dem Boden fortgehenden Beine und abwechselnde Wendungen des Leibes aus rücklings in vorlings die Kreißbahn so oft als möglich zu umkreißen.

b. Im Stütze.

1. **Baskensprung** (im Halbkreiße):
   a. ohne Drehung (Kehrt): Griff in die Bügel wie zum ganz freien Stütze, Stellung und Bewegung wie zu Üb. 4., S. 382, nur daß vor dem jedesmaligen Niedersprunge (S. 382) noch eine Achtelwendung nach rechts (links) gemacht wird und der Rücken nach der Mitte des Kreißes gerichtet ist. Beim Baskensprunge selbst und beim Niedersprunge tritt der rechte (linke) Fuß nach hinten und die Arme strecken sich bei letzterem wie beim Beginne der Übung. (Abb. 341.)
   b. mit Drehung (Kehrt): Schon bei der Antrittsstellung ist der Rücken der Mitte des Kreißes zugewendet, bei der Bewegung macht der Leib eine halbe Wendung (Kehrt) und geht in jene gleiche Stellung, nur daß die Stellung der Füße wechselt; wobei der hintenstehende den Abstoß durch Hebung giebt.

Der Baskensprung kann auch im ganzen Kreiße und zugleich als Halbkreiß mit rechtwinklig gehobenen Beinen ausgeführt werden.

2. **Kreiß mit Wende- und Kehrschwung**: Stellung wie bei Üb. 1. a. oben, der rechte (linke) Fuß vorgestellt giebt den Abstoß, das linke Bein macht eine kräftig spreizende Schwungbewegung nach vorn von außen nach innen, das rechte Bein schließt sich jener schnell an und nun schweb in dieser Haltung bis zum Halbkreiße (Wendeschwung Abb. 340. a. b.), mach schnell rechts Kehrt und vollende so den zweiten Halbkreiß, daß der Rücken wieder der Mitte zugekehrt ist (Kehrschwung). — Man wechselt rechts und links (auch die Füße) oder setzt die Übung nach derselben Seite fort.

3. **Halbkreiß oder Kreiß mit Wendeschwung allein**: Stellung und Bewegung wie zur vorigen Übung, nur erfolgt nach voll-

endetem Halbkreiße der Niedersprung galoppartig zuerst mit dem linken (rechten) Beine, und der vorstehende Fuß stößt erneut ab. Eine Art Baskensprung rückwärts.

4. **Walzen im Stütze**: aus dem Stande in der Mitte des Kreißes, d. h. senkrecht unter der Kurbel, mit Griff in die Bügel wie zum freien Stütze, tritt links (rechts) seitwärts so weit hinaus, daß die Arme hinlängliche Stützkraft behalten und walz nun um deine eigene Längenachse, fortgesetzt nach derselben Seite dich drehend auf den Ballen im Kreiße herum. Rechts und links.

5. **Umfallen aus dem Stande mit Knickstütz**: nach Üb. 7. (S. 392), nur mit Zurücktreten bis in den Knickstütz und Zehenstand.

6. **Eirund**:

a. erste Art: Stellung und Abstoß wie bei Üb. 3. (S. 393), durchschweb die erste Hälfte des Kreißes oder Eirundes mit geschloßenen Beinen, stoß mit dem äußeren Fuße erneut ab und durchschweb ebenso die zweite Hälfte des Kreißes;

b. zweite Art; Stellung und Antritt wie bei a., darauf spring mit dem rechten Fuße auf die rechtwinklig schneidende Querlinie, tritt nieder, mach rechts Schwenkt, spring mit dem linken Fuße auf die Durchschnittslinie, durchschweb mit rechts Kehrt und geschloßenen Beinen die zweite Hälfte des Eirundes bis zum Absprungsorte.

7. **Kreißschwung mit Kehr- und Wendebewegungen**: In kräftigen Kreißschwung versetzt bring den Körper während des Kreißschwunges abwechselnd in Kehr- und Wendebewegung u. s. f., doch so daß die Gegensätze scharf ausgeprägt werden.

8. **Kreißlauf mit Streckung des äußeren Armes, vor- und rückwärts**: tritt aus der Mitte links seitwärts so weit hinaus, daß der Oberleib auf dem rechten, gebogenen Arme mehr nach der Mitte zu neigt, der linke Arm nach außen gestreckt in der Richtung der Stirn gehalten wird.

2. An Einem Riemen.

a. Im Laufe.

1. **Langsamlauf**:

a. vorwärts: linke (rechte) Hand im Bügel nahe der rechten (linken) Brust (doch nicht fest anliegend), rechte (linke) Hand nahe über dem Bügel oder etwas höher am Riemen. Tritt links (rechts) seitwärts so weit hinaus als die Riemen zulaßen, wodurch du in eine schräge Stellung, linke Schulter nach außen, kommst (Abb. 331); beginn den Kreißlauf mit anfangs kleineren Schritten auf Zehen und Ballen, ohne Schleudern des linken (rechten) Beines nach außen; dabei Kopf gerade, Blick gerade aus. (Abb. 332.)

b. rückwärts: ganz wie a., nur rückwärts ausgeführt.

2. **Schnelllauf:**

a. vorwärts: } ganz wie Üb. 1. a. b. (S. 394), nur mit
b. rückwärts: } möglichst kurzen und schnellen Schritten, so daß nur die Zehen und Ballen den Boden berühren. (Abb. 334.)

3. **Lauf an Einem gestreckten Arme:** } a. vorwärts.
4. = = = gebogenen = } b. rückwärts.
5. = im Unterarme.

Bei Üb. 3. 4. mit Einer Hand den Bügel faßend, bei Üb. 5. mit dem Armgelenke in denselben einhäkelnd; der Hangarm frei oder auf die Hüfte gestemmt. Der Kreißlauf selbst nach Üb. 1. 2., S. 394. 395. (Abb. 333. 336.)

6. **Scheinlauf:** a. mit dem inneren Fuße: } a. vorwärts.
b. = = äußeren = } b. rückwärts.

Haltung und Lauf wie bei Üb. 1. a. b. (S. 394); Aufgabe ist, die Bewegung des inneren oder äußeren Fußes dem wirklichen Laufe so ähnlich als möglich zu machen, ohne mit denselben die Erde zu berühren.

7. **Galopplauf:**

a. mit dem inneren Fuße abstoßend: } a. vorwärts.
b. = = äußeren = = } b. rückwärts.

Aus der Stellung zum Kreißlaufe schreit mit dem linken (rechten) Fuße vor, mach den zweiten aber kleineren Schritt mit dem rechten (linken) kräftig abstoßenden Fuße, spring auf dem linken (rechten) nieder, wiederhol die Bewegung des rechten (linken) u. s. f.

8. **Wechsellauf:** schreit im Kreißlaufe nach Üb. 1. a. b. (S. 394) mit dreien Schritten vorwärts, mit eben so viel rückwärts u. s. f., wobei die Hände schnell umspringend ihre Plätze wechseln.

9. **Übertreten:** a. vorwärts: } Hände an Einem Riemen,
b. rückwärts: } s. S. 391, Üb. 1. 2.

b. Im Sprunge.

1. **Wechselhüpfen:** a. vorwärts: } Ein im Kreißschwunge fort-
b. rückwärts: } gesetztes kurzes und gleichmäßiges Springen von einem Fuße auf den anderen, wobei die Arme den Schwung der Beine durch kräftiges Ziehen unterstützen.

2. Springen: a. mit dem inneren Fuße abstoßend:
b. = = äußeren = =

a. vorwärts: nach wenigstens einmaligem Durchlaufen
b. rückwärts: des Kreißes (Üb. 1. a. b. S. 394) zur Erlangung eines Schwunges gieb mit dem bezeichneten Fuße einen kräftigen Abstoß, unterstütze den dadurch erhaltenen Schwung durch schnelles Anziehen der Arme, hebe die Beine zur hockenden Stellung, spring auf dem entgegengesetzten Fuße durch Nachgeben der Arme nieder, stoß mit dem anderen Fuße wieder ab u. s. f.

Ein in der Mitte des Kreißes Stehender kann ein Rohr oder eine Ruthe in die Kreißlaufbahn vorhalten, über welche gesprungen werden muß. Rückt man statt jener den Schwingel in die Kreißbahn, so kann man auch in verschiedenen Stellungen (Kehre, Wende, Hocke rc.) darüber fortspringen.

3. Springen im Unterarmhange vor- und rückwärts.
4. = an einem gebogenen Arme vor- u. rückwärts.
5. Galoppsprung vor- und rückwärts.

Fang mit Galopplaufe an und geh zum Galoppsprunge über, mit Galoppniedersprung.

6. Riesensprung als halber Kreißschwung: a. vorwärts.
7. = = ganzer = b. rückwärts.

Üb. 6. mit zweien, Üb. 7. mit Einem Abstoße (Abb. 335.), wonach die Beine bis zum Niedersprunge in Quergrätsche verbleiben.

c. In der Schwebe.

1. Scheinlauf mit beiden Füßen: nach Erreichung eines möglichst kräftigen Schwunges durch ein- oder mehrmaliges schnelles Kreißlaufen geh in den Scheinlauf mit beiden Füßen, dicht über dem Boden fortschwebend, über.
2. Quergrätsche: vor- und rückwärts.
3. Seitgrätsche: vor- und rücklings.
4. Kreißschweben:
   a. mit gestreckten Beinen: vorwärts.
   b. = hockenden = rückwärts.
   seitwärts (vor- u. rückl.).

Bei Üb. 2—4. beginn mit dem Laufe Üb. 1. a. b. (S. 394) und geh in die bezeichnete Haltung der Beine über.

Anhang.

1. **Schleudern an beiden und Einem Riemen:** nach Üb. 8. a., S. 393, eine Hand am Bügel, die andere über demselben.

2. **Sacktreiben:** in die Bügel beider verbundenen Riemen wird ein großer 2½ Fuß langer, 1½ Fuß Durchmeßer habender, mit Kälberhaaren gefüllter Sack befestigt; die Turner stellen sich in gleichen Abständen auf der Kreißbahn auf und treiben den in Schwung gesetzten Sack durch kräftiges Schlagen mit der rechten oder linken Hand (doch Alle stets mit einer und derselben) im Kreiße herum, was besonders für die bei den Meisten schwächere linke Hand (so wie Arm und Schulter) kräftigend und entwickelnd wirkt, und zugleich zur Kurzweil nach den eigentlicheu Übungen dient.

X. Die Hangelübungen.

Hangeln, d. i. das Fortbewegen im Hange in wagerechter oder wenig geneigter Richtung (s. S. 70), wurde bereits am Recke (S. 324—327), so wie am Barren (S. 300) geltend gemacht und aufgeführt; da aber das Reck die Übung, besonders im Seithange und nach Einer Richtung, nur eine kurze Strecke fortzusetzen erlaubt, so ist für größere Dauer der Übung das Hangelreck (S. 48, 1.) zusammengestellt worden, an welchem vorzugsweise an der inneren Seite herumgehangelt wird, damit die Ständer ohne Berührung oder gar Umklammerung der Beine, die überhaupt stets ruhig geschloßen und gestreckt gehalten werden müßen, umgangen werden können. Ein einmaliges Umhangeln des ganzen Sechseckes gelingt Vielen. Große Griffe, mit einem gewißen Seitheben des Körpers, fördern sehr. Alle Turner einer Riege hangeln stets nach derselben Seite hin *).

---

*) Das Hangelreck kann auch zum Dauerhange Vieler dienen, die von außen nach innen gleichzeitig anhüpfend ruhig wetthangen, bis der Letzte ablaßen muß. Rucken mit den Händen oder abwechselndes Anfeuchten derselben ist bei der Wettübung nicht gestattet. Natürlich kann man auch Beinübungen mit dem Hangen verbinden, doch kann dieses dann füglich nicht mehr Wettübung bleiben.

Noch mehr Werth aber haben und wesentlich verschieden werden die Hangelübungen an den dünneren Sproßen und dickeren Bäumen oder Wangen der wagerechten oder Hangelleiter (S. 48, 2.). Diese eignen sich für alle Altersstufen und namentlich auch für ebenmäßige Ausbildung der Mädchen. Um so mehr hat man bei ihnen auf saubere und bestimmte Ausführung zu achten. Beim Beginne der Übungen, d. h. beim Ansprunge an die Leiter halte man auf sicheres und gleichmäßiges Faßen mit beiden Händen zugleich; weshalb die Leiter, namentlich bei Anfängern, nur reichhoch liegen darf. Der Ansprung geschieht aus dem Zehenstande (S. 79, 1.) mit kleiner Kniebeugung (S. 79, 3. a.) bei nach oben gestreckten Armen, durch kräftiges Aufschnellen der Beine und entschloßenes Zugreifen der Hände. Die Hülfen sind dieselben wie am Recke (S. 312—313); eben so die bei den Hangübungen vorkommenden verschiedenen Griffarten, d. i. Auf-, Unter-, verkehrter Unter-, Zwiegriff, so wie Querauf- und Queruntergriff (S. 307 u. 312—313, Üb. 1—7.), deren beide letzte immer zum Querhange an Baum oder Sproßen der Leiter führen.

Die Hangarten (Seit- oder Querhang) werden stets nach denjenigen Theilen der Leiter (Baum oder Sproße) benannt, an welchen die Hände greifen. Befindet sich aber eine Hand am Baume und die andere an den Sproßen, so wird die Benennung der Hangart stets vom Baume hergenommen. Alles Hangeln an den Sproßen querhangs so wie an den Bäumen seithangs geschieht nach rechts (mit der rechten) oder links (mit der linken) Seite oder Hand voran, im Seithange an den Sproßen dagegen und im Querhange an den Bäumen vor- oder rückwärts. Das Schwunghangeln im Seithange ist hier stets mit Fortbewegung nach rechts, so wie das im Querhange stets mit Fortbewegung nach vorwärts beschrieben worden.

Alles Hangeln im verkehrten Untergriffe, Queruntergriffe, Zwiegriffe des Querunter- und verkehrten Untergriffes kann nur mit gestreckten Armen gemacht werden; das Krümmen der Arme ist daher ein unbedeutendes aber sehr anstrengendes und kann auch nur von Kräftigen ausgeführt werden.

Das Hangeln mit oder ohne Schwung kann mit gestreckten oder gebogenen Armen geschehen, was daher bei den einzelnen Übungen nicht besonders bemerkt wird.

Weggelaßen wurden hier die Übungen an der sogenannten Doppelhangelleiter (S. 49, Anm. *)), weil Jeder, welcher die Übungen an der einfachen Leiter sicher auszuführen vermag, auch bald eine Menge Zusammenstellungen an der Doppelleiter herausfinden wird.

Eben so sind alle gemischten Hangarten (an Armen oder Händen und Füßen) weggelaßen worden, da dieselben größtentheils schon beim Recke abgehandelt wurden.

Die Übungen können vollführt werden: 1. auf der Stelle; 2. von der Stelle; ebenso im Seit- oder Querhange an den Bäumen oder Sproßen und theilen sich in Übungen: A. ohne Schwung; B. mit Schwung; C. mit Drehungen; D. in Verbindung mit Beinübungen.

A. Übungen ohne Schwung.

Übersicht.

1. Auf der Stelle.

1. Dauerhang mit gestreckten Armen.
2. " " gebogenen "
3. Niederlaßen aus den gebogenen Armen.
4. Ziehklimmen mit Sprung von der Erde.
5. " aus dem Anhange mit gestreckten Armen.
6. Handheben wechselhandig.
7. " gleichhandig.
8. Wechselhang an gestreckten Armen.

2. Von Ort und Stelle.

a. Im Seithange.

9. Hangeln an Einem Baume im Aufgriffe: } mit Vor- und Nach-, und mit Übergriff.
10. " " " " im Untergriffe: } mit Vor- und Nach-, und mit Übergriff.
11. " " " " im Zwiegriffe: } mit Vor- und Nach-, und mit Übergriff.
12. " " " " im verkehrten Untergriffe.
13. " " " " , eine Hand im Auf-, die andere im verkehrten Untergriffe.
14. " " " " , eine Hand im Unter-, die andere im verkehrten Untergriffe.

15. Hangeln an den Sproßen seithangs mit denselben im Aufgriffe:
16. 〃 an den Sproßen seithangs mit denselben im Untergriffe:
17. 〃 an den Sproßen seithangs mit denselben im Zwiegriffe:

mit Vor-, Nach- od. Übergriff, wechsel- u. gleichhandig.

18. 〃 eine Hand am Baume, die andere an den Sproßen im Auf- und Queraufgriffe.
19. 〃 eine Hand am Baume, die andere an den Sproßen im Auf- und Queruntergriffe.
20. 〃 eine Hand am Baume, die andere an den Sproßen im Unter- und Queraufgriffe.
21. 〃 eine Hand am Baume, die andere an den Sproßen im Unter- u. Queruntergriffe.
22. 〃 eine Hand am Baume, die andere an den Sproßen im verkehrten Untergriffe und Queraufgriffe.
23. 〃 eine Hand am Baume, die andere an den Sproßen im verkehrten Untergriffe und Queruntergriffe.

b. Im Querhange.

24. Hangeln an beiden Bäumen, im Queraufgriffe.
25. 〃 〃 〃 〃 〃 Queruntergriffe.
26. 〃 〃 〃 〃 〃 Zwiegriffe (querauf- u. queruntergriffs).
27. 〃 an Einem Baume, im Queraufgriffe:
28. 〃 an Einem Baume, im Queruntergriffe:
29. 〃 an Einem Baume, im Zwiegriffe (querauf- und queruntergriffs).
30. 〃 an den Sproßen querhangs mit denselben im Queraufgriffe.

mit Vor- u. Nach- u. mit Übergriff.

31. Hangeln an den Sproßen querhangs mit denselben, im Querunter= griffe:		mit Vor= u. Nach= u. mit Übergriff.
32. =	an den Sproßen querhangs mit denselben, im Zwiegriffe (Querauf= u. Queruntergriff):	
33. =	an Baum und Sproßen, im Auf= u. Queruntergriffe.	
34. =	an Baum und Sproßen, im Unter= u. Queraufgriffe.	
35. =	an Baum und Sproßen, im verkehrten Unter= und Queraufgriffe.	
36. =	an Baum und Sproßen, im Querunter= u. Aufgriffe.	
37. =	an Baum und Sproßen, im Querunter= u. Untergriffe.	
38. =	an Baum und Sproßen, im Querunter= u. verkehrten Untergriffe.	

Beschreibung.

1. **Dauerhang mit gestreckten Armen**: kann im Seit= oder Querhange an den Bäumen oder Sproßen und in den verschiedenen Griffarten (S. 312, Üb. 1—8.) gemacht werden, und zwar auf die Dauer und als Wettübung von Mehreren zugleich, wie am Hangelrecke (S. 397).

2. **Dauerhang an gebogenen Armen**: wie die vorige Übung, nur mit gebogenen Armen (S. 314, Üb. 17.).

3. **Niederlaßen aus den gebogenen Armen** (S. 315, Üb 19.): im Seit= oder Querhange, an Bäumen oder Sproßen ausgeführt.

4. **Ziehklimmen durch den Sprung von der Erde**: aus der Stellung mit geschloßenen Füßen, gebogenen Knieen und hochgestreckten Armen hüpf auf, ergreif während des Aufsprunges mit beiden Händen gleichzeitig Bäume oder Sproßen und mach mit Benützung des durch das Aufhüpfen erhaltenen Schwunges das Ziehklimmen (S. 315, Üb. 21. 22.) im Seit= oder Querhange; letzteres an einem oder beiden Bäumen.

5. **Ziehklimmen aus dem Anhange mit gestreckten Armen**: im Seithange an Baum oder Sproßen (S. 315, Üb. 21.), im Querhange an Einem oder beiden Bäumen (S. 315, Üb. 22.).

6. **Handheben wechselhandig**: aus dem Anhange mit gestreckten (S. 312, Üb. 1.) oder gebogenen Armen (S. 314, Üb. 17.) an

Baum oder Sproßen im Seit- oder Querhange hebe abwechselnd die rechte oder linke Hand ein wenig und ergreif die verlaßene Stelle sogleich wieder, wobei die ursprüngliche Haltung des Leibes nicht aufgegeben werden darf.

7. Handheben gleichhandig: die vorige Übung mit beiden Armen zugleich, indem du durch rasches Ziehklimmen den Körper in die Höhe zu schnellen suchst, im Seit- oder Querhange, an den Sproßen oder Bäumen.

8. Wechselhang an gestreckten Armen: wie Üb. 6, nur berührt die loslaßende Hand jedesmal den gleichseitigen Oberschenkel bei gestreckten oder gebogenen Armen.

9—14. Hangeln seithangs an Einem Baume rc.: Üb. 10. u. 11. werden leichter, wenn der Leiterbaum von außen ergriffen und also der Rücken dem anderen Baume zugekehrt wird. Wechsel- und gleichhandig mit gestreckten oder gebogenen Armen. Bei den Griffarten (S. 312—313, Üb. 1—4.) ist der Rücken immer dem hangfreien Baume zugekehrt. Bei Üb. 12. dürfen die Hände sich nicht zu stark lüften, auch wird sie leichter durch Schwung; bei Üb. 13. ist wegen der Sproßen nur gut wechselhandig handeln; bei Üb. 14. auch gleichhandig und zwar leichter nach der Seite hin, deren Hand im verkehrten Untergriffe steht.

15—17. Hangeln seithangs an den Sproßen rc.: die Schultern in gleicher Linie mit den Sproßen. Bei Vor- und Nachgriff greift zuerst die rechte Hand vor, dann die linke neben die rechte; hienach immer abwechselnd die linke vor und die rechte nach: rechts, links; links, rechts, so daß nach Vollendung zweier Griffe beide Hände stets neben einander auf Einer Sproße zu stehen kommen. — Beim Übergriffe greift die hintere Hand — die Sproße, auf welcher die vordere ruht, auslaßend — weiter, dann ebenso die andere; auch kann man zur Erschwerung mehrere Sproßen übergreifen.

Bei allem gleichhandigen Hangeln an den Sproßen hat man sich sowohl vor einem Fehlgreifen als vor einem Anstoßen der Hände an den Sproßen beim Weitergreifen sehr zu hüten und muß die Hülfe (S. 312, Üb. 1.) stets bereit sein, um einem Falle vorzubeugen.

18—23. Hangeln seithangs, Eine Hand am Baume, die andere an den Sproßen rc. Die Schultern stehen im Querhange mit den Bäumen bei diesen Ubungen, die mit Vor- und Nachgriff oder mit Übergriff gemacht werden; Üb. 18—20. auch gleichhandig. Die hiebei vorkommenden Griffarten s. S. 312—313.

24—26. Hangeln querhangs an beiden Bäumen rc.: mit Vor- und Nach- und Übergriff: bei ersterem greift die rechte und die linke Hand um dieselbe Länge nach, so daß nach Vollendung zweier

Griffe sich beide Hände gegenüber stehen und die Schulterlinie die der Bäume rechtwinklig durchschneidet. Gleichhandig nur Üb. 24. u. 26. (s. Abb. 276.). Die hiebei vorkommenden Griffarten s. S. 313, Üb. 6—8.

27—29. Hangeln querhangs an Einem Baume rc.: mit Vor- und Nach- und Übergriff (nach Üb. 24.). Üb. 27. auch gleichhandig. Bei Üb. 29. greift die linke vor die rechte Hand im Queruntergriffe, beide auf der äußeren Seite des Baumes; dann auch gleichhandig.

30—32. Hangeln querhangs an den Sproßen: ergreif in den angeführten Griffarten die Leitersproßen, jedoch so daß sich immer im Abstande beider Hände eine oder mehrere freie Sproßen befinden und die Schulterlinie die der Sproßen rechtwinklig durchschneidet, welche Stellung auch beim Weitergreifen nicht aufgegeben werden darf. Gleichhandig sind nur Üb. 31. u. 32. ausführbar.

Queraufgriffs (30.), den Rücken oder Rist der Hände nach außen und die Nägel einander zugekehrt (nach innen) stehend; queruntergriffs (31.) den Rücken der Hände einander zugekehrt (nach innen) stehend; zwiegriffs (32.) die eine Hand im Querauf-, die andere im Queruntergriffe.

33.—38. Hangeln querhangs an Baum und Sproßen: alle Quergriffe am Baume (s. oben), alle Übungen mit Vor- und Nachgriff (Üb. 24.) oder mit Übergriff. Die Üb. 33—35 auch gleichhandig, 36—38. wegen Behinderung durch die Sproßen nur wechselhandig.

Durch beständiges Wechseln der Griffarten bei jedem Griffe laßen sich sehr viele und schöne Veränderungen vornehmen, welche aber ihrer leichten Zusammenstellung wegen einem Jeden selbst überlaßen bleiben.

Hangeln im abwechselnden Klimm- und Streckhange (mit gebogenen oder gestreckten Armen), ähnlich dem am Barren vorkommenden Streck- und Knickstützwechsel (S. 265, Üb. 61.) ist ebenfalls eine vortreffliche Übung.

B. Übungen mit Schwung.

Übersicht.

1. An Ort und Stelle.

1. Seitschwingen.
2. Vor- und Rückschwingen.
3. Kreißschwingen der Beine.
4. Kreißdrehen.

2. Von Ort und Stelle.

a. Im Seithange.

5. Hangeln an Einem Baume im Aufgriffe.
6. " " " " " Untergriffe.
7. " " " " " Zwiegriffe (Auf- und Untergriff).
8. " " " " " verkehrten Untergriffe.
9. " " " " " Zwiegriffe (Auf- und verkehrten Untergriffe).
10. " " " " " Zwiegriffe (Unter- und verkehrten Untergriffe).
11. " " den Sproßen, im Aufgriffe.
12. " " " " " Untergriffe.
13. " " " " " Zwiegriffe (Auf- und Untergriffe).
14. " " " " " Zwiegriffe (Auf- und verkehrten Untergriffe).
15. " " " " " Zwiegriffe (Unter- und verkehrten Untergriffe).
16. " " Baum und Sproßen, im Auf- u. Queraufgriffe.
17. " " " " " im Auf- u. Queruntergriffe.
18. " " " " " im Unter- u. Queraufgriffe.
19. " " " " " im Unter- u. Queruntergriffe.
20. " " " " " im verkehrten Unter- u. Queraufgriffe.
21. " " " " Sproßen, im verkehrten Unter- u. Queruntergriffe.

b. Im Querhange.

22. Hangeln an Einem Baume im Queraufgriffe.
23. " " " " " Queruntergriffe.
24. " " " " " Querauf- u. Queruntergriffe (Zwiegriffe).
25. " " beiden Bäumen im Queraufgriffe.

26. Hangeln an beiden Bäumen im Queruntergriffe.
27. = = = = = Querauf= u. Queruntergriffe (Zwiegriff).
28. = = Baum und Sproßen, im Querauf= u. Aufgriffe.
29. = = = = = im Querauf= u. Untergriffe.
30. = = = = = im verkehrten Querauf= u. Untergriffe.
31. = = = = = im Querunter= und Aufgriffe.
32. = = = = = im Querunter= und Untergriffe.
33. = = = = = im Querunter= und verkehrten Untergriffe.
34. = mit Armschwung (Riesengriff) vorwärts.
35. = = = = rückwärts.
36. = = = = vor= und rückwärts verbunden.

Beschreibung.

1. **Seitschwingen.** Im Seit= oder Querhange mit Auf=, Unter= oder Zwiegriffe an Baum oder Sproßen oder an beiden bring durch Seitwärtsheben der gestreckten und geschloßenen Beine und durch gleichzeitig starkes Einbiegen der Seiten den Körper in kräftigen und gleichmäßigen Schwung, wobei der Arm, nach dessen Seite hin der Schwung geht, denselben durch Ziehklimmen vermehrt, so wie durch starkes Einziehen des Kreuzes alles Kreißschwingen des Körpers vermieden werden muß. Auch das wechselhandige Handheben muß hiebei geübt werden und zwar so, daß entweder beim Rechtsschwingen die rechte oder linke Hand, oder beim Linksschwingen die linke oder rechte gehoben wird.

2. **Vor= und Rückschwingen.** Im Seit= oder Querhange (nach Üb. B. 1.) hebe die Beine nach vorn, wobei die Arme etwas gebogen werden, sich aber (zur Verstärkung des Schwunges) wieder ausstrecken, sobald die Beine zum Rückschwunge nach hinten gehen, welcher durch kräftiges Einziehen des Kreuzes verstärkt wird.

3. **Kreißschwingen** der Beine, wobei die möglichst geschloßenen Beine im Kreißschwunge um die Längenachse des Rumpfes rechts nach der rechten, links nach der linken Seite anfangend, bewegt werden.

4. **Kreißdrehen der Beine**: die stark gegrätschten und gestreckten Beine drehen sich im kräftigsten Kreißschwingen nach rechts und links.

5—7. **Hangeln seithangs an Einem Baume**: mach das Seitschwingen Üb. 1. S. 405 (Abb. 277.) seithangs mit Handheben, greif beim Rechtsschwunge mit der rechten Hand weiter nach rechts und folg beim zweiten Rechtsschwunge mit der linken; oder greif beim Rechtsschwunge mit der rechten nach rechts, laß beim Linksschwunge die linke der rechten folgen; oder greif beim Rechtsschwunge mit der linken zuerst nach rechts, beim Linksschwunge mit der rechten ebenfalls nach rechts, so daß bei allen drei Arten die Fortbewegung immer nach rechts geschieht. Auch mit Vor- und Rückschwingen.

Bei Üb. 6. u. 7. ist es beßer, den Rücken dem anderen (hangfreien) Baume zuzukehren, so daß die Hände sich auf der äußeren Seite der Leiter befinden. Wird auch beim Vor- und Rückschwunge (Üb. 2. S. 405) ausgeführt, wo entweder beim jedesmaligen Vor- und Rückschwunge oder bei beiden verbunden eine Hand wechselhandig weiter greift. Gleichhandig kann nur Üb. 5. bei bloßem Vor- und Rückschwunge oder bei beiden verbunden ausgeführt werden; Üb. 6. und 7. mit Sicherheit nur beim Vorschwunge.

8—10. **Hangeln seithangs an Einem Baume** rc. Mach das S. 402, 9-14. beschriebene Schwingen in den unter 12-14. S. 399 angegebenen Griffarten und das bei B. Üb. 2. (S. 405) beschriebene Fortbewegen, wobei der Rücken dem anderen (hangfreien) Baume zugekehrt wird; Üb. 9. u. 10. können auch mit Vor- und Rückschwung gemacht werden, jedoch nur wechselhandig und beim Vorschwunge der Beine.

11—15. **Hangeln seithangs an den Sproßen**. Mach das Seitschwingen in den angegebenen Griffarten, seithangs mit den Sproßen (s. S. 405) und das Fortbewegen nach den S. 405, Üb. 1—3. beschriebenen Arten. Auch mit Vor- und Rückschwung ausführbar, mit Sicherheit jedoch nur beim Vorschwunge, und wechselhandig; Üb. 11. auch gleichhandig.

16—21. **Hangeln seithangs an Baum und Sproßen**: nicht nur mit Seitschwingen (nach Art 2. zu Üb. 5—7., s. oben), sondern auch mit **Vor- und Rückschwingen** ausführbar; Üb. 16—18. auch gleichhandig. Bei Üb. 19. kann man sowohl beim Vor- als auch beim Rückschwunge oder bei beiden verbunden weiter greifen; bei den anderen Übungen jedoch nur sicher beim Vorschwunge.

22—24. **Hangeln querhangs an Einem Baume**: Üb. 22. wechsel- oder gleichhandig mit Seitschwingen, auch mit Vor- oder Rückschwung oder mit beiden verbunden vorwärts; gleichhandig nur beim jedesmaligen Vorschwunge. Bei Üb. 23. greift die rechte Hand mit Queruntergriff vor die linke, welche sich im Queruntergriffe befindet, mit Vor- und Nach-, auch mit Übergriff beim Seitschwunge; gleichhandig jedoch nur bei der beschriebenen Handstellung beim Linksschwunge. — Mit Vor- oder Rückschwung oder auch mit beiden wird diese Übung wechsel- und gleichhandig ausgeführt, doch müßen beide Hände auf der äußeren (sproßenfreien) Seite des Baumes greifen. — Üb. 24. im Seitschwunge mit Vor- und Nachgriff, wegen des unvermeidlichen Kreißschwunges der Beine aber sehr schwer. Beim Vor- und Rückschwunge vor- und rückwärts, auch verbunden mit Vor- und Nachgriff; mit Übergriff nur beim Vorschwunge.

25—27. Hangeln querhangs an beiden Bäumen: Üb. 25. beim Vor- oder Rückschwunge vor- oder rückwärts, auch beim Vorschwunge rückwärts oder Rückschwunge vorwärts mit beiden Schwungarten verbunden wechsel- oder gleichhandig. — Üb. 26. beim Vor- und Rückschwunge (nach Üb. 25.) jedoch nur wechselhandig und wegen des bald entstehenden Kreißschwunges schwer ausführbar. Im Seitschwunge auch nur mit Vor- und Nach- oder Übergriff. — Üb. 27. im Seitschwunge wechsel- und gleichhandig; beim wechselhandigen mit Vor- und Rückschwung in den bei Üb. 25. angeführten Arten; gleichhandig jedoch nur gut beim Vorschwunge.

28—33. Hangeln querhangs an Baum und Sproßen. Mit Seit- oder Vor- und Rückschwung, bei letzterer Art aber nur gut beim Vorschwunge und wechselhandig; gleichhandig auch 28. und 29. Alle Quergriffe geschehen auf dem Baume (s. S. 398).

34—35. Hangeln querhangs mit Armschwung vor- und rückwärts: greif mit der linken Hand aufgriffs auf der letzten Sproße, mit der rechten in möglichst weiter Entfernung von der linken (Abb. 278.) untergriffs; die Schultern stehen rechtwinklig mit den Sproßen. Aus diesem Hange wird der linke Arm durch einen kräftigen Schwung von hinten nach vorn dicht am Oberschenkel vorbeigehend in Mühlbewegung nach vorn geworfen und durch schnelles Vordrehen der Brust und linken Schulter faßt die linke Hand so weit als möglich vorgreifend die Sproße mit Queruntergriff, die rechte folgt 2c. Die Griffe können so weit gemacht werden, daß im Hange der Kopf die Leitersproßen beinahe berührt.

Bei 35. greifen die Hände in der bei Üb. 34. beschriebenen Art aufgriffs, die linke ergreift mit kräftigem Rückschwunge und gleichzeitiger rascher Drehung der linken Schulter nach hinten möglichst weit zurück die Sproßen mit Queraufgriff, wobei besonders auf Erlangung eines kräftigen Aufschwunges und schnelles Rückwärtsdrehen der Schulter zu achten ist.

36. Hangeln mit Armschwung (Riesengriff) vor- und rückwärts: die Üb. 34. u. 35. verbunden.

C. Übungen mit Drehung.

Die Drehung um die Längenachse des Körpers vor- und rückwärts: vorwärts, indem Brust und Gesicht, rückwärts, wenn Hinterkopf und Rücken voran gehen. Wiederholt wird hier (s. oben S. 398), daß wenn Hang an Bäumen und Sproßen stattfindet, die Hangart immer von ersteren hergenommen wird.

Übersicht.

1. Hangeln an Einem Baume mit Vorwärtsdrehung.
2. = = = = = Rückwärtsdrehung.
3. = = = = = Vor- u. Rückwärtsdrehung verbunden (Walzhangeln).
4. = = den Sproßen mit Vorwärtsdrehung.
5. = = = = = Rückwärtsdrehung.
6. = = = = = Vor- und Rückwärtsdrehung verbunden (Walzhangeln).
7. = = Baum u. Sproßen mit Vorwärtsdrehung.
8. = = = = = = Rückwärtsdrehung.
9. = = = = = = Vor- u. Rückwärtsdrehung verbunden (Walzhangeln).
10. = = beiden Bäumen mit Vor- u. Rückwärtsdrehung verbunden (Walzhangeln).
11. = beiden Bäumen bei vorkommender ganzer Vorwärtsdrehung.
12. = = der inneren Seite der Bäume mit Vorwärtsdrehung.
13. = = der außeren Seite der Bäume mit Rückwärtsdrehung.
14. = = beiden Bäumen in Verbindung von zwei Vor- und Rückwärtsdrehungen.
15. = = den Sproßen, Überschlagen und Vorwärtsdrehung.
16. = = den Sproßen mit Überschlagen und ganzer Vorwärtsdrehung.

Beschreibung.

1. **Hangeln an Einem Baume mit Vorwärtsdrehung.** Im Seithange aufgriffs am Baume, Hände auf der äußeren Seite desselben, greift die linke Hand bei gleichzeitiger Vorwärtsdrehung aufgriffs innerhalb des Baumes, wodurch die Hände in Zwiegriff kommen; dann die rechte bei Vorwärtsdrehung aufgriffs die äußere Seite des Baumes u. s. f.; oder aus Aufgriff an der äußeren Seite der Leiter ergreif mit Vorwärtsdrehung den Leiterbaum auf seiner äußeren Seite in verkehrtem Untergriffe, geh dann mit der rechten durch Vorwärtsdrehung in Aufgriff über, mach mit der linken wieder verkehrten Untergriff u. s. f.

2. **Hangeln an Einem Baume mit Rückwärtsdrehung:** beide Hände aufgriffs an der äußeren Seite der Leiter. Die linke Hand ergreift bei gleichzeitiger Rückwärtsdrehung die äußere Seite der Leiter im Untergriffe, durch welche Drehung die rechte in verkehrten Untergriff kommt, worauf dieselbe bei abermaliger Rückwärtsdrehung die äußere Seite des Baumes im Aufgriffe faßt u. s. f.

3. **Hangeln an Einem Baume mit Vor- und Rückwärtsdrehung verbunden** (Walzhangeln): Hang auf der Außenseite des Baumes aufgriffs, Vorwärtsdrehung und Untergriff auf der Außenseite mit der linken Hand, Rückwärtsdrehung und Aufgriff auf der äußeren Seite u. s. f.; oder aus dem Hange auf der äußeren Seite des Baumes aufgriffs mach Vorwärtsdrehung und Aufgriff auf der inneren Seite des Baumes, danach Rückwärtsdrehung und Aufgriff außen u. s. f., wodurch du jedesmal in Zwiegriff kommst und zwar bei ersterer Art mit Auf- und Unter-, bei der zweiten mit Auf- und verkehrtem Untergriffe.

4. **Hangeln an den Sproßen mit Vorwärtsdrehung:** Querhang an den Sproßen (Üb. 22., S. 400) queruntergriffs, die Hände etwas über Schulterweite von einander entfernt; mit der linken Hand loslaßend mach zugleich Vorwärtsdrehung und Queruntergriff mit derselben, wodurch du in Zwiegriff mit Querauf- und Queruntergriff kommst; dann Loslaßen mit der rechten Hand, Vorwärtsdrehung und Queraufgriff u. s. f.

5. **Hangeln an den Sproßen mit Rückwärtsdrehung:** Hang wie bei der vorigen Übung queraufgriffs, Loslaßen mit der linken Hand, Rückwärtsdrehung und Queraufgriff mit derselben Hand; Loslaßen mit der rechten, Rückwärtsdrehung und Aufgriff mit derselben Hand u. s. f.

6. **Hangeln an den Sproßen, mit Vor- und Rückwärtsdrehung verbunden** (Walzhangeln): Anfang im Queruntergriffe

(wie oben bei Ub. 4.), Loslaßen der linken Hand, Vorwärtsdrehung und Queraufgriff mit derselben Hand, wodurch du in Queraufgriff kommst, darnach Loslaßen der rechten Hand, Rückwärtsdrehung und Queruntergriff mit derselben Hand, wodurch beide Hände wieder in Queruntergriff kommen.

7. **Hangeln an Baum und Sproßen mit Vorwärtsdrehung:** rechte Hand Queraufgriff am Baume, linke Hand Aufgriff an der Sproße, Vorwärtsdrehung, linke Hand verkehrten Untergriff an der Sproße, Vorwärtsdrehung, rechte Hand Queraufgriff am Baume, Vorwärtsdrehung, linke Hand verkehrten Untergriff an der Sproße 2c.

8. **Hangeln an Baum und Sproßen mit Rückwärtsdrehung:** rechte Hand Queraufgriff am Baume, linke Hand Aufgriff an der Sproße, Vorwärtsdrehung, linke Hand Untergriff an der Sproße, Rückwärtsdrehung, rechte Hand Queraufgriff am Baume, Rückwärtsdrehung, linke Hand Untergriff an der Sproße.

9. **Hangeln an Baum und Sproßen mit Vor- und Rückwärtsdrehung (Walzhangeln):** rechte Hand Queraufgriff am Baume, linke Hand Aufgriff an der Sproße, Vorwärtsdrehung, linke Hand Untergriff an der Sproße, Rückwärtsdrehung, rechte Hand Queraufgriff am Baume u. s. f.; oder rechte Hand Queruntergriff am Baume, linke Hand Aufgriff an der Sproße, Vorwärtsdrehung, linke Hand Untergriff an der Sproße, Rückwärtsdrehung, rechte Hand Queruntergriff am Baume.

10. **Hangeln an beiden Bäumen mit Vor- und Rückwärtsdrehung (Walzhangeln):** Hände Queraufgriff an den Bäumen, Vorwärtsdrehung, linke Hand Aufgriff an der inneren Seite des rechten Baumes, Rückwärtsdrehung, rechte Hand Queraufgriff an der inneren Seite des linken Baumes, ganze Vorwärtsdrehung, rechte Hand Queraufgriff an der inneren Seite des rechten Baumes u. s. f.

11. **Hangeln an beiden Bäumen mit Vor- und Rückwärtsdrehung bei vorkommender ganzer Vorwärtsdrehung:** beide Hände Queruntergriff an beiden Bäumen, Vorwärtsdrehung, linke Hand Aufgriff an der inneren Seite des rechten Baumes, Rückwärtsdrehung, rechte Hand Queruntergriff außen am linken Baume, ganze Vorwärtsdrehung, linke Hand Aufgriff an der inneren Seite des rechten Baumes, Rückwärtsdrehung, rechte Hand Queruntergriff am linken Baume u. s. f.; oder beide Hände Queraufgriff an beiden Bäumen, Vorwärtsdrehung, rechte Hand Queruntergriff am linken Baume, vor der rechten Hand, Vorwärtsdrehung, linke Hand Untergriff am rechten Baume, Rückwärtsdrehung, rechte Hand verkehrten Untergriff am linken Baume, ganze Vorwärtsdrehung, linke Hand Queraufgriff am rechten Baume u. s. f.

12. Hangeln an der inneren Seite der Bäume mit Vorwärtsdrehung: beide Hände Queraufgriff an den Bäumen, Vorwärtsdrehung, rechte Hand Aufgriff an der inneren Seite des linken Baumes, Vorwärtsdrehung und linke Hand Aufgriff an der inneren Seite des rechten Baumes u. s. f.

13. Hangeln an der äußeren Seite der Bäume mit Rückwärtsdrehung: beide Hände Queraufgriff an den Bäumen, Rücken der Leiter zugekehrt, Rückwärtsdrehung, rechte Hand Aufgriff an der äußeren Seite des linken Baumes, halbe Rückwärtsdrehung, linke Hand Aufgriff an der äußeren Seite des rechten Baumes. Hiebei muß die loslaßende Hand immer kräftig rückwärts schwingen, weil sonst der Griff an den entgegengesetzten Baum sehr schwer wird.

14. Hangeln an beiden Bäumen in Verbindung von zwei Vor- und Rückwärtsdrehungen: beide Hände Queraufgriff außerhalb beider Bäume, rechte Hand Queraufgriff an der inneren Seite des linken Baumes, Rückwärtsdrehung, linke Hand Aufgriff an der äußeren Seite des rechten Baumes, Rückwärtsdrehung, rechte Hand Aufgriff an der äußeren Seite des rechten Baumes, Vorwärtsdrehung, linke Hand Aufgriff an der äußeren Seite des linken Baumes, Vorwärtsdrehung, rechte Hand Aufgriff an der inneren Seite des linken Baumes u. s. f.

15. Hangeln mit Überschlagen und Vorwärtsdrehung an den Sproßen. Diese eigenthümliche Art des Hangelns erfordert ein sehr festes Faßen der Sproßen, da sonst ein Abgleiten der Hände unausbleiblich ist und darf diese Übung im Anfange nie ohne Aufsicht gemacht werden. Beide Hände Queraufgriff auf den Sproßen und zwar im Abstande einiger derselben, Überschlagen vorwärts, Loslaßen der linken Hand, Vorwärtsdrehung am rechten Arme, linke Hand beim Vorgreifen um einige Sproßen Queraufgriff, Überschlagen, Loslaßen der rechten Hand, Vorwärtsdrehung am linken Arme, Queraufgriff mit der rechten Hand bei Vorgreifen oder Auslaßen einiger Sproßen u. s. f.

16. Hangeln an den Sproßen mit Überschlagen und ganzer Vorwärtsdrehung: beide Hände Queruntergriff an den Sproßen, Vorwärtsüberschlagen, Loslaßen der linken Hand, ganze Vorwärtsdrehung und Queruntergriff beim Vorgreifen über einige Sproßen, Überschlagen vorwärts, Loslaßen der rechten Hand, ganze Vorwärtsdrehung, Queruntergriff mit derselben Hand u. s. f. — Im Augenblicke des Loslaßens der einen Hand muß man mit der anderen sehr fest zugreifen, da das schnelle Drehen des Leibes mit einem starken Rucke in der Schulter des Hangarmes verbunden ist.

D. Übungen in Verbindung mit Beinübungen.

Die Beinübungen (S. 79—83) laßen sich mit allen unter B. 2. a. b. (S. 404. 405) aufgeführten Hangelübungen verbinden. Ihre Zusammenstellung ist sehr mannigfaltig, aber leicht zu finden. Die Übungen können beim wechselhandigen Hangeln jedesmal gleichseitig, gegenseitig (über Kreuz) oder mit beiden Beinen zugleich ausgeführt werden: erstere Art ist die gewöhnlichere. Beim gleichhandigen Hangeln wird die Bewegung gewöhnlich mit beiden Beinen zugleich ausgeführt; zur Abwechselung jedoch auch wechselbeinig.

Anhang.

1. **Hangeln** mit einem spreizend nach vorn gehobenen Beine.
2. " mit beiden rechtwinklig und gestreckt nach vorn gehobenen Beinen: a. geschloßen; b. grätschend.
3. " mit beiden hockend angezogenen Beinen.

Die Üb. 1—3. könnnen wechsel- und gleichhandig, vor- und rückwärts, an den Bäumen oder Sproßen ausgeführt werden. Bei Üb. 1. wird das rechte (linke) Bein rechtwinklig nach vorn gehoben, während das andere gestreckt nach unten hangen bleibt. Bei Üb. 2. werden beide Beine rechtwinklig nach vorn gehoben (geschloßen oder gestreckt) und dürfen sich beim Weitergreifen nicht senken. Bei Üb. 3. werden beide Kniee stark nach der Brust gehoben und in dieser Haltung geschieht das Fortbewegen.

4. **Hangeln** im Grätschschwebehange. }
5. " " Hockschwebehange. } Bei Üb. 4. mach den Schwebehang mit stark gegrätschten Beinen, Hände im Queraufgriff an den Bäumen, dann aufgriffs an den Sproßen und in diesem Hange Fortbewegen wechsel- oder gleichhandig, vor- oder rückwärts. — Bei Üb. 5. Hände aufgriffs an den Bäumen, Schwebehang mit stark angezogenen Beinen, so daß die Sohlen unter den Sproßen (diesen zugekehrt) sich befinden, vor- und rückwärts; gleichhandig wegen leicht gefährlich werdenden Falles nicht gut zu üben.

6. **Wage nach dem Durchschwunge**: im Querhange an den Sproßen oder Bäumen mach die Wage (S. 298, Üb. 14. u. S. 322).

7. **Überschlagen von der Leiter herab**: lege dich ausgestreckt am Ende der Leiter auf den Bauch, laß Kopf und Brust über die Leiter hinabhangen, greif unter derselben mit beiden Händen die nächste oder, was etwas schwieriger ist, eine der entfernteren Sproßen

aufgriffs und geh, indem du mit Gesäß und Beinen von der Leiter rückwärts hinab überschlägst, in den Hang mit Aufgriff (Beine geschloßen) über.

8. **Griffwechsel von einer Sproße an die Bäume und wieder zurück, auch mit Fortbewegung vor- u. rückwärts.**

XI. Das Klettern.

Klettern heißt irgend einen erhabenen, besonders senkrechten Gegenstand, den man mit den Füßen allein nicht mehr ersteigen kann, durch Hülfe der Hände und Füße *) oder der Hände allein erreichen oder zu erreichen suchen.

Wenn das Steigen (S. 104) schwierig oder Anhöhe, Abhang, Halde immer steiler wird, so daß nicht mehr die Füße allein stemmen und fördern, sondern die Hände zu Hülfe genommen werden müßen und diese mit den Armen vorzugsweise ziehend und hebend (an Gesträuchen), stützend und stemmend (an Gesteinen und Gefels) arbeiten, so nennt man das Steigen Klimmen **). Die Turnsprache hat dies letztere daher für das Klettern ohne Gebrauch der Füße, Klettern dagegen für das meist senkrechte Ansteigen durch Gebrauch der Hände und Füße verwendet, nennt dagegen Entern (schwed. äntra) das eigenthümliche Walzklettern (mehr Klimmen) an schrägen

---

*) Vergl. 1. Samuel. 14, 13: „Und Jonathan kletterte mit Händen und Füßen den Berg hinan." — Von Klettern kommt Klette, d. i. der steigende Vogel (falcinellus) und die Kletter- und Klebepflanze (Arctium lappa, Xanthium strumarium, Agrimonium, Echinophora) althochd. **kletta, kledda** w., **kletto, kleddo,** m., und bayrisch **Klatte,** d. i. Kralle.

) Opitz sagt: „der klimmt auf einem jähen und spitzen Felsen hin"; Geßner: „Du klommst schnell den Baum hinan"; Zacharias: „zu schwindelnden Pfaden klimmen"; das Mittelniederländische sagte: „dat die engel neder clam unde roerdet water,**" das Mittelhochd.: „**die leiter gienc von himele nider, dâ klommen die engele hin und wider**" oder „**wir klommen, kriuze, an dîner want hin wider An unser erbestat.** — Klimmen, mittelhochdeutsch **klimmen,** althochd. **klimban** (scandere) mit den verwandten **klammen** (klemmen), **klamme** (Bergspalte und Kramme, Klammer, vergl. **kramme, krampe, krapfe** 2c.) **klambern, klambarjan, klampheren** (ligare) stellen sich neben **klebo, klep, kleip, kleib** (gluten), **klibe** (Klette), **klîban** (kleben, haften, bleiben), **klëbên, klibjan** (kleben, haften); ähnlich wie **swimmen** (nord. **simma**) zu **sweben** (vom Waßer wie von der Luft, vom Fische wie vom Vogel gebraucht), **sweiben, swîmen, sweifen** steht.

Tauen (S. 51, 10.), Masten (S. 50, 6.) und Stangen (S. 49, 3.) durch Hülfe der Hände und Kniekehlen oder Waden.

Die Turnschule übt das Steigen auch an steiler gestellten Steige- oder Lehnbrettern (S. 52, 12.) und Leitern (Holz- und Strickleitern, S. 49, 4. 50, 5. 52, 11) mit und ohne Hülfegebrauch der Hände ander äußeren Seite der Leiter, so wie an der inneren Seite derselben mit vorherrschendem Hebe- und Zuggebrauch der Hände und aufstemmendem Steigen der Füße und Beine, die auch zum Anlaufe auf dem Sturmlaufbrette übergehen. Dieses Ziehen (der Hände und Arme) und Stemmen (der Füße oder Beine; so wie an der äußeren Seite der Leiter auch der Arme) wird wie das Ziehklimmen (S. 315) auch als Übung für sich geübt, zugleich dienen sie aber als vorbereitende Übungen zum eigentlichen Klettern oder Klimmen und stärken Arme, Schenkel, Füße, Kreuz außerordentlich.

Das Steigen an der äußeren Seite der Leiter ohne Gebrauch der Hände auf den Ballen allein auf und nieder ist überdieß nicht so leicht, mit dem Steigen an der inneren Seite der Leiter aber zugleich eine treffliche Übung zur Ermuthigung für Anfänger, um deren willen es jedoch mit Vorsicht und Obhut geschehen muß, obschon, wie bei bei allen übrigen Turnübungen, so auch hier die Hülfeleistung nun und nimmer ängstlich sein und am allerwenigsten entmuthigen darf.

Wir handeln hiernach zuerst vom Steigen an der Leiter, dann vom Ziehen und Stemmen, so wie vom Ziehklimmen; endlich vom eigentlichen Klettern und Klimmen.

A. Das Steigen.

A. An der schrägen Holzleiter (Klimmleiter: S. 49, 4.).

1. Auf der äußeren Seite, vorlings: in der Regel mit Vor- und Nach- oder Übertritt, also immer wechselbeinig.

a. Mit Gebrauch der Hände, die in Nabel- oder Brusthöhe auf den Leiterbäumen ruhen und gleichmäßig an denselben in die Höhe greifen. Erst wenn diese Art und auch der doppelte Übertritt sicher geht, wobei mit den Händen sowohl als mit den Füßen eine Sproße übersprungen oder überstiegen wird, laße man die Hände auf die Sproßen legen (Abb. 256.) *). Dann folgt der vorgreifenden linken (rechten) Hand der rechte (linke) Fuß, diesem die rechte (linke)

---

*) An gewöhnlichen Garten- oder Mauerleitern mit runden nicht eingekeilten Sproßen, die beim Regen einquillen, bei trockener Luft und im Sonnenscheine dagegen eintrocknen und sich dann leicht drehen, meide man das Faßen der Sproßen mit den Händen.

Hand und der linke (rechte) Fuß. Bei größerer Fertigkeit setzt man linke (rechte) Hand und rechten (linken) Fuß und rechte (linke) Hand und linken (rechten) Fuß zugleich höher. Mit Vor- und Nachtritt steigt man nur um höhere Schritte zu machen und dann abwechselnd rechts links und links rechts. Auch in der Hockstellung kann man auf die angegebenen Arten steigen; eben so im Hüpfsteigen, d. i. mit beiden Füßen springend, wobei die Hände bei gebogenen Armen höher greifen. Hock- und Hüpfsteigen müßen aber zuerst an der senkrechten Leiter geübt werden.

Der Hülfegebende beim Steigen stellt sich so, daß er den Rücken des Übenden stets beobachten und so einem etwaigen Falle beim Fehlgreifen Jenes vorbeugen kann. Anfangenden Kindern, die schwindeln, kann man beim Aufwärtssteigen nachsteigen, um auch das Durchtreten zwischen den Sproßen zu verhüten. Aller Schwindel beim Steigen und Klettern wird vermieden, wenn man aufwärts oder wenigstens nicht nieder schaut. „Über das Himmlische ist noch Niemand schwindlig geworden, nur über das Irdische."

b. Ohne Gebrauch der Hände (mehr Schwebeübung), mit Vor- und Nach- oder (sicherer) Übertritt, zunächst vorwärts hinauf und rückwärts hinunter, oder (schwerer) nachdem man oben Kehrt gemacht hat, auch vorwärts hinunter. Beim Vorwärtshinauf- und Rückwärtshinuntersteigen hat man nur auf den Ballen zu steigen und den Nach- oder Übertritt immer erst zu vollführen, wenn der Körper auf dem höher stehenden kniegebogenen Fuße vorgebeugt, in sicherer Schwebe sich trägt. Die Arme werden um beide Leiterbäume, ohne dieselben zu berühren, vorgestreckt, um den Rückfall selbst zu verhüten (Abb. 258.). Beim Vorwärtshinabsteigen wird der Körper etwas mehr nach hinten geneigt und muß das etwaige Hangenbleiben an den Absätzen verhütet werden. Zur Vorsorge und als gute Übung des Augenmaßes laße man auch den Absprung von der Leiter über mehrere Sproßen üben, wobei man jedoch genau die Abstoßkraft nach dem Abstande des Bodens und der Sprunghöhe bemeßen lernen und der Hülfegebende unten wohl Acht haben muß. Rückwärtshinabsteigen ist weniger zu rathen, da ein Hintenüberfallen eintreten kann. Vorwärtshinaufsteigen kann auch als Laststeigen [Last auf dem Rücken, Last in den Händen] geübt werden.

2. Auf der inneren Seite der Leiter, natürlich mit Gebrauch der Füße und Hände: ganz wie Üb. 1. a., nur müßen die Hände, welche überdieß die Sproßen faßen, hier besonders während des Wechselns der Beine, wegen der Last des Körpers, mehr halten, ziehen und tragen (Abb. 257.). — Hüpfsteigen kann hier nur mit großer Vorsicht geübt werden; eben so das Rücklingssteigen, Hände

hüfthoch oder über den Kopf gehoben, die Füße auf den Fersen einhakend. Rechte (linke) Hand und linker (rechter) Fuß wechseln dabei Sproße um Sproße. — Übergriff und Übertritt sind schwerer.

B. An der senkrechten Holzleiter (Steigeleiter: S. 50, 5.): Üb. A. 1. a., nur mit mehr Armkraft ausgeführt, sonst leichter als jene; vorlings, aber auch rücklings (Hände in der Höhe der Hüften oder über den Kopf auf einer und derselben Sproße). Beides auch als Hüpfsteigen (gleichbeinig) zu üben. — Die Hände können die Sproßen, aber auch die Leiterbäume faßen.

Hier kann man auch aus dem Querstande (Brust gegen den einen Leiterbaum gerichtet, Blick längs den Sproßen) quersteigen, indem die Hände die Sproßen quergriffs faßen und die Füße den Baum wie beim Klettern umschlingend die Sproßen von außen und zwar mit Vor- und Nach- oder Übertritt ersteigen.

C. An der senkrechten Holz- oder Steinwand: an jener werden zwischen den Bretterfugen kleine Kreißausschnitte zum Eingriffe und Eintritte (⌓ ⌓ ⌓) angebracht; an der Steinwand greift und tritt man in die natürlich gelaßenen größeren oder kleineren Fugen der nicht glatt behauenen Steine ein. Auch von ganzen Reihen als Wettübung im Sturmlaufe ausgeführt, den man übrigens auch an steileren Sand- und Lehmwänden reihenweise vornehmen kann.

D. An der senkrechten Strickleiter (S. 52, 11.), welche frei hängt oder (erleichternd) unten gespannt ist: wie die vorige Üb. als Seit- oder Quersteigen (Abb. 279. 281.); bei jenem bleiben die Hände immer beßer an den Hauptseilen, nicht an den Strickproßen, der Niedertritt stets auf die Ballen, um Fühlung zu behalten. — Das Seitsteigen auch rücklings (s. A. 2. und Abb. 280.).

An der senkrechten Holz- und Strickleiter läßt sich aus Querin Seitsteigen und umgekehrt auch ein Steigewechsel vornehmen, indem man im Querstande den rechten (linken) vorderen Fuß einwärts dreht, linken (rechten) Fuß auswärts in den Seitstand nachzieht, danach den rechten (linken) Fuß um den Baum einwärts in den Querstand führt u. s. f. Die Hände machen die Bewegung mit den Füßen zugleich und jeder Griff und Tritt um eine Sproße höher als der vorige. Herabsteigen wird umgekehrt.

E. An der schräg gespannten Strickleiter *):
a. auf der äußeren Seite: } ganz ähnlich Üb. A. 1. a.
b. " " inneren " } (u. b.), nur schwieriger we-

*) Diese muß alsdaun länger sein als zum senkrechten Hange (S. 52, 11.).

gen Schwankens der Leiter, besonders wenn letztere sehr schräg gespannt ist, wo dann der Oberleib mehr vorliegt, die Arme mehr gegenstemmen und die Schwebe erhalten müßen. Auch als Freisteigen (ohne Gebrauch der Hände).

F. An dem Lehnbrette (Steigebrett: S. 52, 12.): in hockender Stellung, wobei die Hände die Kanten des Brettes umfaßen; wechsel- und gleichhandig, wechsel- und gleichbeinig. Je steiler das Brett, desto schwerer die Übung. Man steigt eben so herab. Umdrehen und hockend Hinabrutschen ist schwer möglich.

G. Am senkrechten Brette: ein anstrengendes Klimmhocken, wobei die Hände an den Kanten des Brettes sehr fest halten müßen. (Abb. 295.)

B. Ziehen und Stemmen.

1. Anziehen und Abstrecken auf der inneren Seite der Klimmleiter:

a. durch Annäherung der Füße an die Hände.

b. " " " Hände " " Füße.

Mit beiden Händen so hoch wie möglich (reichhoch) an den Leiterbäumen, später an einer und derselben Sproße greifend, mit beiden Füßen auf einer und derselben Sproße stehend, nähert man diese bei Üb. a. allmälig den Händen durch langsames wechselseitiges Höhersteigen, bei Üb. b. dagegen die Hände den Füßen durch wechselseitiges Hinuntergreifen — bis zur Hockstellung; hienach Anziehen der Arme, aus dem dann durch Ausstrecken der Arme und Beine das Abstrecken erfolgt (Abb. 268. 269.). Das Anziehen kann auch mit gestreckten Beinen durch stärkeres Einziehen des Kreuzes, bis zur Berührung der Sproßen mit der Brust geschehen. — Hülfe giebt man im Rücken des Übenden.

2. Aufziehen an der äußeren Seite der Klimmleiter, allein durch Hülfe der Hände, wobei die Füße bei gestreckten Knieen mit ihrer inneren hohlen Seite auf den äußeren Kanten der Leiterbäume (Wangen) ohne Andrücken der Kniee, Waden und Schienbeine ruhen (Abb. 267.). Man kann aus diesem Aufziehen aus dem Hange übergehen in das

3. Hinaufstemmen an der äußeren Seite der Klimmleiter*): aus dem Stütze; Haltung der Füße wie bei der vor. Üb. 2.:

---

ausreicht. Ihre unteren Schlingen oder Ösen müßen dann an besonderen Klötzen oder Ringen gleichmäßig angezogen und gespannt werden.

*) oder auch von Kräftigen an einem schräg aufsteigenden Barren, wo aber die Sproßen fehlen.

a. vorlings (Abb. 264.): } hinauf und hinunter; letzteres mi
b. rücklings (Abb. 265.): } nicht einknickenden Armen.

4. Aufziehen und Aufstemmen (auch an der schräg gespannten Strickleiter ausführbar) wird geübt:

1. wechselhandig:
   a. mit einfachem Vor- und Nachgriffe;
   b. " doppeltem " " "
   c. " einfachem " " Übergriffe;
   d. " doppeltem " " "
2. gleichhandig: ruckweise.

Stemmen rücklings eignet sich nur zu einfachen Vor- und Übergriffen.

5. Ziehstemmen, eine Vereinigung der beiden vorigen Übungen:
   a. eine Hand zieht, die andere stemmt: die obere Hand ruht mit gebogenem Arme auf der Sproße, die untere im Streckstütze auf einer tieferen Sproße;
      1. beide Füße grätschend auf beiden Bäumen (s. Üb. 2. Abb. 266.);
      2. beide Füße übereinander auf Einem Baume (Seitlage);
   b. beide Hände ziehen und stemmen abwechselnd: Lage wie bei Üb. 2., eine Hand greift vor, die untere stemmt, bevor sie übergreift, in den Streckstütz, dann eben so die andere u. s. f.

Auch kann man mit beiden Händen auf Einer Sproße zugleich ziehen und dann mit Einem Arme nach dem anderen oder mit beiden zugleich aufstemmen. Auch am Steigebrette (S. 52, 12.) läßt sich ziehen und stemmen; letzteres aber fast nur rückwärts und rücklings.

C. Ziehklimmen

an der inneren Seite der Klimmleiter (oder Hangelleiter (aufgriffs), eine Vorübung zum Klimmen, die bereits am Recke vorkommend S. 315. beschrieben wurde. Aus dem Stande oder aus dem Hange mit gestreckten Armen an Einer und derselben Sproße oder an den Bäumen versuche dich bei gestreckten, geschloßenen und ruhig hangenden Beinen bloß durch die gleichmäßig angestrengten Arme bis zur Mund- oder Kinn-, fast Brusthöhe aufwärts zu ziehen und wieder langsam hinabzulaßen. Sieh später beim Klimmen.

D. Das eigentliche Klettern.

A. Das Klettern (mit Händen und Füßen).

I. Senkrecht:

a. am Taue (S. 50—51):

1. Am Knotentaue (S. 50, 8.), durch den festen Stand der Füße, welche mit ihrer Mitte etwas näher den Ballen zu auf den Tauknoten oder Holzklötzen ruhen, dem Steigen sich zunächst anschließend. Die Hände ergreifen in der Kopfhöhe oder etwas darüber dicht neben einander das Tau, die Füße hüpfen beim Anziehen der Arme mit geringer Kniebeugung auf den nächst höheren Knoten, indem sie sich gerade nur so weit öffnen, um diesen durchzulaßen. Der Oberleib bleibt dabei immer dicht am Taue (Abb. 282.). Beim Weitergreifen beginnt stets die untere Hand, so wie bei allem Klettern, nach dem allgemeinen Grundgesetze turnerischer Beiderseitigkeit, das Wechseln der Hände auf das Entschiedenste festgehalten und durchgeführt werden muß; was beim Tauklettern am besten dadurch bewirkt wird, daß von den zur vereinten Kraftwirkung nahe bei einander zu stehen kommenden Händen durch je drei einander nahe gelegte Übergriffe stets die untere Hand oben kommt und durch das Beisammenbleiben der Hände keine gewaltsame einseitige Hebung des Leibes in Schultern und Hüften Statt findet. Das Klettern am Knotentaue, welches überdieß nur für Anfänger ist, muß den Faulen und Bequemen, denen es nicht an Kraft fehlt, gewehrt werden.

2. Am Klettertaue (S. 50, 7.). Über den Griff der Hände ist bei Üb. 1. das Geeignete gesagt worden; die wirksamste Haltung der Füße ist diese: der linke (rechte) Fuß wird so zum Taue gebracht, daß dieses vom auswendigen linken (rechten) Knöchel über das innere Schienbein und Knie beim Oberschenkel vorbeigeht; das rechte (linke) Bein legt sich von vorn so auf das Tau, daß die äußeren Knöchel beider Füße sich möglichst nähern und jenes bis zum Knie fest eingeschloßen wird (Abb. 283. a.). Diese Haltung der Füße übt sich für Anfänger am besten an der dünnen Kletterstange ein, wo sie bei einiger Unterstützung des Leibes leichter wird als am Taue, während das Klettern an jener wegen der größeren Dicke derselben oder bei dünneren Stangen wegen ihrer Glätte für die Hände zugleich wieder schwerer ist.

Beim Weiter- oder Hochgreifen ziehen die Arme vereint (wo möglich bis zur Brust) stark an; die Füße, das Tau ein wenig locker laßend, werden gleichmäßig und möglichst hoch nachgezogen, und schließen wieder in jener Haltung, die während des Aufziehens bewahrt werden muß. Gute Kletterer bringen beim Heben die Füße bis dicht an die Hände, wodurch die Arme im Aufstemmen durch Hülfe des Kreuzes desto höher hinaufgreifen können: anstrengender von der einen, aber fördernder von der anderen Seite; zugleich eine gute Wettübung. Beim Hinabklettern fördert das tiefe Hinabgehen der Hände, so daß der Körper sich erst stark zusammenhockt und dann desto weiter hinab sich ausstrecken kann, ungemein (Abb. 283. b.). Auch wird hiedurch am besten ein etwaiges Reiben des Taues am Unterleibe oder zwischen den Beinen vermieden. Die Hände greifen beim Hinabklettern gleichfalls über; Geübtere, die den Fußgriff sicher haben, gehen auch wohl mit Ruckgriffen hinab, was man Anfängern nicht gestatten darf, noch weniger aber das Hinabgleiten der Hände, weil dabei die sich reibende Haut zu Verluste geht und der unerwartete brennende Schmerz leicht die Hände öffnen läßt. Eine gute Ubung im Schluße der Füße ist das Klettern mit beiden Füßen und Einer Hand.

Manche umschlingen das Tau beim Aufwärtsklettern auf drei verschiedene Weisen: a) das Tau wird zwischen den Oberschenkeln durch über das Kniegelenk und die äußere Wade zurück über den Rist des Fußes nach innen geschlagen und mit dem anderen Fuße einwärts auf Tau und Fuß getreten; oder man nimmt b) das Tau in die linke (rechte) Seite des linken (rechten) Schenkels und schlägt diesen von vorn nach hinten so um dasselbe, daß es vom äußeren und hinteren Oberschenkel über das innere Schienbein und das Fußgelenk nach außen läuft, wobei der rechte Fuß wie gewöhnlich aufgelegt wird. Bei beiden Arten der Umschlingung wird jedoch das Fortgleiten am Tau im Weiterklettern schwierig. Endlich c) nimmt man das an der äußeren Seite eines Fußes herabhangende Tau mit Hülfe der anderen aufwärts gebogenen Fußspitze unter jenes Sohle durch und steht so stets in einer Art von Schlinge, was jedoch erst dann Reibung genug bewirkt, wenn das herabhangende TauEnde schon einige Fuß lang und dadurch schwer genug ist. Will man ausruhen, so kann man diese dritte mit der zweiten Art verbinden.

Eine Verstrickung im Taue entsteht, wenn man auf eine der vorher angegebenen Arten das Tau zweimal um den Schenkel schlingt und auf dasselbe tritt oder wohl gar das herabhangende Ende mit Einer Hand heraufholt und um den Leib schlingt, wodurch man dann ohne besondere Hülfe der Hände festgehalten wird.

Auch verkehrt oder umgekehrt kann man klettern, indem die Hände das seitwärts neben dem Stehenden herabhangende Tau ergreifen und die Füße, während der Kopf sich rückwärts senkt, vorwärts in die Höhe und an das Tau geworfen werden und so beim Klettern vorangehen, während die Hände zwischen den Beinen höher greifen müßen (Abb. 284.). Eben so kann man mit Einem über den Arm gehängten Beine klettern oder klimmen. (Abb. 286.)

3. Am Sproßentau (S. 51, 9.):

a. stehend, wie am Knotentaue (oben S. 419), von Sproße zu Sproße hüpfend, während die Hände stets zu einer und derselben Sproße weiter greifen;

b. sitzend, wobei der Leib entweder bloß nachgezogen wird, so daß die Oberschenkel auf der nächsten oder zweitnächsten Sproße unter den Händen Platz greifen (Abb. 288. a.) oder mit starkem Zurücklegen des Oberleibes und Hebung der Beine bis zu der Sproße, welche die Hände halten (Abb. 288. b.) oder auf die nächst höhere. Bei letzterer Art fängt man mit dem Kniehange an und die Schenkel gleiten erst in den Spaltsitz, wenn die Hände am Taue in die Höhe gehen.

b. An Stange und Mast:

4. an der Kletterstange (S. 49, 1.), wie am Taue: je dünner die Stange, desto leichter (Abb. 289.). Hinuntergleiten entweder rascher mit Ruckgriffen oder langsamer, zur Übung der Hände und der Arme, mit Vor- und Nach- oder mit Übergriffen.

5. Am Klettermaste (S. 49, 2.): Haltung der Hände und Füße wie an Stange und Tau, die Beine aber durch die Dicke des Mastes noch weiter getrennt und die Unterarme von der einen (vorderen) Seite desselben, die Brust oder beßer die eine Seite derselben und ihre Schulter von der anderen Seite des Mastes fest gegen diesen gedrückt (Abb. 293.). Schwachbrüstige haben daher das Mastklettern zu meiden; es meidet sich aber auch von selbst. Um Wieviel der Mast höher hinauf schwächer wird, ist inzwischen auch Kraft zu Verluste gegangen. — Bei einem starken und rauhen Maste kann man auch beide Schienbeine nach hinten anlegen und die Fußspitzen von hinten gegenstemmen *), ist er sehr stark und glatt, auch wohl die Finger verschränken, obgleich dieses wenig Wirkung hat. Zum Ausruhen während des Hinaufkletterns nimmt man beide Beine vorn über Kreuz und verschränkt die Finger oder behält die Arme in dieser Lage. Hochkletterer feuchten sich gern die Haare an, um während des Kletterns die Hände von Zeit zu Zeit naß machen zu können.

---

*) In Oberdeutschland klettern („kraxeln") Bauerknaben an Masten und Bäumen so, daß sie ihre Barfüße, die in den äußeren Knöchelbändern auch nach innen sehr biegsam geblieben sind, an beiden Seiten des Baumes mit den Sohlen gegen- und so sich wirklich hinaufstemmen, während die Arme vorn kreuzen u. halten.

II. Schräg.

6. An Lehnstange und Lehnmast (S. 49, 3.): an der unteren Seite Hangklettern (Abb. 291.) an der oberen Reitklettern (Abb. 292.): letzteres das schwerere. Je nachdem die Lehnstange dünn oder dick ist, hat das Klettern an derselben größere Ähnlichkeit mit dem Stangen- oder mit dem Mastklettern.

Das Hinabrutschen an der Lehnstange der Zweibäume (S. 54) in reitender Haltung auf ihrer oberen Seite verlangt gutes Schwebehalten, was durch das Steuern der seitlings gegenstemmenden Arme oder, wenn diese ganz losgelaßen werden, durch das kräftige Schließen der Oberschenkel bewirkt wird.

7. Am Enterbaume (S. 50, 6.) und Entertaue (S. 51, 10.): das Entern mit Händen und Füßen.

a. Kopf voran: am unteren Ende des gespannten Taues oder des Baumes stehend und greifend wirf ein Bein in den Querliegehang (S. 327), während das andere gestreckt herabhängt, und übe nun zunächst den Hangwechsel so, daß während das eine Bein mit dem Kniee das Enterzeug erfaßt, das andere gestreckt nach derselben Seite zurückschwingt und sich Kopf und Brust ebendaselbst über das Enterzeug erheben, wobei das obere Knie sich der unteren Hand bedeutend nähern muß.

Geht diese Vorübung sicher, so entert man weiter, wobei die untere Hand anhebt und das entgegengesetzte Bein folgt, also z. B. rechte Hand, linkes Bein, linke Hand, rechtes Bein ꝛc. (Abb. 296.). Erheben des Kopfes, Anziehen des Enterkniees und Strecken des Schwungbeines in Knie und Hüfte bleibt auch hier Hauptaugenmerk. Abwärts dieselbe Bewegung wie aufwärts, auch das Beginnen der Hände.

b. Beine voran: wie bei a., doch schwerer. Die Arme müßen dabei stark anziehen und dadurch das Meiste thun.

Mit dem Entern am Baume beginnt mancher leichter und schreitet erst, wenn dieses sicher geht, zum Entertaue vor.

Das Klettern kann auch als Lastklettern, ebenso als Wettklettern Zweier (am Zweibaume), Vierer (am Vierbaume), ferner als Vorbeiklettern oder Übereinanderfortklettern geübt werden. Bei den Leitern kann dieß letztere als Ausweichen ausgeführt werden; an den Stangen und Tauen muß der Vorauskletternde die Beine grätschend öffnen, wenn und so lange sich der Nachkletternde seinen Händen nähert, wo dann auch dieser Untere entweder den Oberen mit den Beinen umschließend oder gleichfalls grätschend übergreift und überklettert, während jener abwärts klimmt.

B. **Das Klimmen** (mit den Händen allein) — an allem Kletterzeuge, das man mit den Händen allein oder größtentheils umspannen kann (Tau, Kletterstange rc.).

Die **Hände** stehen dabei entweder im **Senk-** oder **Wagegriffe**, je nachdem die Fläche der Hand senkrecht und der Rist der Hand nach außen, oder die Fläche derselben wagerecht, der Rist nach oben sich befindet.

1. **Mit Senkgriff** am Taue (Abb. 287.), an der senkrechten und der Lehnstange, an den Bäumen der Holzleiter (Abb. 260.) und den Hauptseilen der Strickleiter, an den Kanten des Steigebrettes und querhangs am Entertaue und Enterbaume; stets mit Vor- und Übergriff, die Arme scharf gebogen. Anfangs machen die Hände ganz kleine Griffe. Übrigens auch gleichhandig.

2. **Mit Wagegriff** (Auf- oder Untergriffs): an den Sproßen der senkrechten und schrägen Holzleiter (Abb. 259.) wie Strickleiter und seithangs am Enterbaume und Entertaue. Mit einfachem und doppeltem Vor- und Nach-, so wie Vor- und Übergriff.

Das **Ruckklimmen**, wobei beide Hände zugleich die Bewegung ausführen, kann im Senk- und Wagegriff geschehen; der Ruck darf aber durchaus nicht aus den Beinen kommen.

Die **Haltung des Leibes** beim Klimmen (s. oben S. 418. beim Ziehklimmen) kann sein:

a. **ganz gestreckt** (lang hangend);
b. **in den Knieen gebogen**:
 a. nach hinten (hangknieend),
 b. nach vorn (hanghockend: **Hockklimmen**);
c. **in den Hüften gebogen, nach vorn Kniee gestreckt** (hangsitzend: **Sitzklimmen**).

In jeder dieser Lagen aber müßen **Beine** und **Füße** ganz ruhig gehalten; Anziehen und Ausstoßen derselben (Rucken, Stoßen, Zappeln, Hampeln) darf nicht geduldet werden.

Die **Beine** können beim Klimmen gehalten werden:

1. an der schrägen Klimmleiter, dem Entertaue und Enterbaume — vorzugsweise **geschloßen**;
2. an dem senkrechten Kletterzeuge:
 a. **grätschend** an beiden Seiten } des Kletterzeuges.
 b. **geschloßen** an Einer Seite }

Vorübung zum Klimmen ist das **Ziehklimmen** (S. 418).

Übung selbst:

1. Klimmen am Klettertaue: vorzugsweise langhangend und hangsitzend (S. 423), die Beine grätschend, schwerer geschloßen neben dem Taue, wechsel- und gleichhandig. (Abb. 263. u. 287.)

Gute Vorübung: das wechselhandige Hangen an Einem gebogenen oder gestreckten Arme, jenes übt mehr die Arm-, dieses die Fingermuskeln.

Das Klimmen an einem übereine Rolle hangenden Taue (vgl. S. 55.) kann gleichhandig (Ruckklimmen: S. 423) oder wechselhandig geschehen; letzteres ist besonders schwierig und kann nur vollbracht werden, indem zuerst beide Hände durch einen gleichzeitigen raschen Ruck den Körper aufschnellen, während welcher Bewegung Eine Hand vorgesetzt wird.

Man kann auch mit über den Arm gelegten Beinen klimmen (Abb. 287.) oder im Schwebehange, das Tau zwischen den grätschenden Beinen.

Klimmen in der Schwebe und mit Schwebewechsel, s. im Anhange Üb. 10.

2. Klimmen an der Kletterstange: wie am Taue, nur schwieriger, besonders wenn die Stange nicht ganz dünn ist. Kräftige Turner klimmen an Stangen von 4—5 Z. Durchmeßer (u. 20 F. Höhe).

3. Klimmen an beiden Hauptseilen der Strickleiter — wechsel- und gleichhandig, ähnlich dem

4. Klimmen an zwei gleichlaufend herabhangenden Tauen oder Stangen, oder an den Hauptseilen der schräggespannten Strickleiter; whesel- und gleichhandig.

5. An den Kanten des Steigebrettes: schwer und auf kleine Griffe beschränkt, da die Hände leicht abgleiten.

6. Am Entertaue und Enterbaume:

a. im Querhange, mit Vor- und Nach- oder mit Übergriff; und auch gleichhandig.

b. im Seithange, eigentlich nur Vor- und Nachgriff; mit Übergriff so wie gleichhandig zu besonderer Erschwerung. Die Arme wie bei allem Klimmen, gewöhnlich gebogen; doch auch mit gestreckten Armen.

Sitzklimmen im Quer- und auch im Seithange, eine schöne aber schwere Übung. Am Enterbaume läßt sich auch mit verschiedenen Griffarten und mit Beinübungen klimmen, auch in der Seit- und Querschwebe handeln.

7. An der Klimmleiter: am mannigfaltigsten; mit dem Wagegriffe, also auf den Sproßen (und an enger auseinander stehenden) wird angefangen.

Nothwendige Vorübungen sind:

a. Abstrecken und Anziehen (s. S. 417, Üb. 1.).

b. Dauerhang mit gebogenen Armen.

c. Langsames Niederlaßen aus den gebogenen Armen in den Streckhang.

d. Ziehklimmen (S. 418) aus den rechtwinklig gebogenen Armen bis zum Überschauen.

e. „ mit Absprung von der Erde; Hände in mehr als Kopfhöhe, auf einer Sproße.

f. „ aus dem Streckhange: unter-, auf- und zwiegriffs.

Nur wer letztere Übung mit Sicherheit dreimal bis zum Überschauen oder Überkinnen und Anmunden macht, darf zum Klimmen vorschreiten; die Übung des Klimmens selbst geschieht:

1. an den Sproßen (Abb. 259.):

a. wechselhandig:

1. im Seithange vorlings,

a. mit Vor- und Nachgriff,

b. „ „ „ Übergriff,

c. „ doppeltem Vor- und Nachgriff,

d. „ „ „ „ Übergriff;

2. im Seithange rücklings (Abb. 262.):

a. mit einfachem Vor- und Nachgriff,

b. „ doppeltem „ „ „

c. „ einfachem „ „ Übergriff;

3. im Querhange, wobei ein Arm auf der Leiter liegt; mit Vor- und Nach- oder mit Übergriff. (Abb. 261.)

Alles wechselhandige Klimmen im Seithange kann mit Schwung gemacht werden, doch laße man dieß nicht zu früh und nur von Solchen üben, die schon etwas klimmen können, weil es sonst leicht die Haltung verdirbt.

Sitzklimmen (S. 423), eine schwere Übung, wird seithangs mit grätschenden, querhangs mit geschloßenen Beinen ausgeführt. (Abb. 263.)

b. gleichhandig (Ruckklimmen: S. 423): darf nicht zu hoch ausgeführt werden; einfach und doppelt, d. h. mit Auslaßung einer Sproße.

Klimmen mit Einer Hand, wobei die andere den Unterarm faßt: s. Ziehklimmen, S. 315, Üb. 23.

2. an den Bäumen oder Wangen (Abb. 260.):

a. wechselhandig: 1. ohne / 2. mit } Schwung, d. h. mit regelmäßigem Seitwippen, wobei die Hand vorgreift, nach deren Seite der Schwung der Füße geht.

Beim wechselhandigen Wangenklimmen ist das Strecken der Arme nicht zu dulden, wodurch jenes nur ein Aufwärtshangeln und zugleich eine nicht gefahrlose Übung ist, weil der dabei Loslaßende gern geneigt ist, mit der fehlgreifenden Hand unter sich nach der Hüfte zu zu schlagen und so die ganze Last des Körpers auf den unteren Arm fällt.

b. gleichhandig (Ruckklimmen); wie oben.

3. An den Sproßen und Leiterbäumen:

a. an den Bäumen oder Sproßen allein: seithangs;

b. abwechselnd an beiden:

1. wechselhandig: zwei Griffe an den Sproßen, zwei an den Bäumen;

2. gleichhandig: von den Bäumen auf die Sproßen und umgekehrt.

8. An der senkrechten Steigeleiter: zwar mit anliegenden doch wenig helfenden Füßen:

a. wechselhandig: mit Vor- und Nach- oder mit Übergriff;

b. gleichhandig (Ruckklimmen): im Seit- und Querhange; in letzterem können die Füße grätschen oder an einer Seite geschloßen sein. Auch an einer Sproße und einem Baume zugleich.

9. Am Klimmel (S. 54, 15.): ein hangelndes Dauerklimmen:

a. wechselhandig: im Viereck des Klimmels herum, ohne Umklammern der Ständer. Vgl. Hangelreck (S. 397.);

b. gleichhandig: in einem Felde, dann übergreifend ins andre.

Anhang

einiger Übungen, die nicht reine Kletter- und Klimmübungen sind, aber am Kletterzeuge ausgeführt werden.

1. Überrutschen der Rahen (die sogenannte Fahrt) im Reitsitze, auch seitlings auf dem Bauche rutschend; ersteres besonders gut gegen den Schwindel, aber bei dem großen Reize für die Ausführenden wohl unter Aufsicht zu halten und erst auf niedrigen Rahen einzuüben.

2. Hinabrutschen an den Strebestangen: s. oben S. 422.

3. Hinabrutschen an der äußeren Seite der Klimmleiter vorlings und rücklings bei grätschenden Beinen und auf die Leiterbäume aufgelegten Oberschenkeln und Händen.

4. Durchwinden an einer Leiter mit sehr weiten Sproßen,

zwischen denen von einer Seite der Leiter zur anderen durchgegangen wird, auf- und abwärts. (Abb. 270.)

5. Durchwinden zwischen den freistehenden Sproßen eines senkrechten Mastes, die an demselben in gleichen Entfernungen aufsteigen, so wie Ersteigen solcher Sproßen, die wendeltreppig um den Mast sich erheben.

6. Abburzeln oder Überschlagen von der Leiter rücklings: a. auf der äußeren Seite der Klimmleiter: strecke die Unterschenkel ungefähr zwischen der 10ten und 11ten oder 11ten und 12ten Sproße (für Größere auch noch höher) durch und geh, indem der Leib sich hintenüber legt, in den Kniehang, ergreif bei hintenüber gestreckten Armen abwärts eine Sproße, zieh die Füße heraus, lege sie gestreckt auf die Leiter und überschlag, ohne die mit beiden Händen ergriffene Sproße loszulaßen, rückwärts in den Stand vor der Leiter; oder von weiter oben angefangen auf eine Sproße und dann nochmals bis zur Erde;

b. auf der inneren Seite der Klimmleiter (s. Reck: Durchschwung S. 321). Vergl. das Überschlagen von der wagerechten oder Hangelleiter. (S. 412, 7.)

7. Überschlagen zwischen zweien Klettertauen oder Kletterstangen, ähnlich dem an der Streckschaukel (S. 379). Hält man nach dem Überschlagen fest, so kommt man in den Hang wie nach dem Durchschwunge am Reck (S. 321); durch rasches Loslaßen aber nach einem kräftigen Aufschwunge oder Abstoße von der Erde kann man weit hinter dem Absprungsorte niederspringen.

8. Überschlagen vorwärts an Einem Klettertaue mit Anlauf: rücklings vor dem Taue stehend nimm dasselbe zwischen den Beinen durch, ergreif sein Ende mit beiden Händen, tritt rückwärts so weit als möglich zurück, lauf dann vorwärts, stoß, wenn das Tau sich streckt, mit beiden Füßen ab und schlag vorwärts über.

9. Schwebe am Klettertaue: ergreif das Tau in der Kopfhöhe oder drüber mit der einen, und etwa in der Hüfthöhe mit der anderen Hand (Daumen nach unten), hebe die gestreckten Füße bis zur wagerechten Lage und strecke den linken Arm so weit ab, daß das Tau weder Leib noch Brust berührt. Auch klimmen läßt sich in dieser Lage.

10. Schwebewechsel am Klettertaue entsteht, wenn man die Stellung der Hände in der vorigen Üb. 9., während die Füße auf die andere Seite des Taues gehen, wechselt. Will man dabei klimmen, so muß bei jenem Wechsel die Hand, welche früher unten gehalten, nach oben stark übergreifen u. s. f.

11. Abschweben am Taue: die obere Hand Daumen nach

oben, die untere nach unten. Der obere Arm stark angezogen und das Tau anziehend, der untere gestreckt und das Tau vom Leibe abdrängend, die Beine wagerecht, gestreckt und geschloßen zur Seite hinausgehoben. (Abb. 285.)

12. Fahne an der Kletterstange oder am Klettertaue: nimm die Stange so unter den Oberarm, daß sie hinter der Schulter anliegt, ergreif jene mit beiden Händen (Daumen abwärts), stütze den Leib auf den unteren Ellenbogen und hebe die Beine rückwärts in die wagerechte Lage. Ebenso am Taue, wegen der Nachgiebigkeit desselben aber bedeutend schwerer. (Abb. 285. 294.)

13. Fahne an der senkrechten Leiter: ergreif zwei Leitersproßen (die untere Hand etwa in Schenkelhöhe, die obere in Kopfhöhe, stets in richtiger, Jedem angemeßener Entfernung) — und zieh den oberen Arm stark an, stemme mit dem unteren, schwing den gestreckten Leib in die wagerechte Lage mit einer Seite nach unten. Eine der schwersten Übungen. (Abb. 271.)

14. Wage an der Strickleiter: ergreif eine Sproße, mach den Durchschwung (S. 321), stecke den Kopf unter eine tiefere Sproße und hebe dich in die Wage (S. 322).

Wie man bei der Unterweisung im Klettern mit Aufeinanderfolge der Übungen je nach dem Maße der sich vorfindenden Kraft zu verfahren habe, wird aus den späteren Stufenfolgen hervorgehen; doch können diese hier nicht so streng wie bei manchen anderen Übungen geschieden werden, da Manchem das Klettern leicht wird, der in vielen anderen Übungen zurückbleibt und umgekehrt. Schärfer laßen sich die Bestimmungen beim Klimmen treffen, wo sich ohne entschieden ausgebildete Kraft der Arme nichts leisten läßt.

Über die Vorsichtsmaßregeln beim Klettern läßt sich im Allgemeinen nur sagen, daß man Kinder und Anfänger jeder Größe im Anfange nur so weit steigen, klettern und besonders klimmen und entern läßt, als man sie mit den Händen erreichen kann, was auch im Verhältnisse zu ihrer geringen und bald nachlaßenden Kraft steht. Um diese zu stärken, sehe man vor allen Dingen auf Festigkeit in den Grund- und Vorübungen zum Klettern, wodurch erst rechte Sicherheit erzielt werden kann.

Wer das niedrige Tau nicht rein erklettern kann, darf nicht an das nächst höhere gehen. Hat man Zweibaum (20 Fuß Höhe) und Einbaum (40 Fuß Höhe), so folgt auf jenen der erste Absatz des Einbaumes (25 Fuß); hat man den Vierbaum (30 Fuß), so tritt dieser zwischen.

Wer das Tau eines Gerüstes nicht erklettern kann, darf die Leitern desselben nicht hinaufsteigen oder an den Lehnstangen hinabrutschen.

Am Einbaume darf der das Tau bis oben Erkletternde, wenn er sich ermüdet fühlt, die Leitern hinabsteigen, so wie oben weilen. Jeder Kletterer muß an die nöthige Kraft zum Zurückgehen denken. Der Übergang am Einbaume vom Taue zur Leiter muß besonnen überwacht werden.

Sand oder Lohe (die aber von Masten und Holz unmittelbar fern gehalten werden muß) im weiteren Umkreiße um Kletterbäume und unter Klettertauen überhaupt kann nicht schaden. Vor Allem aber halte man stets auf gute Flechtung und Instanderhaltung der Schlingen (Ösen) an den Tauen und holen wir in dieser Beziehung zu dem S. 50 darüber Gesagten hier nach, daß Schleifen oben mit eingewebt, nicht von den zwei Seiten zugespitzt sein müßen.

XIII. Das Schweben.

Schweben heißt Haltung im Gleichgewichte, in der Ruhe wie in der Bewegung, und zwar zunächst des eigenen Leibes; andere Gegenstände läßt man schweben.

Die Turnsprache kennt am Recke und Schwebereck (S. 367), am Barren, am Schwingpferde ꝛc. eine Schwebe (S. 186. 208. 257. 334), einen Schwebehang (S. 297. 320), eine Schwebehaltung, einen Schwebewechsel, mannigfache Schwebestücke (S. 227) und Vorschweben (S. 183. 240) ꝛc. Auch beim Werfen sagt sie „den Ger in der Schwebe halten und tragen, die Schwebe für ihn finden,“ d. h. den Zustand, da er wagerecht und gleichgewichtig, wenn auch nicht zu gleichen Längetheilen, auf und in der Hand ruht.

Dem wohlbegründeten muttersprachlichen Gebrauche gemäß *) und der Aufgabe einer gesunden Turnkunst entsprechend machen sich für

*) Man sagt „eine Sache schwebt noch“, wenn sie noch nicht entschieden ist; ebenso von einem Kampfe, auch der Seele, die zwischen Furcht und Hoffnung schwebt. [Das Mittelhochdeutsche sagte auch: **in vreude sweben.**] Das Wort schwebt auf der Zunge. Der Vogel schwebt in der Luft, wenn er mit ausgespannten Flügeln ohne merkliche Bewegung gleichsam hängt oder in unbestimmter Richtung mehr im Kreiße über einer Stelle weilt, weder niederwärts

dne turnerischen Begriff des **Schwebens** zunächst und vorzugsweise die Bewegungen auf beschränkten Stütz- oder schmalen so wie schwankenden oder federnden Grundflächen geltend, während für eine allgemeine begriffsmäßige Betrachtung an sich sämmtliche Beinübungen (S. 77 2c. 133 2c.), verbunden mit Arm- und Rumpfbewegungen (S. 83. 87) als **Schwebeübungen**, d. h. als solche aufgefaßt werden können, bei welchen die Erhaltung oder Herstellung des ursprünglichen Gleichgewichtes in der veränderten Lage des Schwerpunktes Aufgabe ist; besonders wenn man die seitwärts in Schulterhöhe wagerecht getragenen Arme als Erhalter des Gleichgewichtes ansieht und gebraucht. Von dieser Erklärung aus würde schon der Grundzustand des **Stehens** und die einfachste wie wunderbarste Bewegung des **Gehens** (S. 95. 96) selbst als **Schwebeübung** gelten können, was schon anschaulicher beim Schreiten auf schmalen Strichen im Sande (auch der s. g. Dielenprobe), sodann auf Stäben und Stangen, Stegen und Schleeten (S. 62. 63) 2c. hervortritt.

Unter den Gemeinbegriff des **Schwebens** laßen sich aber auch noch einige andere theils ganz schöne und turnerische, theils aber weniger für Turnplätze eignende Übungen zählen, deren wir bei diesem Anlaße wenigstens kurz gedenken müßen. Wir meinen zunächst das **Schlittern** *) und **Schlittschuhlaufen.** Jenes, in Bayern **schleifen** **), in Schlesien kascheln, in anderen Gegenden glandern, flidдern, glitschen 2c. genannt und nur von griesgramigen Schulhaltern gleich dem Baden und Schwimmen für unanständig erklärt, hat in der Knabenwelt bekanntlich seine eigenthümliche Ausbildung erlangt,

---

sinkt noch aufwärts fliegt. — Die frühere Sprache gebrauchte das Wort eben so vom Fische und vom Schiffe im Waßer als vom Vogel in der Luft: „**daz schif swebt ûf den unden**; ja **sweben** (althochd. **swebên, swepôn**) ist geradezu **schwimmen**. Auf die Wurzelverwandtschaft des **swëben** mit **swîben** (goth. **sweiban**), **sweiben** (althochd. **sveipôn**), d. i. schweben, schwanken, **swîfen** (althochd. **swîfan**, goth. **sveipan**, angelſ. **svâpan**, engl. **sweep**), schwingend bewegen, **sweifen** (althochd. **sweifan, sweifjan**, winden, spannen, kehren, schwingen, werfen, **sweimen**, schweben, fliegen, schweifen, schwindeln (schwiemeln), **swîmen**, schweben, **swimmen**, schweben, schwimmen [nord. **simma**; davon auch **Sund**, d. i. **svumd, svumft**, goth. **svumsl**; wie **Schwamm**, goth. **svams**, altnord. **svamr**, schwed. dän. **svamp**, angelſ. **svamm**, althochd. **suam**, mittelhoch. **swam**, holl. **swamme**] u. s. w. ist schon oben S. 413 gewiesen worden.

*) Von **Schlitten** (mittelhochd. **der slite**, althochd. **slito**) d. i. Schleife (**traha**), früher auch Kriegswerkzeug (**drîbocke, sliten, katzen, târande** 2c.).

) **Lîse ûf den vüezen slîfen wird früher dem hellen **springen** entgegengesetzt und **schleifen**, **schleiferisch** tanzen ist in Bayern noch eine besondere, vom Sprungtanze verschiedene Art des Tanzes (**Schmeller**, Bayer. Wörterb. II, 436). Eben so sagt auch **Buchner** der Schwabe (in seiner Charfreitag-Procession 40) von der Herodias „Als sie (vor Herodes) **geschliffen** tanzt', hat's ihm an's Herz gegriffen."

indem der gesunde Jugendsinn sich Erschwerungen ersann, die sich je winterlich treu übertragen und fortpflanzen. Da gilt es mit geöffneten oder geschloßenen Beinen und Füßen (letzteres auch in der Hock- und Schießstellung), nicht minder auf Einem Beine schlittern; ferner rückwärts durch rasches Umwenden im Augenblicke des Anlaufes und Ansatzes oder während des Gleitens; ebenso den Vordermann auf der Bahn einholen (was man in Bayern „einen einschleifen" nennt, um ihn nämlich durch Untergleiten zu Falle zu bringen) oder weiter zu reichen als die Übrigen (was dort „sie hinschleifen" heißt).

Größer und frischer aber ist die Lust und Kunst des jünglingsgerechten Schlittschuh- oder Schrittschuhlaufens, das bekanntlich selbst seine begeisterten Sänger gefunden hat *) und recht eigentlich Schwebeübung, zugleich eine der wohlthätigsten Leibesübungen ist durch das beständige Einathmen reiner frischer Luft, durch das stäte Verweilen in ziemlich gleicher Luftschicht und mäßig anstrengender Bewegung, endlich durch das Wohlgefühl über den raschen Flug aus eigener Errungenschaft, so daß keine Eisenbahn die Eisbahn ersetzt. Die Freude an den schönen Schwingungen und Wendungen (dem Kreißen, Holländern 2c.) ist rein wie der glitzernde Grund und rüstige Genoßenschaft und vereinte Bewegung (in Rotten, Reihen und Reigen) als Wettlauf 2c. erhöht und vergeistigt den Genuß. In den Niederlanden und im Norden haben von jeher auch Frauen und Mädchen diese Lust, dieses Förderungsmittel geübt **); neuerdings findet auch die Spree es nicht mehr unanständig, wenn hochgestellte Männer und Väter mit ihren erwachsenen Töchtern auf ihr in die Wette laufen ***).

Die Bewegung und Übung des Eislaufens läßt einen hohen Grad von Vervollkommnung zu. Thöricht ist auf Einem Schlittschuhe allein laufen („humpeln oder hampeln") zu lernen ****). Dem

*) Klopstock (1764 2c.), Ramler, Voß, Göcking, Herder, Göthe, Kramer, Conz, Kurzbein, F. v. Löben. Vgl. Kramer's Klopstock's Leben. In Briefen (Hamburg, 1778); ferner: Geschenk für Freunde des Eislaufes und der Schlittenfahrt. (Norden, Schmidt. 1818. 8.); Mildheimer Liederbuch, 311—314; Vieth, Encyclopädie der Leibesübungen III, 121—125.

**) Vgl. Grabner, Briefe über die vereinigten Niederlande. 1792. Vieth, Encyclopädie der Leibesübungen, I, 353—379. 411.

***) Nur Engländern konnte neuerdings auch Sommereisbahnen oder Stahlbahnen anzulegen einfallen und der allzu augendienerischen Schaubühne unserer Tage war vorbehalten, auch auf ihren Brettern den Scheineislauf (auf messingenen Räderschlittschuhen) nachzubilden.

****) Genaueres darüber in der Geschichte und Literatur der Leibesübungen. Außer Hinweisen auf die Edda, Olaus Magnus, Rudbeck, Göthe (Aus meinem Leben III, 107. 185. 186), Frank (System einer vollständ. medicin. Polizei 1786), Rieventhal (Lukumon. 1796), H. Müller (BilderAllerlei aus dem Gebiete des Guten, Nützlichen und Schönen. Leipzig. 1797) und Gothai-

Schlittschuh schließt sich der Schneeschuh oder Schneereifen an, so wie die neuerdings aufgekommenen Wasserschuhe oder Schnabelschiffchen um, ähnlich wie auf dem Eise, auf dem Waßer und über Flüße zu schreiten oder zu gleiten.

Nächst dem Schlittschuhlaufen müßen wir hier ferner noch des Stelzengehens erwähnen, einer von Knaben allgemein und gern getriebenen Übung, die in Moorgegenden (Niederlanden 2c.) als vom Boden geboten gleichfalls von beiden Geschlechtern ausgeübt wird. Man unterscheidet die Langstelze und Kurzstelze. Jene, die eigentliche Knabenstelze, kann hinter und vor den (gestreckten oder gehobenen, auch gekreuzten oder seitgestreckten) Armen geführt werden. Die Kurzstelze ist doppelter Art: entweder reicht sie über die Tritte bis zu den ausgestreckten Armen, d. h. bis zu den Händen hinauf, die sie an einem Quergriffe erfaßen, oder sie werden am Beine außen festgeschnallt, so daß dem weit Wandernden oder Tragenden, für die Ermüdung ein Stützstab für Hände und Gesäß beigegeben gedacht werden muß. Letzteren Stelzengang, oft gar nicht unschön ausgebildet, sieht man häufig auf Jahrmärkten 2c. dargestellt *). Es gibt auch eine Art Klotzstelzen, durch die ein Loch für einen Ringfaden geht, der in die Hand genommen wird. — Der Stelzengang verlangt einen wohlgeeigneten, nicht zu harten nicht zu weichen Boden, der am wenigsten lehmig (lettig) oder fett sein darf; die meisten Turnbahnen würde er verderben. Auch das Stelzengehen kann zu bedeutender Fertigkeit ausgebildet werden: zu großen und schnellen Schritten, als Gang und Lauf, auch Hupf und Galopp. Auch das Stillstehen augenblicklich läßt sich üben und erreichen. Man geht niedrig und immer höher; man geht mit den einzelnen Füßen auf verschiedenen Tritt- oder Knaggenhöhen, hüpft auch während des Einhergehens höher oder tiefer. Man hüpft oder hinkt ferner auf Einer Stelze, greift mit der freigetragenen den Gegner (an seinen Stelzen häkelnd) an, macht sich an diesen zum Schiebe- oder Drängkampfe auf beiden Stelzen 2c.

---

scher Hofkalender (1788. S. 87. 88), vergleiche man besonders Gutsmuth und Vieth (Encyclop. d. Leibesübungen, II, 319—361, III, 120—125 und Archenholz, Neue Literatur und Völkerkunde, 1789, I, 100—126 2c.), Aloys Mayer, das Schlittschuhlaufen. Salzburg, 1814. 8. und L. S. Zindel, der Eislauf oder das Schlittschuhfahren. Ein Taschenbuch für Jung und Alt. Nürnberg, Campe. 1825. 8. (vollständig und gröblich ausgeschrieben, selbst in den Zeichnungen nachgebildet in F. E. Forgan, das Schlittschuhfahren. Eine praktische Anleitung zum schnellen und richtigen Selbsterlernen dieser genußvollen, stärkenden und edlen Kunst. Wien, L. Haas. 1627. kl. 8.). Wenig Werth hat „die Kunst des Schlittschuhlaufens, als Zweig der Turnkunst betrachtet, sowie sichere Anleitung, die künstlichen Touren ohne Gefahr und in kurzer Zeit zu erlernen, von Carl G... Mainz, Faber. 1847. 23 S. 8."

*) Sieh Vieth, Encyclop. d. Leibesübungen, II, 226. III, 113.

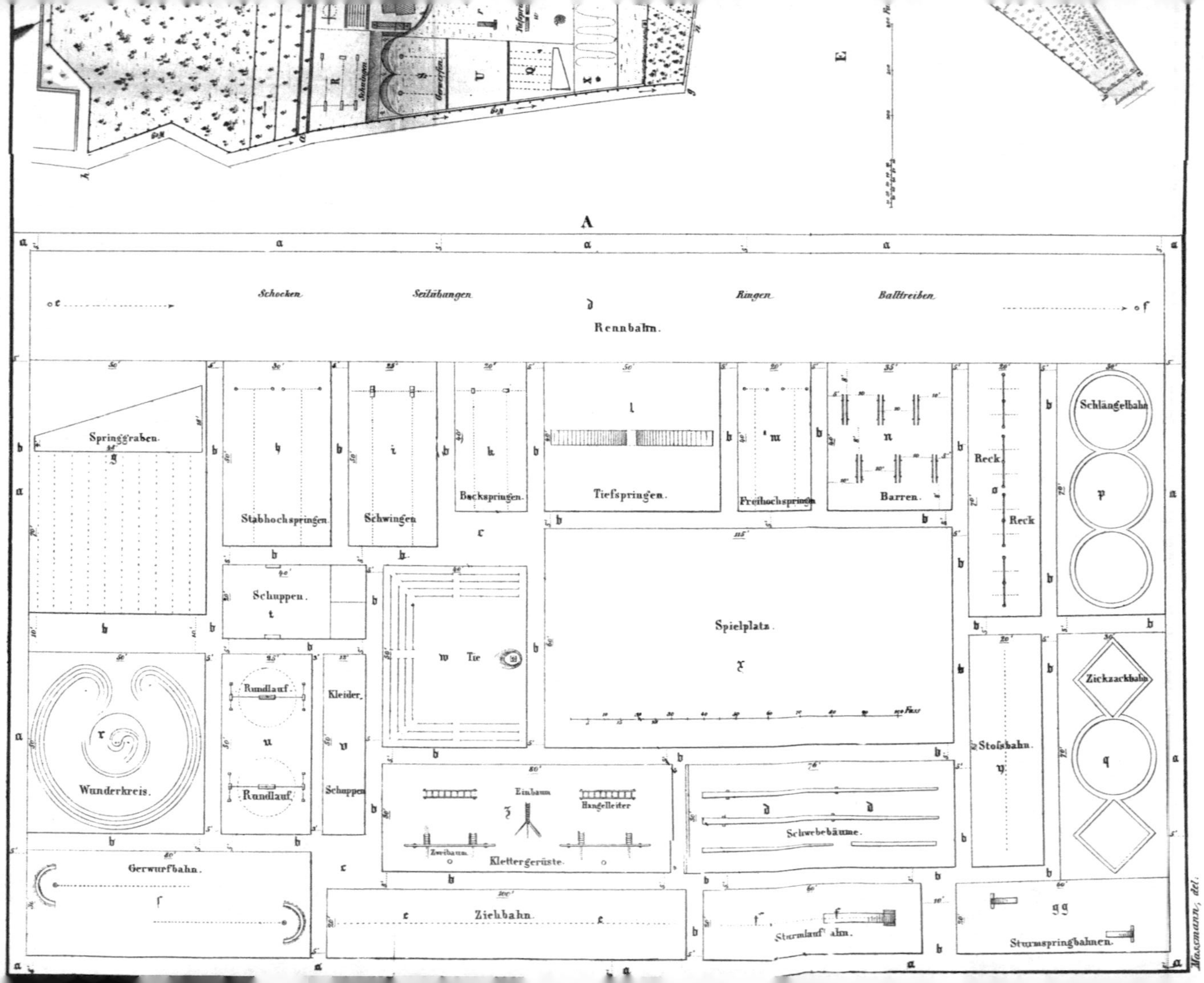

Massmann, del.

TAF. I.

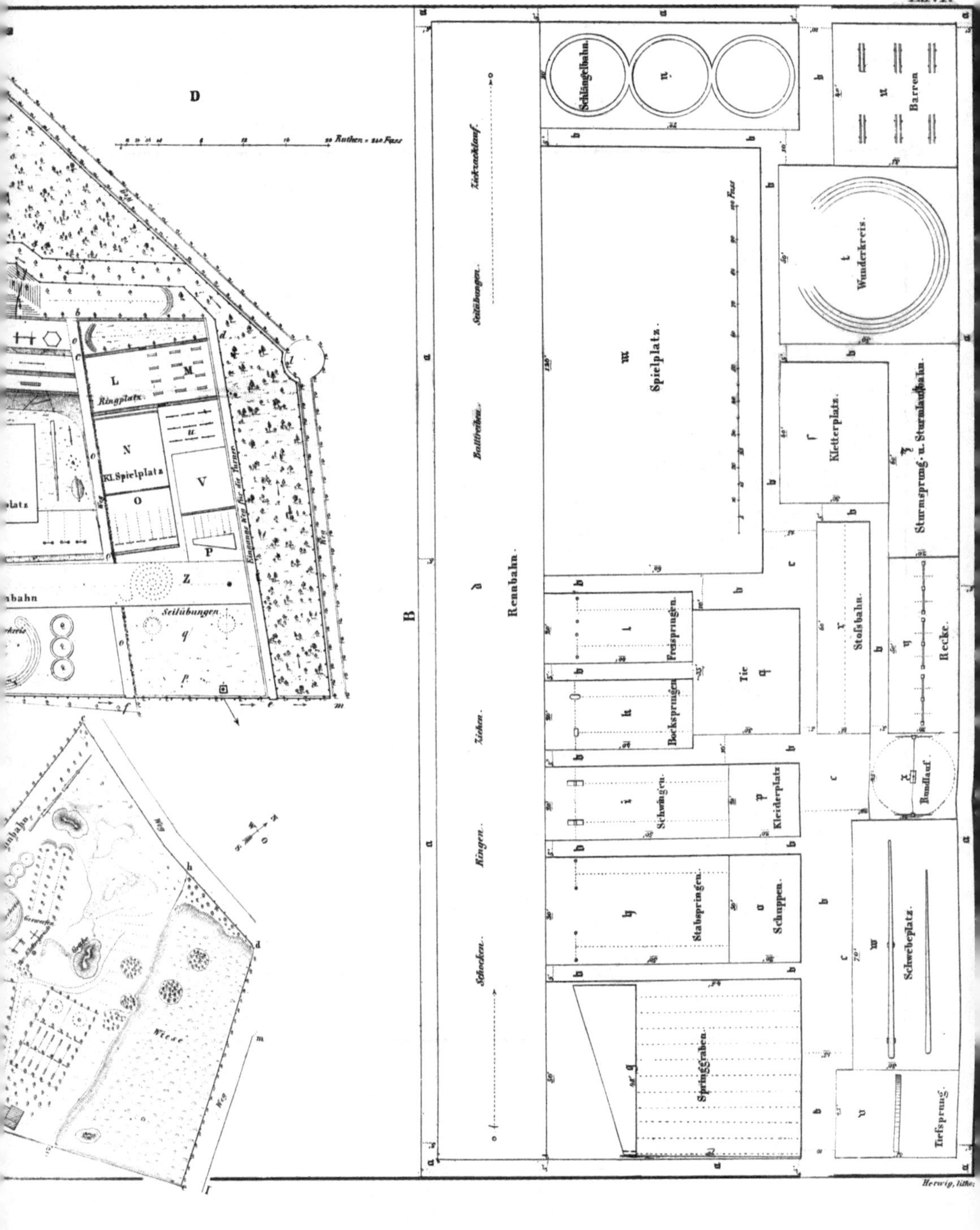

Herwig, lith.

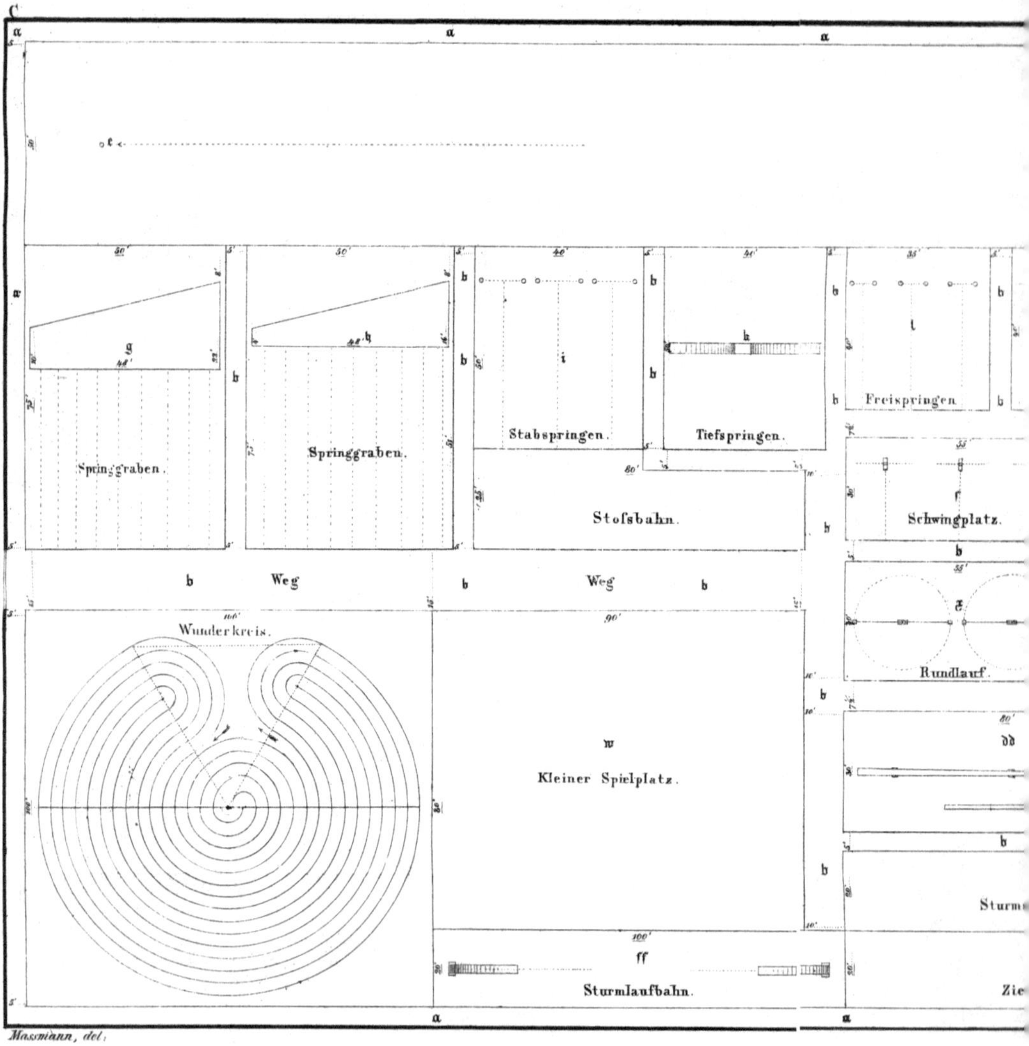
C
Springgraben.
Springgraben.
Stabspringen.
Tiefspringen.
Freispringen
Stofsbahn.
Schwingplatz.
Weg
Weg
Wunderkreis.
Kleiner Spielplatz.
Rundlauf.
Sturmlaufbahn.
Massmann, del.

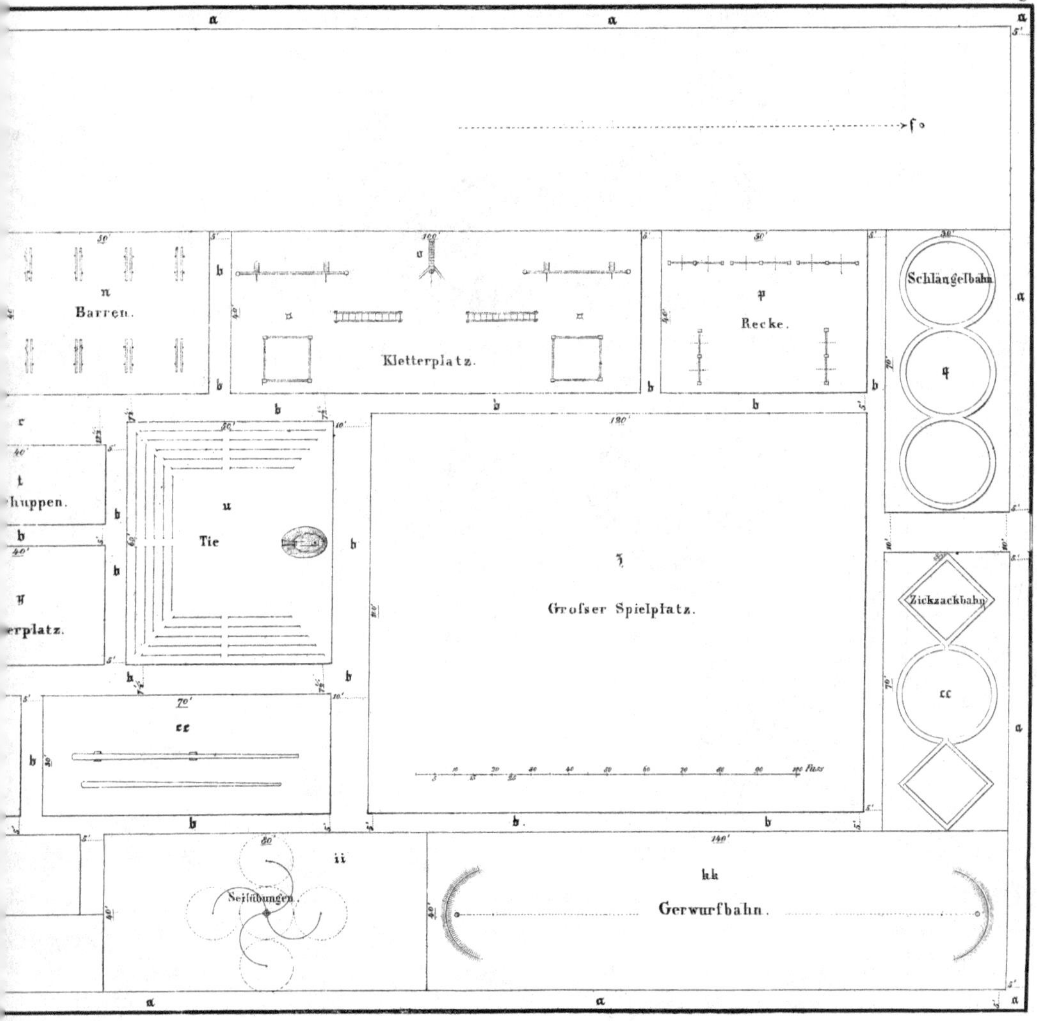
Barren.
Kletterplatz.
Recke.
Schlängelbahn
huppen.
Tie
Grofser Spielplatz.
erplatz.
Zickzackbahn
Seilübungen.
Gerwurfbahn.
Fuss

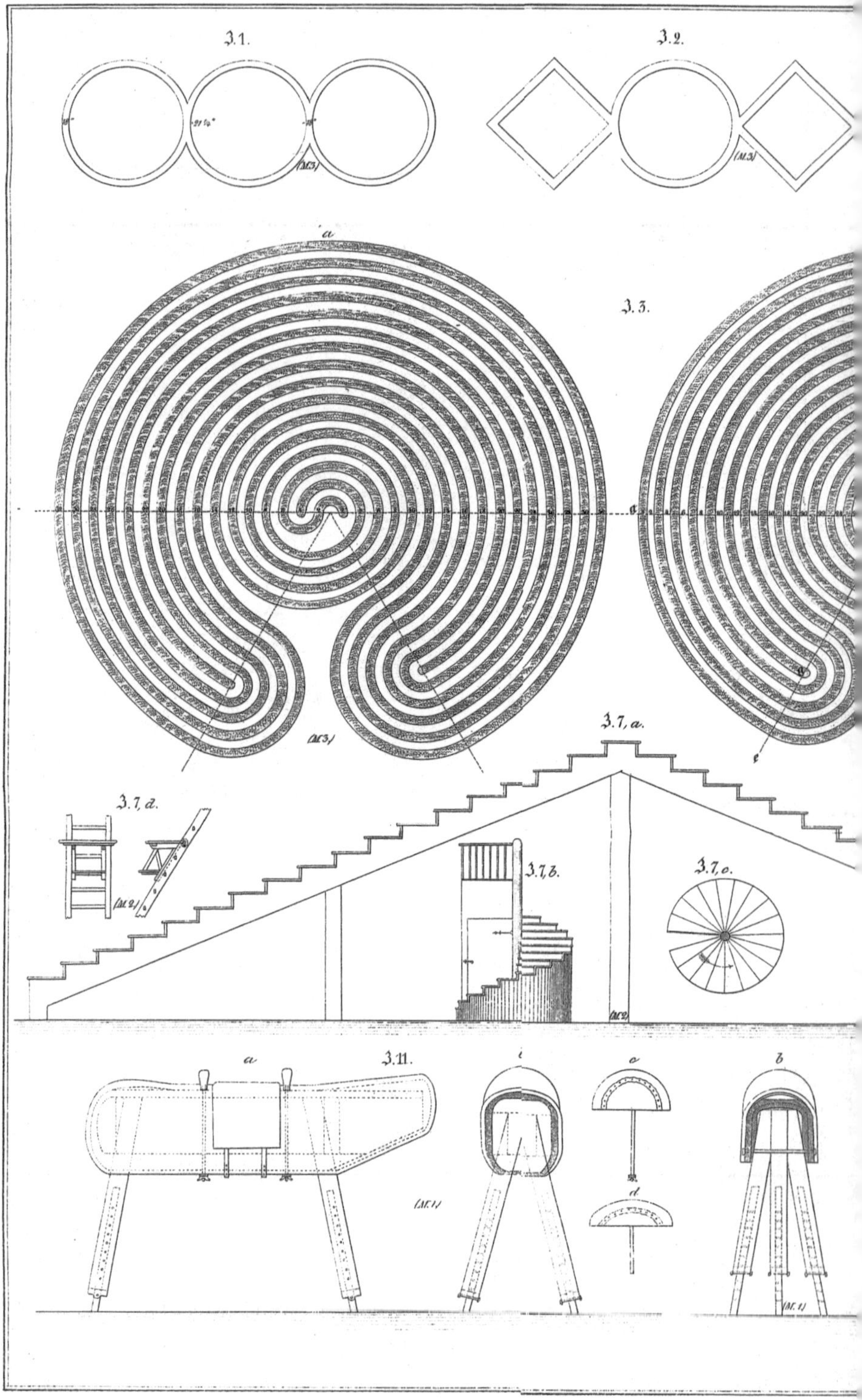
(M.3)
(M.3)
(M.3)
(M.2)
(M.2)
(M.1)
(M.1)

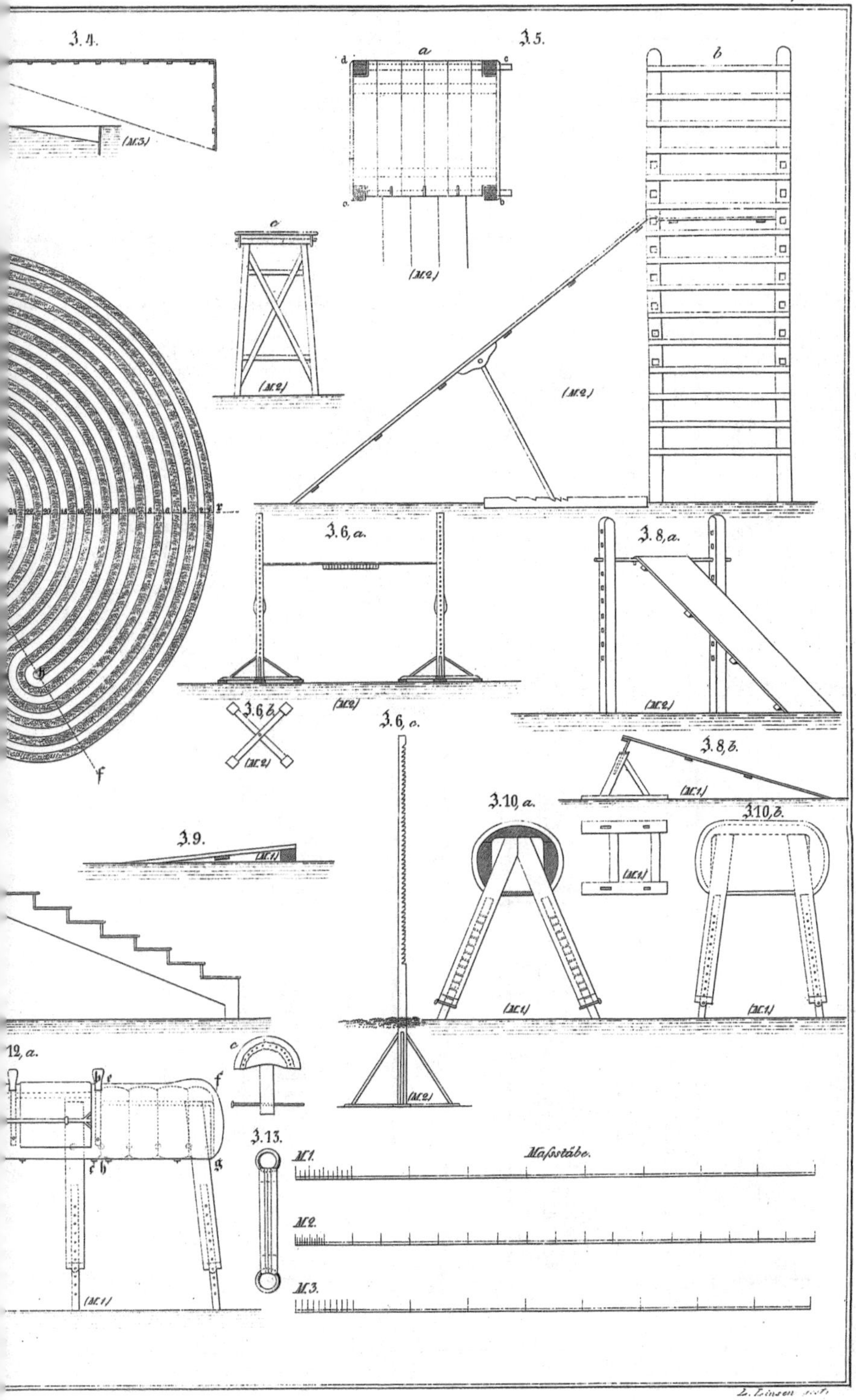
Z. 4.
(M.3)
Z. 5.
a
b
c
d
(M.2)
Z. 6, a.
Z. 6, b.
Z. 6, c.
Z. 8, a.
Z. 8, b.
Z. 9.
Z. 10, a.
Z. 10, b.
12, a.
Z. 13.
(M.1)
Maßstäbe.
M.1.
M.2.
M.3.

L. Linsen

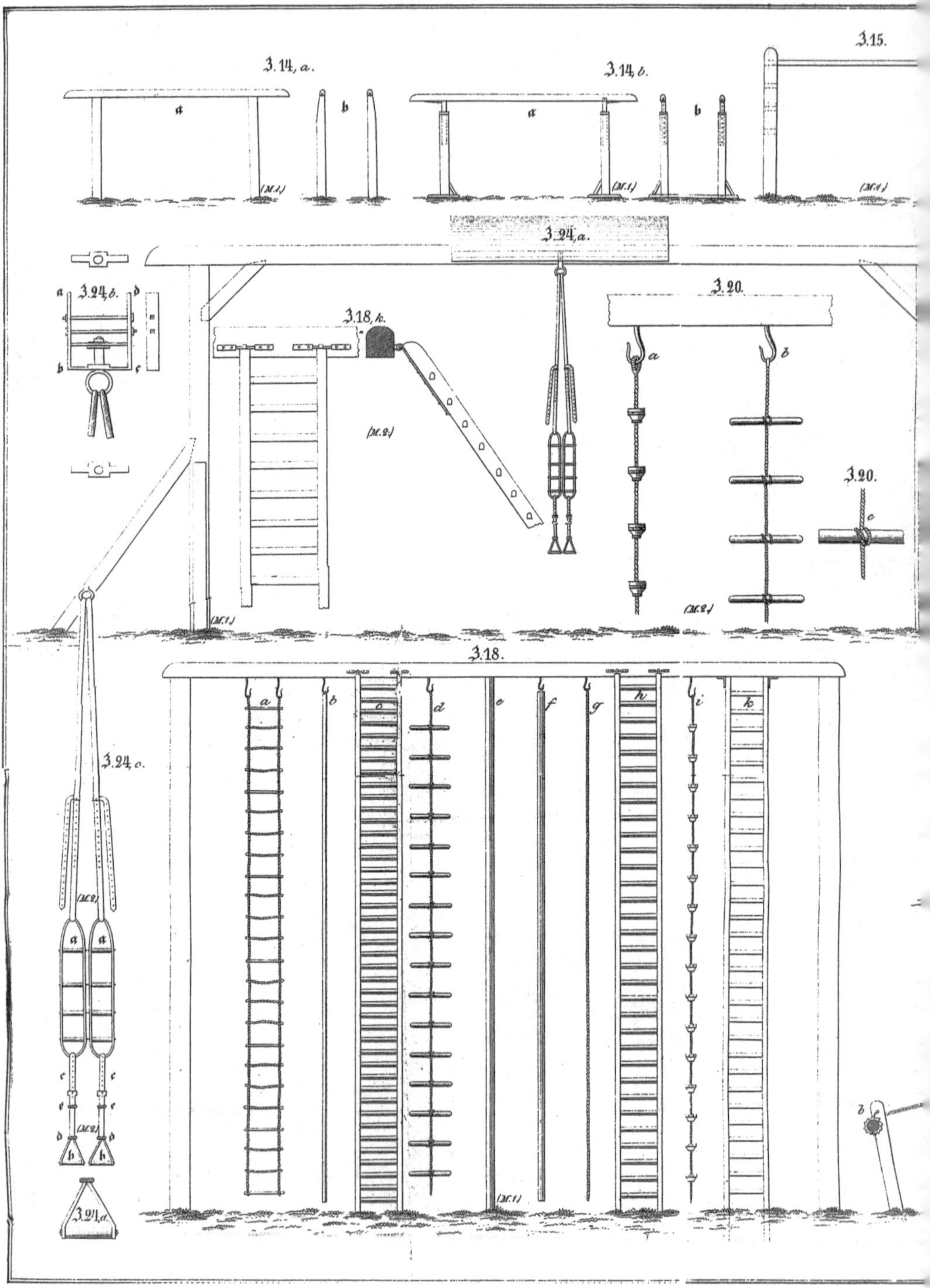
Z. 14, a.
Z. 14, b.
Z. 15.
Z. 24, a.
Z. 24, b.
Z. 18, k.
Z. 20.
Z. 20.
Z. 18.
Z. 24, c.
Z. 24, d.
(M.1)
(M.2)

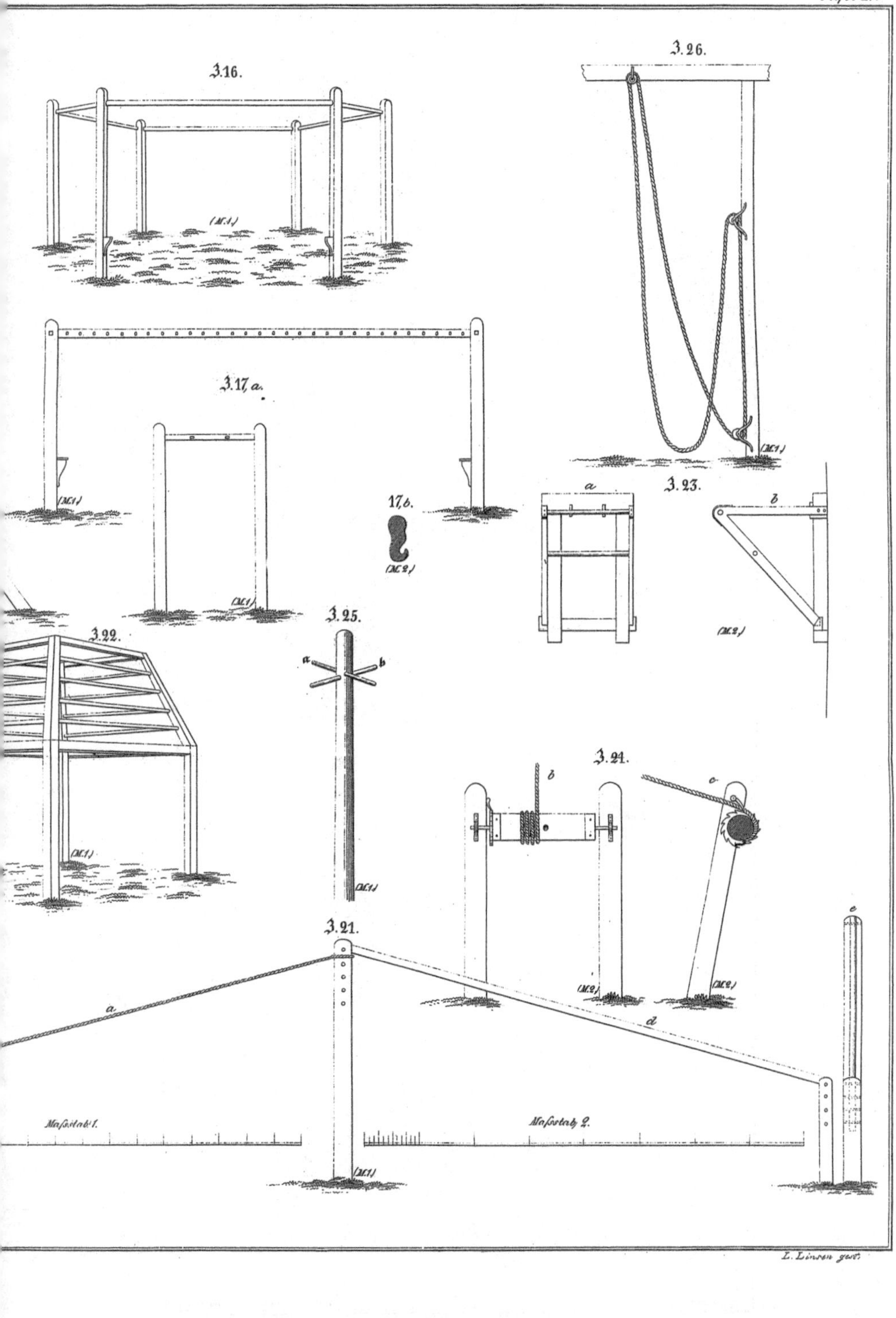
Z.16.
(M.1.)
Z.17, a.
(M.1.)
17, b.
(M.2.)
Z.22.
(M.1.)
Z.25.
a
b
(M.1.)
Z.26.
(M.1.)
Z.23.
a
b
(M.2.)
Z.24.
b
c
(M.2.)
Z.21.
a
d
e
(M.1.)
Maßstab 1.
Maßstab 2.

L. Linsen gez.

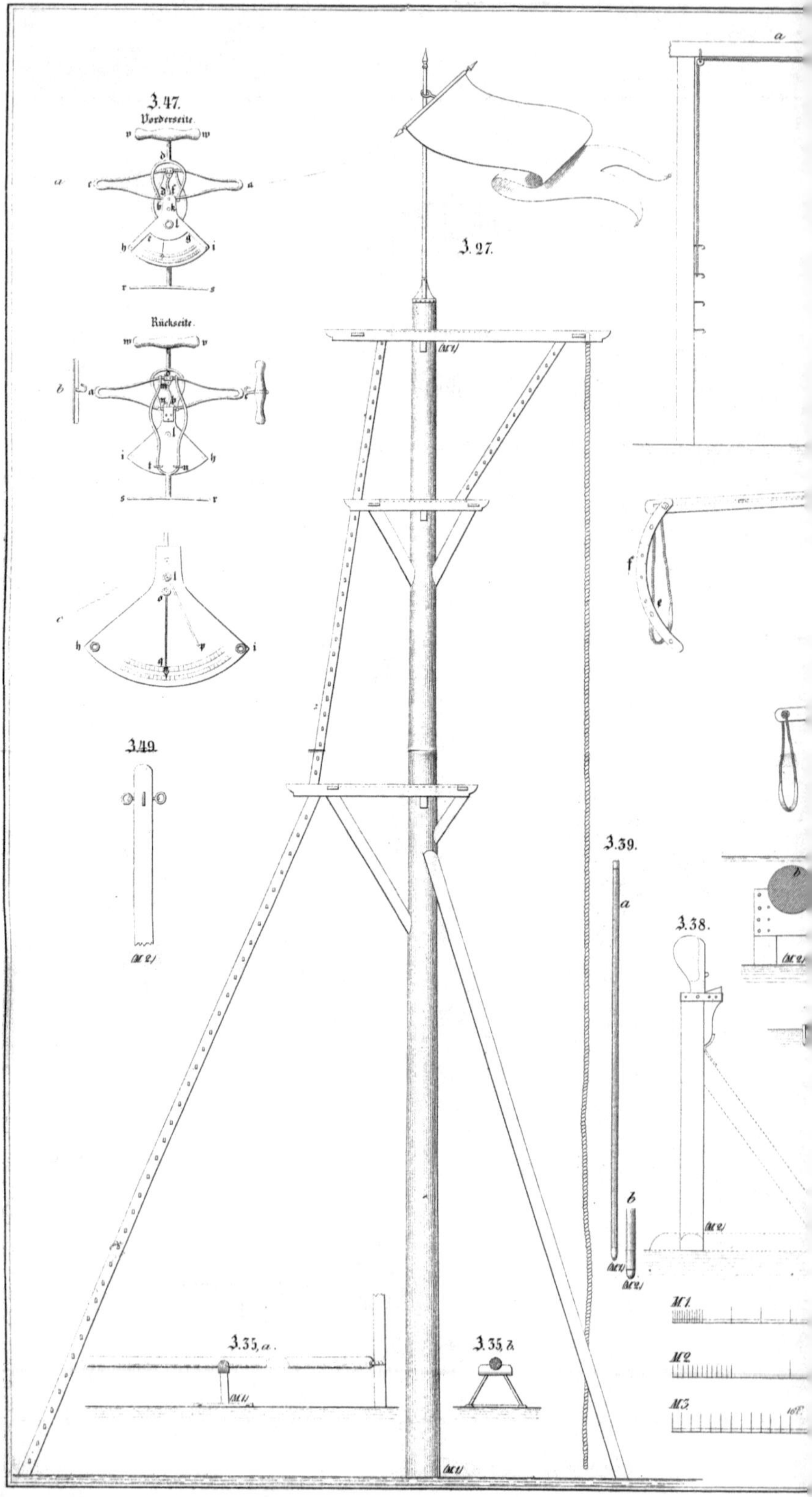

Z. 47.
Vorderseite.
Rückseite.
Z. 27.
Z. 49.
Z. 39.
Z. 38.
Z. 35, a.
Z. 35, b.
M.1
M.2
M.3

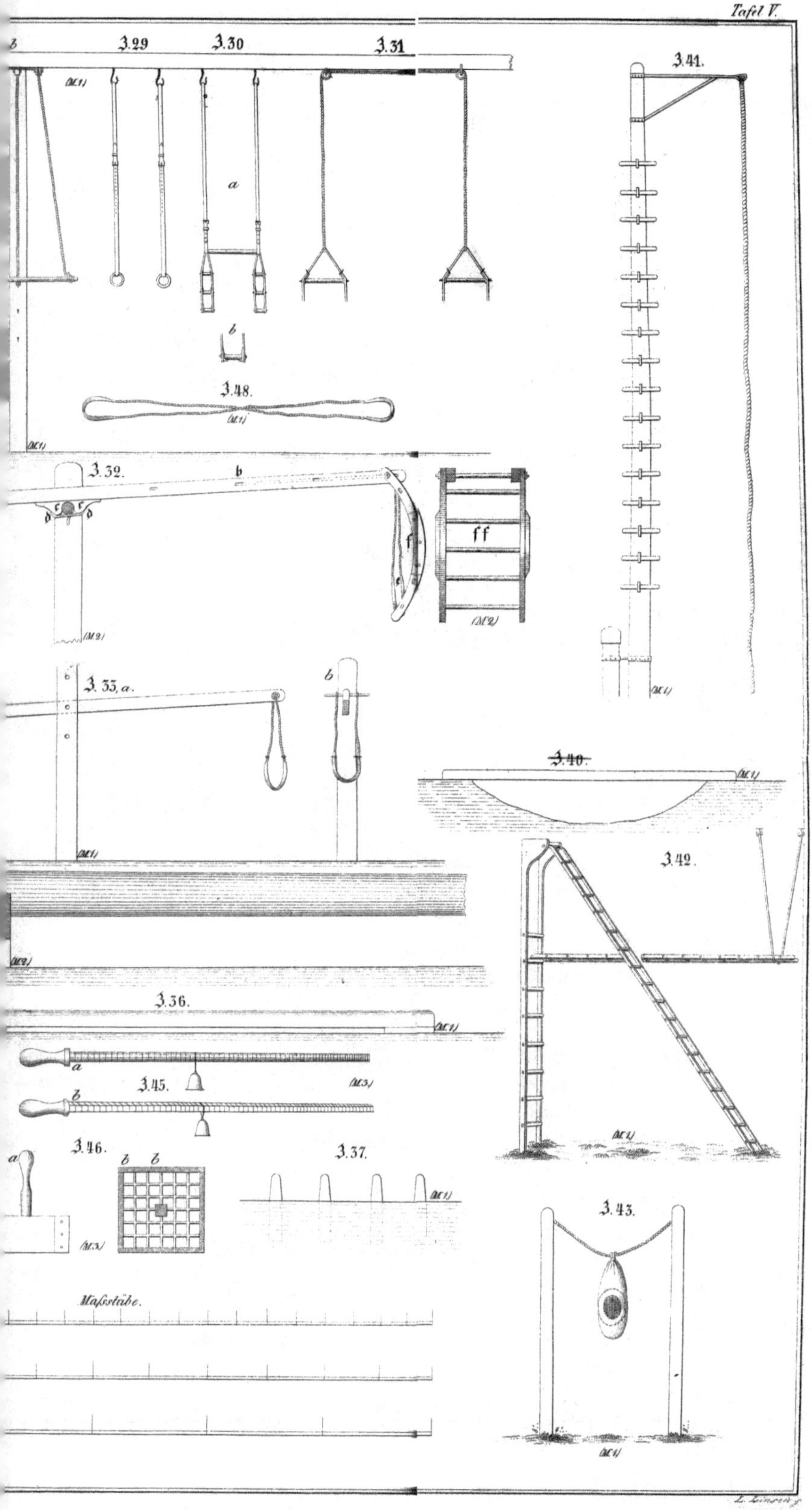
F. 29
F. 30
F. 31
F. 41.
F. 48.
F. 32.
F. 33, a.
F. 40.
F. 42.
F. 36.
F. 45.
F. 46.
F. 37.
F. 43.
Maßstäbe.

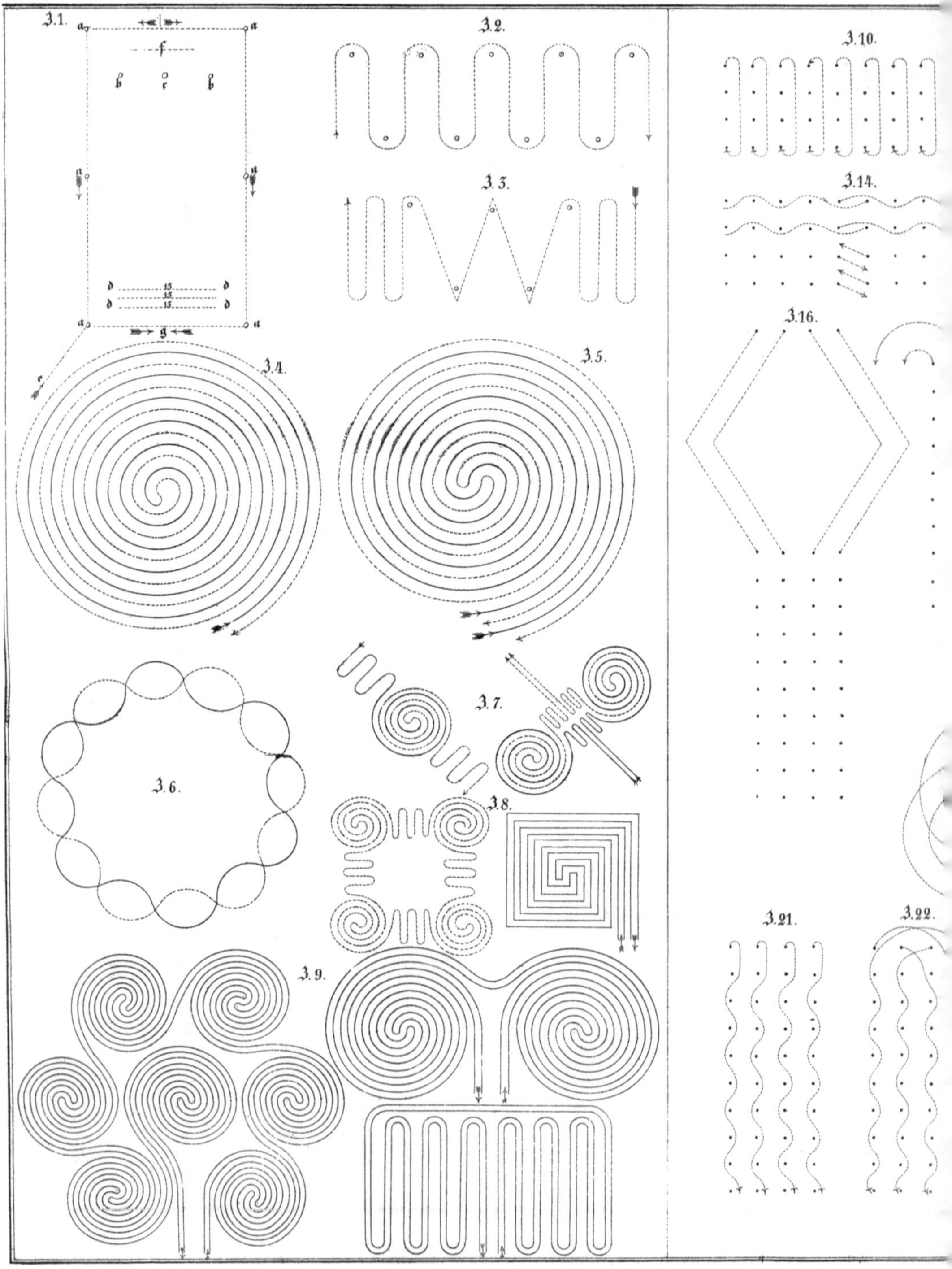
Z.1.
a
a
f
b
c
b
a
a
d
15
d
15
d
15
d
a
g
a
Z.2.
Z.3.
Z.4.
Z.5.
Z.6.
Z.7.
Z.8.
Z.9.
Z.10.
Z.14.
Z.16.
Z.21.
Z.22.

Z. 11.

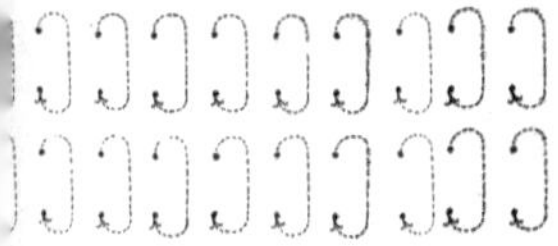

Z. 12.

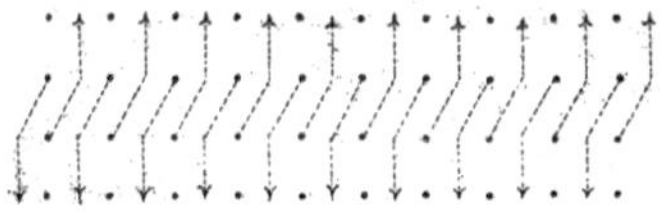

Z. 13.

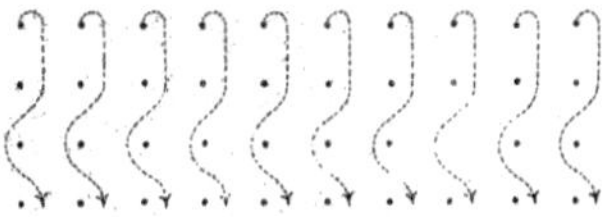

Z. 15.

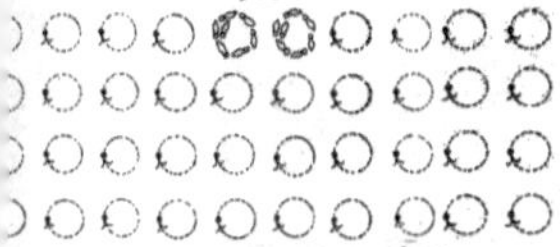

Z. 24.

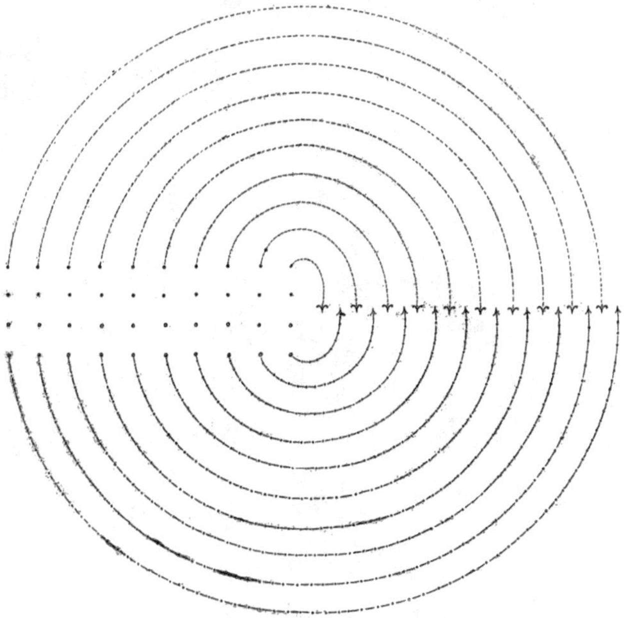

Z. 19.

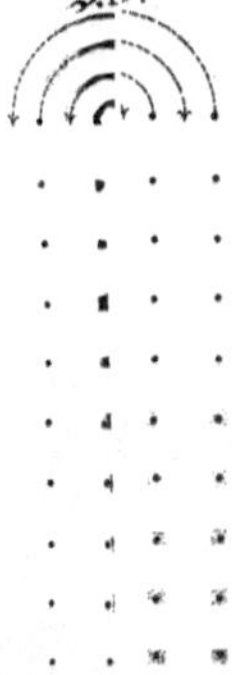

Z. 18.

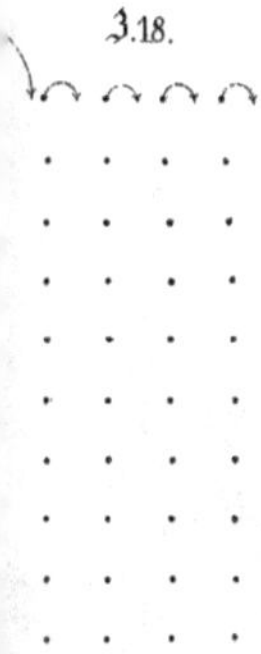

Z. 20.

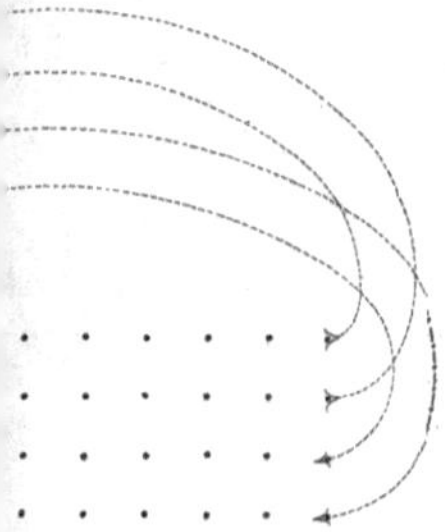

Z. 25.

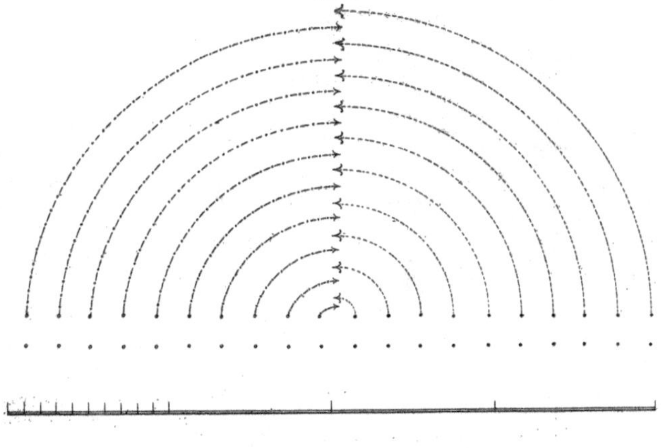

Z. 23.

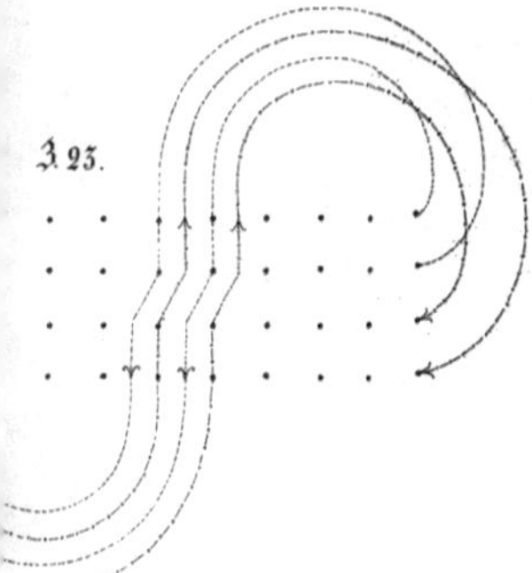

L. Linzen gest.

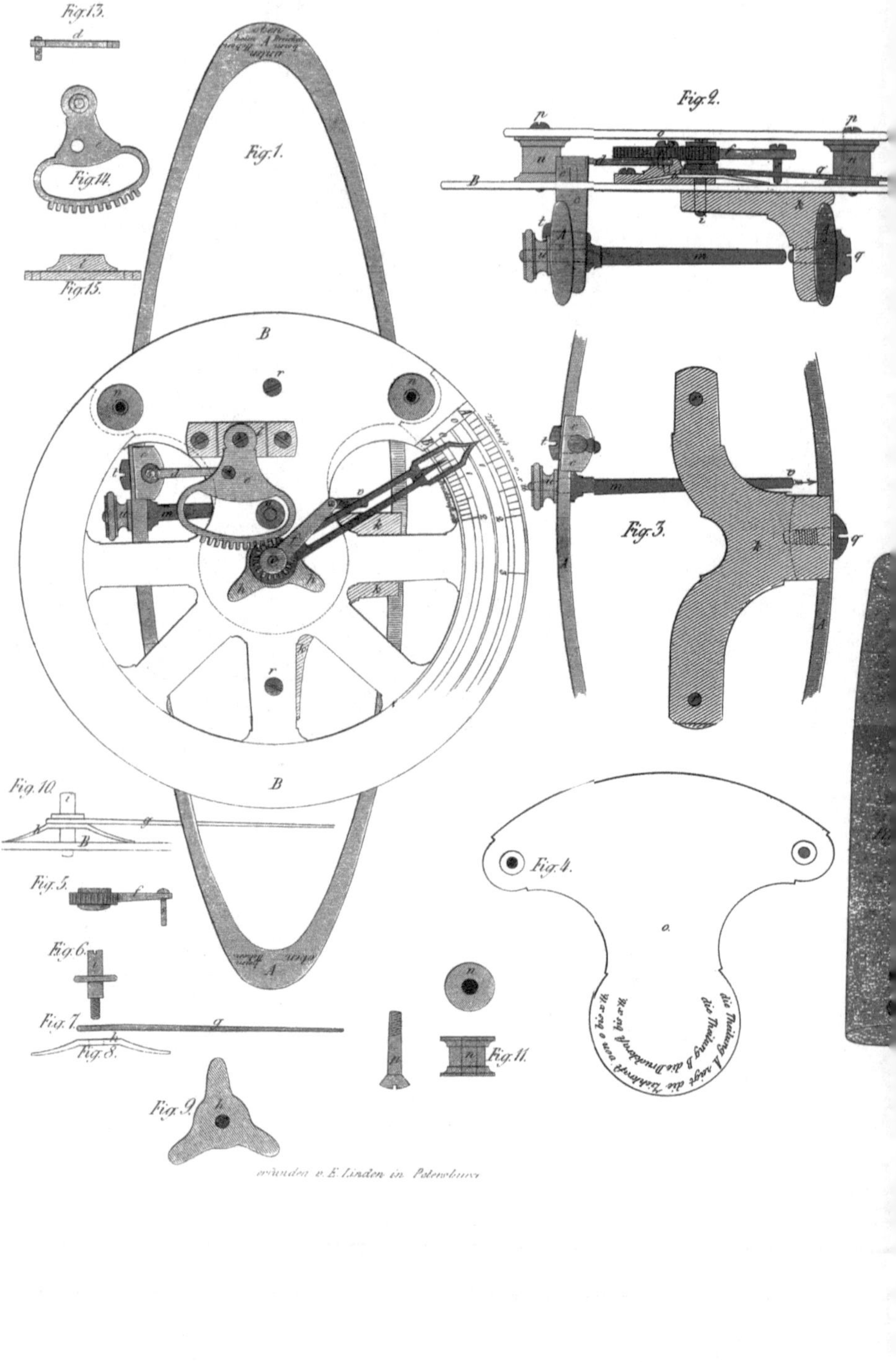

erfunden v. E. Linden in Petersburg

Tafel VIII.

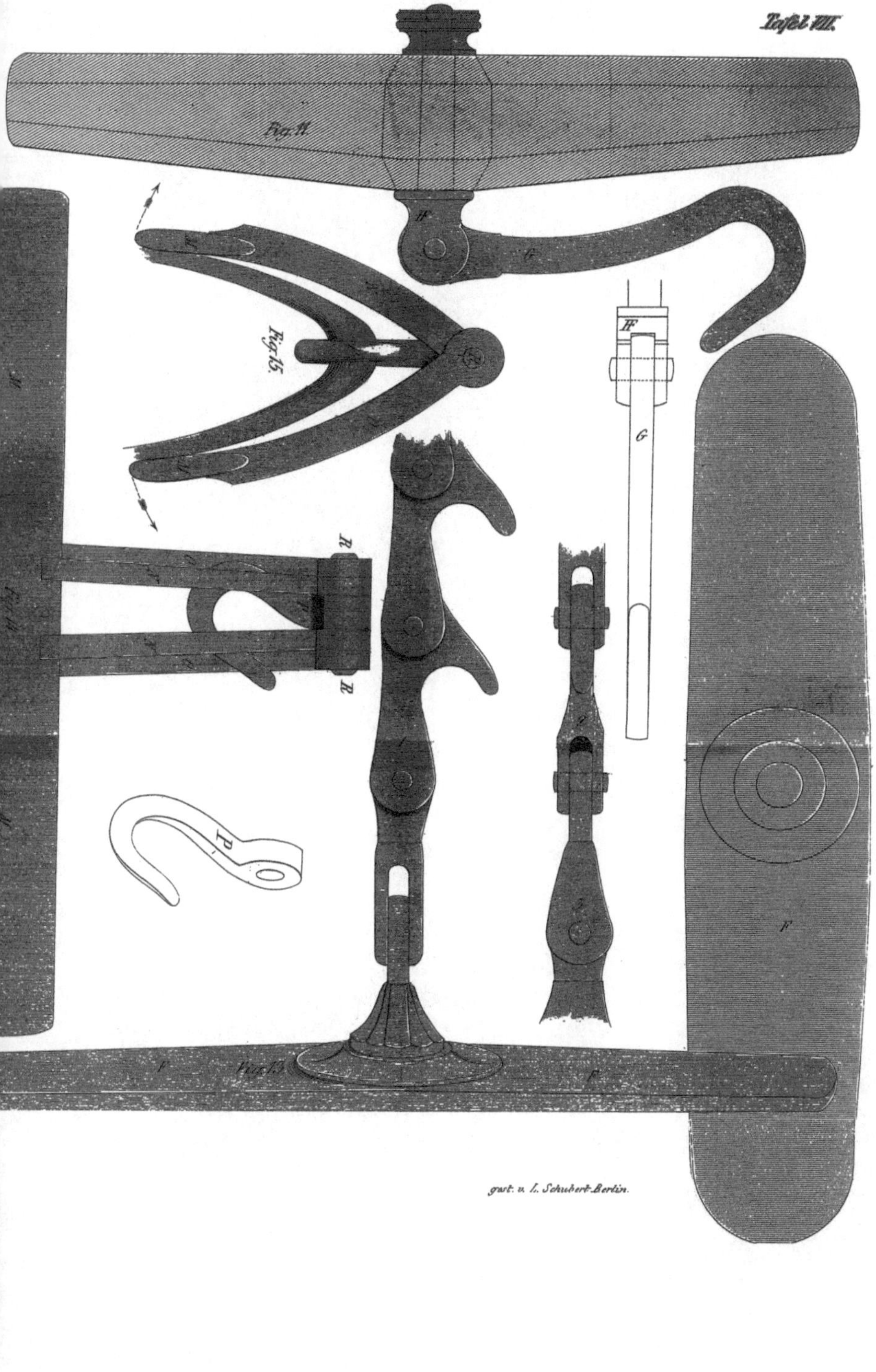

gest. v. I. Schubert Berlin.

FSC
www.fsc.org
MIX
Papier | Fördert gute Waldnutzung
FSC® C083411

Kolibri 360 GmbH
Ferdinand-Jühlke-Straße 7
99095 Erfurt, Deutschland
produktsicherheit@kolibri360.de